マップでわかる
抗菌薬ポケットブック
ーグラム染色による整理ー

Antibiotics Pocket Book—How to Use the Gram Stain
©Koji Fujita, 2010
Published by Nankodo Co., Ltd., Tokyo, 2010

マップでわかる
抗菌薬ポケットブック

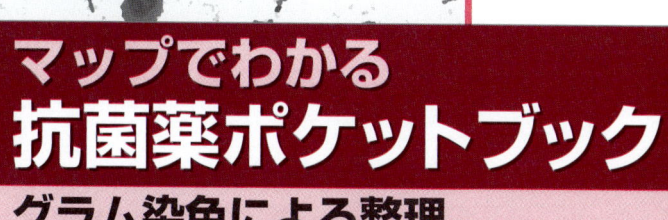

グラム染色による整理

津山中央病院
総合内科・感染症内科
藤田 浩二 著

南江堂

推薦の辞

「屋根瓦方式」という言葉がある．卒後医学教育を語るうえで必ず出てくる言葉であり，初期研修医→後期研修医→指導医のように，初期研修医を後期研修医が指導し，後期研修医を指導医が指導するなど，より経験年数の長い医師が経験年数の短い医師を指導しながら患者診療にあたる指導教育システムである．米国や英国，日本の有名研修病院などで採用されており，実績と歴史を誇る，非常に有用なシステムである．

何故「屋根瓦方式」が有用であるのか？　その答えの一つは，身近な立場の後期研修医などから指導を受けられることにあるだろう．「採血のタイミングは？」「指示簿に何を書くか？」「プレラウンドでやっておくべき事柄は？」「プレゼンで気をつけることは？」などなど，指導医ともなれば無意識のうちにやっていることを，ついこの前まで初期研修医であった後期研修医が，自分の経験や失敗を織り交ぜて，「初期研修医に必要な」ことを教えてくれる．指導医であれば自明であり説明しようとしないような事柄でも，初期研修医にとっては陥りやすい落とし穴となることもあり，後期研修医はこのような点も指導できることが多いのではなかろうか．

最近の感染症ブームで，医師卒後教育における感染症教育の重要性は認識されるようになってきており，感染症の本も多数出版されているが，上記の「屋根瓦方式」の利点を生かし，主な読者層となるであろう研修医や学生に近い立場の者が執筆し，研修医や学生が日常持つような疑問がわかりやすい言葉で説明されているのが本書の特徴である．診療現場でグラム染色を行ったものの，その解釈に困ることや自信がないことがあるかもしれないが，そのような場合にこの本が心強い助けとなってくれるであろう．

一方で，グラム染色の限界を熟知し，それについて述べているのも，総合診療・感染症科で研修を積んでいる筆者の経験のたまものであろう．グラム染色だけで感染症を語っていけない状況もあるし，患者管理において感染症が主要な問題ではない場合もある．グラム染色で判断してはいけない状況も知っておいて初めて，グラム染色に騙されることなくグラム染色を活用できる能力がつくというものである．

そんなに自分と経験年数が離れていない「後輩の指導に熱心な」先生から教えてもらっているような良さがこの本にはある．日々の研修に是非活用して頂きたい．

2010 年 8 月 1 日

亀田総合病院総合診療・感染症科部長
八重樫牧人

はじめに

　本書は医学生から研修医をはじめ，感染症治療に興味のあるコメディカルを対象に，感染症治療の基礎的な手引書として作成しております．難しい応用はこの際いったん捨てて，重要な基礎知識だけをひたすら何度も何度も繰り返し勉強するためのものです．特に本書で重視したことは「グラム染色」で，グラム染色を通して重要な微生物を視覚的に整理し，さらにグラム染色を通して抗菌薬を，そして臓器別感染症治療を抗菌薬マップを用いて整理しております．つまり，グラム染色に始まり，グラム染色に終わります．

　グラム染色を用いた細菌の整理は，従来から行われている非常に重要な概念で（グラム陽性・陰性，球菌・桿菌に分類し2×2表で整理する），その重要性は現在に至るまでまったく変わることはありません．本書では，その古くから存在する図表にもう少し手を加え，細菌・臓器・抗菌薬の知識がグラム染色の図表を通してすべてひとつながりになることを目標としています．もちろん，感染症治療が細菌を対象とする抗菌薬の整理だけでは成り立たない（本書では真菌，ウイルス等については触れておりません）ことは筆者自身重々承知しておりますが，日常診療において，日々高確率に出会う感染症はやはり細菌感染症であり，まず感染症診療の基礎固めをするうえにおいては一番重要な分野であると考えています．

　本書においては，第1章では培養などを含めた感染症診療の基礎知識の整理を行い，第2章では感染症診療に当たって臨床的に重要な微生物を，グラム染色を通じて整理・理解できるよう構成しています．第3～4章では感染症診療で重要な抗菌薬を，グラム染色を通じて理解した微生物と一対一対応させながら整理することを目的としています．第5章では，第1～4章までの情報を踏まえたうえで，感染症を臓器別にグラム染色と対応させながら整理し，治療薬の選択，投与量の決定などを国内外の情報を比較しながら学ぶことを目的としています（なお，治療に関するすべての情報は絶えずupdateされているため実際の臨床診療においては各自が最新の情報を検索し，各現場の状況を踏まえたうえで治療方針を決定して頂きたく思います）．ただし，本書で書かれている内容を暗記して頂くことはほとんど必要がないと思います．本書を常に持ち歩き，必要な時にページを開き，何回も繰り返し見続けているうちに気がつけば何となくイメージを掴んでいる，そんな感じでよいと思います．

　本書を通じて一人でも多くの先生方がグラム染色に興味をお持ち頂ければ幸いです．

本書を執筆するにあたっては，津山中央病院ならびに亀田総合病院の多くの先生方のお力添えを賜りました．「おわりに」に本書の由来を記載させて頂きましたが，ご指導賜りました先生方に心より御礼申し上げます．
　2010 年

亀田総合病院総合診療・感染症科
藤田浩二

目　次

I. 感染症の考え方
～基礎知識の整理，特にグラム染色について～ ―――― 1

1. **感染症の考え方** ･･ 2
   - ◎感染症かどうかの考え方：基本ルール5つ ････････････････････ 2
   - ◎感染症の診断から治療までの流れ～ Top to bottom approach ･･････ 2
2. **熱が出るのは感染症だけではない：熱の出る原因一覧** ･･････････････ 3
3. **熱が出なくても感染症** ･･ 4
4. **フォーカスのわからない熱および不明熱** ･･････････････････････････ 5
5. **抗菌薬が効かない場合の考え方** ･･････････････････････････････････ 6
6. **エンピリック治療という考え方：抗菌薬の選び方** ･･････････････････ 7
   - ◎起炎菌名と選択薬剤名を一対一対応で覚えておく ････････････････ 7
   - ◎緑膿菌の想定は？ ESBL や AmpC の想定は？ ･･････････････････ 7
   - ◎緑膿菌の次，もう一段階上の院内感染菌の想定は？ ････････････ 8
   - ◎MRSA の想定は？ ･･ 8
   - ◎腸球菌の想定は？ ･･ 8
   - ◎グラム陽性桿菌（*Listeria* など）の想定は？ ････････････････････ 8
   - ◎嫌気性菌の想定は？ ･･････････････････････････････････････ 8
   - ◎普通の細菌以外の想定は？ ････････････････････････････････ 9
   - ◎エンピリック治療のまとめ～培養結果が出る前の基本的なイメージ ･････ 9
   - ◎抗菌薬の守備範囲のイメージ ･･････････････････････････････ 10
7. **各種培養の考え方** ･･ 11
   - ◎検体採取・郵送・保存についての注意点 ････････････････････ 11
   - ◎検体採取時の一般的注意点 ････････････････････････････････ 11
   - ◎各種検体採取方法と注意点：主なものを紹介 ････････････････ 13
   - ◎各種培養検査に関しての注意事項 ･･････････････････････････ 13
8. **グラム染色の使い方** ･･ 16
   - ◎グラム染色の前に～まずサンプルの見た目で勝負 ････････････ 16
   - ◎サンプルの顕微鏡的評価の仕方 ････････････････････････････ 17
   - ◎喀痰に関する追加記載 ････････････････････････････････････ 17

◎穿刺液（胸水，腹水，関節液）に関する追加記載 …………………………17
◎腟分泌物に関する追加記載 …………………………………………………18
◎グラム染色に追加する塗抹検査 ……………………………………………19
◎培養のピットフォールとグラム染色による補充 …………………………20
◎グラム染色による抗菌薬治療効果判定を！ ………………………………20
◎当たり前だが，便をグラム染色したら細菌だらけである ………………21
◎ちょっと小話を ………………………………………………………………21
◎グラム染色のピットフォール ………………………………………………22
◎グラム染色のまとめ …………………………………………………………24
◎最後に一言 ……………………………………………………………………25
◎付表：感染症法に規定される感染症の類型 ………………………………25

II. 重要な細菌の覚え方 ～グラム染色を踏まえた重要な細菌の整理～ —— 27

1. グラム染色を用いた細菌の分類 …………………………………………28
◎グラム染色を用いて細菌を整理する ………………………………………28
◎グラム染色で見える基本的な12個の形状パターン～まず覚えるべき形…29

2. 臨床的に重要なグラム陽性球菌 …………………………………………31
◎日常診療でよく出会う重要な陽性球菌～まずレンサ球菌，腸球菌，ブドウ球菌を押さえる ……………………………………………………31
◎院内感染対策としてもう一段階レベルを上げて注意すべきもの ………33
◎代表的な起炎菌のグラム染色写真 …………………………………………33
◎起炎菌毎にファーストチョイスとなる抗菌薬のまとめ（感受性がある場合） ……………………………………………………………………33

3. 臨床的に重要なグラム陽性桿菌 …………………………………………35
◎日常診療でよく出会う重要な陽性桿菌 ……………………………………35
◎酸素がある場所で繁殖できる陽性桿菌：好気性菌または通性嫌気性菌 …35
◎グラム陽性桿菌で重要な嫌気性菌（病原性が問題となるもの）…………36
◎代表的な起炎菌のグラム染色写真 …………………………………………36
◎起炎菌毎にファーストチョイスとなる抗菌薬のまとめ（感受性がある場合） ……………………………………………………………………36

4. 臨床的に重要なグラム陰性球菌 …………………………………………39
◎日常診療でよく出会う重要な陰性球菌 ……………………………………39
◎代表的な起炎菌のグラム染色写真 …………………………………………39
◎起炎菌毎にファーストチョイスとなる抗菌薬のまとめ（感受性がある場合） ……………………………………………………………………40

5. 臨床的に重要なグラム陰性桿菌 …………………………………………………41
- ◎主に呼吸器系で症状を引き起こすもの …………………………………………41
- ◎主に胆道系，腹腔・骨盤内，尿路系で症状を起こすもの ……………………41
- ◎外部から消化管に進入して症状を引き起こすもの ……………………………42
- ◎院内感染対策としてもう一段階警戒レベルを上げて注意すべきもの ………42
- ◎院内感染対策として，「さらに」もう一段階レベルを上げて注意すべきもの …………………………………………………………………………………43
- ◎培養が困難で心内膜炎の原因となるもの ………………………………………43
- ◎免疫低下者と水（淡水・海水）が絡んで起きる感染症 ………………………43
- ◎動物に関連するもの（人獣感染症）………………………………………………43
- ◎第3世代セファロスポリン系に感受性があっても急に耐性化しうるもの …………………………………………………………………………………44
- ◎代表的な起炎菌のグラム染色写真 ………………………………………………44
- ◎起炎菌毎にファーストチョイスとなる抗菌薬のまとめ（感受性がある場合）………………………………………………………………………………45

6. 臨床的に重要な常在嫌気性菌の整理 …………………………………………49
- ◎嫌気性菌の特徴〜基本的特徴をしっかり押さえよう …………………………49
- ◎常在嫌気性菌の基本地図 …………………………………………………………49
- ◎横隔膜より上の重要な嫌気性菌〜代表的なのは *Peptostreptococcus* 属 …49
- ◎横隔膜より下の重要な嫌気性菌〜代表的なのは *Bacteroides* 属 …………52
- ◎起炎菌毎にファーストチョイスとなる抗菌薬のまとめ（感受性がある場合）………………………………………………………………………………52

7. 臨床的に重要な普通の細菌以外の微生物 ……………………………………53
- ◎起炎菌の整理 ………………………………………………………………………53
- ◎起炎菌毎にファーストチョイスとなる抗菌薬のまとめ（感受性がある場合）………………………………………………………………………………58

III. 抗菌薬の整理（1）：総論 〜治療に入る前の基礎知識の整理〜 ——— 61

1. 抗菌薬の種類〜大きく3つの系統 …………………………………………62
2. 抗菌薬の組織移行性 ……………………………………………………………63
3. 抗菌薬のPK（薬物動態）/PD（薬力学）理論〜用語の説明 ……………64
4. 薬剤熱 ……………………………………………………………………………66
5. 抗菌薬の投与量調節の注意点 ………………………………………………67
- ◎抗菌薬投与量調節のポイント ……………………………………………………67
6. 殺菌性と静菌性 …………………………………………………………………69

7. 妊婦・授乳婦に注意が必要な抗菌薬 ………………………………………… 70
◎妊婦・授乳婦に対する抗菌薬使用 ………………………………………… 70
8. 小児に対する抗菌薬投与量 ……………………………………………… 71
◎小児に対する抗菌薬使用について ………………………………………… 71
◎小児に対する抗菌薬投与量 ………………………………………… 71
9. 抗菌薬の多剤併用 ……………………………………………… 76
◎抗菌薬の意味のある組み合わせと意味のない組み合わせ ……………… 76
10. 抗菌薬の血中濃度測定 ……………………………………………… 77

IV. 抗菌薬の整理（2）：各論　〜グラム染色を踏まえた抗菌薬の整理：抗菌スペクトラムマップの活用〜 ─── 79

1. 抗菌スペクトラムマップの使い方 ……………………………………… 80
◎薬剤毎の抗菌スペクトラムマップの読み方 ……………………………… 80
◎薬剤毎の投与量調節表（腎機能に応じた調節）…………………………… 81
2. ペニシリン系 ……………………………………………………………… 83
a. 天然もののペニシリン系 ……………………………………………… 83
◎抗菌薬スペクトラムマップ：ベンジルペニシリンカリウム …………… 83
b. 合成ペニシリン（アミノペニシリン）……………………………… 86
◎抗菌薬スペクトラムマップ：アンピシリン，アモキシシリン ………… 86
c. 緑膿菌まで手を出せるペニシリン系 ………………………………… 90
◎抗菌薬スペクトラムマップ：ピペラシリン ……………………………… 90
d. βラクタマーゼ阻害薬入りの合剤ペニシリン系 …………………… 93
◎抗菌薬スペクトラムマップ①：アンピシリン・スルバクタム ………… 93
◎抗菌薬スペクトラムマップ②：アモキシシリン・クラブラン酸カリウム ……………………………………………………………… 96
e. 緑膿菌まで手を出せるβラクタマーゼ阻害薬入りペニシリン系 …… 99
◎抗菌薬スペクトラムマップ：ピペラシリン・タゾバクタム …………… 99
f. 黄色ブドウ球菌専用ペニシリン ……………………………………… 102
◎抗菌薬スペクトラムマップ：メチシリン，クロキサシリン，ナフシリン ………………………………………………………………… 102
3. セフェム系（セファロスポリン系，セファマイシン系，オキサセフェム系）… 103
a. セフェム系の分類 ……………………………………………………… 103
b. 黄色ブドウ球菌やレンサ球菌に使うセフェム系（いわゆる第1世代）… 105
◎抗菌薬スペクトラムマップ①：セファゾリン …………………………… 105
◎抗菌薬スペクトラムマップ②：セファレキシン ………………………… 108

  c. 肺炎や尿路感染に使える（代表的なグラム陰性桿菌に手を出せる）
   セフェム系 ··· 110
   ◎抗菌薬スペクトラムマップ①：セフォチアム ························ 110
   ◎抗菌薬スペクトラムマップ②：セファクロル ························ 113
   ◎抗菌薬スペクトラムマップ③：セフォタキシム, セフトリアキソン ··· 115
   ◎抗菌薬スペクトラムマップ④：セフジトレンピボキシル, セフカペン
    ピボキシル ·· 120
  d. 嫌気性菌に強いセフェム系（セファマイシン系＋オキサセフェム系） ··· 123
   ◎抗菌薬スペクトラムマップ①：セフメタゾール ······················ 123
   ◎抗菌薬スペクトラムマップ②：フロモキセフ ························ 125
  e. 緑膿菌まで手を出せるセファロスポリン系（一部の第3世代＋第4
   世代のセフェム系） ·· 128
   ◎抗菌薬スペクトラムマップ①：セフタジジム ························ 128
   ◎抗菌薬スペクトラムマップ②：セフェピム, セフォゾプラン ········ 131
  f. 緑膿菌まで手を出せるβラクタマーゼ阻害薬入り合剤セファロスポ
   リン系（第3世代セフェム系の一部） ································· 135
   ◎抗菌薬スペクトラムマップ：セフォペラゾン・スルバクタム ········ 135
4. モノバクタム系 ·· 138
  ◎抗菌薬スペクトラムマップ：アズトレオナム ···························· 138
5. アミノグリコシド系 ·· 141
  ◎抗菌薬スペクトラムマップ①：ゲンタマイシン, トブラマイシン ······ 141
  ◎抗菌薬スペクトラムマップ②：アミカシン硫酸塩 ······················ 147
  ◎抗菌薬スペクトラムマップ③：アルベカシン ···························· 150
6. カルバペネム系 ··· 154
  ◎抗菌薬スペクトラムマップ：イミペネム, メロペネム ···················· 154
7. マクロライド系 ··· 159
  ◎抗菌薬スペクトラムマップ：エリスロマイシン, クラリスロマイシン,
   アジスロマイシン ·· 159
  ◎各種マクロライド系の特徴の比較 ·· 167
  ◎起炎菌とマクロライド系の選択 ··· 167
8. リンコマイシン系 ·· 171
  ◎抗菌薬スペクトラムマップ：クリンダマイシン ·························· 171
9. ニューキノロン系 ·· 174
  a. キノロン系の世代分類 ·· 174
  b. 第2世代キノロン系（陰性桿菌＋非定型感染） ························· 175
   ◎抗菌薬スペクトラムマップ：オフロキサシン, シプロフロキサシン ··· 175
  c. 第3世代キノロン系（陰性桿菌＋陽性球菌＋非定型感染） ············· 182

◎抗菌薬スペクトラムマップ：レボフロキサシン，ガチフロキサシン … 182
  d. 第4世代キノロン系（陰性桿菌＋陽性球菌＋非定型感染＋嫌気性菌）… 187
    ◎抗菌薬スペクトラムマップ：モキシフロキサシン …………………… 187
  e. キノロン系使用にあたってのポイント ………………………………… 189
10. 抗MRSA薬 …………………………………………………………………… 190
  a. グリコペプチド系 ………………………………………………………… 190
    ◎抗菌薬スペクトラムマップ：バンコマイシン，テイコプラニン …… 190
  b. オキサゾリジノン系 ……………………………………………………… 196
    ◎抗菌薬スペクトラムマップ：リネゾリド ……………………………… 196
  c. アミノグリコシド系 ……………………………………………………… 198
    ◎抗菌薬スペクトラムマップ：アルベカシン …………………………… 198
11. テトラサイクリン系 ………………………………………………………… 202
    ◎抗菌薬スペクトラムマップ：ドキシサイクリン，ミノサイクリン … 202
12. メトロニダゾール …………………………………………………………… 207
    ◎抗菌薬スペクトラムマップ：メトロニダゾール ……………………… 207
13. ST合剤 ……………………………………………………………………… 210
    ◎抗菌薬スペクトラムマップ：スルファメトキサゾール・トリメト
     プリム …………………………………………………………………… 210
14. クロラムフェニコール ……………………………………………………… 215
    ◎抗菌薬スペクトラムマップ：クロラムフェニコール ………………… 215
15. リファマイシン系 …………………………………………………………… 218
    ◎抗菌薬スペクトラムマップ：リファンピシン ………………………… 218

V. 臓器別感染症の考え方　〜グラム染色を踏まえた臓器別感染症の整理〜 ─── 223

1. 副鼻腔の感染症（市中，院内） ………………………………………… 224
    ◎グラム染色を踏まえた起炎菌の想定 …………………………………… 224
    ◎培養結果が出る前のエンピリック治療：抗菌薬の選び方 …………… 226
2. 中耳の感染症（市中，院内） …………………………………………… 229
    ◎グラム染色を踏まえた起炎菌の想定 …………………………………… 229
    ◎培養結果が出る前のエンピリック治療：抗菌薬の選び方 …………… 229
3. 外耳の感染症（普通の外耳道炎，悪性外耳道炎） …………………… 231
    ◎グラム染色を踏まえた起炎菌の想定 …………………………………… 231
    ◎培養結果が出る前のエンピリック治療：抗菌薬の選び方 …………… 231
4. 咽頭・扁桃の感染症 ………………………………………………………… 233
    ◎グラム染色を踏まえた起炎菌の想定（市中） ………………………… 233

◎問診で起炎菌を絞る Centor's score …………………………………… 234
◎培養結果が出る前のエンピリック治療：抗菌薬の選び方 …………… 234
5. **上気道の感染症（1）：慢性気管支炎を含む COPD の急性増悪** …… 236
◎グラム染色を踏まえた起炎菌の想定 …………………………………… 236
◎培養結果が出る前のエンピリック治療：抗菌薬の選び方 …………… 237
6. **上気道の感染症（2）：急性喉頭蓋炎** ……………………………………… 239
◎グラム染色を踏まえた起炎菌の想定 …………………………………… 239
◎培養結果が出る前のエンピリック治療：抗菌薬の選び方 …………… 239
7. **上気道の感染症（3）：百日咳＋α（しつこい咳）** ……………………… 241
◎グラム染色を踏まえた起炎菌の想定 …………………………………… 241
◎培養結果が出る前のエンピリック治療：抗菌薬の選び方 …………… 242
8. **肺の感染症（市中，院内）** ………………………………………………… 243
◎市中肺炎のグラム染色を踏まえた起炎菌の想定 ……………………… 244
◎市中肺炎の診断基準・重症度判定 ……………………………………… 244
◎市中肺炎の治療 …………………………………………………………… 244
◎市中肺炎の培養結果が出る前のエンピリック治療：抗菌薬の選び方
　（米国ガイドラインを中心に）………………………………………… 249
◎院内肺炎のグラム染色を踏まえた起炎菌の想定 ……………………… 256
◎院内肺炎・医療関連肺炎の分類，診断基準 …………………………… 256
◎院内肺炎の治療 …………………………………………………………… 257
◎院内肺炎の培養結果が出る前のエンピリック治療：抗菌薬の選び方
　（米国ガイドラインを中心に）………………………………………… 257
9. **心臓の感染症：感染性心内膜炎** …………………………………………… 263
◎グラム染色を踏まえた起炎菌の想定 …………………………………… 263
◎臨床所見と治療 …………………………………………………………… 263
◎培養結果が出る前のエンピリック治療：抗菌薬の選び方 …………… 265
10. **腹腔内感染症（1）：一般論として** ……………………………………… 270
◎グラム染色を踏まえた起炎菌の想定 …………………………………… 270
11. **腹腔内感染症（2）：腹膜透析患者の腹膜炎** …………………………… 271
◎グラム染色を踏まえた起炎菌の想定 …………………………………… 271
◎培養結果が出る前のエンピリック治療：抗菌薬の選び方 …………… 272
◎腹膜透析液内への抗菌薬混注量 ………………………………………… 272
12. **腹腔内感染症（3）：特発性細菌性腹膜炎（SBP）** ……………………… 274
◎グラム染色を踏まえた起炎菌の想定 …………………………………… 274
◎培養結果が出る前のエンピリック治療：抗菌薬の選び方 …………… 275
13. **腹腔内感染症（4）：虫垂炎・憩室炎** …………………………………… 277
◎グラム染色を踏まえた起炎菌の想定 …………………………………… 277

◎培養結果が出る前のエンピリック治療：抗菌薬の選び方	278
14. 腹腔内感染症 (5)：胆嚢炎・胆管炎	280
◎グラム染色を踏まえた起炎菌の想定	280
◎急性胆嚢炎，急性胆管炎の診断基準・重症度評価	281
◎培養結果が出る前のエンピリック治療：抗菌薬の選び方	282
15. 腹腔内感染症 (6)：急性膵炎	284
◎グラム染色を踏まえた起炎菌の想定	284
◎急性膵炎の診断基準・重症度判定	285
◎APACH Ⅱスコア	285
◎培養結果が出る前のエンピリック治療：抗菌薬の選び方	285
16. 腹腔内感染症 (7)：二次性腹膜炎（市中，院内）	290
◎グラム染色を踏まえた起炎菌の想定	290
◎培養結果が出る前のエンピリック治療：抗菌薬の選び方	291
17. 腹腔内感染症 (8)：腹腔内膿瘍	294
◎グラム染色を踏まえた起炎菌の想定	294
◎培養結果が出る前のエンピリック治療：抗菌薬の選び方	295
18. 腹腔内感染症 (9)：骨盤内炎症性疾患 (PID)	296
◎グラム染色を踏まえた起炎菌の想定	296
◎培養結果が出る前のエンピリック治療：抗菌薬の選び方	297
19. 腹腔内感染症 (10)：肝・脾膿瘍	299
◎グラム染色を踏まえた起炎菌の想定	299
◎培養結果が出る前のエンピリック治療：抗菌薬の選び方	300
20. 消化管感染症 (1)：全体像	303
21. 消化管感染症 (2)：急性小腸型・大腸型・混合型	305
◎グラム染色を踏まえた起炎菌の想定	305
◎培養結果が出る前のエンピリック治療：抗菌薬の選び方	306
22. 消化管感染症 (3)：薬剤性腸炎	308
◎グラム染色を踏まえた起炎菌の想定	308
◎培養結果が出る前のエンピリック治療：抗菌薬の選び方	308
23. 消化管感染症 (4)：渡航者下痢，非感染性胃腸炎	311
◎グラム染色を踏まえた起炎菌の想定	311
◎培養結果が出る前のエンピリック治療：抗菌薬の選び方	312
24. 消化管感染症 (5)：起炎菌毎の抗菌薬の選び方	314
a. サルモネラ菌	314
b. 赤痢	315
c. カンピロバクター	317
d. エルシニア	318

- e. ビブリオ ･･ 319
- f. エロモナス，プレジオモナス（その他，水に関連する菌をまとめて） ･･･ 321
- g. 病原性大腸菌（外来性の各種 *E. coli*） ･･････････････････････････････ 321
- h. ランブル鞭毛虫 ･･･ 322
- i. クリプトスポリジウム ･･･ 323
- j. 各種ウイルス ･･･ 323
- k. ピロリ菌 ･･･ 323

25. 消化管感染症（6）：起炎菌毎の臨床症状のまとめ ････････････････････ 325

26. 消化管感染症（7）：免疫低下者の消化管に感染しやすい各種微生物の整理（細菌，真菌，ウイルス，原虫） ･･ 327

27. 尿路感染症（1）：市中・院内の全体像 ･･････････････････････････････ 329
◎グラム染色を踏まえた起炎菌の想定 ････････････････････････････････ 329
◎培養結果が出る前のエンピリック治療：抗菌薬の選び方 ････････････････ 330

28. 尿路感染症（2）：無菌性膿尿 ････････････････････････････････････ 336
◎グラム染色を踏まえた起炎菌の想定 ････････････････････････････････ 336
◎培養結果が出る前のエンピリック治療：抗菌薬の選び方 ････････････････ 336

29. 尿路感染症（3）：性感染症も踏まえて（前立腺炎，精巣上体炎，尿道炎，腟炎） ･･ 338
◎グラム染色を踏まえた起炎菌の想定 ････････････････････････････････ 338
◎培養結果が出る前のエンピリック治療：抗菌薬の選び方 ････････････････ 338

30. 中枢神経の感染症（1）：急性髄膜炎 ････････････････････････････････ 344
◎骨髄炎を疑う場合の検査項目 ･･････････････････････････････････････ 344
◎髄液所見 ･･ 345
◎年齢および基礎疾患と原因微生物 ･･････････････････････････････････ 345
◎グラム染色を踏まえた起炎菌の想定（新生児，乳児・幼児・学童，若年・青年・壮年，高齢者，院内，リスクファクター別に整理） ･･････････ 345
◎髄膜炎治療の基本 ･･ 346
◎エンピリック治療：抗菌薬の選び方 ････････････････････････････････ 348

31. 中枢神経の感染症（2）：慢性髄膜炎 ････････････････････････････････ 355
◎グラム染色を踏まえた起炎菌の想定 ････････････････････････････････ 355
◎培養結果が出る前のエンピリック治療：抗菌薬の選び方 ････････････････ 356

32. 軟部組織の感染症（1）：蜂窩織炎・丹毒，壊死性筋膜炎，糖尿病性足疾患，動物・人咬傷 ･･ 357
◎グラム染色を踏まえた起炎菌の想定（軟部組織感染症の全体像） ････････ 357
◎蜂窩織炎・丹毒 ･･ 357
◎壊死性筋膜炎 ･･ 360
◎糖尿病性足疾患 ･･ 361

◎動物・人咬傷 ··· 364
　　　◎熱　傷 ··· 365
　　　◎リケッチア感染症 ··· 366
　　　◎破傷風予防 ·· 366
33. 軟部組織の感染症（2）：手術部位感染症（SSI） 369
　　　◎SSIの定義，リスクファクター ·· 369
　　　◎グラム染色を踏まえた起炎菌の想定（軟部組織感染症の全体像）········ 369
　　　◎SSI予防のための抗菌薬投与のタイミングと注意事項 ················ 370
　　　◎SSI予防のためのエンピリック治療：抗菌薬の選び方 ················· 371
　　　◎SSIが起きてしまったら ·· 375
　　　◎診断基準（表層切開部，深部切開部，体腔）································ 376
　　　◎培養結果が出る前のエンピリック治療：抗菌薬の選び方 ············ 377
34. 骨の感染症（1）：骨髄感染症 379
　　　◎グラム染色を踏まえた起炎菌の想定（骨感染症の全体像）············· 379
　　　◎骨髄炎 ·· 379
　　　◎脊椎骨髄炎・硬膜外膿瘍 ··· 380
　　　◎骨髄炎・脊椎骨髄炎における起炎菌毎の抗菌薬の選び方，処方例 ···· 381
35. 骨の感染症（2）：化膿性関節炎・反応性関節炎 384
　　　◎グラム染色を踏まえた起炎菌の想定 ······································ 384
　　　◎関節液中の細胞数の分画 ··· 385
　　　◎化膿性関節炎における培養結果が出る前のエンピリック治療：抗菌薬
　　　　の選び方 ··· 386
　　　◎反応性関節炎の場合の薬物選択 ·· 387
36. 血管・血液の感染：ライン感染 388
　　　◎グラム染色を踏まえた起炎菌の想定 ······································ 388
　　　◎カテーテル感染症の臨床的定義 ·· 389
　　　◎培養結果が出る前のエンピリック治療：抗菌薬の選び方 ············ 389
　　　◎その他の注意点 ·· 394

参考文献 ·· 397
おわりに ·· 403
索　引 ··· 405

> **謹告**　著者ならびに出版社は，本書に記載されている内容について最新かつ
> 正確であるよう最善の努力をしております．しかし，薬の情報および治療法
> などは医学の進歩や新しい知見により変わる場合があります．あまり使い慣
> れていない薬の使用や治療に際しては，読者ご自身で十分に注意を払われる
> ことを要望いたします．　　　　　　　　　　　　　　　**株式会社　南江堂**

I

感染症の考え方
～基礎知識の整理，特にグラム染色について～

重要な注意事項

①本書は，感染症治療（抗菌薬が有効な微生物に対して）を開始するにあたり必要となる基礎的な考え方を整理することを目的としている．熱の考え方，起炎菌の想定の仕方，グラム染色の基礎知識，各種培養の基礎知識などを紹介する．あくまでも抗菌薬が有効な微生物に関する基礎的な内容にとどめているため（真菌やウイルスなどの詳細には本書では触れない），実際の診療では不十分なものも多く詳細な情報に関しては各自で補っていただきたい．また，感染症の情報は日々更新されているため，各自最新の情報を手に入れたうえで実際の診療に対応していただければ幸いである．

②序文でも述べたように，本書で特に重視したい概念は，「微生物をグラム染色で分類し，抗菌薬のスペクトラムもグラム染色に対応させて覚える」と言うことである．短く言えば，「グラム染色を通じて抗菌薬の使い方を整理する」と言うことになる．ここでご紹介する知識整理が少しでも日常臨床のお役に立てればと思う．

1 | 感染症の考え方

● 感染症かどうかの考え方：基本ルール5つ

1. Infection or not?
   CRP，WBC，熱だけが感染症ではない．
2. Which part involved?
   フォーカスを見つけ，検体採取！
3. Who? and Which microbe?
   患者背景，感染臓器，基礎疾患は把握できているか？　それらに特異的な菌は何か？
4. Which anti-biotics?
   抗菌薬のスペクトラムを理解して使う．
5. Follow up!
   中途半端に治療しない，抗菌薬の量・期間を十分に．必要ない時には一切使わない．

まず初めにこの5つを考えよう．診療に行き詰った時もこの5つに戻ろう．大原則である．

● 感染症の診断から治療までの流れ〜 Top to bottom approach

頭のてっぺんから足の先まで全部検索する．背部の皮膚病変や，肛門を含めてすべての穴という穴の検索も忘れずに．身体所見をとって熱源探しに全力投球を！

1. 中枢神経系
2. 耳
3. 鼻，副鼻腔
4. 口腔，食道
5. 気管支，肺，胸膜
6. 血管系，心臓
7. 消化管，腹腔，肛門
8. 泌尿器，生殖器
9. 四肢，関節，骨
10. 皮膚（特に背中を忘れずに）
11. リンパ系

→バイタルサインを含めて，まず身体所見を大切に．
→画像，血液データ，培養，グラム染色などをすべて駆使．

2 | 熱が出るのは感染症だけではない：熱の出る原因一覧

1. 薬物関連：アルコールや薬物の離脱症状，薬剤熱，薬剤性高体温
2. 痛風，偽痛風
3. 膠原病，血管炎，造影剤反応
4. 手術侵襲による術後発熱，外傷
5. 輸血後発熱〔輸血関連急性肺傷害（transfusion-related acute lung injury：TRALI）を含む〕，急性呼吸窮迫症候群（acute respiratory distress syndrome：ARDS）
6. 副腎不全，甲状腺クリーゼ，各種内分泌疾患
7. 心筋梗塞，深部静脈血栓症，肺塞栓，脂肪塞栓
8. 急性膵炎，無石性胆嚢炎
9. 腸管虚血，消化管穿孔，消化管出血，胸腔・腹腔内出血，頭部の出血
10. 誤嚥性肺臓炎：胃酸や薬物による化学的侵襲
11. 悪性腫瘍
12. 詐病
13. アルコール性肝炎，肝硬変，など

　熱が出るのは，感染症だけではない．熱が出ても，CRPが高くても，白血球が増えても感染症とは言い切れない．上記鑑別診断を常に考えておこう．

3 | 熱が出なくても感染症

　感染症だからといって，熱が出るとは限らない．CRP が上がるとも限らない．白血球数が増えるとも限らない．身体所見をしっかりとろう．

1. 敗血症の場合，低体温になることがある
　院内の低体温の原因は敗血症が多い．

2. CRP が必ずしも上がるとは限らない
　そもそも CRP はタイムリーな炎症所見を反映するわけではない．タイムラグがある．また，逆にもともとリウマチなどの慢性炎症があれば，感染症でなくても最初から CRP は陽性である．

3. 白血球も必ずしも上がるとは限らない
　また，もともと低い人の場合，増えても基準値に見える．感染症が重症の場合，白血球数は逆に激減することがある．全身性炎症反応症候群（systemic inflammatory response syndrome：SIRS）の診断基準も忘れないように（☞表❶）．

表❶　全身性炎症反応症候群（SIRS）の診断基準

1. 体温の変動（38℃以上，または 36℃以下）
2. 脈拍数増加（90 回/分以上）
3. 呼吸数増加（20 回/分以上）または $PaCO_2$ が 32 Torr 以下
4. 白血球数が 12,000/μL 以上または 4,000/μL 以下あるいは未熟顆粒球 10%以上

上記のうち 2 項目以上が該当すれば SIRS と診断

4 | フォーカスのわからない熱および不明熱

【不明熱の定義】

38℃以上の体温が3週間以上継続し，1週間にわたる検索にもかかわらず熱源が不明であるもの．ただし，実際には3週間も待たずに，不明熱として原因検索が進むことが多い．

1. 基本に帰る（基本ルール5つ）．本当に感染症なのか？

熱の出る原因をすべて考える．薬剤，深部静脈血栓症（deep venous thrombosis：DVT），など．

2. やはり原因不明なら，不明熱の三大原因にもう一度注目

(1) 感染症．
(2) 膠原病・血管炎．
(3) 悪性腫瘍．

3. 感染症が怪しいとなれば，感染症による不明熱の三大原因を考える

「フォーカスが定まらない」という認識があって初めて不明熱アルゴリズムに入れる（☞図❶）．

(1) 膿瘍：CT，MRI，Gaシンチグラフィーなど画像評価を．
(2) 血管内感染：血液培養を忘れずに．
(3) 細胞内寄生体：結核，*Salmonella*，ウイルスなど．

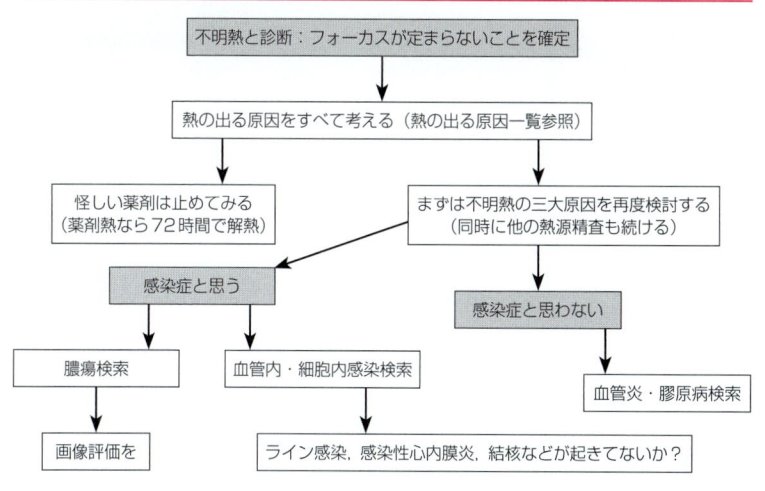

図❶ 不明熱検索のアルゴリズム

```
不明熱と診断：フォーカスが定まらないことを確定
              ↓
熱の出る原因をすべて考える（熱の出る原因一覧参照）
       ↓                              ↓
怪しい薬剤は止めてみる          まずは不明熱の三大原因を再度検討する
（薬剤熱なら72時間で解熱）        （同時に他の熱源精査も続ける）
       ↓                         ↓              ↓
   感染症と思う  ←――――――――――          感染症と思わない
   ↓      ↓        ↓                         ↓
 膿瘍検索  血管内・細胞内感染検索          血管炎・膠原病検索
   ↓            ↓
 画像評価を   ライン感染，感染性心内膜炎，結核などが起きてないか？
```

5 | 抗菌薬が効かない場合の考え方

1. **実は感染症ではなかった**
   基本ルールの5つに戻って考え直そう.
2. **薬剤の使用方法が正しくなかった**
   投与経路,量,投与間隔,開始するタイミング(手遅れなど)など.
3. **ドレナージ不良**
   排膿しきれていない,異物除去ができていない.
4. **抗菌薬の移行性が悪い**
   理論上,抗菌スペクトラムが正しくても感染部位に届いてない.
5. **複数の菌,多臓器感染**
   想定外の起炎菌が複数存在,標的臓器も複数存在など.
6. **患者自身の免疫能が低下**
   患者自身の体力が最終的にはものをいう.
7. **菌交代**
   知らないうちに菌が入れ替わった.
8. **実は耐性菌**
   一般論とローカルファクターの使い分けを大切に.

正しい抗菌薬を投与しても,治療が上手くいくとは限らない.上記の手がかりを参考に!

6 | エンピリック治療という考え方：抗菌薬の選び方

　いきなり何も考えず広域スペクトラムの抗菌薬を使うことがエンピリックではない．また，重症患者だから広域スペクトラムの抗菌薬を使い続けることもエンピリックではない．

　あくまでも，患者背景に応じて起炎菌をしっかり想定したうえで，リスクの高いと思われる起炎菌を漏れなくカバーすることがエンピリックである．知識を最大限活かし，グラム染色などの手技も最大限に利用し，徹底的に起炎菌を想定するべきである．同時に血液培養やその他の各種培養を提出し，後日返ってくる培養結果をもって，抗菌薬のスペクトラムを縮小する（de-escalation）．

　もう一度言う．何も考えないで，広域スペクトラムの抗菌薬を使っても意味がない．

　抗菌薬選びの主なポイントを以下にまとめておく．

● 起炎菌名と選択薬剤名を一対一対応で覚えておく

　感受性があるという理由から好きに選ぶのではなく，想定する起炎菌名と使用する薬剤を常に対応させて覚えておく．メチシリン耐性黄色ブドウ球菌（methicillin-resistant *Staphylococcus aureus*：MRSA）＝バンコマイシン，肺炎球菌＝ペニシリンG，などといった具合である．菌名と薬剤名は常にセットである．標準的なファーストチョイスの薬剤を覚える．

● 緑膿菌の想定は？　ESBL や AmpC の想定は？

　緑膿菌に手が届く薬剤を把握せずに抗菌薬をオーダーしてはいけない．一部のペニシリン系，一部の第3世代，またはそれ以上の世代のセファロスポリン系，カルバペネム系，アミノグリコシド系，キノロン系，モノバクタム系などがそれにあたる．緑膿菌のリスクがない患者にそれらを出す意味は基本的にない．逆にリスクがあるのであれば，絶対に培養結果が出るまではカバーしなければいけない．院内感染や基礎疾患が複雑な患者では，「S.P.A.C.E.」（☞Ⅱ章-5）と呼ばれる緑膿菌を含む陰性桿菌群を常に意識する必要がある．また，S.P.A.C.E. 群や大腸菌や *Klebsiella* などの腸内細菌群が耐性化した ESBL（extended spectrum β-lactamase：基質拡張型 β ラクタマーゼ）産生菌や，AmpC 産生菌などの耐性菌が想定される場合，エンピリック治療はカルバペネム系薬剤へ変更する必要がある．

🔴 緑膿菌の次,もう一段階上の院内感染菌の想定は？

「S.P.A.C.E.」と呼ばれる陰性桿菌群を治療していると,さらに菌交代を起こして,次のグループが出現してくる.いわゆる,セパシア（*Burkholderia cepacia*）とマルトフィリア（*Stenotrophomonas maltophilia*）である.もともと日和見感染菌であるが,カルバペネム系を含めて各種薬剤耐性が強い.広域抗菌薬を使用中に治療に反応しなくなった場合を想定しておく必要がある.

🔴 MRSA の想定は？

グラム染色でグラム陽性球菌が見える時で MRSA のリスクが高い場合,あるいはライン感染が考えられる場合は必ず抗 MRSA 薬をすぐに開始する.特にライン感染が起きている場合は時間的猶予がない（培養結果が出るまでの期間,抗菌薬が外れると患者は死ぬ）.また,一般的に黄色ブドウ球菌にはペニシリン系が効かない（βラクタマーゼ阻害薬入りの合剤は効く）ことも大事なので,MRSA のリスクがなければ第1世代セファロスポリン系が選択される.

🔴 腸球菌の想定は？

尿路感染などで腸球菌様のグラム陽性球菌が確認できる場合,または各種培養で腸球菌感染が確認できている場合は基本的にペニシリン系を使用する.間違ってもセファロスポリン系を選んではいけない（世代を問わず無効）.
もう一度言う.腸球菌にはセファロスポリン系は効かない.

🔴 グラム陽性桿菌（*Listeria* など）の想定は？

新生児や老人,免疫低下者の髄膜炎などでは,*Listeria* のリスクが高い.この場合,絶対に効果のないセファロスポリン系を単独使用してはいけない.セファロスポリン系は世代を問わず *Listeria* には無効である.一般的に *Listeria* 以外のグラム陽性桿菌の場合でも,セファロスポリン系が第一選択になることはない.

🔴 嫌気性菌の想定は？

誤嚥性肺炎,腹腔・骨盤・胸腔内膿瘍,壊死性筋膜炎,その他閉鎖空間で作る膿瘍などには嫌気性菌が関係することが多い.治療開始時点で必要に応じて嫌気性菌を考慮するべきである.培養検査でも検出しにくいため,培養陰性であっても菌がいないことにはならない.また,最近はクリンダマイシン耐性の *Bacteroides* が増

えているので、腹腔内感染時にはメトロニダゾールのほうがよいのではないかという報告もある。

● 普通の細菌以外の想定は？

いわゆる非定型感染症（例えば *Chlamydia* や *Mycoplasma* など）に細胞壁を破壊するタイプの抗菌薬は効かない。非定型肺炎，性感染症（sexually transmitted disease：STD）など，想定されるそれぞれの病原体に応じて抗菌薬を選ぶべきである。マクロライド系，ニューキノロン系，メトロニダゾール，ST合剤，テトラサイクリン系などそれぞれの特徴を考えて選択する。それ以外にも，ウイルス，真菌，場合によっては原点に返って感染症以外の原因に行きつくかもしれない。

● エンピリック治療のまとめ～培養結果が出る前の基本的なイメージ

詳細は，疾患毎の処方を参考にされたい。

1. 基本はβラクタム系

起炎菌は何を想定するのか（必ずグラム染色すること）。

[グラム陽性球菌なら]

①ブドウ球菌なら→基本は第1世代セファロスポリン系。それ以上の世代は，基本的には陰性桿菌用と覚える。ペニシリン系はβラクタマーゼ阻害薬入りでないと効かない（ペニシリン系はレンサ球菌には一般的に有効）。MRSAならバンコマイシンなどの抗MRSA薬。

②腸球菌なら→基本的にペニシリン系（必要に応じてバンコマイシンを選択したり，アミノグリコシド系を併用したりする）。

[グラム陰性桿菌なら]

①通常の市中感染で多い陰性桿菌なら第2～3世代セファロスポリン系。ただし，AmpCやESBL産生菌のリスクが高く，失敗が許されない状況ではカルバペネム系を選択する。

②緑膿菌など（S.P.A.C.E.）を意識するなら，まずは抗緑膿菌活性のあるβラクタム系。

2. 非定型の感染症もカバーする必要があるかどうか

ニューキノロン系，マクロライド系，テトラサイクリン系などを選択する。

3. 嫌気性菌も同時にカバーする必要があるかどうかを考える

上記1.を踏まえて，嫌気性菌をカバーするものは以下の5つの系統の薬剤である。

①βラクタマーゼ阻害薬入りの合剤：陰性菌，陽性菌に加え嫌気性菌の守備範囲。

②カルバペネム系：陰性菌全般，陽性菌全般，嫌気性菌の守備範囲。

③クリンダマイシン：陽性球菌，嫌気性菌の守備範囲.
④セファマイシン系：第2世代セファロスポリン系＋嫌気性菌の守備範囲.
⑤メトロニダゾール：嫌気性菌，非定型菌の守備範囲.

注意 新しい世代のニューキノロン系薬剤は嫌気性菌もカバーする.

4. 相乗効果を狙って薬剤を追加するかどうか

アミノグリコシド系の併用，リファンピシンの併用などを考慮することがある.

5. 真菌感染も意識するなら，抗真菌薬も追加する

培養結果が出るまでは，上記1〜5を踏まえてカバーしたい条件をクリアできる薬剤選択をする．場合によっては3，4剤の併用となることもある．そして，培養結果が返ってきたら，できるだけ標的を絞って抗菌薬を変更する（de-escalation）．

● 抗菌薬の守備範囲のイメージ（☞図❶）

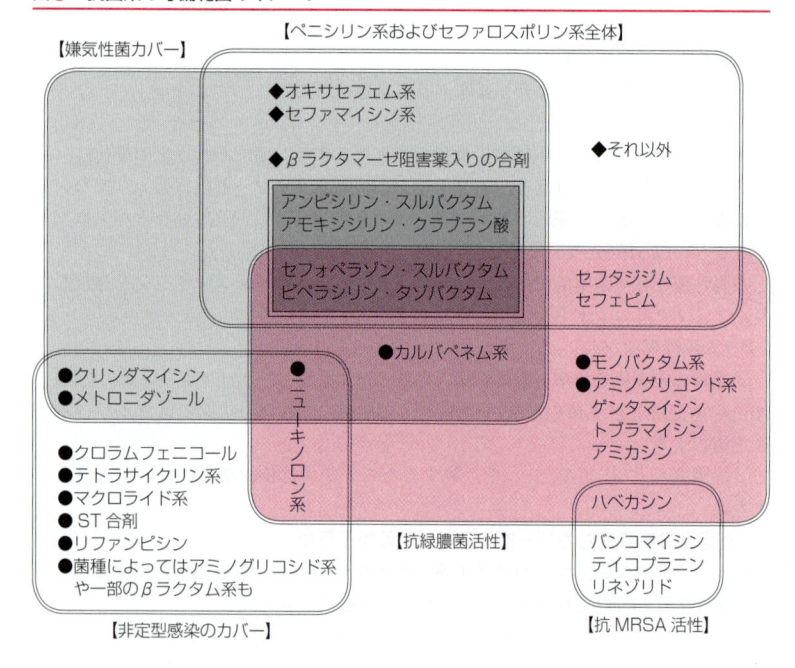

図❶ 抗菌薬の守備範囲のイメージ

【嫌気性菌カバー】
【ペニシリン系およびセファロスポリン系全体】

◆オキサセフェム系
◆セファマイシン系
◆βラクタマーゼ阻害薬入りの合剤
　アンピシリン・スルバクタム
　アモキシシリン・クラブラン酸
　セフォペラゾン・スルバクタム
　ピペラシリン・タゾバクタム

◆それ以外

セフタジジム
セフェピム

●クリンダマイシン
●メトロニダゾール

●ニューキノロン系

●カルバペネム系

●モノバクタム系
●アミノグリコシド系
　ゲンタマイシン
　トブラマイシン
　アミカシン

●クロラムフェニコール
●テトラサイクリン系
●マクロライド系
● ST合剤
●リファンピシン
●菌種によってはアミノグリコシド系や一部のβラクタム系も

ハベカシン

バンコマイシン
テイコプラニン
リネゾリド

【抗緑膿菌活性】

【非定型感染のカバー】

【抗MRSA活性】

7 | 各種培養の考え方

微生物検査は，以下の3つの過程を経て行われる．
①検体採取（常在菌，雑菌のコンタミネーションに気をつける）．
②その輸送・保存（バイオハザードに気をつける，また保存環境を適切にして雑菌の異常増幅を防ぐ）．
③検査．

また，治療開始前の培養検査に関して，以下にポイントをまとめておくので厳守すること．
①必ず抗菌薬投与前に感染フォーカスの各種培養サンプルを提出すること（耐性菌や予想外の菌の可能性がある）．
②提出する培養サンプルは，培養と併行して必ずグラム染色などの顕微鏡所見をつけること．
③臨床所見上，不安定な患者は必ず血液培養も最低2セット採取して提出すること．

● 検体採取・郵送・保存についての注意点

①検体採取容器は次の条件を満たす必要がある：(1) 壊れにくい，(2) 密閉可能，(3) 持ち運びやすくて安価．
②輸送時には，バイオハザードに注意する．検体は二重包装が理想的である．素手で持ち歩かないこと．
③一部の細菌（*Bordetella pertussis*, *Neisseria gonorrhoeae*, *Mycobacterium tuberculosis*）やウイルスに対して，木製素材の接触が有害とされる（死滅し培養検出しにくくなる）．道具を使う際には，プラスチック製やアルミ製のものが望ましい．
④嫌気性菌検査（閉鎖空間の膿瘍など）のための採取・輸送容器は，嫌気ポータなどの専用容器を用いる．空気に触れさせると死滅する．
⑤通常の綿棒（スワブ）は空気を含むので嫌気性菌は死滅しやすい．

● 検体採取時の一般的注意点 （☞表❶）

①採取のタイミング：絶対に抗菌薬投与前にサンプルを十分量採取すること．すでに抗菌薬が投与されている場合には，止むを得ないので，24時間中止してサンプルを採取する．もし，抗菌薬中止が無理そうなら一番血中濃度が低い時間帯にサンプルを採取する．
②コンタミネーションを避ける：常在菌が入らないように注意する．血液培養な

表❶　微生物検査材料の採取と保存

材料	採取容器	採取量*	保存法	備考
血液	血液培養ビン resin, ecosorb 入りのものは化学療法中の患者に用いる	10 mL/ボトル つまり、2セット（4ボトル）なので合計40 mL	フラン器（35～37℃）	冷蔵保存は不可 Mycobacterium などの特殊菌は一般細菌用培養ビンでは検査できない
髄液	滅菌試験管	1～10 mL（またはそれ以下でも可）	フラン器（35～37℃）	N.meningitidis は低温では死滅しやすい 夜間は血液培養ビンに入れ、フラン器へ入れてもよい
穿刺液（胸水、腹水、関節液、膿瘍・嚢胞内容など）	嫌気性菌検査専用容器	5～10 mL（またはそれ以下でも可）	冷蔵庫（4℃）	可能な限り多量に採取する
CAPD 排液	血液培養ビン	5～10 mL	フラン器（35～37℃）	培地量の1/5～1/10量を接種
膿・分泌液（耳・鼻漏、皮膚、創部、潰瘍部、生殖器）	嫌気性菌検査専用容器	1～10 mL（またはそれ以下でも可）	冷蔵庫（4℃）	乾燥を防ぐ。創部は深部より採取 N.gonorrhoeae を検査する場合には保存せず、ただちに提出
尿（中間尿、導尿、膀胱穿刺尿など）	滅菌試験管 またはユーリンコレクションキット	5～10 mL	冷蔵庫（4℃）	採尿方法を十分説明する（特に女性） 蓄尿の一部は不可
胆汁 PTCD 胆汁	嫌気性菌検査専用容器	5～10 mL	冷蔵庫（4℃）	Salmonella typhi, Salmonella paratyphi A が検出される場合があるので注意
糞便	採便カップ または採便管	母指頭大（3～5 g）	室温（15～20℃）	綿棒による採取はできるだけ避ける Clostridium difficile の検査が必要な場合は嫌気性菌専用の容器に入れ、ただちに提出 海外渡航者はその旨記
喀痰	滅菌シャーレ または喀痰カップ	2～5 mL	冷蔵庫（4℃）	採取方法を十分に説明（採取前にうがいをし、口腔内を十分に清潔にする）
咽頭粘液（扁桃周囲膿瘍など）	滅菌綿棒		冷蔵庫（4℃）	乾燥を防いで、ただちに提出 扁桃周囲膿瘍が疑われる場合は嫌気性菌専用の容器を用いる
カテーテル先端（血管カテーテル、シャントチューブなど）	滅菌試験管 または滅菌シャーレ または Stuart 培地		冷蔵庫（4℃）	乾燥を防いで、ただちに提出

Leptospira, Chlamydiaceae, Rickettsia, ウイルスのためのものは除く
*検体量は少なくとも検査可能であるが、検出感度は悪くなる．
（小栗豊子：微生物検査ハンドブック，第3版，三輪書店，p.20-24, 2008 より改変して引用）

ど必要に応じてしっかり消毒を．しかしながら，サンプル内に消毒液が入ると培養できないので注意すること．

③**サンプルの品質を保つ**：サンプルを絶対に乾燥させないこと．膿のついた乾いたガーゼ提出など御法度である．

④**嫌気性菌を大事に扱う**：膿瘍などは嫌気性菌が関係する．ただでさえ生え難い菌なのに，好気的に採取，提出したのでは台無しである．専用の容器に回収して提出すること．

⑤**時間が命**：放置すると雑菌が繁殖する．少数の雑菌が大量に繁殖しては培養の判定を間違える．培養サンプルはすぐに提出し，絶対に室温で放置してはいけない（冷蔵保存が基本）．1時間以内に処理してもらうこと．ただし例外として，淋菌，髄膜炎菌，赤痢アメーバなどは低温で死滅するので冷蔵保存してはいけない．

● 各種検体採取方法と注意点：主なものを紹介

①喀痰：歯磨き，うがい後に採取する．唾液，鼻汁の混入では判定ができない．侵襲的に気管支鏡下での採取が理想的ではあるが，実際現実的ではないことが多い．

②尿：尿道口を滅菌水でしっかり洗い流した後の中間尿が理想である．雑菌の混入を避ける．最近は，イソジン®やアルコールなどの消毒液処置は好ましくないとされている．細菌を物理的に wash out するように心掛ける．

③血液：消毒を本気で行わないと，コンタミネーションですべてが台無しになる．採取部位は動脈，静脈を問わない．採血部位をエチルアルコール，または70％イソプロピルアルコールで十分消毒し，しっかりアカを落とす．その後，ヨードチンキで消毒，乾燥するまで待つ（乾燥時に殺菌作用が出る）．術者はマスク，手袋を着用し，清潔操作で採血する．採血ボトルのゴム栓部分も消毒しておくこと．成人の採血は，必ず2セット採取する（1セット20 mLとして，合計2セット40 mL）（☞**表❷**）．ボトルに血液を入れたらすぐに転倒混和する．

● 各種培養検査に関しての注意事項

1. サンプルはすぐに提出し培養

基本的には，サンプルは採取後すぐに提出し培養してもらう．絶対に放置しない！原因菌のなかには死滅しやすいものがある．またわずかな雑菌の混入であっても，時間が経てば増殖してしまう．結果的に原因菌が死滅し培養で検出できず，代わりに雑菌を大量に検出してしまうということが起こる．つまり抗菌薬選択，治療方針を大きく間違えることになる．必ずサンプルはすぐに提出する．遅くとも1時間以内には提出・処理してもらう．もちろんサンプルを受け取った検査技師さんも放置していては困る．もし時間がかかりそうなら前述している保存方法を参照．

表❷ 血液培養の採取量

体重（kg）	全血量（mL）	推奨血液採取量（mL） 培養1セット目	推奨血液採取量（mL） 培養2セット目	全血液培養量（mL）	全血液量に対する割合（％）
1.0 kg 以下	50〜99 mL	2 mL		2 mL	4％
1.1〜2.0 kg	100〜200 mL	2 mL	2 mL	4 mL	4％
2.1〜12.7 kg	200 mL 以上	4 mL	2 mL	6 mL	3％
12.8〜36.3 kg	800 mL 以上	10 mL	10 mL	20 mL	2.5％
36.4 kg 以上	2,200 mL 以上	20〜30 mL	20〜30 mL	40〜60 mL	1.8〜2.7％

(Baron EJ et al, 松本哲哉ほか訳：Cumitech 血液培養検査ガイドライン，医歯薬出版，2007 より改変して引用)

2. こんなサンプルの培養提出は止めよう〜細菌検査室に迷惑かけるだけ

①時間が経った，あるいは乾ききった膿のついたガーゼ：細菌が乾燥している．しかも雑菌交じり．

②ドレナージ廃液を貯めたもの：時間が経って雑菌が繁殖しているだけ．

③瘻孔のスワブ：コンタミネーションなのか，感染なのかわからない．

④入院患者の便培養：腸内の普通の菌が生えるだけでまず有益な情報はない．

⑤感染徴候のない，肉芽形成のよい創部：コンタミネーション菌しか生えてこない．

⑥その他，室内に長時間放置したサンプル：1時間以上の放置は止めよう．

注意 膿などをどうしても培養に出したい時に，グラム染色などの顕微鏡検査を同時に行うと，単なるコンタミネーションなのか感染なのかがわかりやすい．気になる滲出液を無意味に，何も考えずに培養に出すのは御法度だが，顕微鏡所見と組み合わせれば，有益なことがある．繰り返しになるが，グラム染色をなめてはいけない．もし培養したいなら，必ず同時に行う．

3. 熱がなくても，何か変だと思えば血液培養2セット！

敗血症は熱が上がるとは限らない．原因はよくわからないが何か変だと思ったら血液培養を2セット（ボトル4本　採血量は 10 mL × 4 = 40 mL），抗菌薬投与前に血液培養2セット．絶対に1セットではダメである．血液培養の目安としては以下のようなものがある．

①原因不明の意識障害．

②原因不明の血圧低下，循環動態不安定．

③原因不明の代謝性アシドーシス．

④低体温．

⑤白血球の異常高値および低値．

⑥原因不明の麻痺など神経学的異常所見の出現．

⑦原因不明の凝固系異常・播種性血管内凝固（disseminated intravasucular

coagulation:DIC).
  ⑧治療中あるいは元々の基礎疾患が悪化するなどし,重症感のある場合,など.
  ⑨悪寒・戦慄がある場合.

4. 入院患者の便培養は止めよう,培養するなら具体的菌種名を検査室に連絡しよう

　O-157や赤痢など問題となる感染性腸炎が院内でアウトブレイクすることなどまずない.院内発症の下痢は基本的に培養を必要としない.培養してもごくありふれた菌種が検出されるだけで,治療方針に影響を及ぼす情報が得られない.つまり何のメリットもないどころか,検査技師さんに迷惑をかけるだけでデメリットのほうが大きい.偽膜性腸炎を疑った場合でも,毒素検出を行うべきで培養ではない.したがって入院患者の便培養は基本的に止めるべきである.免疫抑制状態の患者に限って,具体的な菌名をあげて培養する.一方,市中発症の感染性腸炎の場合には便培養を行う.渡航先,あるいは所属する集団でアウトブレイクしている可能性があるからである.その場合も,一部の起炎菌は特殊な培養,検出法を要するので,必ず疑う菌種を検査室に連絡して,特殊な検査を進めてもらわなければならない.*Campylobacter*と*Yersinia*をまず頭に入れておく.特殊な検出方法が必要なものを以下にまとめて記す.

　①*Campylobacter*,②*Yersinia*,③*Mycobacterium*,④*C.difficile*,⑤*Cryptosporidium*,⑥ロタウイルス,アデノウイルス,⑦赤痢アメーバ,⑧ランブル鞭毛中,など.

8 | グラム染色の使い方

　各種培養に関しては前述した通りであるが，必ず培養と同時にサンプルの顕微鏡所見をつける必要がある．顕微鏡検査にはいろいろなものがあるが，最もよく利用し，簡便・安価な検査の1つとしてグラム染色を紹介する．グラム染色法は技師さん任せにせず，医師は必ず身につけるべき検査技術である．まして，研修医は絶対にできなくてはいけない．ちなみに著者は，学生の頃から現在まで「グラム染色をしない奴は医者じゃない」と言い聞かされて育った．とにかく，身につくまで何度でも，何でも染める．ウンコだろうが，おしっこだろうが，何でも染めてみる．染めているうちに無駄なもの，有益なものが臨床所見とリンクしてつかめてくる．

　グラム染色の方法は Bartholomew & Mittewer の変法（バーミー法），西岡の方法（フェーバーGセットP）などいろいろあるので，施設毎のやり方を参考にする．グラム染色の詳細は成書に譲る．

🔴 グラム染色の前に～まずサンプルの見た目で勝負（☞表❶）

表❶　主な培養サンプルの外観と起炎菌

培養サンプル	培養サンプルの外観	予想される起炎菌
髄液	混濁，悪臭なし	各種細菌性髄膜炎
	混濁，悪臭あり	嫌気性菌の関与
	透明	各種ウイルス，*Cryptococcus*，結核，*Leptospira* などの無菌性髄膜炎
喀痰	鉄錆色	肺炎球菌
	血性膿性痰	黄色ブドウ球菌
	淡緑色	インフルエンザ桿菌，緑膿菌
	透明，粘稠性強	百日咳など
	オレンジ色の粘稠痰	*Klebsiella*
	膿性，悪臭あり	嫌気性菌など肺化膿症の起炎菌
糞便	米のとぎ汁様	コレラ
	水様（黄褐色，腐敗臭），時に粘血便	腸炎ビブリオ，毒素原性大腸菌
	水様（新鮮血）	腸管出血性大腸菌（O-157など）
	膿粘血便〜粘血便	細菌性赤痢，*Campylobacter*
	緑色便	*Salmonella* など
	イチゴゼリー状	赤痢アメーバ（栄養体）など
	脂肪性下痢	ランブル鞭毛虫
	白色水様便	ロタウイルス

🔴 サンプルの顕微鏡的評価の仕方 (☞表❷)

感染かどうかは臨床所見と表❷の菌量を目安にする.さらに下記の項目なども参考に判断する.
① 本来無菌のサンプルから細菌が検出される(血液,髄液,胸水,腹水,関節液など).
② 好中球による貪食像が多数確認できる.
③ 十分な菌量がある(尿中菌数 10^5/mL 以上,喀痰中菌数 10^6/mL 以上).
④ 明らかな病原性を有する起炎菌の検出.

🔴 喀痰に関する追加記載

喀痰採取は実はとてもむずかしい.実際にはとってみるまで,痰なのか,唾液なのか,鼻水なのかよくわからない.ブロンコファイバーなどで確実に喀痰がとれればよいが,臨床の現場で,いつもブロンコファイバーで喀痰が採取できるわけではない.喀痰をとったらまず顕微鏡的にサンプルの評価をつける.グラム染色や培養に値するかどうかの目安をつけるためである(☞表❸~❺).

🔴 穿刺液(胸水,腹水,関節液)に関する追加記載

基本的には本来無菌のはずである.感染を疑えば培養を提出する際に,同時にグラム染色を行うが,顕微鏡的に細菌を確認できないことがある.サンプルを滅菌スピッツに入れ,3,000 rpm,10~20 分遠心した沈渣成分をもとに標本を作りグラム染色し直してみることが重要である(ただし,グラム染色で何も見えないことは「感染症がない」ということにはならない).閉鎖空間の膿瘍の場合で,嫌気性菌が強く関与する場合には,顕微鏡的に多種類の菌を同時に確認(polymicrobial pattern)できることがある.

表❷ 細菌数の記載方法(数値化表現と記述的表現)

区分 (数値化表現)	細菌数(油浸レンズ 1,000 倍による鏡検で,1 視野あたり)	区分 (記述的表現)	細菌数(油浸レンズ 1,000 倍による鏡検で,1 視野あたり)
1+	<1 個	ごく少数(rare)	<1 個
2+	1 個	少数(few)	1~5 個
3+	2~10 個	やや多数(moderate)	5~10 個
4+	>10 個	多数(many)	>10 個

(Isenberg H et al : Clinical Microbiology Procedures Handbook vol.1, Blackwell Science Inc, 1995 より引用)

表❸ 肉眼的喀痰評価（Miller & Jones の分類）

表示方法	喀痰の性状
M1	唾液，完全な漿液性痰
M2	濃い粘性痰，または極少量の膿性部分を含む
P1	膿性部分が全体の 1/3 以下
P2◎	膿性部分が 1/3 ～ 2/3
P3◎	膿性部分が 2/3 以上

注◎：品質上優れているもの

表❹ グラム染色 喀痰評価（Geckler & Gremillion の分類）

（分類）Group	100 倍で鏡検した際の 1 視野あたりの細胞数	
	白血球（好中球）	扁平上皮細胞
1○	< 10	> 25
2○	10 ～ 25	> 25
3○	> 25	> 25
4◎	> 25	10 ～ 25
5◎	> 25	< 10
6	< 25	< 25

注1）◎：品質上優れているもの．○：好中球が多く炎症所見は認めるが，唾液のコンタミネーションの所見が疑われるもの．なお，Group 6 は経気管吸引痰や気管支洗浄液の評価に適している．

注2）誤嚥の場合には多くの口腔内雑菌が関与し，顕微鏡的に多種類の菌を同時に確認できる（polymicrobial pattern）．

表❺ 抗酸菌染色 検鏡における検出菌の記載方法

記載法	蛍光法（顕微鏡 200 倍拡大）	Ziehl-Neelsen 法（1,000 倍拡大）	ガフキー号数
−	0 個 /30 視野	0 個 /300 視野	G0
±	1 ～ 2 個 /30 視野	1 ～ 2 個 /300 視野	G1
1 +	2 ～ 20 個 /10 視野	1 ～ 9 個 /100 視野	G2
2 +	≧ 20 個 /10 視野	≧ 10 個 /100 視野	G5
3 +	≧ 100 個 /1 視野	≧ 10 個 /1 視野	G9

🔴 腟分泌物に関する追加記載

　細菌性腟炎は 8 歳頃から閉経期までを対象に考える．それ以外はエストロゲン分泌量が少ないので細菌性腟症の対象になりにくい．また，腟分泌物はグラム染色で白血球を認めても，腟分泌液中白血球は性周期によって左右されるので必ずしも感染を反映せず簡単にグラム染色で評価ができない．そのため，BV（bacterial vaginosis）score（nugent score）をつけて，細菌叢のバランスを総合的に考えて感染かどうか判断する（☞表❻）．腟上皮細胞に無数の細菌が付着した clue cell の存在を確認する．

表❻ BV score（nugent score）による腟分泌物のグラム染色評価（a＋b＋cの合計点数で評価する）

BV (nugent) score	Score 個数/視野（グラム染色：1,000倍の顕微鏡拡大視野）				
	0個	＜1個	1〜4個	5〜30個	＞30個
Lactobacillus form（a）…大きくてごつい印象の陽性桿菌	4点	3点	2点	1点	0点
Gardnerella form（b）…染まり方が不定の小さな陰性桿菌	0点	1点	2点	3点	4点
Mobiluncus form（c）…三日月様のか細い感じの陰性桿菌	0点	1点	1点	2点	2点
合計Scoreとその評価	0〜3点	乳酸菌優位の性状フローラと判断			
	7〜10点	嫌気性菌増殖している異常フローラと判断			
	4〜6点	上記の中間状態			

● グラム染色に追加する塗抹検査（☞表❼）

表❼ グラム染色の併用される塗抹検査

方　法	目的微生物または材料
生鮮標本	腟トリコモナス，ランブル鞭毛虫（胆汁），アカントアメーバ（眼），赤痢アメーバ（糞便），寄生虫卵（胆汁，糞便）
抗酸菌染色（Ziehl-Neelsen染色）	*Mycobacterium* の検出（各種材料）
異染小体染色（Neisser染色）	ジフテリア（咽頭偽膜）
墨汁法（インディアインク法）	*Cryptococcus* の莢膜（髄液，喀痰など）
苛性カリ標本（40% KOH液）	皮膚糸状菌の菌糸や胞子（爪，毛髪，皮膚など）
真菌の蛍光染色（ファンギフローラY染色）	菌糸，胞子，酵母様真菌（喀痰，胸水などの各種材料）
鍍銀染色（Fontanaの鍍銀法）	*Leptospira*（尿，髄液，血液：Korthof培地に培養したもの）
莢膜染色（Hiss法）	肺炎球菌など莢膜のある細菌（喀痰，髄液など）
芽胞染色（Moller法）	*Clostridium*, *Bacillus* など芽胞のある細菌（膿など）
Gimenez染色	*Legionella* の染色：胸水，喀痰など
Macchiavello染色	*Rickettsia* の染色：培養細胞など
ショ糖を用いた浮遊法	*Cryptosporidium* の塗抹検査：糞便
Gomeriのメテナミン銀染色（Grocott染色の変法）	*Pneumocystis jiroveci* の染色：喀痰，気管支洗浄液，肺穿刺液など

（小栗豊子：微生物検査ハンドブック，第3版，三輪書店，p.28，2008より改変して引用）

🔴 培養のピットフォールとグラム染色による補充

　培養の欠点として，コンタミネーションの増幅がある．要するに，感染源でも何でもない雑菌の混入を検出して結果的に抗菌薬による治療対象としてしまう点である．また，逆に真の起炎菌でも培養しにくい菌種（肺炎球菌，インフルエンザ桿菌，嫌気性菌全般など）は，培養途中で死滅するので最終報告に菌名があがってこないことがある．コンタミネーションと同時に真の起炎菌が両方報告されればまだわかりやすいが，真の起炎菌が死滅し，繁殖しやすい雑菌が培養され報告されてしまうとたちが悪い．

　こういった状況を最も簡単に安く打破できるのはグラム染色などの顕微鏡所見の併用である．サンプルを採取した時点で真の起炎菌が最も菌量が多く，白血球に貪食されているはずである．コンタミネーションならほとんど顕微鏡で見えない．見えたとしても菌量も少なく，感染が成立しているような顕微鏡所見とは程遠い．また，血液培養も同時にとっておくと役に立つ．仮に喀痰などの培養途中でうまく菌を検出できない場合でも，敗血症状態の血液培養で起炎菌を検出できることが少なくないからである．

　培養と顕微鏡所見は必ず2つ揃って行うべきである．そして少しでも臨床症状が重ければ血液培養も併用する．

　例えば著者の少ない経験からではあるが，救急外来に来た市中肺炎を担当医に関係なくランダムに調べてみると，肺炎球菌が血液培養で陽性になっていた患者のうち，50％近くが喀痰培養で肺炎球菌陰性（喀痰培養で生え難いことに加え，きちんと良質の喀痰採取ができていない）であったことがあった．もちろん来院時に良質の喀痰をグラム染色していれば騙されることはないと思われるが，血液培養もとらず，質の悪い喀痰培養結果のみで判断すると間違いなく痛い目にあう．

🔴 グラム染色による抗菌薬治療効果判定を！

　感染症に対して抗菌薬が反応すれば，早ければ当日，通常翌日くらいには各種検体を再度鏡検してみると，初日に見られた最近はほぼ消失している．もちろんその段階でバイタルサインはまだ不安定であり，採血上も白血球数やCRPなど変化がないどころか，時に悪化しているようにさえ見えることがある．大切なのは，抗菌薬が標的起炎菌を殺せているかどうかである．起炎菌が明らかに減っているなら確実に抗菌薬は効いているということである．バイタルサインなどの各種パラメータは時間差をもって改善してくる．バイタルサインがすぐに改善しないからといって，培養結果などの具体的な根拠抜きに抗菌薬を変えてはならない．以下にポイントを示す．

①抗菌薬を入れる前に採取サンプルのグラム染色．

②治療を開始して2,3日目くらいに途中経過確認のグラム染色（研修医は時間経過を覚えるために絶対行うこと）.

③ついでに，治療が終わりかけの時期にも最終確認のグラム染色（研修医は時間経過を覚えるために絶対に行うこと）.

サンプル評価がしやすい尿路感染を例にあげて考えてみると，治療を開始し2日前後で尿から菌が消える．それに遅れて3日前後で熱が下がるなどバイタルサインが改善してくる．さらにそれに遅れること数日してから各種採血上のパラメータが改善してくる．この各種パラメータの改善スピードの差を頭に入れておく必要がある．知っていれば自信を持って待てる．以下にグラム染色のメリットを示す.

①抗菌薬の効果判定に関して，グラム染色が時間的には最も早い時期に評価できる.

②グラム染色で改善しているなら抗菌薬は効いている．それに遅れる形でバイタルサイン，各種パラメータが改善する.

③グラム染色で改善しているのに臨床所見が変化しない場合には，感染症以外に何かある.

● 当たり前だが，便をグラム染色したら細菌だらけである

便の染色では，いつも有益な情報が得られるとは限らない．まして菌種を絞ることなどまず不可能である．当たり前の話であるが，便はすさまじい量の菌の塊なので，顕微鏡的に見えるのは画面いっぱいに広がる大量の菌である．大腸菌，腸球菌，嫌気性菌など．便のグラム染色で得られる情報としては，白血球（消化管の炎症を示唆：特に大腸型）や赤血球（出血を示唆），または *Campylobacter* のような特殊な形をしている陰性桿菌を見つけるのに有用である．*Campylobacter* は感染性腸炎の代表菌であるが，形はくねくねした感じで，時にカモメの翼のようにも見える．「Rod with curved, spiral, S-shaped, and gull-winged form」という言葉で表現され，明らかに他の菌と形が違う．食中毒を疑った時には，グラム染色してみよう.

● ちょっと小話を

血液培養に関して著者が経験したケースを一つ紹介しておく.

院内肺炎で急変したある患者に対して喀痰培養，血液培養をとり，すぐに喀痰のグラム染色を行うとブドウ球菌と陰性桿菌が大量に見えた．慢性呼吸器疾患で，長期入院患者の急変でありMRSAと緑膿菌としてすぐに抗菌薬治療を開始した．後日，喀痰培養結果は *Klebsiella* とMSSA，血液培養結果はMRSAであると報告が届いた．喀痰と血液のブドウ球菌が食い違うという納得のいかない検査結果が出ているので，検査技師さんとディスカッションして，最初に提出した喀痰を培養したコロニーをもう一度詳しく調べなおしてもらった．すると，喀痰をもとに生やした

コロニーには MRSA と MSSA が混在していた．血液培養をとっていなかったら喀痰培養の MSSA だけに注目し抗菌薬を de-escalation し痛い目にあっていたかもしれない．

とにかく，教訓は「血液培養をとろう！」である．

● グラム染色のピットフォール

グラム染色は前述のごとく確かに便利である．しかしながら，慣れないうちは菌を判断し間違えるなど，誤診も多い．また，尿と違い喀痰などは良質なサンプルを得ることが案外むずかしい（唾液混入が多い場合には，鏡検に値しない）．

以下にグラム染色で陥りやすいポイントをまとめておく．

1. グラム陽性球菌の区別を誤る～肺炎球菌，腸球菌，レンサ球菌，ブドウ球菌を見間違える

肺炎球菌は通常ハローを持つ双球菌に見えるが，染色の仕方でハローがはっきりしないこともある．やや横長い形で腸球菌にも似ている．また，ブドウ球菌やレンサ球菌において，しっかり増殖していれば「ブドウの房」なり，「レンサ」なり，その形がわかりやすいが，菌量が少なく分裂過程にある場合には，双球菌にも見えることがある．その場合，簡単そうに思えるが案外上記の陽性球菌の区別がつきにくい．顕微鏡所見と同時に，臨床所見，感染臓器，患者背景を合わせて可能性の高い起炎菌を考えれば，ある程度菌種は想定できる．

2. 小さな陰性桿菌を見逃す～インフルエンザ桿菌が背景のなかに埋もれて見逃す

インフルエンザ桿菌は「小桿菌」とか「球桿菌」ともいわれ，サイズも大小不同でゴマ粒をばらまいたような感じに見える．時に背景に紛れ込んで，あるいはゴミ（artifact）に紛れ込んで見落とすことがある．また，ブドウ球菌など青くはっきりわかりやすい菌が混在する際に，青く染まる菌に注意を引きつけられすぎて，背景にあるインフルエンザ桿菌に気づかないことがよくある．そんなバカなと思うかもしれないが，慣れるまではよくある．

3. 染色過程で脱色しすぎる～脱色しすぎると，本来青いものが赤く見える

陽性桿菌が陰性桿菌に見えたり，陽性球菌が陰性球菌に見えたりする．慣れてくれば，菌種毎の大雑把な形状が頭に入ってくるので，形と色が一致しない違和感に気づく．つまり，慣れていれば脱色しすぎたことに気づく．慣れるまでの目安としてわかりやすいのは次の3つである．

① *Corynebacterium*（バナナ状の形で，密集するなかで N，M，W のように見える）：この形状の陰性桿菌を見れば，それは本来陽性桿菌の *Corynebacterium* であり，脱色しすぎて陰性菌に見えているだけである．

② レンサ球菌：グラム「陰性」のレンサ球菌は存在しない．もし，レンサ球菌が赤く見えていれば，明らかに脱色しすぎたものと考える．

③肺炎球菌（ハローを伴う双球菌）：ハローを伴うやや横長い（ラグビーボール様）双球菌がいれば，それは肺炎球菌である．赤く見えているのであれば明らかに脱色しすぎている．

4. 菌種が絞れない〜多種多様な菌種が確認でき，それぞれ白血球に貪食されている

　誤嚥性肺炎時の喀痰，またはその他閉鎖空間からドレナージなどで採取した膿瘍をグラム染色してみると，球菌と桿菌が混在し，しかも形もバラバラで多種多様である．さらに，それぞれが白血球に貪食されしっかりと炎症に関与している場合がある．嫌気性菌の関与が強く考えられるような上記例の場合，起炎菌はそこの観察できるすべての菌を候補にあげる必要がある．

　また，嫌気性菌の関与があまり強くなさそうな場合でも，球菌，桿菌の両方を確認できる場合がある．その場合はやはり複数菌の混合感染を考えなくてはならない（例：緑膿菌とMRSAの混合感染など）．基本的には感染症は最も数の多い起炎菌1つが悪者の主役であるが，時には標的にすべきターゲットが複数のこともある．

5. 染色過程で脱色不足〜脱色不足で，本来赤いものが青く見える

　ピットフォール3の逆である．基本的には，もともとの菌の形を覚えておけば，色の違いに違和感を感じて脱色不良ということに気が付く．目安としては，まず，もともとのグラム陽性桿菌と，グラム陽性球菌の形を覚えておくことである．本来の陽性桿菌は *Corynebacterium*（バナナ状の形で，密集するなかでN，M，Wのように見える）と，*Clostridium* と *Bacillus*（ゴツゴツした感じで比較的大きく，長方形に近い）がある．陰性桿菌感染の可能性の高いサンプルにおいて，典型的な形状にそぐわないものが観察できる場合には，脱色不良で青く見えているだけではないかと疑う（本当は陰性桿菌）．ただし，*Listeria* は形が一定ではなく，球菌のような桿菌のような紛らわしい形（coccobacillary gram positive rod）なので，脱色しすぎて赤色に見える場合に通常の陰性桿菌と区別がつかないかもしれない….もし青く長細い桿菌でハローが見えていれば，脱色不良の *Klebsiella* を疑い，大小不同の青い構造物を見れば脱色不良のインフルエンザ桿菌かもしれない．さらに，陽性球菌のように見えるが，腎臓のような形をした双球菌を見れば，脱色不良の *Moraxella*，髄膜炎菌，淋菌を疑う．

　①もともとのグラム陽性桿菌，陰性桿菌の形を覚えておくこと（臓器疾患と起炎菌の特異性も合わせて考える）．
　②陰性球菌は腎臓の形をした双球菌と覚える．青く見えれば脱色不良．
　③好中球の核が青々としているものは基本的に脱色が甘い．脱色時間が短いか，塗抹が分厚すぎる．

6. 陰性球菌とブドウ球菌と染色ムラ〜丸いもので，青・赤が混在

　院内感染の代表菌 S.P.A.C.E. の一つ，*Acinetobacter* は陰性桿菌としてグループ分けすることが多いが，実際の形状はグラム陰性の双球菌に見える．普通陰性球菌とくれば，腎臓の形をした双球菌の *Moraxella*，髄膜炎菌，淋菌を想定する．形が

似ているので，患者背景，臓器など総合的に考えて菌種を想定する必要がある．*Acinetobacter* は脱色しにくいので若干染まりが濃く見える．

また，ブドウ球菌やレンサ球菌の一部が脱色されすぎて染色ムラがある際に，陰性球菌が混在しているように見えることがある．この場合も複数視野を覗いてみて本当に陰性球菌なのか，原因菌となるほどの数がいるのかなど見極める必要がる．

脱色ムラに惑わされないように！

7. 感染像がはっきりしない〜菌量が少なくてよく見えない

菌量が少ない場合（10^5 個/mL 以下の濃度），グラム染色で検出しにくい（しかしながら，培養では生えてくることがある）．その場合，遠心分離（3,000 rpm で 20 分遠心後，上澄み液を捨てて，残した 0.2 mL ほどの沈渣液を混和し，1 滴スライドグラスに乗せて再度鏡検）して濃縮したもので，菌の種類などを確認してみる．遠心分離なしのグラム染色で菌が見えない場合でも感染が成立しているケースは多々ある（特に関節液，髄液，胸水，腹水など）．基本的に関節液，髄液，胸水，腹水には普段は菌がいないはずの場所である．通常はもともとのサンプル濃度でグラム染色を行うが，追加として上記のように遠心分離後鏡検をしてみるとよい．見えれば異常である．ただし，嫌気性菌は顕微鏡で確認しても培養で生え難いので注意をしておくこと．また，尿，喀痰に関しても一定の濃度を超えた細菌数（尿：10^5/mL，喀痰：10^6/mL）がなければ，グラム染色では検出できない可能性があるので注意しておくこと．

● グラム染色のまとめ

①怪しいと思ったら，もう一度塗抹標本を作り直すこと！

②自信がないなら，必ず検査技師さんや上級医に確認すること．そうしないと誤診のもととなり，グラム染色しないほうがましである．

③絶対に複数視野を総合的に判断すること．ごく一部でしか見えないものを強調しすぎてはいけない．また，前述のごとく多くのピットフォールで判断に苦しむ時も必ず複数視野を見て判断すること．迷った時ほど広く見る．

④慣れるまでは絶対に具体的菌種名にいきなり絞らないこと．患者背景，リスクに応じて菌名を設定する．培養結果が出るまで勝手に菌名を決めない！例えば，大腸菌と勝手に思い込んで，緑膿菌だった場合には患者は助からない．慣れない鏡検で勝手に抗菌薬を de-escalation してはならない．エンピリック治療のための一つのツールとして使うこと．「陰性桿菌が見えている→基礎疾患が多く，抗菌薬治療歴がある→培養結果が出るまでは緑膿菌の設定でいこう」というように考える．

最後に一言

　感染症診療において，グラム染色などの塗抹検査をまったく行わない，そして各種培養もろくに出さない，まして血液培養なんて興味も持たないような治療方針は，癌治療において病理組織診断もしない，造影CTもとらずステージ評価もしないで，適当に抗癌剤治療を始めるのと何ら変わらないような気がするのは私だけだろうか….

付表：感染症法に規定される感染症の類型（☞付表）

付表　感染症法に規定される感染症の類形

1類感染症 （診断後ただちに届出）	①エボラ出血熱　②クリミア・コンゴ出血熱　③痘瘡　④南米出血熱　⑤ペスト　⑥マールブルグ病　⑦ラッサ熱
2類感染症 （診断後ただちに届出）	①急性灰白髄炎　②結核　③ジフテリア　④重症急性呼吸器症候群（病原体がコロナウイルス属SARSコロナウイルスであるものに限る）．⑤鳥インフルエンザ（H5N1）
3類感染症 （診断後ただちに届出）	①コレラ　②細菌性赤痢　③腸管出血性大腸菌感染症　④腸チフス　⑤パラチフス
4類感染症 （診断後ただちに届出）	①E型肝炎　②ウエストナイル熱　③A型肝炎　④エキノコックス症　⑤黄熱　⑥オウム病　⑦オムスク出血熱　⑧回帰熱　⑨キャサヌル森林病　⑩Q熱　⑪狂犬病　⑫コクシジオイデス症　⑬サル痘　⑭腎症候性出血熱　⑮西部ウマ脳炎　⑯ダニ媒介脳炎　⑰炭疽　⑱つつが虫病　⑲デング熱　⑳東部ウマ脳炎　㉑鳥インフルエンザ（鳥インフルエンザH5N1を除く）　㉒ニパウイルス感染症　㉓日本紅斑熱　㉔日本脳炎　㉕ハンタウイルス肺症候群　㉖Bウイルス病　㉗鼻疽　㉘ブルセラ症　㉙ベネズエラウマ脳炎　㉚ヘンドラウイルス感染症　㉛発疹チフス　㉜ボツリヌス症　㉝マラリア　㉞野兎病　㉟ライム病　㊱リッサウイルス感染症　㊲リフトバレー熱　㊳類鼻疽　㊴レジオネラ症　㊵レプトスピラ症　㊶ロッキー山紅斑熱
5類感染症 （それぞれの基準に従って届出）	①アメーバ赤痢　②ウイルス性肝炎（E型およびA型肝炎を除く）③急性脳炎（ウエストナイル脳炎，西部ウマ脳炎，ダニ媒介脳炎，東部ウマ脳炎，日本脳炎，ベネズエラウマ脳炎およびリフトバレー脳炎を除く）④クリプトスポリジウム症　⑤クロイツフェルト・ヤコブ病　⑥劇症型溶血性レンサ球菌感染症　⑦後天性免疫不全症候群　⑧ジアルジア症　⑨髄膜炎菌性髄膜炎　⑩先天性風疹症候群　⑪梅毒　⑫破傷風　⑬バンコマイシン耐性黄色ブドウ球菌感染症　⑭バンコマイシン耐性腸球菌感染症　⑮風疹　⑯麻疹　⑰RSウイルス感染症　⑱咽頭結膜熱　⑲A群溶血性レンサ球菌咽頭炎　⑳感染性胃腸炎　㉑水痘　㉒手足口病　㉓伝染性紅斑　㉔突発性発疹　㉕百日咳　㉖ヘルパンギーナ　㉗流行性耳下腺炎　㉘インフルエンザ（鳥インフルエンザを除く）　㉙急性出血性結膜炎　㉚流行性角結膜炎　㉛性器クラミジア感染症　㉜性器ヘルペスウイルス感染症　㉝尖圭コンジローマ　㉞淋菌感染症　㉟クラミジア肺炎（オウム病を除く）　㊱細菌性髄膜炎（髄膜炎菌性髄膜炎を除く）　㊲ペニシリン耐性肺炎球菌感染症　㊳マイコプラズマ肺炎　㊴無菌性髄膜炎　㊵メチシリン耐性黄色ブドウ球菌感染症　㊶薬剤耐性緑膿菌感染症

注：食中毒患者を診断した医師は，ただちに最寄りの保健所長にその旨を届け出なければならない．（食品衛生法第58条）
（厚生労働省ホームページ http://www.mhlw.go.jp/bunya/kenkou/kekkaku-kansenshou11/01.html より改変して引用，2010年5月15日現在）

III

重要な細菌の覚え方
～グラム染色を踏まえた重要な細菌の整理～

重要な注意事項

①各細菌についての選択薬剤は成人に対する薬剤選択を基本として記載してある．主に米国のデータを参考にしたものであるため，日本国内の事情とは食い違うこともある．各自，日本国内における添付文書，文献，あるいは各自の所属する現場の状況に応じて選択薬を検討していただきたい．また，添付文書および下記記載の文献に関しては，日々内容が改訂されているため，各自で最新の情報を検索・利用していただきたい．

②本書で取り上げているのは，抗菌薬が有効な微生物であり，真菌やウイルスに関してはほとんど触れていない．感染症診療としては不十分であるため，それらに関しては各自情報検索を行い治療にあたっていただきたい．

1 | グラム染色を用いた細菌の分類

● グラム染色を用いて細菌を整理する

　グラム染色という技術を用いて細菌を染め，顕微鏡をのぞくと，図❶のような細菌分類が可能である．青く染まるもの（長細いもの，丸いもの）と，赤く染まるもの（長細いもの，丸いもの）が見えてくる．

1. 代表的な好気性菌と，一部の病原性が問題となる嫌気性菌を色と形で整理する：グループ①〜④（グラム染色にて）
2. 常在嫌気性菌は横隔膜より上か下かで，代表的なものだけを整理する：グループ⑤，⑥（形や色にムラがありグラム染色があてにならないこともあるので注意が必要であるが，大雑把に主要なものは，上は陽性球菌，下は陰性桿菌）
3. グラム染色では分類できないものはまとめて保留しておく：グループ⑦（感染症に限らず，いろいろな原因をまとめて「その他」としておく）

　図❶の内容を踏まえて，各グループの部屋に菌名を照らし合わせて整理する（☞図❷）．

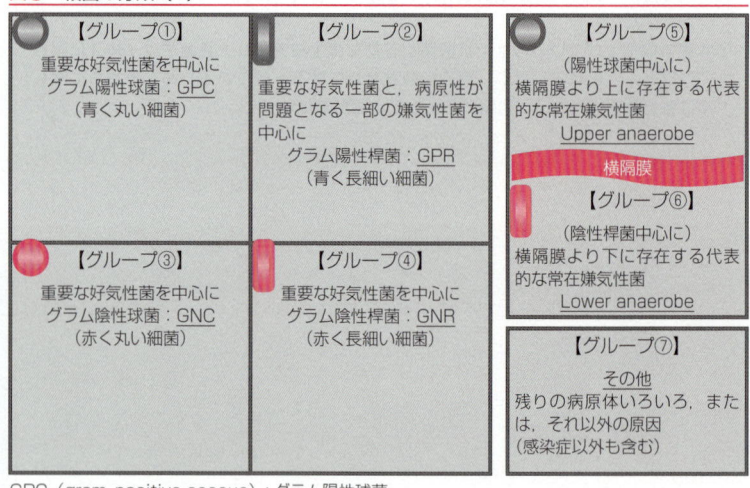

図❶　細菌の分類（1）

【グループ①】	【グループ②】	【グループ⑤】
重要な好気性菌を中心に グラム陽性球菌：GPC （青く丸い細菌）	重要な好気性菌と，病原性が問題となる一部の嫌気性菌を中心に 　グラム陽性桿菌：GPR 　（青く長細い細菌）	（陽性球菌中心に） 横隔膜より上に存在する代表的な常在嫌気性菌 Upper anaerobe
		横隔膜
【グループ③】	【グループ④】	【グループ⑥】
重要な好気性菌を中心に グラム陰性球菌：GNC （赤く丸い細菌）	重要な好気性菌を中心に グラム陰性桿菌：GNR （赤く長細い細菌）	（陰性桿菌中心に） 横隔膜より下に存在する代表的な常在嫌気性菌 Lower anaerobe
		【グループ⑦】 その他 残りの病原体いろいろ，または，それ以外の原因 （感染症以外も含む）

GPC（gram-positive coccus）：グラム陽性球菌
GPR（gram-positive rod）：グラム陽性桿菌
GNC（gram-negative coccus）：グラム陰性球菌
GNR（gram-negative rod）：グラム陰性桿菌

図❷　細菌の分類（2）

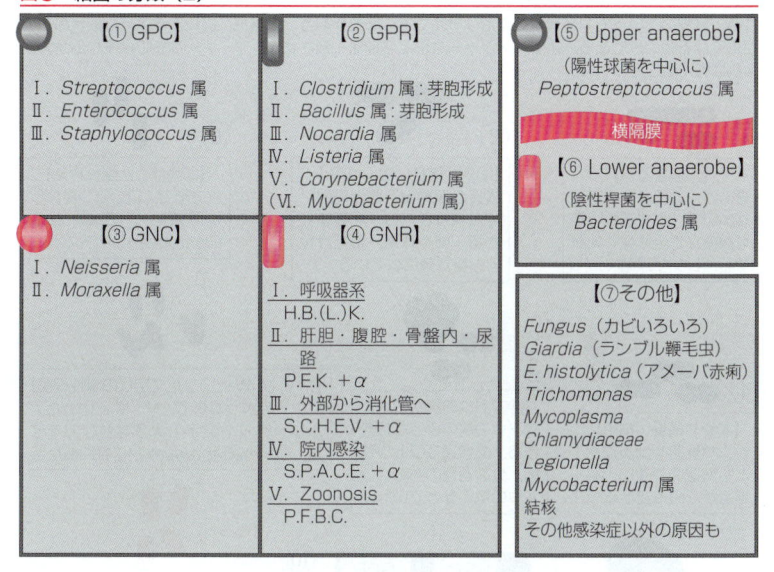

【① GPC】
Ⅰ. *Streptococcus* 属
Ⅱ. *Enterococcus* 属
Ⅲ. *Staphylococcus* 属

【② GPR】
Ⅰ. *Clostridium* 属：芽胞形成
Ⅱ. *Bacillus* 属：芽胞形成
Ⅲ. *Nocardia* 属
Ⅳ. *Listeria* 属
Ⅴ. *Corynebacterium* 属
(Ⅵ. *Mycobacterium* 属)

【⑤ Upper anaerobe】
（陽性球菌を中心に）
Peptostreptococcus 属

横隔膜

【⑥ Lower anaerobe】
（陰性桿菌を中心に）
Bacteroides 属

【③ GNC】
Ⅰ. *Neisseria* 属
Ⅱ. *Moraxella* 属

【④ GNR】
Ⅰ. 呼吸器系
　H.B.(L.)K.
Ⅱ. 肝胆・腹腔・骨盤内・尿路
　P.E.K. + α
Ⅲ. 外部から消化管へ
　S.C.H.E.V. + α
Ⅳ. 院内感染
　S.P.A.C.E. + α
Ⅴ. Zoonosis
　P.F.B.C.

【⑦その他】
Fungus（カビいろいろ）
Giardia（ランブル鞭毛虫）
E. histolytica（アメーバ赤痢）
Trichomonas
Mycoplasma
Chlamydiaceae
Legionella
Mycobacterium 属
結核
その他感染症以外の原因も

　とりあえず，まず押さえるべき病原菌群を図❷に当てはめてみる．
　はじめは菌種を覚えるだけでもかなり嫌気がさすが，常にこの図を持ち歩いて覚えるように頑張るしかない．いい意味で無駄な抵抗は止めて覚えよう．これだけ覚えていれば，日常臨床で大半のことはカバーできている．略語の説明，細かい菌種名は後のページで触れていくとして，まずこの図だけ覚えること．覚えるまで持ち歩くこと．

注意　*Mycobacterium* 属は，グラム染色では染まりにくい．もし染まればグラム陽性桿菌に見えるが，通常は「⑦その他」のグループとして考えることのほうが多い．

● グラム染色で見える基本的な 12 個の形状パターン〜まず覚えるべき形（☞図❸）

　まず，図❸に示した基本的な 12 個の菌の形状パターンとその菌名を覚えて欲しい．
　以降にもう少しだけ細かい菌種名に触れていく．できるだけ頑張って整理し覚えること．覚えられなくても常に本を持ち歩いて，治療の度に本を開いて勉強すること．

図❸ グラム染色で見える基本的な12個の形状パターン〜まず覚えるべき形

丸い、長細いといっても最低限度の形は覚えておく必要がある。大雑把に図に示すような形状のものがよく見る菌の形である。まずはメジャーな形と名前を一致させる。マイナーなものは後から余力があれば覚えること。

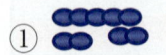

①【①連なる球】
短いと他の菌と区別できないので、必ず複数視野を観察して全体像で判断する。レンサ球菌

②【②やや横長い2つの球】
横長の双球菌で菌の周囲にぼんやりとハローを観察できる。肺炎球菌。形だけ見ると腸球菌に似ている

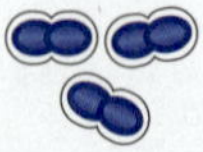

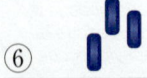

⑥【⑥角ばった陽性桿菌】
長方形で、ごつごつ角ばった印象あり。*Bacillus* や *Clostridium* がこんな形

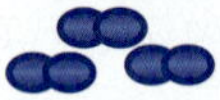

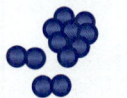

④【④やや横長い楕円】
レンサ球菌や肺炎球菌とも間違えやすい。腸球菌がこの形をとる

③【③ブドウの房状の塊】
ブドウの房のような塊を作る。文字通りブドウ球菌、分裂過程のものはブドウの房になっていない

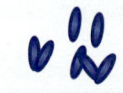

⑦【⑦V, M, Wといった文字状の陽性桿菌】
バナナのような形で、V, Mといったアルファベット文字のような並び方をする。*Corynebacterium* がこれにあたる

⑤【⑤大きい陽性の球】
真菌、特に *Candida* はデカい陽性の球として観察される。明らかにデカい

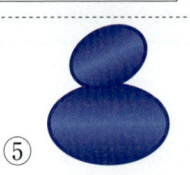

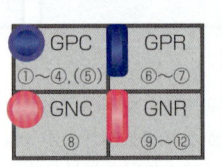

GPC ①〜④,(⑤)	GPR ⑥〜⑦
GNC ⑧	GNR ⑨〜⑫

⑩【⑩ハローのある陰性桿菌】
比較的大きなサイズの陰性桿菌。ハローが見えれば *Klebsiella* を考える。緑膿菌と違い、菌体の両端までしっかり太いソーセージ様の形

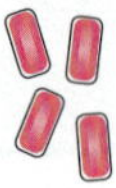

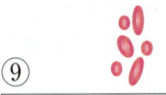

⑨【⑨大小不同の陰性桿菌】
桿菌なのか球菌なのか区別に困る。ゴマ粒をばら撒いたような印象。背景に紛れ込んで見落とすこともある。インフルエンザ小桿菌

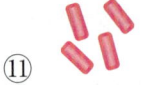

⑪【⑪ミドルサイズの陰性桿菌】
大腸菌などを考える。*Klebsiella* と同様に菌体の両端までしっかり太いソーセージ様の形

⑧【⑧赤い2つの球】
ソラマメや腎臓のような形をしている陰性双球菌。*Neisseria*（淋菌や髄膜炎菌）、*Moraxella* がこれにあたる

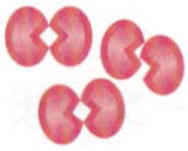

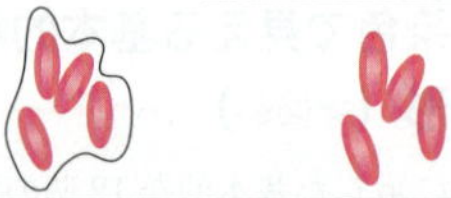

⑫【⑫スモールサイズの陰性桿菌】
全体的にキャシャで、か弱い感じの形で、菌体の両端は腸内細菌と違い先細り。この菌体を見た場合には緑膿菌などを考える。粘液を散生している緑膿菌もある（ムコイド型）

II. 重要な細菌の覚え方

2 | 臨床的に重要なグラム陽性球菌 (☞図❶)

● 日常診療でよく出会う重要な陽性球菌〜まずレンサ球菌，腸球菌，ブドウ球菌を押さえる

Ⅰ. *Streptococcus*（レンサ球菌）属
　① group A streptococci（*S. pyogenes* 化膿レンサ球菌）：咽頭炎，猩紅熱，皮膚感染，壊死性筋膜炎.
　② group B streptococci（*S. agalactiae* B 群レンサ球菌）：母親の腟にいる．経腟分娩で新生児の髄膜炎や肺炎.
　③ *S. pneumoniae*（肺炎レンサ球菌）：市中肺炎の王様．髄膜炎, 中耳炎, 副鼻腔炎.
　④ group D streptococci（*S. bovis* など）：腸疾患（癌，炎症性腸疾患，憩室炎），亜急性心内膜炎.
　⑤ viridans group streptococci（緑色レンサ球菌）：抜歯後亜急性心内膜炎.
　　⑤-1：mitis group.
　　⑤-2：mutans group.
　　⑤-3：salivarius group.
　　⑤-4：anginosus group.
　　⑤-5：nutritional variant streptococci（NVS）：*Abiotropiha* や *Granulicatella* に該当するこのグループは，細菌学的分類では viridans group とは言えないが，感染性心内膜炎を起こすレンサ球菌という意味では viridans group と一緒に覚えておくとよい（臨床的には培養陰性心内膜炎起炎菌として有名）.

Ⅱ. *Enterococcus*（腸球菌）属
　① *E. faecalis*：尿路感染，亜急性心内膜炎.
　② *E. faecium*：尿路感染，亜急性心内膜炎（*E. faecium* のほうが耐性が強い）.

Ⅲ. *Staphylococcus*（ブドウ球菌）属
　コアグラーゼ陽性か，陰性かで 1 つの区別をすることになる.

図❶　グラム陽性球菌

【① aerobic GPC】

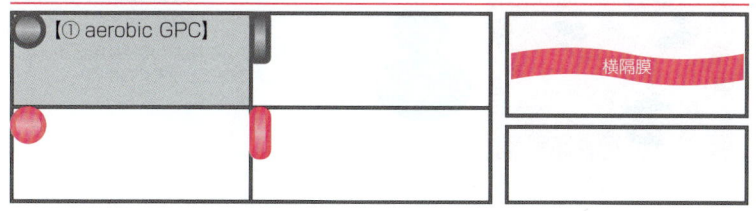

横隔膜

① *S. aureus*（黄色ブドウ球菌）⇒コアグラーゼ陽性：皮膚感染，急性心内膜炎，骨髄炎，インフルエンザ後二次性肺炎，食中毒，ブドウ球菌性熱傷様皮膚症候群（staphylococcal scalded skin syndrome：SSSS），中毒性ショック症候群（toxic shock syndrome：TSS）．
② *S. epidermidis*（表皮ブドウ球菌）⇒コアグラーゼ陰性：創部感染，亜急性心内膜炎．
③ *S. saprophyticus*（腐性ブドウ球菌）⇒コアグラーゼ陰性：若い女性の尿路感染．
　その他：*S. lugdunensis, S. haemolyticus, S. shleiferi, S. xylosus, S. capitis*, など（ただし，*S. lugdunensis* はコアグラーゼ陰性球菌ではあるが，感染成立時には黄色ブドウ球菌と同じ扱いをする）．

図❷　よく見るグラム陽性球菌

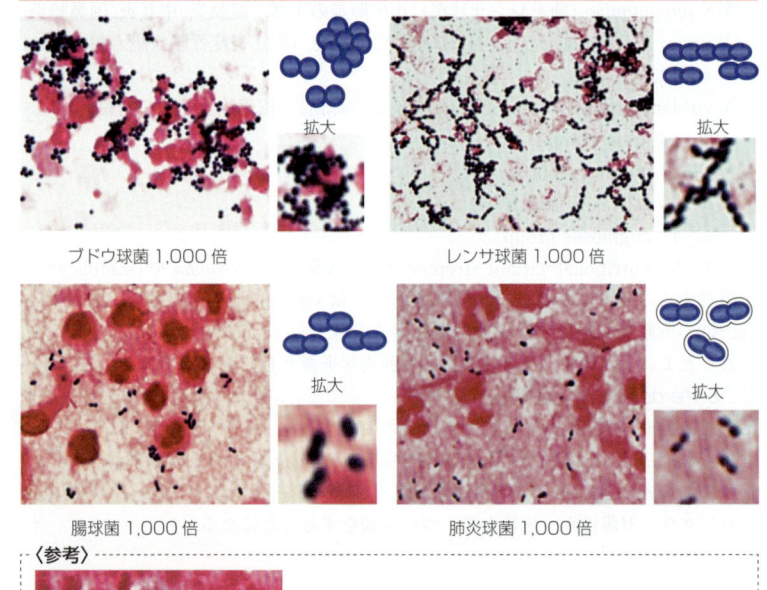

ブドウ球菌 1,000 倍　　　拡大

レンサ球菌 1,000 倍　　　拡大

腸球菌 1,000 倍　　　拡大

肺炎球菌 1,000 倍　　　拡大

〈参考〉

Candida 1,000 倍

（一緒に写っている普通の陰性桿菌とサイズを比べると大きいことがよくわかる）

院内感染対策としてもう一段階レベルを上げて注意すべきもの

① MRSA，MRS：いろいろな感染症あり（特に血液・皮膚・軟部組織が好き），保菌だけなら治療しない．

② バンコマイシン耐性腸球菌（vancomycin-resistant enterococcus：VRE）：通常の腸球菌と同じ感染部位，保菌だけなら治療しないこと．

代表的な起炎菌のグラム染色写真（☞図❷）

起炎菌毎にファーストチョイスとなる抗菌薬のまとめ（感受性がある場合）

培養結果の感受性も考慮して判断すること．地域毎，病院毎に異なる（ローカルファクター）ので慎重に抗菌薬選択を行うこと（☞表❶）．

表❶ 起炎菌毎のファーストチョイスとなる抗菌薬のまとめ（感受性がある場合）

菌　名	第一選択薬	その他，代替薬など
group A streptococci	ペニシリンG	βラクタム系，マクロライド系（耐性の問題あり），βラクタムアレルギーがあればバンコマイシン（第一選択薬に加え，B群の重症感染にはゲンタマイシン，A群の重症侵襲性感染にはクリンダマイシン併用することがある）
group B streptococci		
group D streptococci		
viridans group streptococci		
Streptococcus pneumoniae	感受性さえよければ基本的にはペニシリンGが第一選択．あるいはアンピシリンでもよい．ただし新しい基準でのPRSPの場合には大量のペニシリンGでも対応できない．耐性の度合いに応じて第3世代のセフェム系，バンコマイシン±リファンピシン，レスピラトリーキノロンなどの選択を	耐性状況や感染臓器に応じて薬剤選択を：セフトリアキソン，セフォタキシム，バンコマイシン，ST合剤，レスピラトリーキノロン（gemifloxacin，レボフロキサシン，モキシフロキサシン）など．日本ではもはやマクロライド系は選択できない．耐性株の髄膜炎の際には，バンコマイシン＋第3世代セフェム系±リファンピシンも考慮
Enterococcus（腸球菌）に関しては，株，感受性および感染臓器などにより治療期間，併用薬剤など大きく方針が変わる．以下の内容は大雑把な目安であるため，治療に当たっては必ず最新の情報を成書によって調べていただきたい		

表❶ つづき

菌 名	第一選択薬	その他，代替薬など
Enterococcus spp. (ペニシリン感受性，アンピシリン感受性，バンコマイシン感受性，ゲンタマイシン感受性)	ペニシリンG（あるいはアンピシリン）±必要に応じてゲンタマイシン	βラクタムアレルギーなどがある場合には，バンコマイシン±必要に応じてゲンタマイシン
Enterococcus spp. (ペニシリン感受性，アンピシリン感受性，ゲンタマイシン耐性)	ペニシリンG（あるいはアンピシリン）	
Enterococcus spp. (βラクタマーゼ産生+ゲンタマイシン感受性)	アンピシリン・スルバクタム±必要に応じてゲンタマイシン	アンピシリン・スルバクタム+バンコマイシン
Enterococcus spp. (βラクタマーゼ非産生ペニシリン・アンピシリン耐性+ゲンタマイシン感受性)	バンコマイシン±必要に応じてゲンタマイシン	
Enterococcus spp. (ペニシリン・アンピリシリン耐性，ゲンタマイシン・ストレプトマイシン耐性，バンコマイシン耐性)	リネゾリド	Van Bであれば，テイコプラニンが有効 バンコマイシン耐性（VRE）は通常は*E.faecium*である
Staphylococcus aureus (MSSA)	黄色ブドウ球菌用ペニシリン（クロキサシリン）：日本にはない	第1世代セフェム，バンコマイシン，テイコプラニン，クリンダマイシン
S. aureus（MRSA）院内	バンコマイシン	テイコプラニン，リネゾリド（感受性があればST合剤）
S. aureus（CA-MRSA）市中（中等症以下）	感受性があればST合剤またはドキシサイクリンまたはミノマイシン±リファンピシンでも可能	感受性があればクリンダマイシン
S. aureus（CA-MRSA）市中（重症）	バンコマイシンまたはテイコプラニン	リネゾリド
S. saprophyticus	軽度の尿路感染時に経口セフェム系またはアモキシシリン・クラブラン酸	点滴が必要なら第1世代のセフェム系やアンピシリン・スルバクタム，ニューキノロン系は本当に必要なときに温存しておく
S. epidermidis	バンコマイシン±リファンピシン	リファンピシン+ST合剤またはニューキノロン系（感受性があれば，クロキサシリン，セファゾリン）

MSSA：methicillin-sensitive *Staphylococcus aureus*（メチシリン感受性黄色ブドウ球菌），
MRSA：methicillin-resistant *Staphylococcus aureus*（メチシリン耐性黄色ブドウ球菌），
CA-MRSA：community-associated methicillin-resistant *Staphylococcus aureus*（市中感染型メチシリン耐性黄色ブドウ球菌）

3 | 臨床的に重要なグラム陽性桿菌 （☞図❶）

● 日常診療でよく出会う重要な陽性桿菌

羊羹くばって労働するのり子＋α（ゴロ合わせ）
羊羹：陽性桿菌で主に重要になる起炎菌は，
く：クロストリジウム，ば：バシルス，労働：ロドコッカス，の：ノカルジア，り：リステリア，子：コリネバクテリウム

● 酸素がある場所で繁殖できる陽性桿菌：好気性菌または通性嫌気性菌

Ⅰ．*Rhodococcus*（ロドコッカス）属
　①*R. equi*：免疫低下患者の肺感染（結核に似た病変を作る）．
Ⅱ．*Nocardia*（ノカルジア）属
　①*N. asteroides*：免疫低下患者のノカルジア症（肺膿瘍，敗血症，脳膿瘍）．
　②*N. brasiliensis*：免疫低下患者の難治性の皮膚病変．
Ⅲ．*Listeria*（リステリア）属
　①*L. monocytogenes*：乳児・高齢者・免疫不全者の細菌性髄膜炎（セフェム系は無効！）．
Ⅳ．*Corynebacterium*（コリネバクテリウム）属
　①*C. diphtheriae*（ジフテリア）：ジフテリア，偽膜性喉頭炎，肺炎．
　②*C. jeikeium*（皮膚などの常在菌）：免役低下患者の敗血症．
　③その他の*Corynebacterium*：口腔内，呼吸器系でもみられるが病原性は不明（その他）．
Ⅴ．*Mycobacterium*（マイコバクテリア）属
　染まり難いので，その他のグループに入れることもある．

図❶　グラム陽性桿菌

【① aerobic GPR】

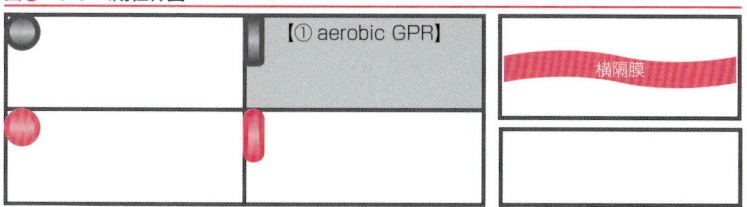

横隔膜

臨床的にはグラム染色で分類するにはやや無理がある.
　脂質が多い細胞壁でグラム染色では染まり難いが，一度染まると，酸，アルコール，煮沸などに抵抗性で脱色され難いので抗酸菌と呼ばれる．通常は抗酸菌染色を行う．
　① *M. tuberculosis*（結核菌）．
　② *M. leprae*（ライ菌）．
　③ atypical mycobacteria（非定型抗酸菌）．

● グラム陽性桿菌で重要な嫌気性菌（病原性が問題となるもの）

I. *Clostridium*（クロストリジウム）属
芽胞形成があり，基本的に常在しない偏性嫌気性菌．
　① *C. tetani*（破傷風菌）：破傷風，交通事故・泥汚れの創部などにも注意．
　② *C. botulinum*（ボツリヌス菌）：食餌性ボツリヌス，乳幼児ボツリヌス，創傷性ボツリヌス．
　③ *C. perfringens*（ウエルシュ菌，ガス壊疽菌）：ガス壊疽，食中毒，壊死性筋膜炎，胆道系感染．
　④ *C. difficile*（偽膜性腸炎起因菌）：抗菌薬使用後の偽膜性腸炎．

II. *Bacillus*（バシルス）属
芽胞形成があり，常在しない偏性嫌気性菌．
　① *B. anthracis*（炭疽菌）：肺炭疽，皮膚炭疽，その他バイオテロ．
　② *B. cereus*（セレウス菌）：食中毒，眼感染症．

● 代表的な起炎菌のグラム染色写真（☞図❷）

● 起炎菌毎にファーストチョイスとなる抗菌薬のまとめ（感受性がある場合）

　培養結果の感受性も考慮して判断すること．地域毎，病院毎に異なる（ローカルファクター）ので慎重に抗菌薬選択を行うこと（☞表❶）．

図❷a　よく見るグラム陽性桿菌

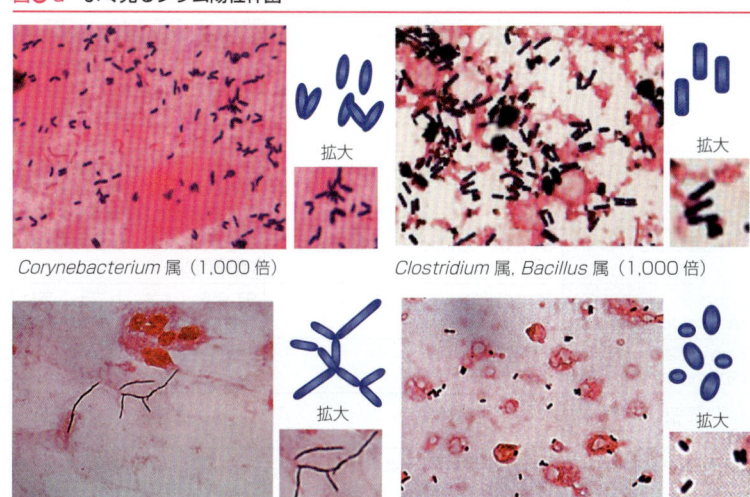

Corynebacterium 属（1,000 倍）

Clostridium 属，*Bacillus* 属（1,000 倍）

Nocardia 属（1,000 倍）

Listeria 属（1,000 倍）

Nocardia と *Listeria* に関しては下記の文献より引用
(Masler LM : Direct Smear Atlas—A Monograph of Gram-stained Preparation of Clinical Speciments, Lippincott Williams & Wilkins, 2001)

図❷b　よく見るグラム陽性桿菌（抗酸菌染色による）

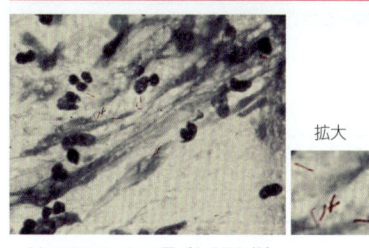

Mycobacterium 属（1,000 倍）

表❶ 起炎菌毎にファーストチョイスとなる抗菌薬のまとめ（感受性がある場合）

菌　名	第一選択薬	その他，代替薬など
Rhodococcus equi	イミペネム，アミノグリコシド系，エリスロマイシン，バンコマイシン，またはリファンピシン．これらのうち2剤併用を考慮．	シプロフロキサシン（東南アジアの耐性株に注意），ST合剤，テトラサイクリン系，クリンダマイシン
Nocardia asteroids	ST合剤，スルホンアミド高用量	ミノサイクリン，脳膿瘍にはアミカシン＋イミペネム or セフトリアキソン or セフォタキシム
Nocardia brasiliensis	ST合剤，スルホンアミド高用量	アモキシシリン・クラブラン酸，アミカシン＋セフトリアキソン
Listeria monocytogenes	アンピシリン	ST合剤（注意：セフェム系は無効！）
Corynebacterium diphtheria	エリスロマイシン	クリンダマイシン
Corynebacterium jeikeium	バンコマイシン	ペニシリンG＋アミノグリコシド系
Mycobacterium tuberculosis	（詳細は成書参考のこと）	
Mycobacterium leprae		
atypical mycobacteria		
Clostridium tetani	メトロニダゾールまたはペニシリンG	ドキシサイクリン，アミノグリコシド系
Clostridium botulinum	抗菌薬の適応なし	
Clostridium perfringens	ペニシリンG±クリンダマイシン	ドキシサイクリン，その他．エリスロマイシン，セファゾリン，アミノグリコシド系，カルバペネム系など
Clostridium difficile	メトロニダゾール（経口）	バンコマイシン（経口）
Bacillus anthracis	シプロフロキサシン，レボフロキサシン，ドキシサイクリンなど	病態毎に使い分けが必要，詳細は成書参考のこと
Bacillus cereus	バンコマイシン，クリンダマイシン	ニューキノロン系，イミペネム

4 | 臨床的に重要なグラム陰性球菌 (☞図❶)

● 日常診療でよく出会う重要な陰性球菌

Ⅰ. *Neisseria*(ナイセリア)属
　① *N. gonorrhoeae*(淋菌).
　② *N. meningitidis*(髄膜炎菌).
Ⅱ. *Moraxella*(モラキセラ)属
　① *M. catarrhalis*(モラキセラ・カタラーリス:市中肺炎の代表として重要).

● 代表的な起炎菌のグラム染色写真 (☞図❷)

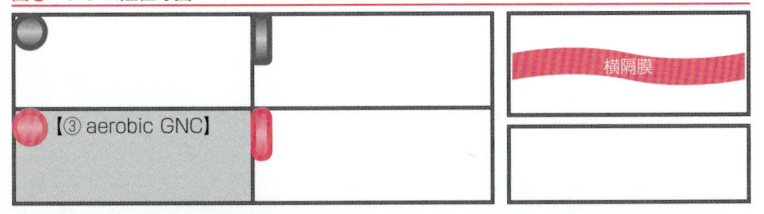

図❶　グラム陰性球菌

【③ aerobic GNC】

横隔膜

図❷　よく見るグラム陰性球菌

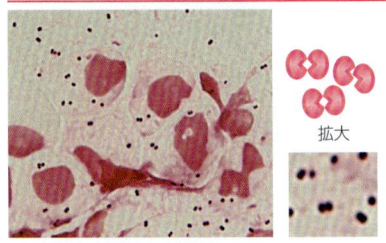

拡大

Moraxella,淋菌,髄膜炎菌(1,000倍)
注:陰性桿菌グループとして覚えている *Acinetobacter* も
実際には双球菌のような形をしているのでこれに似ている.

起炎菌毎にファーストチョイスとなる抗菌薬のまとめ（感受性がある場合）

培養結果の感受性も考慮して判断すること．地域毎，病院毎に異なる（ローカルファクター）ので慎重に抗菌薬選択を行うこと（☞表❶）．

表❶　起炎菌毎にファーストチョイスとなる抗菌薬のまとめ（感受性がある場合）

菌　名	第一選択薬	その他，代替薬など
Neisseria gonorrhoeae（淋菌）	セフトリアキソン，セフィキシム，セフポドキシムプロキセチル	オフロキサシンおよびその他のキノロン系，アジスロマイシンなど（ただし，キノロン耐性多いので注意）
Neisseria meningitides（髄膜炎菌）	ペニシリンG	セフトリアキソン，セフォタキシム，セフロキシムアキセチル
Moraxella catarrhalis	アモキシシリン・クラブラン酸，経口第2 or 第3世代セフェム系，ST合剤	アジスロマイシン，クラリスロマイシン，エリスロマイシン，ドキシサイクリン，キノロン系など

5 | 臨床的に重要なグラム陰性桿菌 (☞図❶)

　陰性桿菌は非常に数が多く正直いってとてもすべてを覚えきれない．したがって，以下のようにグループ分けして整理して覚えるように頑張ること．患者の治療の際にどのグループの起炎菌なのか想像してみること．

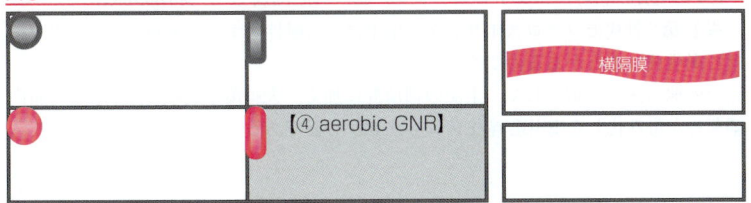

● 主に呼吸器系で症状を引き起こすもの

H.B.(L.)K.（ヘビーなレンジくれ）
- H：*Haemophilus influenzae*（インフルエンザ小桿菌）
- B：*Bordetella pertussis*（百日咳菌）
- L：（*Legionella pneumophila*）：本来グラム染色では染まりにくく，普通は「その他」のグループに分類される．
- K：*Klebsiella pneumoniae*（肺炎桿菌）

● 主に胆道系，腹腔・骨盤内，尿路系で症状を起こすもの

P.E.K. + P.M.（腹ぺこの午後）
- P：*Proteus*（プロテウス）属（*P. mirabillis, P. vulgaris*）
- E：*Escherichia coli*（大腸菌）
- K：*Klebsiella*（クレブシエラ）属（*K. pneumoniae, K. oxyoca*）
- P：*Providencia*（プロビデンシア）属[※]．（*P. rettgeri, P. stuartii*）
- M：*Morganella morganii*[※]
- ※：第3世代セファロスポリン系使用中に急に耐性化することがあるので注意．

図❶　グラム陰性桿菌

【④ aerobic GNR】

横隔膜

🔴 外部から消化管に進入して症状を引き起こすもの

P.S.C.H.E.V.Y.（ピンク色のすけべなY談）
P：*Plesiomonas shigelloides*
S：*Salmonella*（サルモネラ）属，*Shigella*（赤痢菌）属
C：*Campylobacter*（カンピロバクター）属
H：*Helicobacter pylori*
E：*Escherichia coli*
V：*Vibrio*（ビブリオ）属
Y：*Yersinia enterocolitica*

●腸管の部位別に整理すると以下のようなおおざっぱな目安がある．
①胃：*Helicobacter pylori*．
②小腸：*E. coli*（enterotoxigenic 〜，enteropathogenic 〜，enteroaggregative 〜），*Plesinomonas shigelloides*，*Vibrio*（ビブリオ）属（*V. cholerae*, *V. parahaemolyticus*, *V. vulnificus*, *V. alginolyticus*）．
③回盲部：*Salmonella*（サルモネラ）属（非チフス性：*S. enteritidis*, *S. typhimurium*，チフス性：*S. typhi*, *S. paratyphi*），*Campylobacter*（カンピロバクター）属（*C. jejuni*, *C. coli*），*Yersinia enterocolitica*（腸管エルシニア）．
④大腸：*Shigella*（赤痢菌）属（*S. dysenteriae*, *S. flexneri*, *S. boydii*, *S. sonnei*），*E. coli*（enterohemorrhagic 〜，enteroinvasive 〜）．

🔴 院内感染対策としてもう一段階警戒レベルを上げて注意すべきもの

院内感染の S.P.A.C.E.（スペース）
S：*Serratia marcescens*[※1]
P：*Pseudomonas aeruginosa*（緑膿菌）
A：*Acinetobacter calcoaceticus-baumannii* complex
C：*Citrobacter*（シトロバクター）属[※1]（*C. freundii*, *C. diversus*）
E：*Enterobacter*（エンテロバクター）属[※1]（*E. cloacae*, *E. aerogenes*）
※1：第3世代セファロスポリン系使用中に急に耐性化する〔AmpC(βラクタマーゼ）産生菌〕ことがあるので注意．
その他の注意事項として，上記の細菌群に加え，大腸菌や *Klebsiella* などの腸内細菌科が耐性化した ESBL 産生菌にも注意が必要である．

院内感染対策として,「さらに」もう一段階レベルを上げて注意すべきもの

ワイドな抗菌薬使用後に現れる各種耐性の日和見感染菌
意外としぶといマル・シア
S：*Stenotrophomonas maltophilia*（ステノトロフォモナス マルトフィリア）
B：*Burkholderia cepacia*（バークホルデリア セパシア）

培養が困難で心内膜炎の原因となるもの

培養困難な H.A.C.E.K.（ハシェックと読む）群※
H：*Hemophilus*（ヘモフィルス）属
A：*Actinobacillus actinomycetemcomitans*
C：*Cardiobacterium hominis*
E：*Eikenella corrodens*
K：*Kingella kingae*
※：*Bartonella* を加えて H.A.B.C.E.K. とまとめてもよい）

免疫低下者と水（淡水・海水）が絡んで起きる感染症

水に絡んで WAVE ME！
W：water（淡水・海水・魚介類）に絡んだ軟部組織感染，および敗血症で免疫低下患者に起きやすいもの
A：*Aeromonas*（エロモナス）属
V：*Vibrio vulnificus*
E：*Edwardsiella tarda*
M：*Mycobacterium marinum*
E：*Erysipelothrix rhusiopathiae*

動物に関連するもの（人獣感染症 zoonosis）

パっとしない France の Bar でカプッと咬まれる
P：*Pasteurella multocida*（イヌ，ネコ）
F：*Fracisella tularensis*（ビーバー，ジャコウネズミ，ウサギ，リス，シカ，など）
B：*Bartonella henselae*（ネコ）
C：*Capnocytophaga canimorsus*（イヌ）

5. 臨床的に重要なグラム陰性桿菌

🔴 第3世代セファロスポリン系に感受性があっても急に耐性化しうるもの

第3世代セフェム系使用で耐性遺伝子が誘導される（AmpC産生菌）.
午後（PM）のたった1秒（sec）で生まれるAmpCβラクタマーゼ：

P：*Providencia*（プロビデンシア）属
M：*Morganella*（モルガネラ）属
S：*Serratia*（セラチア）属
E：*Enterobacter*（エンテロバクター）属
C：*Citorobacter*（シトロバクター）属

🔴 代表的な起炎菌のグラム染色写真（☞図❷）

図❷ よく見るグラム陰性桿菌

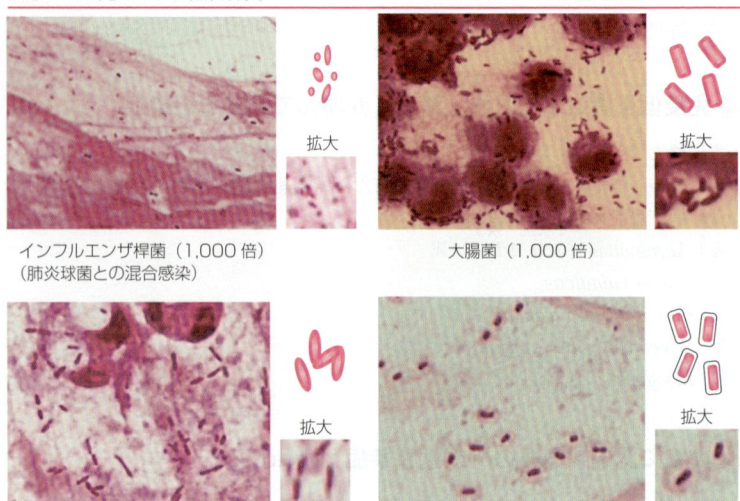

インフルエンザ桿菌（1,000倍）
（肺炎球菌との混合感染）

大腸菌（1,000倍）

緑膿菌（1,000倍）

Klebsiella（1,000倍）

注：陰性桿菌グループとして覚えている *Acinetobacter* は実際には双球菌のような形をしている.

● 起炎菌毎にファーストチョイスとなる抗菌薬のまとめ（感受性がある場合）（☞表❶）

培養結果の感受性も考慮して判断すること．地域毎，病院毎に異なる（ローカルファクター）ので慎重に抗菌薬選択を行うこと．

表❶ a　起炎菌毎にファーストチョイスとなる抗菌薬のまとめ（感受性がある場合）

菌　名	第一選択薬	その他，代替薬など
呼吸器：H.B.(L.)K.（ヘビーなレンジくれ）		
Haemophilus influenzae		
髄膜炎，喉頭蓋炎などの緊急疾患	セフォタキシム，セフトリアキソン	ST合剤，抗緑膿菌活性のあるペニシリン系，βラクタマーゼ非産生の場合にはアンピシリンでもよい，アジスロマイシン，クラリスロマイシンなど
その他の非致死的疾患	アモキシシリン・クラブラン酸，経口第2または第3世代セフェム系，アンピシリン・スルバクタム，ST合剤	
Bordetella pertussis（百日咳菌）	エリスロマイシン	ST合剤
Legionella 属（42種60の血清型がある）	ニューキノロン系，またはアジスロマイシン，またはエリスロマイシン±リファンピシン	クラリスロマイシン，ST合剤，ドキシサイクリン．活性が高いキノロン系は：Gemifloxacin，レボフロキサシン，モキシフロキサシン
Klebsiella 属	状況・疾患により推奨薬剤が異なる	
胆道系，腹腔・骨盤内，尿路系：P.E.K.＋P.M.（腹ぺこの午後）		
Proteus mirabilis（インドール陰性）	アンピシリン	ST合剤
Proteus vulgaris（インドール陽性）	第3世代セファロスポリン系またはニューキノロン系	アミノグリコシド系 アズトレオナム
Escherichia coli	状況・疾患により推奨薬剤が異なる	詳細は成書を参考に
Klebsiella 属	状況・疾患により推奨薬剤が異なる	詳細は成書を参考に
Providencia 属	アミカシン，第4世代セファロスポリン系（第3世代使用時には耐性化に注意），ニューキノロン系	ST合剤，アミカシン＋抗緑膿菌活性のあるペニシリン系，イミペネム
Morganella morganii	状況・疾患により推奨薬剤が異なる	詳細は成書を参考に

表❶a つづき

菌　名	第一選択薬	その他，代替薬など
外部から消化管に進入：P.S.C.H.E.V.Y.（ピンク色のすけべなY談）		
Plesinomonas shigelloides	シプロフロキサシン	ST合剤，その他，アモキシシリン・クラブラン酸など
Salmonella typhi	ニューキノロン系，セフトリアキソン	クロラムフェニコール，アモキシシリン，ST合剤，アジスロマイシン
Shigella 属	ニューキノロン系，アジスロマイシン	ST合剤，アンピシリン（中東，ラテンアメリカでは耐性が普通である）
Campylobacter jejuni	エリスロマイシン	ニューキノロン系（耐性に注意），クリンダマイシン，ドキシサイクリン，アジスロマイシン，クラリスロマイシン
Campylobacter fetus	ゲンタマイシン	第3世代セファロスポリン系，アンピシリン，クロラムフェニコール
Helicobadter pylori	PPI＋アモキシシリン＋クラリスロマイシンなど	
Escherichia coli	状況・疾患により推奨薬剤が異なる	詳細は成書を参考に
Vibrio cholera	ドキシサイクリン，ニューキノロン系	ST合剤
Vibrio parahaemolyticus	腸炎ビブリオに抗菌薬治療の適応はない	
Vibrio vulnificus	ドキシサイクリン＋セフタジジム	セフトリアキソン，ニューキノロン系，アミノグリコシド系＋セフタジジム
Yersinia enterocolitica	ST合剤，ニューキノロン系	第3世代セファロスポリン系，アミノグリコシド系
院内感染のS.P.A.C.E.		
Serratia marcescens	第4世代セファロスポリン系（第3世代使用時には耐性化に注意），イミペネム，メロペネム，ニューキノロン系	アズトレオナム，ゲンタマイシン，ピペラシリン・タゾバクタム
Pseudomonas aeruginosa	アミノグリコシド系，抗緑膿菌活性ペニシリン系・セファロスポリン系，カルバペネム系，シプロフロキサシン，アズトレオナム（基本はβラクタム系選択であり，アミノグリコシドの併用は必須ではない）	
Acinetobacter calcoaceticus-baumannii complex	イミペネム，メロペネム，またはニューキノロン系＋（アミカシン or セフタジジム）	アンピシリン・スルバクタム
Citrobacter 属（*C. freundii*, *C. diversus*）	抗緑膿菌活性のあるペニシリン系	ニューキノロン系，アミノグリコシド系

表❶a つづき

菌　名	第一選択薬	その他, 代替薬など
Enterobacter 属 (*E. cloacae,* *E. aerogenes*)	カルバペネム系, 抗緑膿菌活性βラクタム系, アミノグリコシド系	ピペラシリン・タゾバクタム, シプロフロキサシンなど（状況・疾患により推奨薬剤が異なる）
院内感染で, S.P.A.C.E.のもう一段階後に現れる日和見感染菌；意外としぶといマル・シア		
Stenotrophomonas maltophilia	ST合剤	チカルシリン・クラブラン酸±アズトレオナム, テトラサイクリン系, セフタジジムなど。また, チカルシリン・クラブラン酸＋ST合剤 or シプロフロキサシンの組合せは *in vitro* で相乗効果あり
Burkholderia cepacia	ST合剤, メロペネム, シプロフロキサシン	ミノサイクリン, クロラムフェニコール

表❶b　起炎菌毎にファーストチョイスとなる抗菌薬のまとめ（感受性がある場合）

菌　名	第一選択薬	その他, 代替薬など
培養検出困難・心内膜炎でよく問題となるもの：H.A.C.E.K. ハシェック（H.A.B.C.E.K. でもよい）		
Hemophilus 属	セフトリアキソン (*Bartonella* の場合はセフトリアキソン＋ゲンタマイシン＋ドキシサイクリン)	アンピシリン（またはアンピシリン・スルバクタム）＋ゲンタマイシン, シプロフロキサシンなど (*Bartonella* の場合はセフトリアキソン＋ゲンタマイシン＋ドキシサイクリン)
Bartonella 属		
Actinobacillus actinomycetemcomitans		
Cardiobaterium hominis		
Eikenella corrodens		
Kingella kingae		
淡水・海水・魚介類と免疫低下患者（糖尿, 肝不全, など）が絡む感染症：WAVE ME! （waterがキーワード）		
Aeromonas 属	ニューキノロン系	ST合剤, 第3・4世代セファロスポリン系, アミノグリコシド系, エルタペネム, イミペネム, メロペネムなど
Vibrio vulnificus	ドキシサイクリン＋セフタジジム	セフォタキシム, ニューキノロン系, その他にはセフタジジム＋アミノグリコシド系の併用など
Edwardsiella tarda	感受性を踏まえて, アンピシリン, セファロスポリン系, アミノグリコシド系, ニューキノロン系, ST合剤などを選択	
Mycobacterium marinum	テトラサイクリン系, ST合剤, クラリスロマイシン, またはリファンピシン＋エタンブトールなど	
Erysipelothrix rhusiopapathiae	ペニシリンG, アンピシリン	第3世代セファロスポリン系, ニューキノロン系, その他にはイミペネム, 抗緑膿菌活性ペニシリン系を選択（バンコマイシン, アミノグリコシド系, ST合剤には耐性）

5. 臨床的に重要なグラム陰性桿菌

表❶b つづき

菌　名	第一選択薬	その他，代替薬など
ネコ，イヌ，その他の動物に関連するzoonosis：パッとしないFranceのBarで動物にカプッと咬まれる		
Pasteurella mutocida（イヌ，ネコ）	ペニシリンG，アンピシリン，アモキシシリン	ドキシサイクリン，アモキシシリン・クラブラン酸，セフトリアキソン，キノロン系，アジスロマイシンなど
Franciella tularensis（野兎病）	ゲンタマイシン，トブラマイシン，ストレプトマイシン	ドキシサイクリン，シプロフロキサシン，クロラムフェニコール，リファンピシンなど
Bartonella henselae（ネコ）	アジスロマイシン，クラリスロマイシン，シプロフロキサシン，アジスロマイシン，	エリスロマイシン，ドキシサイクリン，ST合剤，重度のbacillary angiomatosisにはドキシサイクリン＋リファンピシン
Capnocytophaga canimorsus（イヌ）	アモキシシリン・クラブラン酸	ペニシリンG，シプロフロキサシン，第3世代セファロスポリン系，イミペネムなど（アミノグリコシド系，ST合剤には耐性）
その他の問題となる耐性菌について		
MDRP（多剤耐性緑膿菌）	コリスチン，ポリミキシン	日本ではコリスチンやポリミキシンは承認されていない．少しでも感受性のある薬剤を使うしかない
各種ESBLおよびAmpC産生菌	カルバペネム系（メロペン，チエナムなど）	基本的にはカルバペネム系が第一選択．ESBL産生菌に対してセファマイシン系やキノロン系が有効なものもある．またAmpC産生菌に対して第4世代セフェム系が有効なものもある

★理論上，ESBL産生菌にはβラクタマーゼ阻害薬入りの合剤は有効だが，同時にAmpC βラクタマーゼを産生していたり，その他の耐性メカニズムを獲得していることが多々あり，培養結果前にエンピリック治療でβラクタマーゼ阻害薬を使うことは安全ではない．第4世代セファロスポリン系のセフェピムも有効とされるが議論の余地があり安全とは言い切れない．

★ESBL産生菌は感受性報告が偽りの『S』を示すことがある．本来，第3世代セファロスポリン系，ピペラシリン，アズトレオナムの系統に耐性である．どれか一つでも耐性があれば，感受性報告に関係なく，ESBL産生菌を疑い実質的にはこれらの系統にすべて耐性として扱う慎重さが必要．ESBLは，羊の皮を被った狼（追記：2010年のCLSIによる腸内細菌群のブレイクポイントの変更により，抗菌薬の感受性に関して，偽りの『S』はなくなったため，感受性の読み替えは不要になった）．

★ESBL産生菌との比較で，AmpC βラクタマーゼ産生菌（*Enterobacter*などの各種陰性桿菌）は偽りの感受性を示すことはない．ただし，いきなり感受性を変化させて耐性化を引き起こしてくるので注意しておくこと．初めは本当に羊，突然狼に変貌．βラクタム系ではカルバペネム系以外は無効．βラクタマーゼ阻害薬も無効．第4世代セファロスポリン系（セフェピム）は有効とされる．

	第3世代セファロスポリン系	セファマイシン系	カルバペネム系	βラクタマーゼ阻害薬
ESBL	無効	理論上有効	有効	理論上有効
AmpC	無効	無効	有効	無効

6 | 臨床的に重要な常在嫌気性菌の整理（☞図❶）

● 嫌気性菌の特徴〜基本的特徴をしっかり押さえよう

①混合感染を起こす！：感染のルールとして，一般的には1種類の菌種が感染源となるが，嫌気性菌の感染巣は，多種の菌種が同時に感染を起こしている．
②膿瘍を形成する！：膿溜りを作っている．
③くさーい！：とりあえず，臭い．見て，におって，感じて，しっかり嫌気性菌を見つけよう．
④膿瘍形成の際の治療には，必ずドレナージが必要！：治療の大原則はドレナージ．ドレナージなしには治療は成功しない．
⑤培養しにくい！：培養陰性となることが多い．「培養陰性＝嫌気性菌はいない」とは絶対にならない！　間違っても嫌気性菌を疑う培養サンプルを空気に触れる状態で採取・保存してはいけない．

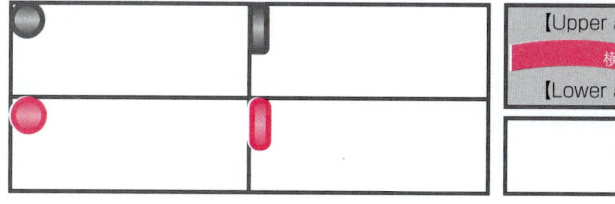

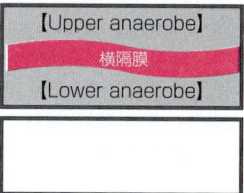

● 常在嫌気性菌の基本地図 （☞図❷）

● 横隔膜より上の重要な嫌気性菌〜代表的なのは *Peptostreptococcus* 属

Ⅰ．グラム陽性球菌

①*Peptostreptococcus*（ペプトストレプトコッカス）属：口腔，腸管，皮膚，腟などに存在．口腔内菌として誤嚥の際に問題となる．

Ⅱ．グラム陽性桿菌

①*Actinomyces*（アクチノミセス）属（放線菌）：口腔，腟などに存在．
②*Propionibacterium acnes*（アクネ菌）：皮膚，口腔，眼などに存在．ニキビ菌

図❶　嫌気性菌

【Upper anaerobe】
横隔膜
【Lower anaerobe】

図❷ 常在嫌気性菌の基本地図

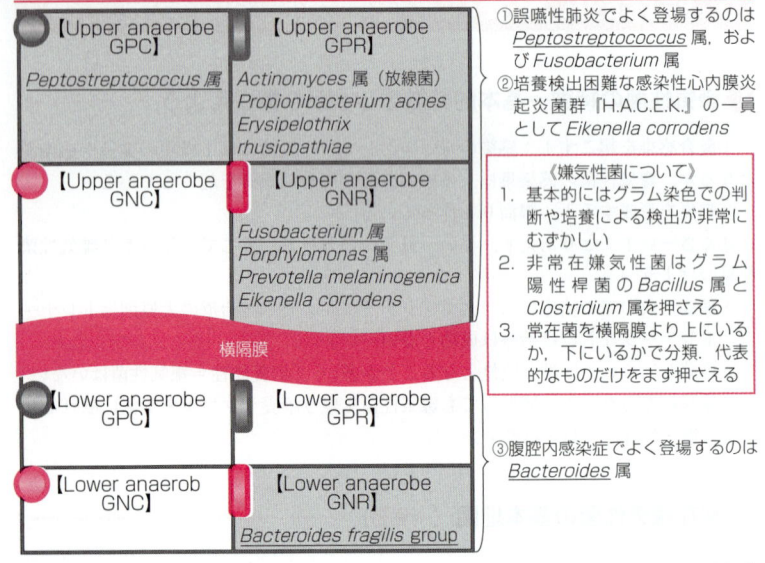

【Upper anaerobe GPC】 *Peptostreptococcus* 属	【Upper anaerobe GPR】 *Actinomyces* 属（放線菌） *Propionibacterium acnes* *Erysipelothrix rhusiopathiae*
【Upper anaerobe GNC】	【Upper anaerobe GNR】 *Fusobacterium* 属 *Porphylomonas* 属 *Prevotella melaninogenica* *Eikenella corrodens*

横隔膜

【Lower anaerobe GPC】	【Lower anaerobe GPR】
【Lower anaerob GNC】	【Lower anaerobe GNR】 *Bacteroides fragilis* group

①誤嚥性肺炎でよく登場するのは *Peptostreptococcus* 属，および *Fusobacterium* 属
②培養検出困難な感染性心内膜炎起炎菌群『H.A.C.E.K.』の一員として *Eikenella corrodens*

《嫌気性菌について》
1. 基本的にはグラム染色での判断や培養による検出が非常にむずかしい
2. 非常在嫌気性菌はグラム陽性桿菌の *Bacillus* 属と *Clostridium* 属を押さえる
3. 常在菌を横隔膜より上にいるか，下にいるかで分類．代表的なものだけをまず押さえる

③腹腔内感染症でよく登場するのは *Bacteroides* 属

★まず覚える…『横隔膜より上：陽性球菌 *Peptostreptococcus*』，『横隔膜より下：陰性桿菌 *Bacteroides*』

として有名か．

③*Erysipelothrix rhusiopathiae*（ブタ丹毒菌）：ブタ，鳥，海洋の魚介類などに存在．

Ⅲ．グラム陰性球菌

① *Veillonella*（ベイロネラ）属：病的意義は不明．

Ⅳ．グラム陰性桿菌

① *Fusobacterium*（フソバクテリウム）属：口腔，腸管などに存在．口腔内菌として誤嚥の際に問題となる．
② *Porphylomonas*（ポルフィロモナス）属：口腔，腸管などに存在．
③ *Prevotella melaninogenica*：口腔，腟などに存在．
④ *Eikenella corrodens*：口腔などに存在．培養困難な心内膜炎起炎菌群「H.A.C.E.K.[※]」の1つ．

誤嚥性肺炎，またはその他，各種膿瘍サンプルをグラム染色した場合，顕微鏡的に多種の菌が同時に観察できる（polymicrobial patternという）．

※：H.A.C.E.K.：「ハシェック」と総称して呼ぶ培養陰性心内膜炎の起炎菌群．

表❶ 起炎菌毎にファーストチョイスとなる抗菌薬のまとめ（感受性がある場合）

菌　名	第一選択薬	その他，代替薬など
横隔膜より上のグラム陽性球菌（主な嫌気性菌）		
Peptostreptococcus 属	ペニシリンG	クリンダマイシン，エリスロマイシン，ドキシサイクリン，バンコマイシン
横隔膜より上のグラム陽性桿菌（主な嫌気性菌）		
Actinomyces 属（放線菌）	ペニシリンG，アンピシリン（嫌気性菌だがメトロニダゾール無効）	ドキシサイクリン，セフトリアキソン，クリンダマイシン，エリスロマイシン
Propionibacterium acnes	状況・疾患により推奨薬剤が異なる．詳細は成書を参考に．クリンダマイシン，バンコマイシン，テトラサイクリン系，エリスロマイシン，ST合剤など（嫌気性菌だがメトロニダゾール無効）	
Erysipelothrix rhusiopathiae（ブタ丹毒菌）	ペニシリンG，アンピシリン	キノロン系，第3世代セファロスポリン系，イミペネム，ピペラシリン，（バンコマイシン，アミノグリコシド系，ST合剤には耐性）
横隔膜より上のグラム陰性桿菌（主な嫌気性菌）		
Fusobacterium 属	ペニシリンG，クリンダマイシン，メトロニダゾール	セフメタゾール，セフォテタン，イミペネムなど
Porphylomonas 属	ピペラシリン，メトロニダゾール，クリンダマイシン	セフメタゾール，セフォテタン，イミペネムなど
Prevotella melaninogenica	ピペラシリン，メトロニダゾール，クリンダマイシン	セフォテタン，セフメタゾール，イミペネム
Eikenella corrodens（H.A.C.E.K. 群の1つ）	ペニシリンG，アンピシリン，アモキシシリン・クラブラン酸	ST合剤，ニューキノロン系
横隔膜より下のグラム陰性桿菌（主な嫌気性菌）		
Bacteroides fragilis group	メトロニダゾール，アンピシリン・スルバクタム，ピペラシリン・タゾバクタム，イミペネム，メロペネム	クリンダマイシン
Prevotella melaninogenica	メトロニダゾール，クリンダマイシン	セフォテタン，セフメタゾール，イミペネム

🔴 横隔膜より下の重要な嫌気性菌～代表的なのは *Bacteroides* 属

I. グラム陰性桿菌
① *Bacteroides fragilis* group：これが中心．腸管，腟に存在．腹腔内感染症の起炎菌．
② *Prevotella melaninogenica*：口腔，腟などに存在．

誤嚥性肺炎，またはその他，各種膿瘍サンプルをグラム染色した場合，顕微鏡的に多種の菌が同時に観察できる（polymicrobial pattern という）．

🔴 起炎菌毎にファーストチョイスとなる抗菌薬のまとめ（感受性がある場合）

培養結果の感受性も考慮して判断すること．地域毎，病院毎に異なる（ローカルファクター）ので慎重に抗菌薬選択を行うこと（☞表❶）．

注意 ややこしいので，まず以下の菌を覚える．余力があれば他の菌を覚える．
横隔膜より上：*Peptostreptococcus, Fusobacterium*.
横隔膜より下：*Bacteroides*.

7 | 臨床的に重要な普通の細菌以外の微生物

● 起炎菌の整理

Ⅰ. *Rickettsia*（リケッチア）

臨床的に，紅斑熱群，発疹チフス群，その他（エールリヒア群，Q熱群）に分けて整理する．

◇紅斑熱グループ

① *R. rickettsii*（ロッキー山紅斑熱）：齧歯類，イヌが保有．マダニ咬傷で感染．米国，メキシコ，中南米．

② *R. conorii*（ボタン熱（地中海紅斑熱））：齧歯類，イヌが保有．マダニ咬傷で感染．欧州，アフリカ，中東．

③ *R. africae*（アフリカ発疹熱）：齧歯類，イヌが保有．マダニ咬傷で感染．アフリカで発生．

④ *R. akari*（痘瘡リケッチア）：ネズミが保有．コダニ咬傷で感染．アメリカ，韓国，ロシア，メキシコ，南アフリカ．

⑤ *R. japonica*（日本紅斑熱）：齧歯類，野生のシカなどが保有．マダニ咬傷で感染．日本では1984年に報告された．

その他 *R. australis*（クインスランドダニ性チフス），*R. sibrica*（北アジアダニチフス）などがある．

◇チフスグループ

① *R. prowazeki*（発疹チフス）：ムササビが保有．シラミまたはノミ咬傷で感染．中南米，アフリカ．

② *R. typhi*（地方流行性ノミ媒介発疹）：ネズミが保有．ネズミノミ咬傷で感染．世界中に分布．

◇その他のリケッチアグループ

① *Coxiella burnetii*（Q熱）：ウシ，ヤギ，ヒツジなどの農場動物が保有．欧州，カナダ，オーストラリアなど．

② *Ehrlichia chafeensis, E. phagocytophila, E. sennetsu*（エールリヒア）：齧歯類，シカなどが保有．マダニ咬傷感染．米国，日本で発症．

- ヒト単球性エールリヒア症（*E. chafeensis*）：オジロジカが保有．米国南東部
- ヒト顆粒球性エールリヒア症（*E. phagocytophila*）：マダニで媒介．米国北東部に多い．
- 腺熱（*E. sennetsu*）：西日本の風土病．

③ *Orientia tsutsugamushi*（ツツガムシ病）：ネズミ，齧歯類が保有．ツツガ

シ咬傷で感染．東南アジア，日本，オーストラリア，西部・南西部太平洋諸島．

II. *Mycoplasma*（マイコプラズマ）

① *M. pneumoniae*（マイコプラズマ肺炎）：飛沫感染，いわゆる非定型肺炎の代表．
　・非定型肺炎，気管支炎．
② *M. hominis*：性行為感染．
　・STD：尿路感染，骨盤内感染症．
　・周産期感染．
　・手術部位創部感染．
③ *Ureaplasma urealyticum*：性行為感染．
　・STD：尿道炎．
　・周産期垂直感染．

III. Chlamydiaceae（クラミジア科）

① *Chlamydophila psittaci*（オウム病）：オウムだけでなく種々の鳥から接触感染．
　・非定型肺炎（*C. pneumoniae* とは異なり全身症状激しく致死的）．
　・脳炎，無菌性髄膜炎．
② *Chlamydophila pneumoniae*（クラミドフィラ肺炎）：ヒトが保有し，飛沫感染．
　・非定型肺炎（*Mycoplasma* の次に多い）．
　・気管支炎，咽頭炎，中耳炎，副鼻腔炎．
③ *Chlamydia trachomatis*（トラコーマ）：接触感染，性感染症の場合は淋菌との混合感染多い．
　・STD：尿道炎，直腸炎，子宮頸管炎，骨盤内感染症．
　・反応性関節炎．
　・垂直感染によるトラコーマ（眼感染症）．
　・新生児感染症．
　・性病性リンパ肉芽腫（尿道炎や結膜炎を起こすものとは異なる血清型L1～L3）．

IV. *Spirochete*（スピロヘータ）

① *Leptospira interrogans*（レプトスピラ）：ネズミの尿汚染水で感染．温帯～熱帯気候で見つかる．
　・レプトスピラ症（非黄疸性）．
　・Weil症候群（黄疸性出血性，腎不全，出血性肺炎）．
② *Borrelia recurrentis*（回帰熱ボレリア）：ヒトが保有，シラミ・マダニにより媒介．
③ *B. burgdorferi*（ライム熱ボレリア）：マダニの幼虫で伝播．シカ，シロアシネズミ，ヒトへ広がる．第1～3病期に分ける．
④ *Treponema pallidum*（梅毒トレポネーマ）：ヒトが保有し，性行為による接触感染．詳細は成書参照（☞表❶）．

表❶ 梅毒検査について

		①非トレポネーマ検査（VDRL, RPR）		（注1）③生物学的疑陽性を示す疾患
		陽 性	陰 性	・高齢者 ・細菌感染（心内膜炎, マラリア, 結核, *Mycoplasma*） ・慢性肝疾患 ・膠原病 ・Hansen 病 ・経静脈的薬物使用者 ・Lyme 病 ・悪性腫瘍 ・妊婦 ・急性ウイルス感染（帯状疱疹, 麻疹, HIV, 伝染性単核球症など）
②トレポネーマ検査 (FTA-ABS, TPHA)	陽性	真の陽性. 感染活動期: 非トレポネーマ抗原増加. 治療中: 非トレポネーマ抗原抗体価減少. 例外: 他のスピロヘータ疾患（レプトスピラ症, 回帰熱, 鼠咬傷）, SLE	感染の極初期, または感染後期, あるいは治療により感染は非活動性の状態. 例外は Lyme 病.	
	陰性	（注1）生物学的疑陽性	感染なし. 感染直後潜伏期あるは HIV の影響	

①スクリーニングとしては, まず非トレポネーマ検査を行う. ②陽性患者は引き続き, トレポネーマ検査を行う. ③生物学的疑陽性を起こす患者背景には注意して確定診断を行っていく.

V. 抗酸菌

① *Mycobacterium tuberculosis*（結核菌）：ヒトが保有し, 空気感染.
- 肺結核症（一次結核, 二次結核）.
- 肺外結核：粟粒結核, 胸膜炎, 髄膜炎, 心膜炎, 腹膜炎, 尿路結核, 脊椎カリエス, 腸結核, など.

② Non-tuberculous mycobacteria（NTM:非結核性抗酸菌）:MAC（*Mycobacterium avium* complex）と *M. kansasii* 以外は治療未確立（☞表❷, ❸）
- 肺病変（MAC, *M. kansasii*, *M. chelonae* subspecies abscessus, など）.
  (1) 結核類似型：50～75 歳男性, 喫煙者, 慢性閉塞性肺疾患（chronic obstructive pulmonary disease：COPD）, 塵肺症に多い.
  (2) 小結節・気管支拡張型：喫煙歴のない女性で側彎症, 気管支拡張症, 漏斗胸の患者に多い.
- リンパ節炎（小児では MAC が多い, その他 *M. scrofulaceum*, *M. malmoense*, など）.
- 皮膚, 軟部組織感染症（*M. fortuitum*, *M. chelonae*, *M. chelonae* subspecies abscessus など）.
- 播種性感染症（MAC が多い. その他 *M. chelonae* subspecies abscessus, *M. kansasii*, *M. haemophilum*, など）.

表❷ NTMによる肺感染症の診断基準

A. 臨床的基準（以下の両項目を満たす）	
①肺症状の存在．胸部X線にて結節性・空洞陰影，高解像度CTにて多発性結節陰影を伴う気管支拡張像がある	さらに，②他の疾患を除外できている

B. 生物学的基準
①菌が少なくとも2回の別々の喀痰検査で検出される．もし検出されない場合には塗抹と培養を繰り返す あるいは ②少なくとも1回の気管支洗浄液から菌が陽性 あるいは ③経気管支的またはその他の肺生検で得られた肺組織に，肉芽腫性炎症や抗酸菌などの所見を認め，さらに非結核性抗酸菌を培養で検出する．あるいは，組織学的な所見に加えて，気管支洗浄液で1回以上，培養検査が陽性となる ④培養結果が頻回には陽性とならず，環境からのコンタミネーションの可能性が高い場合には専門家にコンサルトする ⑤肺非結核性抗酸菌症を疑うにも関わらず，診断基準を満たすに至らない場合は，診断が確定するかしっかりと否定されるまでは経過観察を続ける ⑥肺非結核性抗酸菌症の診断が確定しても治療が必要でないこともある．患者個人の治療によるメリットとデメリットを考慮する

（ATS/IDSAガイドライン，2007より引用）

表❸ NTMによる肺感染症の診断基準

A. 臨床的基準（以下の両項目を満たす）	
①胸部画像所見（HRCTも含む）で，結節性陰影，小結節性陰影や分枝状陰影の散布，均等性陰影，空洞性陰影，気管支または細気管支拡張所見のいずれか（複数可）を示す．	ただし，②他の疾患を除外できる

B. 細菌学的基準（菌種の区別なく，以下のいずれか1項目を満たす）
①2回以上の異なった喀痰検体での培養陽性 ②1回以上の気管支洗浄液での培養陽性 ③経気管支肺生検または肺生検組織の場合は，抗酸菌症に合併する組織学的所見と同時に，組織または気管支洗浄液，または喀痰での1回以上の培養陽性 ④まれな菌種や，環境から高頻度に分離される菌種の場合は，検体種類を問わず2回以上の培養陽性と菌種同定を原則とし，専門家の見解を必要とする 以上のA，Bを満たす

（日本結核病学会：日本呼吸器学会のガイドライン，2008より引用）

M. kansasii, *M. haemophilum*, など).

Ⅵ. 真 菌

免疫力低下, ステロイド使用, 長期抗菌薬・抗真菌薬使用歴などがある患者に注意.

① Mold (糸状菌).
- *Mucorales* (ムコール) (隔壁なしの接合菌).
  (1) 土壌に存在：副鼻腔炎 (血行播種, 脳内播種), 肺病変, 皮膚軟部組織感染, 胃腸病変, 中枢神経系など (*Rhizopus*, *Rhizomucor*, *Absidia*, *Cunninghamalia*, など)
- *Aspergillus* spp. (隔壁があるの接合菌).
  (1) 土壌に存在：肺感染, 外耳道炎, 副鼻腔炎, 眼内炎, 骨髄炎, 皮膚など. また以下のような病態分類が可能である.
    (a) 単なる定着：アスペルギローマ.
    (b) アレルギー：アレルギー性気管支肺アスペルギルス症.
    (c) 侵襲性, 半侵襲性病変：侵襲性肺アスペルギルス症, 慢性壊死性肺炎 (*A. fumigatus*, *A. flavus*, *A. niger*, *A. terreus*, など).

② Yeast (酵母).
- *Candida* 属：口腔, 腸管, 皮膚に準常在的に存在. 感染に関しては以下のような分類に大別可能 (☞表❹).
  (1) 表在性：皮膚, 口腔・咽頭・食道.
  (2) 深在性：血流感染, 播種性カンジダ症 (特に肝・脾膿瘍), 尿路, 筋炎・骨髄炎・関節炎, 眼内炎, 髄膜炎.
- *Cryptococcus neoformans*：土壌, 鳥の糞に存在⇒脳炎, 髄膜炎, 肺炎, 皮

表❹ 各種 *Candida* と薬剤感受性の一般的な対応表

グループ	菌 名	フルコナゾール	イトラコナゾール	ボリコナゾール	アムホテリシンB	エキノキャンディン系
albicans	*C. albicans*	S	S	S	S	S
non-albicans	*C. glabrata*	S-DD	R	S-I	S-I	S
	C. parapsilosis	S	S-DD	S-I	S	S-I
	C. tropicalis	S	S	S	S	S
	C. krusei	R	R	S-I	S-I	S
	C. guilliermondii	S	S	S	R	S
	C. lusitaniae	S	S	S	R	S

エキノキャンディン系：ミカファンギン, カスポファンギン (エキノキャンディン系の種毎の感受性分類はまだ一般化されていない)
S：感受性, S-DD：用量・移行性依存の感受性あり, R：耐性, S-I：in vitro では活性が低いが臨床的には有効

③ *Pneumocystis*(ニューモシスチス).
  ・*Pneumocystis jiroveci*(学術名が変更になっている):自然環境に存在.HIV 患者の肺炎,いわゆるカリニ肺炎である.

🔴 起炎菌毎にファーストチョイスとなる抗菌薬のまとめ(感受性がある場合)

培養結果の感受性も考慮して判断すること.地域毎,病院毎に異なる(ローカルファクター)ので慎重に抗菌薬選択を行うこと(☞表⑤).

表⑤ a 起炎菌毎にファーストチョイスとなる抗菌薬のまとめ(感受性がある場合)

菌 名	第一選択薬	その他,代替薬など
Rickettsia(リケッチア)		
Rickettsia 属全般	ドキシサイクリン	クロラムフェニコール,ミオサイクリン,キノロン系
Coxiella burnetii(Q 熱) 急性	ドキシサイクリン	エリスロマイシン.髄膜炎にはキノロン系を検討する
慢性	シプロフロキサシン(またはドキシサイクリン)+リファンピシン	キノロン系+ドキシサイクリン×3 年
Ehrlichia(エールリヒア)	ドキシサイクリン	テトラサイクリン系,リファンピシン(シプロフロキサシン,オフロキサシン,クロラムフェニコールも in vitro で活性あり).クリンダマイシン,ST 合剤,イミペネム,アンピシリン,エリスロマイシン,アジスロマイシンには耐性
Mycoplasma(マイコプラズマ)		
M. pneumonia	マクロライド系,ニューキノロン系	ドキシサイクリン
M. hominis	マクロライド系,ニューキノロン系	ドキシサイクリン
Ureaplasma urealyticum	エリスロマイシン	テトラサイクリン系,クラリスロマイシン
Chlamydiaceae(クラミジア科)		
Chlamydophila psittaci(オウム病)	ドキシサイクリン	エリスロマイシン,クロラムフェニコール,アジスロマイシン,テトラサイクリン
Chlamydophila pneumoniae(肺炎)	ドキシサイクリン	エリスロマイシン,ニューキノロン系,アジスロマイシン,クラリスロマイシン
Chlamydia trachomatis(トラコーマ)	ドキシサイクリン,アジスロマイシン	エリスロマイシン,オフロキサシン,レボフロキサシン

表❺a つづき

菌　名	第一選択薬	その他，代替薬など
Spirochete（スピロヘータ）		
Leptospira interrogans（レプトスピラ）	ペニシリンG	ドキシサイクリン，セフトリアキソン，セフォタキシム
Borrelia recurrentis（回帰熱ボレリア）	セフトリアキソン，ドキシサイクリン，アンピシリン，セフロキシムアキセチル	ペニシリンG高用量，セフォタキシム，クラリスロマイシン 注意：病態に応じた選択薬を
B. burgdorferi（ライム熱ボレリア）		
Treponema pallidum（梅毒トレポネーマ）	ペニシリンG	テトラサイクリン系，セフトリアキソン
抗酸菌		
Mycobacterium tuberculosis（結核菌）	イソニアジド＋リファンピシン＋ピラジナミド＋エタンブトール（ないしストレプトマイシン）の4剤併用	詳細は成書参照のこと
non-tuberculous mycobacteria（非結核性抗酸菌：NTM）	MACと*M. kansasii*以外は治療未確立	
Mycobacterium avium complex（MAC）	クラリスロマイシン（またはアジスロマイシン）＋エタンブトール＋リファンピシンなど．適宜アミカシンを併用など	病態毎に治療法が異なるため，詳細は成書参照のこと
M. kansasii	イソニアジド＋リファンピシン＋エタンブトール	イソニアジド＋ピリドキシン＋エタンブトール＋サルファメトキサゾール．詳細は成書参照のこと

表❺b 起炎菌毎にファーストチョイスとなる抗菌薬のまとめ（感受性がある場合）

菌　名	第一選択薬	その他，代替薬など
真　菌		
① Mold（糸状菌）		
Mucorales（ムコール）	アムホテリシンB，パソコナゾール	アゾール系（ボリコナゾール，フルコナゾール）やエキノキャンディン系（ミカファンギン）は無効
Aspergillus（アスペルギルス）	アムホテリシンB，ボリコナゾール，併用療法：ボリコナゾール＋カスポファンギン	
② Yeast（酵母）		
Candida albicans	アムホテリシンB，エキノキャンディン系，フルコナゾール	菌種名がそのまま感受性の予測として使用できる．薬剤の用量，種類などは状況に応じて選択．成書参照のこと．
Candida glabrata（non-albicans）	アムホテリシンB，エキノキャンディン系，大量フルコナゾール	
Candida tropicalis（non-albicans）	アムホテリシンB，エキノキャンディン系，フルコナゾール	
Candida krusei（non-albicans）	アムホテリシンB，エキノキャンディン系（注意：ボリコナゾール以外のアゾール系に自然耐性がある）	
Candida guilliermondii（non-albicans）	アムホテリシンB，アゾール系（エキノキャンディン系が効き難い可能性がある）	
Candida parapsilosis（non-albicans）		
Candida lusitaniae（non-albicans）	フルコナゾール，エキノキャンディン系（注意：アムホテリシンBに耐性）	
Cryptococcus neoformans	アムホテリシンB，フルシトシン，フルコナゾール	必要に応じて2剤併用．詳細は成書参照のこと
③ Pneumocystis（ニューモシスチス）		
Pneumocystis jiroveci（P. carinii から学術名が変更）	ST合剤，ペンタミジン	

抗菌薬の整理（1）：総論
～治療に入る前の基礎知識の整理～

重要な注意事項

①本章では，抗菌薬治療を行うにあたって必要となる薬剤の基礎知識の整理を行う．あくまでも抗菌薬全体のイメージをつかむための内容であるため，各薬剤の詳細については後ほど紹介する．

②薬剤に関するデータは日々更新されているため，各自で最新の情報を検索・吟味したうえで適切な抗菌薬治療を行っていただければと思う．

1 | 抗菌薬の種類〜大きく3つの系統

1. 細胞壁合成阻害で菌を殺す…壁をぐちゃぐちゃにする
   ①ペニシリン系：ペニシリン結合蛋白（penicillin-binding protein：PBP）と結合し，細胞壁破壊．
   ②セファロスポリン系：ペニシリン結合蛋白（PBP）と結合し，細胞壁破壊．
   ③グリコペプチド系：ペンタペプチド側鎖と結合し，細胞壁破壊．
   ④モノバクタム系：ペニシリン結合蛋白3（PBP3）と結合し，細胞壁破壊．
   ⑤カルバペネム系：ペニシリン結合蛋白（PBP）と結合し，細胞壁破壊．

2. 蛋白質合成阻害で菌を殺す（リボソーム・サブユニットに作用）…中身をぐちゃぐちゃにする
   ①アミノグリコシド系：30Sリボソームに作用し，蛋白合成阻害．
   ②テトラサイクリン系：30Sリボソームに作用し，蛋白合成阻害．
   ③マクロライド系：50Sリボソームに作用し，蛋白合成阻害．
   ④リンコマイシン系：50Sリボソームに作用し，蛋白合成阻害．
   ⑤クロラムフェニコール：50Sリボソームに作用し，蛋白合成阻害．
   ⑥オキサゾリジノン系：50Sリボソームに作用し，蛋白合成阻害．

3. 核酸合成阻害で菌を殺す…設計図をぐちゃぐちゃにする
   ①DNA…ニューキノロン系：トポイソメラーゼⅡ・Ⅳを阻害して，核酸合成阻害．
   　　　　メトロニダゾール：フリーラジカルを発生し，細菌DNAを破壊．
   ②葉酸… ST合剤：パラアミノ安息香酸（p-aminobenzoic acid：PABA）の代謝過程を阻害し，葉酸合成阻害・DNA合成阻害．
   ③RNA…リファンピシン：DNA依存性RNAポリメラーゼを阻害．

2 | 抗菌薬の組織移行性

感染症の治療においては，起炎菌をしっかりカバーできる薬剤の選択が当然のことながら大切である．しかしながら，目的とする感染源に抗菌薬が届かなければまったく意味がない．特に重要となる臓器は，硝子体，髄液，そして前立腺である．これらの臓器に関しては，十分な薬剤組織移行を考えておかなくてはならない．本稿では，髄液および前立腺に関して簡単に紹介しておく．薬剤によっては炎症が強い時と，感染症が治癒に向かい炎症が軽快した時とで薬剤移行性に変化が生じるものがある．そのことも重要である（☞表❶）．

表❶ 抗菌薬の組織移行性

	移行性良好	移行性不良
髄液	・リファンピシン ・メトロニダゾール ・クロラムフェニコール ・テトラサイクリン系 ・ST合剤 ◆以下の薬剤は炎症時には移行性がよい ・第3世代以上のセファロスポリン系 ・アンピシリン，ペニシリン系 ・バンコマイシン ・カルバペネム系 ・アズトレオナム ・ニューキノロン系	・第1，2世代のセファロスポリン系 ・セフォペラゾン ・アミノグリコシド系 ・クリンダマイシン ・マクロライド系 ・βラクタマーゼ阻害薬 （合剤の場合は気を付ける）
腎臓 尿路 前立腺	・ニューキノロン系 ・ST合剤 ・マクロライド系 ・テトラサイクリン系 ・クリンダマイシン ◆以下の薬剤は炎症時には移行性がよい ・ペニシリン系 ・セファロスポリン系 ・アズトレオナム ・カルバペネム系 ・アミノグリコシド系	

3 | 抗菌薬の PK（薬物動態）/PD（薬力学）理論～用語の説明

◆ **PK**：pharmacokinetics（薬物動態）：抗菌薬の用量・用法と生体内での濃度推移の関係．薬物が体内でどのように吸収(absorption)され，どこに分布(distribution)し，どこで代謝（metabolism），どのように排泄（excretion）されるか（いわゆるアドメ：ADME）のことである．C_{max}（最高血中濃度）や AUC（area under the curve），$T_{1/2}$（血中濃度半減期）がパラメータとして使われる．

◆ **PD**：pharmacodynamics（薬力学）：抗菌薬の生体内での濃度と作用の関係．体内に入って，どのような作用（有効性，副作用）を発揮するか．パラメータは主に MIC（minimum inhibitory concentration：最小発育阻止濃度）値が使われる．

◆**濃度依存性薬物**：薬剤の血中濃度の高さが，殺菌効果につながる薬剤．つまり，投与回数を増やすよりも，1 回投与量を高く設定するほうが，薬物の効果を最大限に発揮させることができる．好きな女性に回りくどく何度もアプローチをかけるより，1 回でバシッとインパクトを与えて口説き落とすようなものだろうか？ ニューキノロン系，アミノグリコシド系，メトロニダゾール，クロラムフェニコールなどがこれにあたる．

◆**時間依存性薬物**：薬剤血中濃度の高さではなく，いかに長い時間 MIC 値を超えられるか（time above MIC）が重要になり，薬効と相関する．つまり，1 日投与回数を増やし，まめに血中濃度を維持する必要がある．口説きたい女性にマメにメール攻撃するような感じだろうか？ カルバペネム系，セファロスポリン系，ペニシリン系，モノバクタム系，バンコマイシン，クリンダマイシン，マクロライド系などがこれにあたる．

◆ **PAE**：post antibiotics effect（抗菌薬持続効力）：抗菌薬の血中濃度が，MIC 以下になっても抗菌薬の効果が持続する状態を指す．グラム陽性球菌に対しては，基本的にいずれの抗菌薬も PAE を示すが，グラム陰性桿菌に関しては，アミノグリコシド系，ニューキノロン系，リファンピシンなど濃度依存性薬剤が PAE を発揮し，投与間隔を長くできるのを可能にしてくれている．クリンダマイシン，テトラサイクリン系もこのカテゴリーに分類されるが，臨床的には投与回数は多く時間依存性の薬剤として扱う．

◆ **C_{max}/MIC**：最高血中濃度と MIC の比である．濃度依存性薬物で PAE を示すニューキノロン系やアミノグリコシド系などは，薬剤の効果が C_{max}/MIC と相関する（☞表❶）．

◆ **AUC/MIC**：AUC (area under the curve：血中濃度曲線下面積) と，MIC の比である．濃度依存薬物で PEA を発揮するニューキノロン系のほか，長い半減期を持つ薬剤や，PAE を有するアジスロマイシンなども薬効が AUC/MIC に相関する（☞表❶）．

◆**バイオアベイラビリティ**：bioavailability（生物学的利用率）：バイオアベイラビリティという言葉をよく耳にすると思うが，要するに投与した薬剤がどれだけ効率よく血中に入って薬効を発揮するかということである．静脈内投与では理論上バイオアベイラビリティは100％ということになる．それに対して，静脈経路以外の投与方法の場合（経口薬，坐剤，貼付剤，など）は，投与する薬剤の全量が血中に移行するわけではないので，その効率が非常に大切になる．簡単にいえば，同じ成分の薬剤で，静注で投与した際の血中濃度曲線で描かれる面積（AUC）と，その他の投与方法での血中濃度曲線から描かれる面積（AUC）を比較して，バイオアベイラビリティを求めることになる．例えば，経口など静注以外の剤形で高いバイオアベイラビリティがあれば，理論上，静注でなくても高い血中濃度が得られることになり，静注から他の剤形に切り替えることができる．ただし，速やかな血中濃度上昇が得られるかどうか，食事やその他の併用内服薬の影響を受けるかどうか，下痢などの消化管機能不良状態の影響を受けるかどうかは，その都度，別に考える必要がある．バイオアベイラビリティの高い薬剤としては，キノロン系，マクロライド系，ST合剤，テトラサイクリン系，アモキシシリン，リネゾリド，リファンピシン，クロラムフェニコールなどがある（☞図❶）．

表❶ PK/PDパラメータ

薬効	PK/PDパラメータ	代表的な抗菌薬
濃度依存性殺菌作用と長い持続効果	AUC/MIC, C_{max}/MIC	ニューキノロン系, アミノグリコシド系, リファンピシン, メトロニダゾール
時間依存性殺菌作用と短い持続効果	time above MIC	カルバペネム系, セファロスポリン系, モノバクタム系, ペニシリン系
時間依存性殺菌作用と長い持続効果	AUC/MIC	アジスロマイシン, クラリスロマイシン, テトラサイクリン系, バンコマイシン

(Craig WA：Clin Infec Dis 26(1)：1-10, 1998より改変して引用)

図❶ 薬物血中濃度について

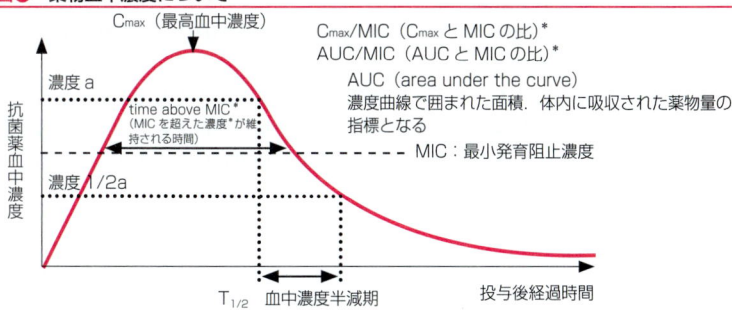

C_{max}（最高血中濃度）
C_{max}/MIC（C_{max}とMICの比）*
AUC/MIC（AUCとMICの比）*
AUC（area under the curve）
濃度曲線で囲まれた面積．体内に吸収された薬物量の指標となる
MIC：最小発育阻止濃度

濃度 a
time above MIC*
（MICを超えた濃度*が維持される時間）
濃度 1/2a
抗菌薬血中濃度
$T_{1/2}$ 血中濃度半減期
投与後経過時間

＊：各薬剤ごとの効果を考えるパラメータとなる．

4 | 薬剤熱

　細かい原因はわかっていないが，薬剤による過敏反応，治療により発生する壊死性物質や毒素，体温調節中枢への薬剤作用，患者の代謝障害などが考えられる．抗菌薬による薬剤熱が一番多い．以下の項目で，薬剤熱を疑い診断する．

①薬剤熱を引き起こす可能性が高い薬剤が患者に投与されている．

②中止によって解熱する（通常は 48～72 時間以内に解熱）．中止で解熱すれば確定診断となりうる．

③発熱しているが，全身状態が良好であることが多い．臨床所見そのものは悪化していない．発熱に関しても，38～40℃までの体温で，それ以上はまずない．ただし，アムホテリシン B や抗痙攣薬による薬剤熱の場合，重症感がある．

④比較的徐脈や好酸球増多，肝機能障害がみられる場合には薬剤熱の可能性が高いが，絶対的指標ではないために，これらの所見がなくても薬剤熱を完全には否定できない．皮疹が出る場合と出ない場合があるが，皮疹を伴う場合は薬剤中止後も発熱が持続することがある．

⑤薬剤熱でも CRP 上昇，白血球数上昇（左方移動を伴う）は起こりうる．

⑥当たり前だが，感染症ではないので血液培養も含めて，各種培養サンプルから有力な情報は得られない．

⑦薬剤熱の原因としてよく出会うものは以下のようなものがあげられる．なかでも抗菌薬による発熱が最多である．

- 硫酸アトロピン．
- 抗真菌薬（アムホテリシン B）．
- 抗痙攣薬（フェニトイン，カルバマゼピン，バルビツレート系）．
- 利尿薬（サイアザイド系，ループ系）．
- 抗菌薬（特にペニシリン系，セフェム系）．
- インターフェロン製剤，など．

　また，ほとんどないが非ステロイド性抗炎症薬（NSAIDs），ステロイド，ビタミン剤などで発熱することもある．

⑧薬剤熱とは違うが，もともとの薬理作用による高体温を生じる薬剤もある．筋活動を亢進するもの，代謝亢進をするもの，体温中枢に作用するもの，熱放散を障害するものなど．このような薬理作用を有する薬剤使用時にも当然注意しておく．

5 | 抗菌薬の投与量調節の注意点

　腎機能や肝機能が悪い場合には，投与する抗菌薬量を減らすなり，投与間隔をあけるなりして，何らかの調節が必要になる．投与量に関して問題となるのは，薬剤の蓄積である（腎臓や肝臓の障害で代謝・排泄能が低下しているため）．そのため，初回投与量でいち早く有効な血中濃度に到達させた後（初回は full dose の投与！），基本的には2回目以降からの蓄積が問題なので2回目投与から調節を行う．間違っても最初から投与量を減らしてはいけない．一般的に誤解が多いのは，「副作用がすぐに出るのでは…」という誤解である．そうではない．代謝・排泄能が落ちている→薬物が蓄積しやすい→血中濃度が高くなりやすい→結果として投与量過剰状態になるので副作用が出る，というのが正しい流れである．また，腎機能が悪い人にアミノグリコシド系を使うとすぐに腎臓を壊す，というのもよくある間違いである．緊急事態の際には，とにかく full dose で早く有効血中濃度を高めなければならない．

● 抗菌薬投与量調節のポイント

1. 初回投与量は full dose！
2. 基本的には2回目からの投与量から，肝機能，腎機能に合わせて調節する

　①肝機能障害時の投与量調節指標は残念ながら存在しない（☞表❶）．重篤な場合には，投与量を50％に減らす．できるだけ腎排泄薬剤を選択する．

　②腎機能障害時の投与量調節は，下記の Cockcroft-Gault の式で推定クレアチニンクリアランス値を計算して行う．

$$\text{CLCr（推定値 mL/min）} = \frac{(140 - 年齢) \times 標準体重\ \text{kg}}{72 \times 血清\ \text{Cr 値 mg/dL}} \quad (\times 0.85：女性の場合)$$

表❶　肝機能障害の指標：Child-Pugh スコア

	1点	2点	3点
総ビリルビン（mg/dL）	2<	2〜3	<3
血清アルブミン値（g/dL）	3.5>	2.8〜3.5	>2.8
腹水の程度	なし	軽度，薬物コントロール可能	中等量以上，薬物コントロール困難
肝性脳症の程度	なし	Ⅰ〜Ⅱ度，薬物でコントロール可能	Ⅲ〜Ⅳ度，薬剤コントロール困難
プロトロンビン時間（PT%）	70>	40〜70	>40

5〜6点：Grade A，7〜9点：Grade B，10〜15点：Grade C

(1) CLCr が 40 〜 60 mL/min の時には，投与量を 50％減らす．
(2) CLCr が 10 〜 40 mL/min の時には，投与量を 50％減らし，さらに投与間隔を 2 倍に伸ばす．
(3) 腎機能障害時は可能なら肝排泄の抗菌薬使用も考慮する．

注意 具体的な投与量調節は各薬剤のページを参照．調節表が参照できない場合には，上記の (1) 〜 (3) を参考にしながら投与量調節を行う．

3. 肝代謝薬物：腎機能障害時には調節不要である

セフォペラゾン，クロラムフェニコール，クリンダマイシン，ミノサイクリン，ドキシサイクリン，エリスロマイシン，アジスロマイシン，メトロニダゾール，ナフシリン（日本にない），リファンピシン，ST 合剤のなかのスルファメトキサゾール，モキシフロキサシン．

注意 セフトリアキソン，シプロフロキサシン，ST 合剤，クラリスロマイシンは腎，胆道両方の排泄経路があるので極度の腎機能低下時にのみ投与量の変更が必要になることがある．

4. 腎排泄薬剤：肝機能障害時には調節不要である

アミノグリコシド系，アズトレオナム，セファロスポリン系（セフォペラゾン，セフトリアキソンを除く），イミペネム，メロペネム，ペニシリン系，ST 合剤のなかのトリメトプリム，バンコマイシン，テトラサイクリン系，ニューキノロン系（モキシフロキサシンは除く）．

6 | 殺菌性と静菌性

ある意味あいまいな分類である．抗菌薬の種類によっては，相手次第（起炎菌次第）で，静菌的にも殺菌的にも働いたりする．一部の例外を除いて，一般的には静菌性，殺菌性という概念は臨床的にはあまり厳密に意識する必要はない．殺菌性が要求される状況，およびそれに対応する薬剤などは下記のまとめを参照のこと（☞表❶，❷）．

表❶ 殺菌性が要求される一部の例外

以下のような宿主の免疫機構が十分機能していない場合と，病原性の強い起炎菌の場合 1．心内膜炎 2．髄膜炎 3．重症ブドウ球菌感染 4．重症グラム陰性桿菌感染 5．好中球減少症

表❷ 殺菌性と静菌性の抗菌薬の目安

1．殺菌性抗菌薬：イメージとしては主に細胞壁に作用するものは殺菌性
ペニシリン系，セファロスポリン系，バンコマイシン，アミノグリコシド系，ニューキノロン系，リファンピシン，イソニアジド，メトロニダゾール（注意：バンコマイシンは腸球菌に対しては静菌的）
2．静菌性抗菌薬
マクロライド系，テトラサイクリン系，クロラムフェニコール，クリンダマイシン，サルファ剤

7│妊婦・授乳婦に注意が必要な抗菌薬

妊婦・授乳婦に対する抗菌薬使用

一般的に，ペニシリン系，セファロスポリン系，マクロライド系，クリンダマイシン，ホスホマイシン，イソニアジド，リファンピシン，エタンブトールは安全とされる．避けたいものとしては，テトラサイクリン系，アミノグリコシド系，キノロン系，サルファ剤，クロラムフェニコールなどがあげられる．以下，FDA 薬剤胎児危険度分類基準（FDA Pregnancy Category）より一部抜粋し，引用・改変したものを示す（☞表❶）．

表❶ 妊婦・授乳婦に対する抗菌薬使用の危険区分

薬 剤	危険区分	薬 剤	危険区分
アミノグリコシド系（アミカシン，ゲンタマイシン，トブラマイシン，イセパマイシン，ネチルマイシン，ストレプトマイシン）	D	マクロライド系（エリスロマイシン，アジスロマイシン）	B
ペニシリン系（ペニシリン系±βラクタマーゼ阻害薬），セファロスポリン系，モノバクタム系（アズトレオナム）	B	マクロライド系（クラリスロマイシン）	C
カルバペネム系（イミペネム・シラスタチン）	C	スルホン酸アミド系/トリメトプリム	C
カルバペネム系（メロペネム，ertapenem）	B	テリスロマイシン	C
クロラムフェニコール	C	テトラサイクリン系	D
ニューキノロン系（シプロフロキサシン，オフロキサシン，ガチフロキサシン，ジェミフロキサシン，モキシフロキサシン）	C	バンコマイシン	C
クリンダマイシン	B	リネゾリド	C
コリスチン	C	抗真菌薬（アムホテリシンB，テルビナフィン）	B
ダプトマイシン	B	抗真菌薬（カスポファンギン，フルコナゾール，イトラコナゾール，ケトコナゾール，フルシトシン）	C
ホスホマイシン	B	抗真菌薬（ボリコナゾール）	D
メトロニダゾール	B	抗ウイルス薬（インフルエンザ治療薬）オセルタミビル，ザナミビル，アマンタジン	C
A：ヒト対照試験で危険性が見出されていない．B：ヒトでの危険性の証拠はない C：危険性を否定することができない　　　　　　D：危険性を示す確かな証拠がある			

（FDA 薬剤胎児危険度分類基準（FDA Pregnancy Category）より一部抜粋し改変して引用）

8 | 小児に対する抗菌薬投与量

● 小児に対する抗菌薬使用について

小児に対して抗菌薬をする際に当たっては，①原因微生物，感染臓器，抗菌薬の特徴をしっかり把握する必要があること，②国内外で適応や使用量・投与方法が異なること（保険適応がなくても実際の臨床現場では必要性が生じる場合もある），などは基本的に成人治療と変わりはないが，小児は成人と生理機能が異なる部分を有するため（成人のミニチュアとは言えない），③年齢，体格，腎機能などの薬剤排泄能の違いに応じた投与量・投与方法の調節や副作用への対応にはより慎重になる必要性があること，④すべての薬剤において厳密な小児投与量が明確になっているわけではないこと，なども併せて十分に注意していただきたい．また，実際の治療においては，常に各自が副作用を含めた各種薬剤の最新情報を添付文書，成書などから収集するよう心がけていただきたい．

● 小児に対する抗菌薬投与量

表❶に主な抗菌薬の使用に投与量を示す．

小児用量を成人量から換算する方法としては次のような換算式があるので参考までに記載しておく．ただし，あくまでも目安であり小児は成人と異なる生理機能を有しているため注意が必要である．臨床的には簡便な von Harnack の換算法がよく用いられる．

◆年齢別換算式として
　① Young の式（2 歳以上で適応，年齢が低くなるほど投与量が小さくなる）
　　成人投与量 × [（年齢 + 12）/ 年齢]
　② Augsberger Ⅱ の式（満 1 歳以上に適用）
　　成人投与量 × [（年齢 × 4 + 20）/100]

◆体重別換算式として
　① Clark の式（2 歳以上に適応）
　　成人投与量 × 体重（ポンド）/150
　② Augsberger Ⅰ の式
　　成人投与量 × [体重（kg）× 1.5 × 10/100]

◆体表面積別換算式として
　① Crawford の式
　　小児の体表面積（m^2）/成人の体表面積（m^2）* × 成人量
　　　成人の体表面積を外国では 1.7 m^2，日本では 1.6 m^2

体表面積（m²）＝体重（kg）0.425 × 身長（cm）0.725 × 0.007184
【高津の換算法（日本人の平均的な年齢と体表面積の関係）】

年　齢	新生児	1歳	3歳	5歳	7歳	10歳	12歳	成人
体表面積 (m²)	0.2	0.4	0.6	0.7	0.8	1.0	1.2	1.6

② von Harnack の換算法（簡便であり，臨床的によく用いられる）

年　齢	未熟児	新生児	3ヵ月	6ヵ月	1歳	3歳	7歳 6ヵ月	12歳	成人
投与量比（成人1に対して）	1/10	1/8	1/6	1/5	1/4	1/3	1/2	2/3	1

表❶　小児に対する抗菌薬投与量

薬品名（一般名および商品名）		小児投与量（生後28日以上）	
		日本	海外
ペニシリン系	ベンジルペニシリン（ペニシリンG®：注射）		5万単位/kg/day
	アンピシリン（ビクシリン®：注射）		50 mg/kg/回　6時間毎
	ピペラシリン（ペントシリン®：注射）	50〜125 mg/kg/dayを2〜4回に分割投与．重症時には200mg/kg/dayまで増量可	100 mg/kg/回　6時間毎
	アンピシリン・スルバクタム（ユナシンS®：注射）	60〜150 mg/kg/dayを3〜4回に分割投与	100〜300 mg/kg/dayを分割して6時間毎
	ピペラシリン・タゾバクタム（ゾシン®：注射）	60〜150 mg/kg/dayを3〜4回に分割投与	ピペラシリン換算で100 mg/kg/回　6時間毎に投与
	アモキシシリン（サワシリン®：経口）	20〜40 mg/kg/dayを3〜4回に分割投与	25〜50 mg/kg/dayを分割して1日3回投与
	アモキシシリン・クラブラン酸（オーグメンチン®：経口）	30〜60 mg/kgを3〜4回に分割投与	12週齢以上で，45または90 mg/kg/dayを分割して1日2回投与
セフェム系	セファゾリン（セファメジン®：注射）	50 mg/kg/dayを3回に分割投与．重篤な場合は100 mg/kg/dayに増量可	25 mg/kg/回　8時間毎
	セフォチアム（パンスポリン®：注射）	40〜80 mg/kg/dayを3〜4回に分割投与．重症時には160 mg/kg/dayまで増量可	

表❶ つづき

薬品名（一般名および商品名）		小児投与量（生後28日以上）	
		日本	海外
セフェム系	セフメタゾール（セフメタゾン®：注射）	25〜100 mg/kg/day を2〜4回に分割投与．重症時には150 mg/kg/day まで増量可	
	フロモキセフ（フルマリン®：注射）	60〜80 mg/kg/day を3〜4回に分割投与．重症時には150 mg/kg/day まで増量可	
	セフォタキシム（クラフォラン®：注射）	50〜100 mg/kg/day を3〜4回に分割投与．重症時には150 mg/kgまで増量可	50 mg/kg/回　8時間毎 髄膜炎：75 mg/kg/回　6時間毎
	セフトリアキソン（ロセフィン®：注射）	20〜60 mg/kg/day を2回に分割投与．重症時には120 mg/kg/day まで増量可	50 mg/kg/回　24時間毎 髄膜炎：100 mg/kg/回　24時間毎
	セフォペラゾン・スルバクタム（スルペラゾン®：注射）	40〜80 mg/kg/day を2〜4回に分割投与．重症時には160 mg/kg/day まで増量可	
	セフタジジム（モダシン®：注射）	40〜100 mg/kg/day を2〜4回に分割投与．重症時には150 mg/kg/day まで増量可	50 mg/kg/回　8時間毎
	セフェピム（マキシピーム®：注射）		150 mg/kg/day を分割して8時間毎
	セフォゾプラン（ファーストシン®：注射）	40〜80 mg/kg/day を3〜4回に分割投与．重症時には160 mg/kg/day まで増量可．また，髄膜炎時には200 mg/kg/day まで増量し，最大4 g/day まで増量増可	
	セファクロル（ケフラール®：経口）	20〜40 mg/kg/day を3回に分割投与	20〜40 mg/kg/day を3回に分割投与
	セファレキシン（ケフレックス®：経口）	25〜50 mg/kg/day　分割して6時間毎に投与．重症時には50〜100 mg/kg/day へ増量可	25〜50 mg/kg/day を分割して6時間毎（最大4 g/day）
	セフジトレンピボキシル（メイアクト®：経口）	3 mg/kg/回　1日3回投与	
	セフカペンピボキシル（フロモックス®：経口）	3 mg/kg/回　1日3回投与	

表❶ つづき

薬品名（一般名および商品名）		小児投与量（生後 28 日以上）	
		日本	海外
モノバクタム系	アズトレオナム（アザクタム®：注射）	40〜80 mg/kg/day を2〜4回に分割して投与．重症時は 150 mg/kg/day まで増量し3〜4回に分割して投与可	30 mg/kg/回　6時間毎
カルバペネム系	イミペネム・シラスタチン（チエナム®：注射）	30〜80 mg/kg/day を3〜4回に分割して投与．重症時，100 mg/kg/day まで増量可	15〜25 mg/kg 6時間毎（最大2〜4 g/day）
カルバペネム系	メロペネム（メロペン®：注射）	30〜60 mg/kg/day を3回に分割して投与．重症時は 120 mg/kg/day まで増量し，最大2 g/day まで増量可	60〜120 mg/kg/day を分割して8時間毎（髄膜炎には 120 mg/kg/day）
マクロライド系	エリスロマイシン（エリスロシン®：注射）		10 mg/kg/回　6時間毎
マクロライド系	エリスロマイシン（エリスロシン®：内服）	25〜50 mg/kg/day を4〜6回に分割投与	10 mg/kg/回　6時間毎
マクロライド系	クラリスロマイシン（クラリス®：内服）	10〜15 mg/kg/day を2〜3回に分割投与	7.5 mg/kg/回 12時間毎（最大1 g/day）
マクロライド系	アジスロマイシン（ジスロマック®：内服）	10 mg/kg/day　24時間毎	10 mg/kg/回　24時間毎
テトラサイクリン系	ミノサイクリン（ミノマイシン®：注射）	基本的には使用を避ける（他の薬剤選択がない場合に使用を考慮する）	
テトラサイクリン系	ミノサイクリン（ミノマイシン®：内服）	基本的には使用を避ける（他の薬剤選択がない場合に使用を考慮する）	
テトラサイクリン系	ドキシサイクリン（ビブラマイシン®：内服）	基本的には使用を避ける（他の薬剤選択がない場合に使用を考慮する）	
アミノグリコシド系	ゲンタマイシン（ゲンタシン®：注射）	0.4〜0.8 mg/kg/回　1日2〜3回筋注	10 mg/kg/回　8時間毎
アミノグリコシド系	トブラマイシン（トブラシン®：注射）	3 mg/kg/day を2〜3回に分割投与	10 mg/kg/回　8時間毎
アミノグリコシド系	アミカシン（アミカシン®：注射）	4〜8 mg/kg/day を2回に分割投与	2.5 mg/kg/回　8時間毎
アミノグリコシド系	アルベカシン（ハベカシン®：注射）	4〜6 mg/kg/day を2回に分割して投与	
リンコマイシン系	クリンダマイシン（ダラシン®：注射，内服）	15〜25 mg/kg/day を3〜4回に分割して投与．重症時には 40 mg/kg/day まで増量可	7.5 mg/kg/回　6時間毎

表❶ つづき

薬品名（一般名および商品名）		小児投与量（生後 28 日以上）	
		日本	海外
抗MRSA薬	バンコマイシン（バンコマイシン®：注射）	40 mg/kg/day を 2～4 回に分割投与	40 mg/kg/day を分割して 6～8 時間毎に（髄膜炎：60 mg/kg/day）
	テイコプラニン（タゴシッド®：注射）	loading dose として 10 mg/kg/回を 12 時間間隔で 3 回投与し，以後 6～10 mg/kg/回を 24 時間毎に投与．重症時には，loading 後に 10 mg/kg/回を 24 時間毎に投与	
	リネゾリド（ザイボックス®：注射）		12 歳までは 10 mg/kg/回 8 時間毎
クロラムフェニコール系	クロラムフェニコール（クロロマイセチン®：内服）	30～50 mg/kg/day を 3～4 回に分割投与	12.5～25 mg/kg/回 6 時間毎に（最大 2～4 g/day）
ニトロイミダゾール系	メトロニダゾール（フラジール®：内服）		7.5 mg/kg/回 6 時間毎
ST合剤	サルファメソキサゾール・トリメトプリム（バクトラミン®：注射，内服）		一般感染症にトリメトプリム換算で 8～12 mg/kg/day を分割して 1 日 2 回，PCP には 20 mg/kg/day を分割して 6 時間毎
リファマイシン系	リファンピシン（リファジン®：内服）		10 mg/kg/回 24 時間毎
ニューキノロン系	シプロキサシン（シプロキサン®：注射）	基本的には使用を避ける	
	シプロキサシン（シプロキサン®：内服）		
	レボフロキサシン（クラビット®：内服）		
	モキシフロキサシン（アベロックス®：内服）		

注意：小児への用量が明確に記載されていない薬剤に関しては，上表においては空欄としている．しかしながら，それらの薬剤選択の必要性がある場合，用量は成人量から類推する以外にない（別掲の換算式を参照）．

9 | 抗菌薬の多剤併用

● 抗菌薬の意味のある組み合わせと意味のない組み合わせ（☞表❶）

表❶ 抗菌薬の意味のある組み合わせと意味のない組み合わせ

相乗効果が認められている組み合わせ	いわゆる相乗効果ではない場合もあるが，併用にメリットがある組み合わせ	無意味な組み合わせ	互いに拮抗し効果減弱
①腸球菌感染症：ペニシリン系＋ゲンタマイシン or バンコマイシン＋ゲンタマイシン ②黄色ブドウ球菌感染症：βラクタム系＋アミノグリコシド系 or バンコマイシン＋アミノグリコシド系，さらにリファンピシンを加える ③表皮ブドウ球菌感染症：バンコマイシン＋アミノグリコシド系，さらにリファンピシンを加える ④ viridans streptococci 感染症：ペニシリン系＋アミノグリコシド系 ⑤ ST 合剤：合剤の内用が相乗効果がある ⑥リステリア感染症：ペニシリン系＋ゲンタマイシン ⑦細菌性髄膜炎：第3世代セフェム系＋バンコマイシン＋リファンピシン ⑧ *Corynebacterium* の感染性心内膜炎：ペニシリン系＋ゲンタマイシン	①陰性桿菌の sepsis：βラクタム系＋アミノグリコシド系 （緑膿菌ならβラクタム系＋トブラマイシン） ②結核に対する多剤併用 ③（註1）壊死性筋膜炎：βラクタム系＋クリンダマイシン	①βラクタマーゼ阻害薬入りの合剤とクリンダマイシンの併用 ②カルバペネム系とクリンダマイシンの併用 （註2）いわゆる，チエダラ，メロダラ，ユナダラ…など．だらだら入れても意味がない． だらだら，『○○ダラ』さようなら	①細菌性髄膜炎：ペニシリン系とクロラムフェニコールの併用 ②細菌性髄膜炎：ペニシリン系＋テトラサイクリン系の併用 ③その他，作用部位が同じ薬：例えば，マクロライド系，クリンダマイシン，クロラムフェニコールは作用部位（リボソーム 50S サブユニット）が同じで併用により作用が減弱すると考えられている

註1：壊死性筋膜炎の際に，βラクタム系＋クリンダマイシン（例えば，メロペネム＋クリンダマイシン）を使用するが，クリンダマイシンを使う意味は，嫌気性菌を強くカバーする意味で使っているのではない．陽性球菌による毒素産生の阻害効果や，白血球の走化性を高める効果などを期待して使っているものである．間違っても，嫌気性菌を強くカバーするために，メロペン®と併用してよいと思ってはいけない．

註2：βラクタマーゼ阻害薬の合剤としては，アモキシシリン・クラブラン酸（オーグメンチン®：経口），アンピシリン・スルバクタム（ユナシンS®：静注），ピペラシリン・タゾバクタム（ゾシン®：静注），セフォペラゾン・スルバクタム（スルペラゾン®：静注）など．カルバペネム系としては，メロペネム（メロペン®：静注），イミペネム（チエナム®：静注）など．これらの薬物とクリンダマイシン（ダラシン®：静注）の組み合わせは壊死性筋膜炎の治療以外無意味（壊死性筋膜炎時の使用目的も根本的に違う）．商品名の組み合わせをもじって，ユナダラ（ユナシン＋ダラシン）とか，チエダラ（チエナム＋ダラシン）という言葉を聞くことがあるが，基本的に意味がない．だらだら入れるのは止めよう．

その他：βラクタム系とアミノグリコシド系を併用する場合には，先にアミノグリコシド系を投与する．間違っても混注などしてはいけない（アミノグリコシド系のほうが作用が速やかなので先に入れる．また高濃度のβラクタム系が存在するなかにアミノグリコシド系を入れるとアミノグリコシド系が失活する．さらに，先にアミノグリコシド系で菌量を減らしている状況のほうがβラクタム系の効果が出やすい．細菌数が多いと，βラクタム系の効力が低下する．これを inoculum effect という）．ただし近年は，アミノグリコシド系の併用が臨床的予後に影響を与えないとされており，必ずしも併用されない傾向にある．

10│抗菌薬の血中濃度測定

一般的に,薬物血中濃度モニタリング(therapeutic drug monitoring:TDM)の必要がある薬物として以下のような特徴がある.

①血中濃度と治療効果・副作用発現が相関する薬物.
②治療域と毒性域が近く,わずかな濃度変化で副作用をきたしやすい薬物.
③薬物の吸収・分布・代謝・排泄〔いわゆる ADME(adsorption, distribution, metabolism and excretion)〕に個人差が大きい薬物.
④濃度依存的に生じる副作用が重篤な薬物.

代表的な薬物としては,抗てんかん薬,強心配糖体,抗不整脈薬,テオフィリン,メトトレキサート,免疫抑制薬,抗菌薬などがある.

抗菌薬のなかでは,アミノグリコシド系,グリコペプチド系があげられる.アミノグリコシド系,グリコペプチド系に関して表に示す(☞表❶, ❷).

表❶ アミノグリコシド系のTDM

薬物名			1日多数回投与の場合	1日1回投与の場合
ゲンタマイシン(ゲンタシン®:静注)およびトブラマイシン(トブラシン®:静注)	採血・TDM測定日		投与開始してから3回目かそれ以後,または投与量変更してから3回目かそれ以後に行う	維持量が始まれば適時測定
	採血のタイミング	トラフ値測定	投与直前	投与直前
		ピーク値測定	1時間かけて滴下し,滴下終了30分後,または30分かけて滴下し,滴下終了1時間後	30分かけて滴下し,滴下終了1時間後
	有効濃度値の目安	トラフ値	1〜2μg/mL	1μg/mL
		ピーク値	4〜10μg/mL	16〜24μg/mL
アミカシン(アミカシン®:静注)	採血・TDM測定日		投与開始してから3回目かそれ以後,または投与量変更してから3回目かそれ以後に行う	維持量が始まれば適時測定
	採血のタイミング	トラフ値測定	投与直前	投与直前
		ピーク値測定	1時間かけて滴下し,滴下終了30分後,または30分かけて滴下し,滴下終了1時間後	30分かけて滴下し,滴下終了1時間後
	有効濃度値の目安	トラフ値	5〜10μg/mL	1μg/mL
		ピーク値	15〜30μg/mL	56〜64μg/mL

表❶ つづき

薬物名			1日多数回投与の場合	1日1回投与の場合
アルベカシン (ハベカシン®: 静注)	採血・TDM測定日		維持量が始まれば適時測定	維持量が始まれば適時測定
	採血のタイミング	トラフ値測定	投与直前	投与直前
		ピーク値測定	1時間かけて滴下し,滴下終了30分後,または30分かけて滴下し,滴下終了1時間後	30分かけて滴下し,滴下終了1時間後
	有効濃度値の目安	トラフ値	重症感染症:0.5〜1μg/mL 生命危機的感染症:1〜2μg/mL	1μg/mL
		ピーク値	重症感染症:7〜12μg/mL 生命危機的感染症:—	15〜20μg/mL

表❷ グリコペプチド系のTDM

薬物名			コメント
バンコマイシン (バンコマイシン®:静注)	採血・TDM測定日		投与開始または投与量変更してから2日目程度
	採血のタイミング	トラフ値測定	投与直前
		ピーク値測定	通常不要.測定するのであれば点滴終了後1.5〜2.5時間
	有効濃度値の目安	トラフ値	一般的には10±5μg/mL(MRSAの際には15〜20μg/mL)
		ピーク値	<40〜50μg/mL
テイコプラニン (タゴシッド®:静注)	採血・TDM測定日		投与開始後4日目(または3日目),その後7日以降のトラフ値を採血
	採血のタイミング	トラフ値測定	投与直前
		ピーク値測定	通常不要
	有効濃度値の目安	トラフ値	一般的には10〜20μg/mL(重症感染症には15〜25μg/mL,*S. aureus*による感染性心内膜炎の際には20μg/mL以上)
		ピーク値	60μg/mL

IV

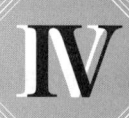

抗菌薬の整理（2）：各論
～グラム染色を踏まえた抗菌薬の整理：抗菌スペクトラムマップの活用～

重要な注意事項

① 投与量は成人投与量を基本として記載してある．小児など成人以外の場合は，各自成書にて詳細な投与量を調べ検討していただきたい．

② 日本での抗菌薬推奨使用量は主に文献 4 を参考にし，腎機能に応じた投与調節量は，文献 3 を参考にしてある．海外での抗菌薬推奨量は文献 1，2，4 を参考に，主に米国での推奨量を記載してある．腎障害患者への投与量調節に関しても同様に，文献 1，2，4 を参考にしてある．

[参考文献]
1) Gilbert DN et al 編集，戸塚恭一監修：サンフォード感染症治療ガイド 2008 年および 2009 年，ライフサイエンス出版，2008 および 2009
2) Aronoff GR et al：Drug Prescribing in Renal Failure: Dosing Guidelines for Adults and Children, 5th Ed, American College of Physicians, 2007
3) 平田純生ほか編著：腎不全と薬の使い方 Q & A，じほう，2005
4) 海外，国内の各製薬メーカーからの添付文書，インタビューフォーム

③ 薬剤名について，一般名と併わせて代表的な商品名（主として先発品）を記載しているが，あくまでも目安であり，ジェネリック医薬品を含めて各自の判断で薬剤を選択していただきたい．

④ 各薬剤の説明について，主にメーカーからの添付文書（上記文献 4）を参考に投与方法（経路，回数，量など），禁忌事項，副作用などを記載している．しかしながら，同じ薬剤でも海外の情報と大きく食い違うものも存在し，すでに正しい根拠と認識されている情報から外れる内容も混在している．薬剤使用時には，国内外の最新のデータを各自が十分に吟味していただきたい．

⑤ 薬剤の選択に関しては，細菌に対して感受性があれば何でも自由に選んでよいわけではない．あくまでも各細菌に対して推奨される薬剤を基本選択とすべきである．したがって，本章の抗菌スペクトラムマップに記載している薬剤感受性は，あくまでも参考程度に考えていただきたい．

1 | 抗菌スペクトラムマップの使い方

● 薬剤毎の抗菌スペクトラムマップの読み方（☞図❶）

①この図はグラム染色による菌の分類マップに，薬剤の感受性を対応させたものである．基本的に薬剤がある程度得意とする守備範囲をグレーに塗ってある．不得意な守備範囲は白色のままであり，エンピリック治療に向かない部分には注意が示してある．

②臨床的に重要となるグラム陽性球菌（上記マップの① GPC）と，グラム陰性桿菌（上記マップの④ GNR）を中心に薬剤感受性を示している．微生物と薬剤の対応する感受性に関しては，表❶のような対応表にて示すことにした．

図❶ 抗菌スペクトラムマップの一例～薬剤がカバーする起炎菌とグラム染色を対応させたもの

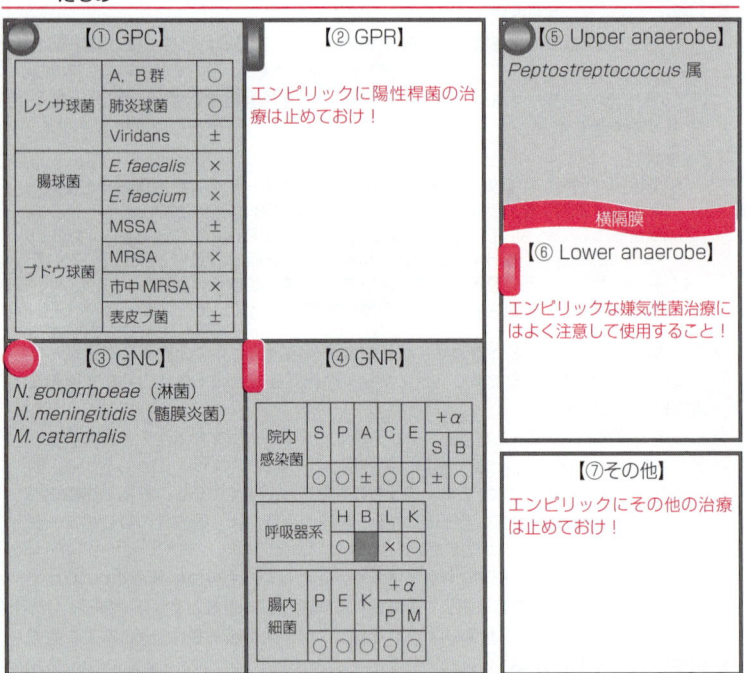

【① GPC】

レンサ球菌	A, B群	○
	肺炎球菌	○
	Viridans	±
腸球菌	E. faecalis	×
	E. faecium	×
ブドウ球菌	MSSA	±
	MRSA	×
	市中 MRSA	×
	表皮ブ菌	±

【② GPR】

エンピリックに陽性桿菌の治療は止めておけ！

【③ GNC】

N. gonorrhoeae（淋菌）
N. meningitidis（髄膜炎菌）
M. catarrhalis

【④ GNR】

院内感染菌	S	P	A	C	E	+α	
						S	B
	○	○	±	○	○	±	○

呼吸器系	H	B	L	K
	○		×	○

腸内細菌	P	E	K	+α	
				P	M
	○	○	○	○	○

【⑤ Upper anaerobe】

Peptostreptococcus 属

横隔膜

【⑥ Lower anaerobe】

エンピリックな嫌気性菌治療にはよく注意して使用すること！

【⑦その他】

エンピリックにその他の治療は止めておけ！

表❶　微生物と薬剤との感受性の対応表

記号	国内外のデータが存在する薬剤に関して	記号	海外のデータがない薬剤に関して
○	通常臨床的に有効，または感受性60％以上	●	臨床的に有効と思われるもの
±	臨床試験なし，または感受性30～60％	▲	臨床的に中等度の有効性があると思われるもの
△	菌種によっては無効なものを含む	×	臨床的に無効と思われるもの
×	臨床的に無効	空欄	データなし
空欄	データなし		

③グラム陽性球菌，グラム陰性桿菌以外の微生物に関しては，一般的に感受性がある菌名のみを記載し，感受性のないものあるいは低いと思われる菌名は記載していない．ただし，臨床的に重要で代表的なものを中心に記載しているため，すべての菌種名を網羅してはいない．したがって，菌種と薬剤感受性の対応に関しては，各地域・病院毎のローカルファクターを考慮したうえで，各自最新のデータを手に入れて活用していただきたい．

④グラム陰性桿菌に関しての略語（記号）の説明：各抗菌薬の抗菌スペクトラムマップのなかで，記号を使って示している部分に関する補足をしておく．

◆P.E.K.＋α(P.M.)：①*Proteus*属，②*Escherichia coli*，③*Klebsiella pneumoniae*＋④*Providencia*属，⑤*Morganella morganii*

◆H.B.(L.)・K.：①*Haemophilus influenzae*，②*Bordetella pertussis*，(③*Legionella*)，④*Klebsiella pneumoniae*

◆S.P.A.C.E.＋α(S.B.)：①*Serratia marcescens*，②*Pseudomonas aeruginosa*，③*Acinetobacter calcoaceticus-baumannii* complex，④*Citrobacter*属，⑤*Enterobacter*属＋⑥*Stenotrophomonas maltophilia*，⑦*Burkholderia cepacia*

🔴 薬剤毎の投与量調節表（腎機能に応じた調節）

腎機能低下時の投与量調節の例を掲げる（☞表❷）．

腎機能障害がある場合には，①投与量を減らす，②投与間隔をあける，③あるいはその両方を行う，など何らかの形で抗菌薬投与量調節が必要になってくる（腎排泄の薬剤に関して）．本書ではデータがあるものに関しては，日本および海外の投与量調節表を記載している．基本的には患者の血清クレアチニン値を測定し，そこからCockcroft-Gaultの式で推定クレアチニンクリアランス値を計算する．その推定値に応じて投与量調節を行えばよい．

表❷ 腎機能低下時の投与量調節（例）

	腎機能に基づく用量 推定される CLCr（mL/min）				血液透析（HEMO）腹膜透析（CAPD）	コメントおよび CRRT の用量
	正常腎機能時（生命を脅かす感染症時の投与量）	$>50 \sim 90$	$10 \sim 50$	<10		
投与量	50万〜400万単位 4時間毎	100%	75% CRRT も同一用量	20〜50%	HEMO：透析後 CAPD：CLCr＜10 mL/min の投与量と同じ	カリウム 1.7 mEq/100万単位．痙攣発作の可能性上昇．末期腎臓病での上限用量は 1,000 万単位／日

CLCr：クレアチニンクリアランス

$$\mathrm{CLCr}\,(\text{推定値 mL/min}) = \frac{(140 - \text{年齢}) \times \text{標準体重 kg}}{72 \times \text{血清 Cr 値 mg/dL}} \times 0.85 \atop (\text{女性の場合})$$

　各種透析患者の場合，データがあるものに対しては表中に「HEMO（hemodialysis：血液透析），CAPD（continuous ambulatory peritoneal dialysis：持続式携帯型腹膜透析），CRRT（continuous renal replacement therapy：持続性腎置換療法）」に関するコメントが記載されているので，それを参考にする．透析患者（HEMO，CAPD）の場合，基本的にはCLCr＜10の項目を参考にして薬物投与を継続することになるが，透析日と抗菌薬投与日が重なり，コメント欄に「透析後」と書いてあれば，その日の抗菌薬投与は透析が済んでから行う．また，透析により血中から消失しやすい薬剤に関して，「透析後追加投与量の指示」が記載されていれば，透析後，その日のうちに消失したものを補うために追加投与を行う．ただし，CRRTの患者に関しては，CLCr＜10とは限らないので，表に記載されている指示を参考にする（表❷の例の場合，CLCr：10〜50に従う）．

2 | ペニシリン系

a. 天然もののペニシリン系

● 抗菌薬スペクトラムマップ：ベンジルペニシリンカリウム（☞図❶）

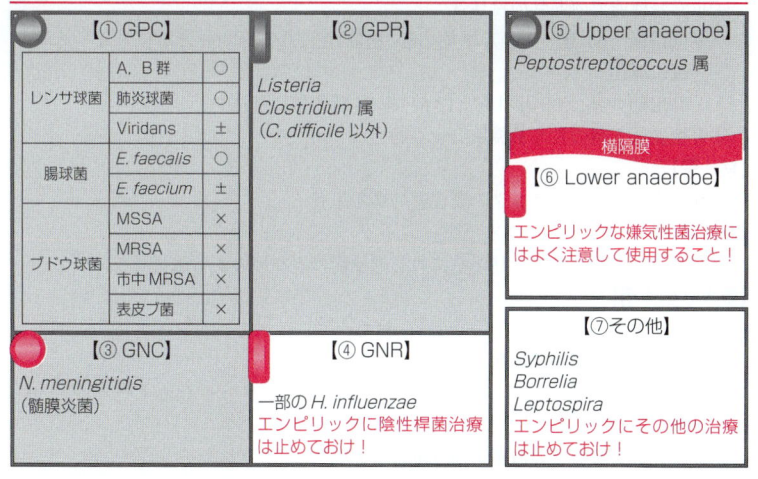

★ ベンジルペニシリンカリウム；PCG（ペニシリンGカリウム®：筋注・静注）

【ベンジルペニシリンのキーワード】

①胃酸に弱いので経口できない（ペニシリンGの「G」はgastricが苦手の「G」）．

②グラム陽性球菌向き（しかし，ブドウ球菌には基本的には無効と覚える）．レンサ球菌，腸球菌を目標に．後に繰り返し出てくるが，セフェム系では腸球菌にはまったく効かない（その代わりブドウ球菌に強くなる）．

③グラム陽性桿菌の*Listeria*に強い．後に繰り返し出てくるが，セフェム系では*Listeria*にはまったく効かない．

④グラム陰性桿菌向きではない！　ただし，髄膜炎菌とインフルエンザ桿菌の一部には問題なく有効．

図❶　ベンジルペニシリン

【① GPC】				【② GPR】	【⑤ Upper anaerobe】
レンサ球菌	A, B群	○		*Listeria*	*Peptostreptococcus*属
	肺炎球菌	○		*Clostridium*属	
	Viridans	±		(*C. difficile*以外)	横隔膜
腸球菌	*E. faecalis*	○			【⑥ Lower anaerobe】
	E. faecium	±			エンピリックな嫌気性菌治療にはよく注意して使用すること！
ブドウ球菌	MSSA	×			
	MRSA	×			
	市中MRSA	×			【⑦その他】
	表皮ブ菌	×			*Syphilis*
【③ GNC】				【④ GNR】	*Borrelia*
N. meningitidis（髄膜炎菌）				一部の*H. influenzae*　エンピリックに陰性桿菌治療は止めておけ！	*Leptospira*　エンピリックにその他の治療は止めておけ！

⑤嫌気性菌に関しては，*Clostridium* 属（*C. difficile* は無効），*Actinomyces*，口腔内嫌気性菌などには有効．

⑥その他のグループの微生物に対しては，図❶のように有効なものがあるが，基本的にはターゲットとできない．

⑦A群レンサ球菌による壊死性筋膜炎に有効（大量投与の際には，クリンダマイシンの併用が有効）．

⑧髄膜炎に有効（髄膜炎菌や *Listeria* もカバー）．

⑨スピロヘータ感染症，特に梅毒に有効（ついでに梅毒を見たら HIV を疑え．もちろん HIV を見ても梅毒を疑え）．

⑩*Streptobacillus moniliformis* や *Spirillum minus* による鼠毒（rat bite fever）にも有効．

⑪肺炎球菌に有効．

⑫ファーストチョイスとなる菌種：*Treponema pallidum*（梅毒），*Neisseria meningitidis*（髄膜炎），*Pasteurella multocida*（パスツレラマルトシダ）．

【主な排泄経路】
腎．

【日本で推奨される使用量】（日本では添付文書上は，静注用には設定されていない）
①通常，成人では，ベンジルペニシリンとして，1回30万〜60万単位を1日2〜4回筋注．
②敗血症，感染性心内膜炎，化膿性髄膜炎の場合，一般に通常用量より大量を使用．
③腎機能低下時の投与量（☞表❶）．

【海外で推奨される使用量】
①正常腎機能での通常の投与量：
  ・低用量：60万〜120万単位/day を筋注．50万〜400万単位を4〜6時間毎に静注．
  ・高用量：≧2,000万単位（12 g）を24時間毎に静注．
②腎機能低下時の投与量調節（☞表❷）．

【禁　忌】
本剤の成分によるショックの既往歴のある患者．

【原則禁忌】
本剤の成分またはペニシリン系に対し過敏症の既往歴のある患者．

【重大な副作用】
①ショック．
②溶血性貧血，無顆粒球症．
③腎障害．
④痙攣．
⑤偽膜性大腸炎などの血便を伴う重篤な大腸炎．

表❶ 腎機能低下時の投与量（日本）

	腎機能に基づく用量 推定されるCLCr（mL/min）			血液透析（HEMO）
	＞50～90	10～50	＜10	
投与量	100%	50～75%	20～50%	CLCr＜10 mL/minと同じ 透析日は透析後

表❷ 腎機能低下時の投与量調節（海外）

	正常腎機能時（生命を脅かす感染症時の投与量）	腎機能に基づく用量 推定されるCLCr（mL/min）			血液透析（HEMO） 腹膜透析（CAPD）	コメントおよびCRRTの用量
		＞50～90	10～50	＜10		
投与量	4時間毎に50万～400万単位	100%	75% CRRTも同一用量	20～50%	HEMO：透析後 CAPD：CLCr＜10 mL/minでの投与量と同じ	カリウム1.7 mEq/100万単位．痙攣発作の可能性上昇．末期腎臓病での上限用量は1,000万単位/日

調節方法：投与量を減量することで行う．

⑤偽膜性大腸炎などの血便を伴う重篤な大腸炎．

⑥皮膚粘膜眼症候群（Stevens-Johnson症候群），中毒性表皮壊死症（Lyell症候群）．

⑦出血性膀胱炎，など．

【薬物相互作用】

①ペニシリン系とテトラサイクリン系との併用で，ペニシリン系の殺菌力などを減弱させることがある．細菌の細胞分裂が盛んな時に殺菌的作用を発揮するペニシリン系に対して，蛋白合成を阻害して制菌作用を持つテトラサイクリン系が細菌の活発な細胞分裂を止めてしまい，ペニシリン系の殺菌力発揮の場を邪魔すると言われる．

②イーグル効果：上記と似ているが，壊死性筋膜炎などにおいて大量のペニシリン系を使用すると臨床効果が落ちることがある．大量の抗菌薬で細菌が細胞分裂速度を落とすために，本来細胞分裂過程で殺菌力を発揮するペニシリン系の効果が落ちるためと言われる．

③その他，ペニシリンG 100万単位あたりに1.7 mEqのカリウムに相当するので，大量投与時には注意が必要．

★ **(参考) ベンジルペニシリンベンザチン；DBECPCG（バイシリン G®：経口）**

現在はバイシリン G 顆粒という商品名に変更され販売されている．
【日本で推奨される使用量】
①通常，成人ではベンジルペニシリンベンザチン水和物として，1 回 40 万単位を 1 日 2～4 回経口投与．
②梅毒の場合は，成人 1 回 40 万単位を 1 日 3～4 回経口投与（実際には梅毒への経口投与は推奨されない）．

b. 合成ペニシリン（アミノペニシリン）

● 抗菌薬スペクトラムマップ：アンピシリン，アモキシシリン（☞図❷）

★ **アンピシリン；ABPC（ビクシリン®：静注）**

【アミノペニシリンのキーワード】
①グラム陽性球菌向き（しかし，ブドウ球菌には無効）．レンサ球菌，腸球菌（天然ペニシリンより活性が強い）を目標に．後に繰り返し出てくるが，セフェム系で

図❷ アミノペニシリン（アンピシリン，アモキシシリン）

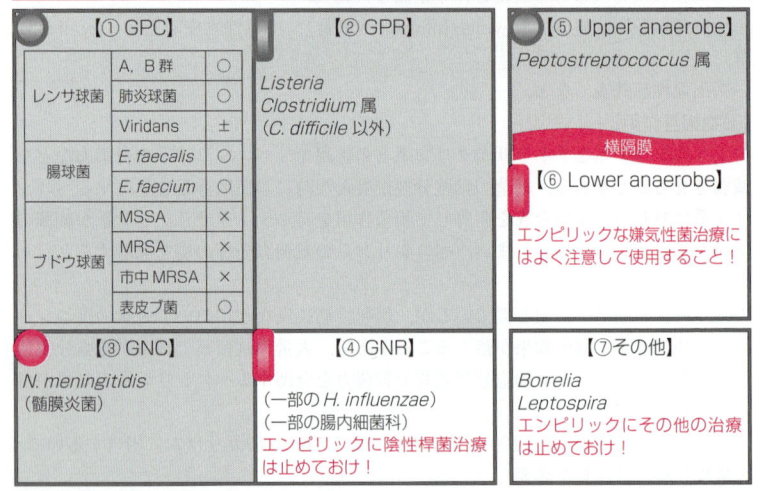

【① GPC】			【② GPR】	【⑤ Upper anaerobe】
レンサ球菌	A, B 群	○	*Listeria*	*Peptostreptococcus* 属
	肺炎球菌	○	*Clostridium* 属	
	Viridans	±	(*C. difficile* 以外)	
腸球菌	*E. faecalis*	○		横隔膜
	E. faecium	○		【⑥ Lower anaerobe】
ブドウ球菌	MSSA	×		エンピリックな嫌気性菌治療にはよく注意して使用すること！
	MRSA	×		
	市中 MRSA	×		
	表皮ブ菌	○		
【③ GNC】			【④ GNR】	【⑦その他】
N. meningitidis（髄膜炎菌）			（一部の *H. influenzae*）（一部の腸内細菌科）エンピリックに陰性桿菌治療は止めておけ！	*Borrelia* *Leptospira* エンピリックにその他の治療は止めておけ！

は腸球菌にはまったく効かない．その代わりブドウ球菌に強くなる．

②アミノペニシリン系でEB（Epstein-Barr）virus感染症を溶連菌と誤って治療すると，ひどい皮疹が生じる（原因は不明）．

③基本的なスペクトラムはペニシリンGと同じなので，ペニシリンGと交換可能．

④ペニシリンGと比べて，多少GNRへ守備範囲が広がっている（インフルエンザ桿菌や大腸菌）が，GNRは耐性などの理由で通常はエンピリックには標的としない．

⑤*Listeria* 感染症（食中毒や髄膜炎）のファーストチョイス．

⑥主要な口腔内嫌気性菌はカバーしている．

【主な排泄経路】
腎．

【日本で推奨される使用量】
①筋注の場合：1回250～1,000 mgを1日2～4回筋注．

②静注の場合：1日量1～2gを1～2回に分けて静注．点滴静注の場合は，1日量1～4gを1～2回に分けて輸液100～500 mLに溶解し，1～2時間かけて静脈内に点滴注射．

③敗血症，感染性心内膜炎，化膿性髄膜炎の場合，一般に通常用量より大量を使用する．

④腎機能低下時の投与量（☞表❸）．

【海外で推奨される使用量】
①正常腎機能での通常の投与量：1日150～200 mg/kgを静注．

②腎機能低下時の投与量調節（☞表❹）．

【禁　忌】
①本剤の成分によるショックの既往歴のある患者．

②伝染性単核球症のある患者（発疹の発現頻度を高めることがある）．

【原則禁忌】
本剤の成分またはペニシリン系に対し過敏症の既往歴のある患者．

【重大な副作用】
①ショック．

②皮膚粘膜眼症候群（Stevens-Johnson症候群），中毒性表皮壊死症（Lyell症候群）．

③無顆粒球症，溶血性貧血．

④腎障害．

⑤偽膜性大腸炎などの血便を伴う重篤な大腸炎，など．

【薬物相互作用】
①経口避妊薬との併用により経口避妊薬の効果が減弱するおそれがある．

②腸内細菌叢を変化させ，経口避妊薬の腸肝循環による再吸収を抑制するためと考えられる．

表❸ 腎機能低下時の投与量（日本）

	腎機能に基づく用量 推定される CLCr (mL/min)			血液透析 (HEMO)
	> 50 〜 90	10 〜 50	< 10	
投与量	1 〜 2 g 6 時間毎	1 〜 2 g 8 〜 12 時間毎	500 mg 12 時間毎	CLCr < 10 mL/min と同じ 透析日は透析後

表❹ 腎機能低下時の投与量調節（海外）

	腎機能に基づく用量 推定される CLCr (mL/min)				血液透析 (HEMO) 腹膜透析 (CAPD)	コメントおよび CRRT の用量
	正常腎機能時 （生命を脅かす感 染症時の投与 量）	> 50 〜 90	10 〜 50	< 10		
投与量	250 mg 〜 2 g 6 時間毎に	6 時間毎 に	6 〜 12 時間毎に	12 〜 24 時間毎に	HEMO：透析後に CAPD：12 時間 毎に 250 mg を 投与	CRRT：CLCr が 10 〜 50 mL/ min での投与量 と同じ

調節方法：投与間隔を延長することで行う．

★ アモキシシリン；AMPC（サワシリン®：経口）

【アミノペニシリンのキーワード】

①アンピシリンのプロドラッグである．消化管の吸収がよいので合成ペニシリンの経口はアモキシシリンと覚える．

②グラム陽性球菌向き（しかし，ブドウ球菌には無効）．レンサ球菌，腸球菌を目標に．後に繰り返し出てくるが，セフェム系では腸球菌にはまったく効かない．その代わりブドウ球菌に強くなる．

③アミノペニシリン系で EB virus 感染症を溶連菌と誤って治療すると，ひどい皮疹が生じる（原因は不明）．

④基本的なスペクトラムはペニシリン G と同じなので，ペニシリン G と交換可能．

⑤ペニシリン G より多少 GNR へ守備範囲が広い（*Haemophilus influenzae* や *E. coli*）が，GNR は耐性などの理由で標的としない．

⑥*Listeria* 感染症（食中毒や髄膜炎）のファーストチョイス．

【主な排泄経路】

腎（一部胆汁排泄）．

【日本で推奨される使用量】

①*Helicobacter pylori* 感染を除く感染症の場合：成人ではアモキシシリン水和

物として，1回250 mg（力価）を1日3～4回経口投与．
　②*Helicobacter pylori* 感染症の場合：1回750 mgを1日2回経口投与（詳細は成書参照）．
　③腎機能低下時の投与量（☞表❺）．
【海外で推奨される使用量】
　①正常腎機能での通常の投与量：250～1,000 mgを1日3回経口投与．
　②腎機能低下時の投与量調節（☞表❻）．
【禁　忌】
　①本剤の成分によるショックの既往歴のある患者．
　②伝染性単核球症の患者（発疹の発現頻度を高めるおそれがある）．
【原則禁忌】
　本剤の成分またはペニシリン系に対し，過敏症の既往歴のある患者．
【重大な副作用】
　①ショック．
　②アナフィラキシー様症状（呼吸困難，全身潮紅，血管浮腫，蕁麻疹など）．
　③皮膚障害：皮膚粘膜眼症候群（Stevens-Johnson症候群），中毒性表皮壊死症

表❺　腎機能低下時の投与量（日本）

	腎機能に基づく用量 推定されるCLCr（mL/min）			血液透析（HEMO）
	＞50～90	10～50	＜10	
投与量	250 mg 8時間毎	250 mg 8～12時間毎	250 mg 12時間毎	CLCr＜10 mL/minと同じ．透析日は透析後

表❻　腎機能低下時の投与量調節（海外）

	腎機能に基づく用量 推定されるCLCr（mL/min）				血液透析（HEMO）腹膜透析（CAPD）	コメントおよびCRRTの用量
	正常腎機能時（生命を脅かす感染症時の投与量）	＞50～90	10～50	＜10		
投与量	8時間毎に250～500 mg	8時間毎に	8～12時間毎に	24時間毎に	HEMO：透析後にCAPD：12時間毎に250 mgを投与	米国ではAMPCの静注薬を使用できない．CRRT：CLCrが10～50 mL/minでの投与量と同じ

調節方法：投与間隔を延長することで行う．

2. ペニシリン系

（Lyell 症候群）．
　④血液障害：顆粒球減少．
　⑤肝障害．
　⑥腎障害．
　⑦大腸炎：偽膜性大腸炎，出血性大腸炎などの血便を伴う重篤な大腸炎，など．
【薬物相互作用】
　①ワルファリンとの併用でワルファリンの作用が増強されるおそれがある．腸内細菌によるビタミン K の産生を抑制することがあるためと言われる．ただし，本剤に関する症例報告はない．
　②経口避妊薬との併用で経口避妊薬の効果が減弱するおそれがある．腸内細菌叢を変化させ，経口避妊薬の腸肝循環による再吸収を抑制するためと考えられている．

c. 緑膿菌まで手を出せるペニシリン系

● 抗菌薬スペクトラムマップ：ピペラシリン（☞図❸）

★ ピペラシリン；PIPC（ペントシリン®：静注）

【ピペラシリンのキーワード】
　① MRSA，VRE，βラクタマーゼ産生菌には無効．
　②緑膿菌に関しては，MIC（minimum inhibitory concentration：最小発育阻止濃度）と MBC（minimum bactericidal concentration：最小殺菌濃度）に差がある．十分量を使用すること．
　③基本的に使用するのは重症感染症であり，緑膿菌を強く疑った場合である．
　④緑膿菌に対してアミノグリコシド系と併用で synergy（相乗効果）がある（投与順序はアミノグリコシド系を先に）とされるが，近年の流れとしては，アミノグリコシド系の併用は必ずしも必須ではない．
　⑤アミノグリコシド系とピペラシリンを混注すると失活して抗菌薬の効力が落ちる．
　⑥緑膿菌に対してピペラシリン単剤で治療を行うと耐性化しやすいと言う報告もあるが，適切に使用するなら問題ないと思われる．
　⑦他のペニシリン系同様にブドウ球菌に無効．陰性桿菌には強いが，陽性球菌には注意が必要である．
　⑧ ESBL 産生菌（*Klebsiella* や大腸菌などの腸内細菌科）が相手の場合，ピペラシリンに偽りの感受性「S」の報告されることがある．その場合，第 3 世代セファロスポリン系，モノバクタム系に中等度耐性〜耐性を示す場合にはピペラシリンにも耐性と考えて対応するほうが無難である．

図❸ 抗緑膿菌用：ウレイドペニシリン系（ピペラシリン）

【① GPC】

レンサ球菌	A, B群	○
	肺炎球菌	○
	Viridans	±
腸球菌	E. faecalis	○
	E. faecium	±
ブドウ球菌	MSSA	×
	MRSA	×
	市中MRSA	×
	表皮ブ菌	×

【② GPR】

Listeria
Clostridium 属
(C. difficile 以外)

【⑤ Upper anaerobe】

Peptostreptococcus 属

横隔膜

【⑥ Lower anaerobe】

エンピリックな嫌気性菌治療にはよく注意して使用すること！

【③ GNC】

N. meningitidis（髄膜炎菌）
N. gonorrhoeae（淋菌）

【④ GNR】

院内感染菌	S	P	A	C	E	+α	
						S	B
	×	○	×	○	○	±	

呼吸器系	H	B	L	K
	±	×	×	○

腸内細菌	P	E	K	+α	
				P	M
	○	○	○	○	○

【⑦その他】

エンピリックにその他の治療は止めておけ！

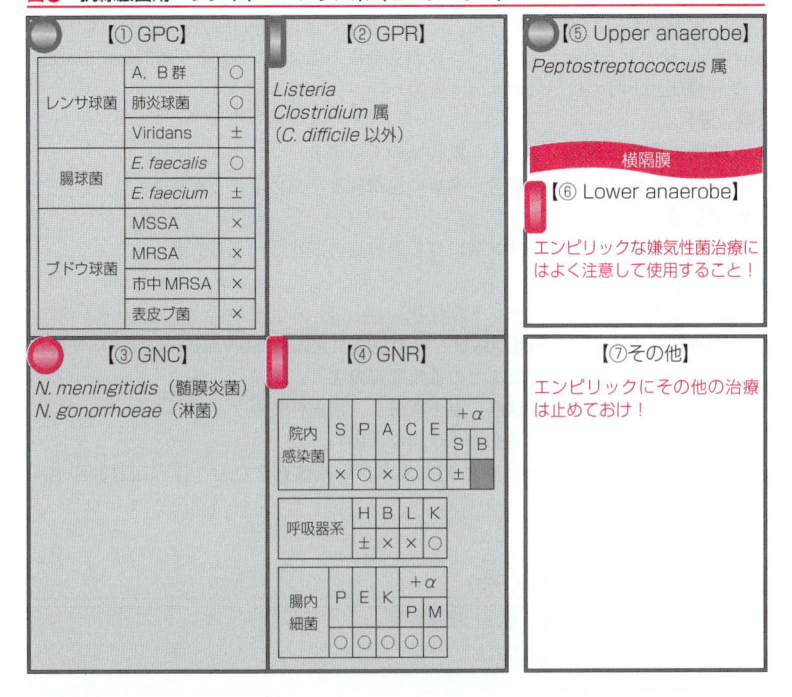

【主な排泄経路】

腎（一部胆汁排泄）．

【日本で推奨される使用量】

①通常，成人ではピペラシリンナトリウムとして，1日2〜4g（力価）を2〜4回に分けて静注．通常，小児には1日50〜125 mg（力価）/kgを2〜4回に分けて静注．

②難治性または重症感染症の場合は，症状に応じて成人では1日8g（力価）まで増量して静注．

注意 上記のように添付文書上制限がついているが，実際のところ，ピペラシリン・タゾバクタム（ゾシン®）の1日最大投与量がピペラシリン換算で16gであるのに対して，単味のピペラシリン最大量が8gというのは矛盾している．

腎機能低下時の投与量（☞ **表❼**）．

2. ペニシリン系

【海外で推奨される使用量】

①正常腎機能での通常の投与量：3〜4gを4〜6時間毎に静注（200〜300 mg/kg/day，最大で500 mg/kg/day），尿路感染症の場合は，2gを6時間毎に静注．
②腎機能低下時の投与量調節（☞表❽）．

【禁　忌】

①本剤の成分によるショックの既往歴のある患者．
②伝染性単核球症のある患者（発疹の発現頻度を高めることがある）．

【原則禁忌】

本剤の成分またはペニシリン系に対し過敏症の既往歴のある患者．

【重大な副作用】

①ショック，アナフィラキシー様症状．
②中毒性表皮壊死症（Lyell症候群），皮膚粘膜眼症候群（Stevens-Johnson症候群）．
③急性腎不全，間質性腎炎などの重篤な腎障害．
④汎血球減少症，無顆粒球症，血小板減少，溶血性貧血．
⑤偽膜性大腸炎などの血便を伴う重篤な大腸炎．
⑥発熱，咳嗽，呼吸困難，胸部X線異常，好酸球増多などを伴う間質性肺炎．

表❼　腎機能低下時の投与量（日本）

	腎機能に基づく用量 推定されるCLCr（mL/min）			血液透析（HEMO）
	＞50〜90	10〜50	＜10	
投与量	減量の必要なし	減量の必要なし	2〜3g 分2〜4/day	CLCr＜10 mL/minと同じ．透析日には透析後に投与

表❽　腎機能低下時の投与量調節（海外）

	腎機能に基づく用量 推定される（CLCr（mL/min）				血液透析（HEMO） 腹膜透析（CAPD）	コメントおよびCRRTの用量
	正常腎機能時（生命を脅かす感染症時の投与量）	＞50〜90	10〜50	＜10		
投与量	4〜6時間毎に3〜4g	4〜6時間毎に	6〜8時間毎にCRRT：同一用量	8時間毎に	HEMO：8時間毎に2g＋透析後に1g追加投与 CAPD：CLCr＜10 mL/minの投与量と同じ	ナトリウム1.9 mEq/g

調節方法：投与間隔を延長することで行う．
注意：米国ではピペラシリン・タゾバクタム製剤（合剤）としてのみ使用されている．カナダではピペラシリン単剤としても使用されている．

PIE（pulmonary infiltration with eosinophilia）症候群，など．
　⑦横紋筋融解症．
　⑧肝機能障害，黄疸，など．
【薬物相互作用】
　①メトトレキサートとの併用によりメトトレキサートの排泄が遅延し，メトトレキサートの毒性作用が増強される可能性がある．腎尿細管分泌の阻害により，メトトレキサートの腎排泄を遅延させるためと考えられる．
　②メトトレキサートと併用する場合は血中濃度モニタリングを行うなど注意すること．
　③点滴静注にあたっては，注射用水を使用しないこと（溶液が等張にならないため）．
　④アミノグリコシド系と配合すると，アミノグリコシド系の活性低下をきたすので，本剤と併用する場合にはそれぞれ別経路で投与すること．

d. βラクタマーゼ阻害薬入りの合剤ペニシリン系

● 抗菌薬スペクトラムマップ①：アンピシリン・スルバクタム（☞図❹）

★ アンピシリン・スルバクタム；ABPC/SBT（ユナシンS®：静注）

【βラクタマーゼ阻害薬入りのペニシリン系のキーワード】
　①合剤になることでスペクトラム拡大．嫌気性菌，ブドウ球菌に強くなる．また，多くの腸内細菌にも強くなる．
　②βラクタマーゼ阻害薬のうち，クラブラン酸は天然物，残りはβラクタマーゼ阻害薬は合成品で少し機序が違う．
　③すべてのβラクタマーゼを阻害できるわけではない．プラスミドではなく染色体由来のgroup 1 βラクタマーゼには効果がない…*Enterobacter*，*Citrobacter*，*Serratia*，*Morganella*，*Pseudomonas*などが作っている場合，またESBL産生菌にも本来の理論とは別に，各種耐性機構が絡んでいて事実上使えない．
　④院内感染菌：S.P.A.C.E.のなかではA：*Acinetobacter*に感受性がある．
　⑤ペニシリン耐性肺炎球菌や，BLNARタイプのインフルエンザ桿菌の耐性機構はβラクタマーゼと関係ないので，この場合βラクタマーゼ阻害薬を治療薬として選択してはならない．
　⑥嫌気性菌をカバーできることを頭に入れておく．誤嚥性肺炎，腹腔内病変，動物咬傷などに便利である．
【主な排泄経路】
　アンピシリンおよびスルバクタムともに腎．

図❹　ペニシリン・βラクタマーゼ阻害薬（合剤）（アンピシリン・スルバクタム）

【① GPC】

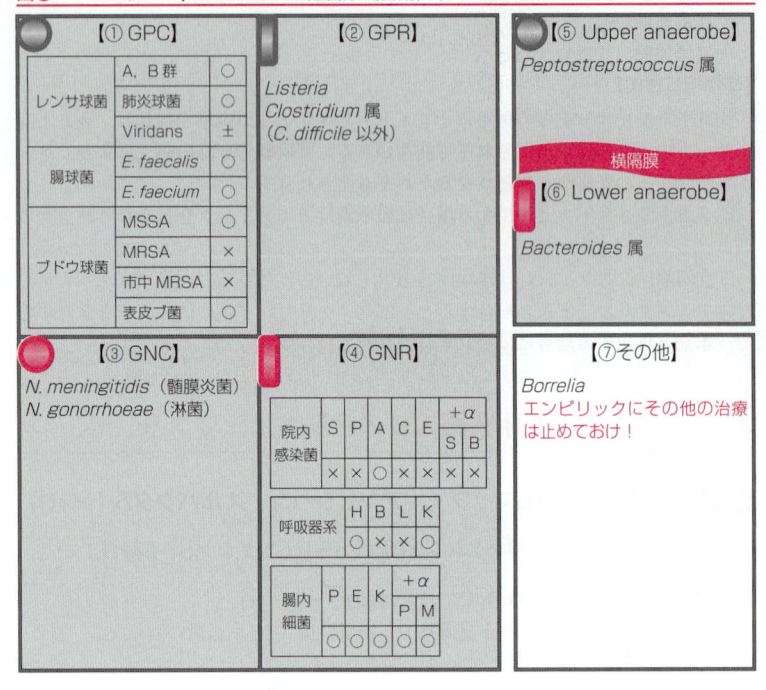

レンサ球菌	A，B群	○
	肺炎球菌	○
	Viridans	±
腸球菌	E. faecalis	○
	E. faecium	×
ブドウ球菌	MSSA	○
	MRSA	×
	市中MRSA	×
	表皮ブ菌	○

【② GPR】

Listeria
Clostridium 属
（C. difficile 以外）

【⑤ Upper anaerobe】

Peptostreptococcus 属

――― 横隔膜 ―――

【⑥ Lower anaerobe】

Bacteroides 属

【③ GNC】

N. meningitidis（髄膜炎菌）
N. gonorrhoeae（淋菌）

【④ GNR】

院内感染菌

S	P	A	C	E	+α	
					S	B
×	×	○	×	×	×	×

呼吸器系

H	B	L	K
○	×	×	○

腸内細菌

P	E	K	+α	
			P	M
○	○	○	○	○

【⑦その他】

Borrelia
エンピリックにその他の治療は止めておけ！

【日本で推奨される使用量】

①肺炎，肺膿瘍，腹膜炎の場合：成人では ABPC/SBT として，1日6g（力価）を2回に分けて静注または点滴静注．

②膀胱炎の場合：成人では ABPC/SBT として，1日3g（力価）を2回に分けて静注または点滴静注．

③腎機能低下時の投与量（☞表❾）．

【海外で推奨される使用量】

①正常腎機能での通常の投与量：1.5〜3gを6時間毎に静注．

②腎機能低下時の投与量調節（☞表❿）．

【禁　忌】

①本剤の成分によるショックの既往歴のある患者．

②伝染性単核球症のある患者（発疹の発現頻度を高めることがある）．

表❾ 腎機能低下時の投与量（日本）

	腎機能に基づく用量 推定されるCLCr (mL/min)			血液透析（HEMO）
	>50～90	10～50	<10	
投与量	1.5 g 8時間毎 または 3 g 12時間毎	1.5 g 12時間毎	1.5 g 24時間毎	CLCr < 10 mL/minと同じ. 透析日には透析後に投与

表❿ 腎機能低下時の投与量調節（海外）

	正常腎機能時（生命を脅かす感染症時の投与量）	腎機能に基づく用量 推定されるCLCr (mL/min)			血液透析（HEMO） 腹膜透析（CAPD）	コメントおよびCRRTの用量
		>50～90	10～50	<10		
投与量	2 g ABPC + 1.0 g SBT 6時間毎に	6時間毎に	8～12時間毎に	24時間毎に	HEMO：透析後 CAPD：2 g ABPC/1 g SBT 24時間毎に	CRRT： 1.5 ABPC/ 0.75 SBT 12時間毎に

調節方法：投与間隔を延長することで行う.

【原則禁忌】
　本剤の成分またはペニシリン系に対し過敏症の既往歴のある患者.
【重大な副作用】
　①ショック，アナフィラキシー様症状.
　②皮膚粘膜眼症候群（Stevens-Johnson症候群），中毒性表皮壊死症（Lyell症候群）.
　③血液障害：無顆粒球症，貧血（溶血性貧血を含む），血小板減少.
　④急性腎不全，間質性腎炎.
　⑤偽膜性大腸炎.
　⑥肝機能障害.
　⑦間質性肺炎，好酸球性肺炎，など.
【薬物相互作用】
　①機序は不明だが，アロプリノールとアンピシリンとの併用により，発疹の発現が増加するとの報告がある.
　②抗凝血薬との併用によりペニシリン注射液の血小板凝集抑制作用が血小板の凝集・凝固に影響を与え，相加的に出血傾向を増強するおそれがある.
　③経口避妊薬とアンピシリンとの併用により避妊効果が減弱したとの報告がある.

④メトトレキサートとの併用で，メトトレキサートのクリアランスが減少しメトトレキサートの毒性が増強する可能性がある．
　⑤プロベネシドとの併用により，本剤の血中濃度上昇，血中濃度半減期の延長，本剤の持つ毒性リスクの上昇のおそれがある．プロベネシドの尿細管分泌抑制作用により本剤の排泄が遅延するおそれがある．

【その他】
　①配合変化として，アンピシリンとアミノグリコシド系製剤を混合すると力価が低下したとの報告がある．
　②併用に際しては投与部位を変える，および1時間以上投与間隔をあけるなど投与方法に注意すること．

● 抗菌薬スペクトラムマップ②：アモキシシリン・クラブラン酸カリウム（☞図❺）

★ アモキシシリン・クラブラン酸カリウム；AMPC/CVA（オーグメンチン®：経口）

【βラクタマーゼ阻害薬入りのペニシリン系のキーワード】
　①すべてのβラクタマーゼを阻害できるわけではない．プラスミドではなく染色体由来の group 1 βラクタマーゼには効果がない…*Enterobacter*, *Citrobacter*, *Serratia*, *Morganella*, *Pseudomonas* などが作っている場合．また ESBL 産生菌にも本来の理論とは別に，各種耐性機構も絡んで事実上使えない．
　②クラブラン酸は細菌の産生するβラクタマーゼ自身によって活性化される．つまり細菌は自殺行為をとる〔自殺型阻害薬（suicide inhibitor）〕．
　③クラブラン酸だけが肝排泄で，ペニシリン系は腎排泄なので腎障害患者の体内で代謝のバランスが悪い．
　④嫌気性菌が得意なので，外来で経口薬治療：動物咬傷などに便利である．
　⑤日本では，AMPC：CVA ＝ 250 mg：125 mg の比率の製剤しかない．海外では，500 mg：125 mg，875 mg：125 mg などの比率の製剤がある．日本国内の場合，AMPC：CVA ＝ 250 mg：125 mg にアモキシシリンをさらに追加投与する工夫をすれば海外の製剤と同じような使い方ができる．薬局から問い合わせの電話が来るかもしれませんが…「先生，オーグメンチン®の成分はアモキシシリンですよ．同じ成分の抗菌薬を同時に出してどうするんですか？」「もちろん知ってます．それでいいんです…．」

【主な排泄経路】
　①アモキシシリン：腎（一部胆汁排泄）．
　②クラブラン酸：腎．

図❺　ペニシリン・βラクタマーゼ阻害薬（合剤）（アモキシシリン・クラブラン酸）

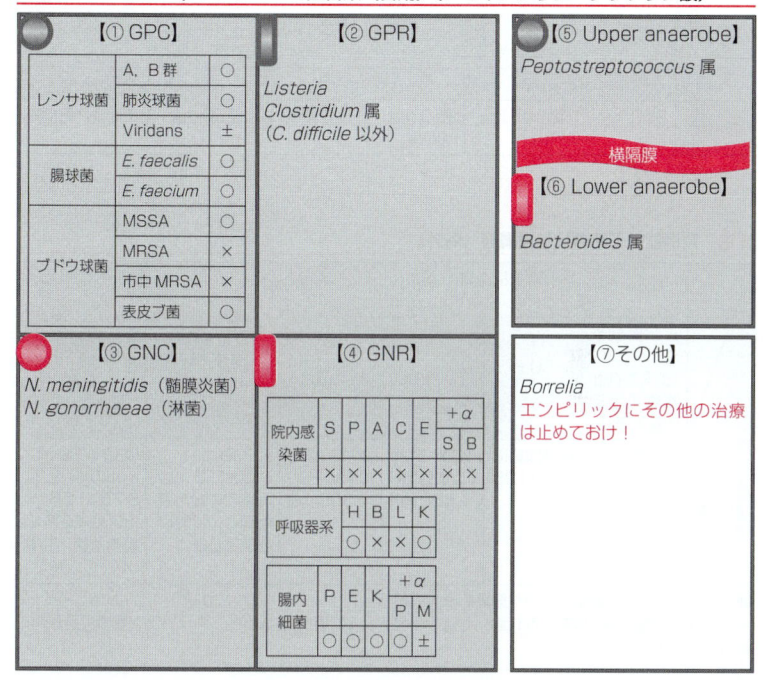

【① GPC】		
レンサ球菌	A, B群	○
	肺炎球菌	○
	Viridans	±
腸球菌	E. faecalis	○
	E. faecium	○
ブドウ球菌	MSSA	○
	MRSA	×
	市中MRSA	×
	表皮ブ菌	○

【② GPR】

Listeria
Clostridium 属
（*C. difficile* 以外）

【⑤ Upper anaerobe】

Peptostreptococcus 属

――― 横隔膜 ―――

【⑥ Lower anaerobe】

Bacteroides 属

【③ GNC】

N. meningitidis（髄膜炎菌）
N. gonorrhoeae（淋菌）

【④ GNR】

院内感染菌	S	P	A	C	E	+α	
						S	B
	×	×	×	×	×	×	×

呼吸器系	H	B	L	K
	○	×	×	○

腸内細菌	P	E	K	+α	
				P	M
	○	○	○	○	±

【⑦その他】

Borrelia
エンピリックにその他の治療は止めておけ！

【日本で推奨される使用量】

①通常，成人では，1回1錠（250 mg）を1日3～4回経口投与．なお，年齢，症状により適宜増減する．

②腎機能低下時の投与量（☞表⓫）：国内で詳細な調節量データなし．

【海外で推奨される使用量】

①正常腎機能での通常の投与量：成人用 AMPC/CVA 製剤用量の比較．

　AMPC/CVA = 500/125：1錠を1日3回

　AMPC/CVA = 875/125：1錠を1日2回

　AMPC/CVA 徐放薬（日本にない剤形）= 1,000/62.5：2錠を1日2回

②腎機能低下時の投与量調節（☞表⓬）．

【禁　忌】

①本剤の成分によるショックの既往歴のある患者．

②伝染性単核球症のある患者（発疹の発現頻度を高める）．

表⓫　腎機能低下時の投与量（日本）

	腎機能に基づく用量 推定されるCLCr（mL/min）（参考：英国のデータより）		
	＞30〜90	10〜30	＜10
投与量	250 mg　1錠1日3〜4回	250 mg　1〜2錠を12時間毎	250 mg　1錠を12時間毎

表⓬　腎機能低下時の投与量調節（海外）

	腎機能に基づく用量 推定されるCLCr（mL/min）				血液透析（HEMO）腹膜透析（CAPD）	コメントおよびCRRTの用量
	正常腎機能時（生命を脅かす感染症時の投与量）	＞50〜90	10〜50	＜10		
投与量	8時間毎に500/125 mg	8時間毎に500/125 mg	12時間毎にAM 250〜500 mg	24時間毎にAM 250〜500 mg	HEMO：CLCr＜10 mL/minでの投与量と同じ．追加投与は透析後に	CLCr≦30 mL/minの場合は875/125や1,000/62.5の製剤は使用しない

調節方法：投与量を減量かつ投与間隔の延長で行う．
＊クラブラン酸は腎ではなく肝代謝．したがって，合剤の用量が減ると，クラブラン酸の欠乏が起こる可能性がある．

　③本剤の成分による黄疸または肝機能障害の既往歴のある患者（再発するおそれがある）．
【原則禁忌】
　本剤の成分またはペニシリン系に対し過敏症の既往歴のある患者．
【重大な副作用】
　①ショック，アナフィラキシー様症状．
　②皮膚粘膜眼症候群（Stevens-Johnson症候群），中毒性表皮壊死症（Lyell症候群）．
　③急性腎不全．
　④偽膜性大腸炎，出血性大腸炎．
　⑤肝障害，など．
【薬物相互作用】
　①プロベネシドと本剤との併用によりアモキシシリンの血中濃度は維持できるが，クラブラン酸の血中濃度は維持できない（プロベネシドは尿細管でのアモキシ

シリンの分泌を減少させるため).
　②併用でワルファリンの作用が増強されるおそれがある（腸内細菌叢によるビタミン K 産生を抑制することがあるため).
　③経口避妊薬との併用により経口避妊薬の効果が減弱するおそれがある（腸内細菌叢を変化させ，経口避妊薬の腸肝循環による再吸収を抑制するため).
【その他】
　ワルファリンと併用する場合には凝血能の変動に十分注意しながら投与すること.

e. 緑膿菌まで手を出せるβラクタマーゼ阻害薬入りペニシリン系

● 抗菌薬スペクトラムマップ：ピペラシリン・タゾバクタム（☞図❻）

★ ピペラシリン・タゾバクタム；PIPC/TAZ（ゾシン®：静注）

　日本ではタゾシン®（PIPC：TAZ = 4：1）から，ゾシン®（PIPC：TAZ = 8：1）として 2008 年 10 月 1 日から発売.
　製剤改訂により，PIPC 単味の製剤（ペントシリン®）との間に，PIPC 換算量にして投与量の矛盾が生じている.

【βラクタマーゼ阻害薬入りのペニシリン系のキーワード】
　①多くの腸内細菌，MRSA でない黄色ブドウ球菌，嫌気性菌に有効で，陰性桿菌は緑膿菌までカバーできる．すべてのβラクタマーゼを阻害できるわけではない．プラスミドではなく染色体由来の group 1 βラクタマーゼには効果がない…*Enterobacter*, *Citrobacter*, *Serratia*, *Morganella*, *Pseudomonas* などが作っている場合．また ESBL 産生菌にも本来の理論とは別に，各種耐性機構も絡んで事実上使えない.
　②実際使えばわかるが，かなり広域スペクトラムである．陽性球菌，陰性桿菌（S.P.A.C.E. を含む），嫌気性菌をカバー．耐性菌を除けば，カルバペネム系と同じようなスペクトラムを持つ．乱用は止めて大切に使わなければいけない.
　③陰性桿菌と嫌気性菌を広くカバーできるので，リスクの高い腹腔内・骨盤内・皮膚軟部組織・肺炎などで重要となる.

【主な排泄経路】
　ピペラシリンおよびタゾバクタムともに腎（一部胆汁排泄).

【日本で推奨される使用量】
　①敗血症および肺炎の場合：通常，成人では PIPC/TAZ として，1 回 4.5 g（力価）を 1 日 3 回点滴静注．肺炎の場合は，症状，病態に応じて 1 日 4 回に増量できる．なお，必要に応じて，静注も可能.

図❻ 抗緑膿菌ペニシリン・βラクタマーゼ阻害薬（合剤）（ピペラシリン・タゾバクタム）

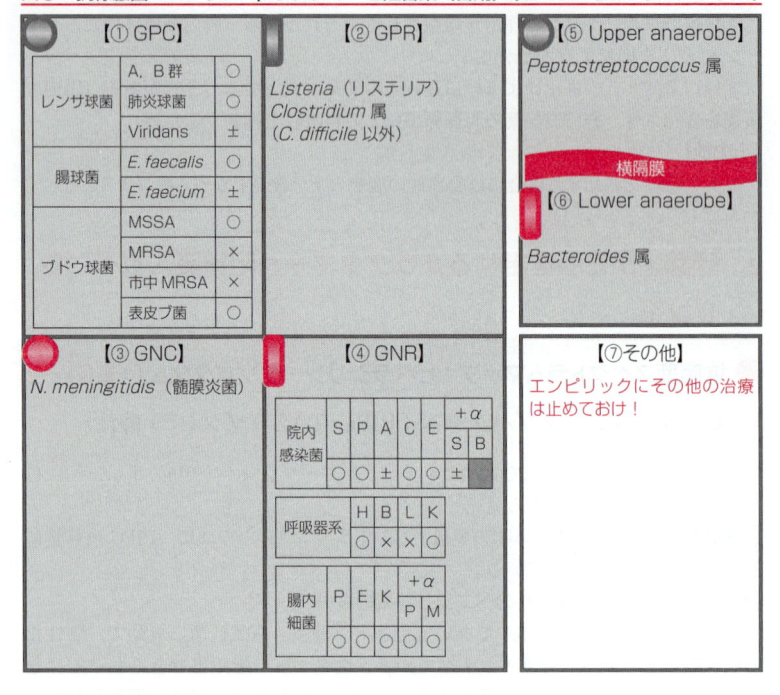

【① GPC】

レンサ球菌	A, B群	○
	肺炎球菌	○
	Viridans	±
腸球菌	E. faecalis	○
	E. faecium	±
ブドウ球菌	MSSA	○
	MRSA	×
	市中MRSA	×
	表皮ブ菌	○

【② GPR】

Listeria（リステリア）
Clostridium 属
（C. difficile 以外）

【⑤ Upper anaerobe】

Peptostreptococcus 属

横隔膜

【⑥ Lower anaerobe】

Bacteroides 属

【③ GNC】

N. meningitidis（髄膜炎菌）

【④ GNR】

院内感染菌	S	P	A	C	E	+α	
						S	B
	○	○	±	○	○	±	

呼吸器系	H	B	L	K
	○	×	×	○

腸内細菌	P	E	K	+α	
				P	M
	○	○	○	○	○

【⑦その他】

エンピリックにその他の治療は止めておけ！

---

②腎盂腎炎および複雑性膀胱炎の場合：通常，成人ではPIPC/TAZとして，1回4.5 g（力価）を1日2回点滴静注．症状，病態に応じて1日3回に増量できる．必要に応じて静注も可能．

③腎機能低下時の投与量（2008年8月作成：新医薬品の「使用上の注意」の解説より抜粋）（☞表⓭）．ゾシン®の日本人データの記載なし：（参考）フランスにおける腎不全患者への投与方法．

【海外で推奨される使用量】

①正常腎機能での通常の投与量：3.375 gを6時間毎に静注．4.5 g製剤を8時間毎も利用可能．

②腎機能低下時の投与量調節（☞表⓮）．

【禁　忌】

①本剤の成分によるショックの既往歴のある患者．

②伝染性単核球症のある患者（発疹の発現頻度を高めることがある）．

【重大な副作用】
①ショック,アナフィラキシー様症状.
②中毒性表皮壊死症(Lyell症候群),皮膚粘膜眼症候群(Stevens-Johnson症候群).
③劇症肝炎,肝機能障害,黄疸.
④急性腎不全,間質性腎炎.
⑤汎血球減少症,無顆粒球症,血小板減少症,溶血性貧血.
⑥偽膜性大腸炎.
⑦間質性肺炎,PIE症候群(発熱,咳嗽,呼吸困難,好酸球増多,など).
⑧横紋筋融解症,など.

【薬物相互作用】
①プロベネシドとの併用によりタゾバクタムおよびピペラシリンの半減期が延長することがある.腎尿細管分泌の阻害により,プロベネシドがタゾバクタム,ピペラシリンの排泄を遅延させるためと考えられる.

②メトトレキサートとの併用によりメトトレキサートの排泄が遅延し,メトトレキサートの毒性作用が増強される可能性がある.腎尿細管分泌の阻害により,ピペ

表⑬ 腎機能低下時の投与量(日本)

	腎機能に基づく用量 推定されるCLCr (mL/min)			血液透析(HEMO)
	＞40	20～40	＜20	
投与量	13.5g 分3 (4.5gを8時間毎) 通常量投与	9g 分2 (4.5gを12時間毎)		CLCr＜20 mL/minと同じ扱い.血液透析を行った後は毎回2.25gを追加投与

(2008年8月作成:新医薬品の「使用上の注意」の解説より抜粋)

表⑭ 腎機能低下時の投与量調節(海外)

	正常腎機能時 (生命を脅かす感染症時の投与量)	腎機能に基づく用量 推定されるCLCr (mL/min)			血液透析(HEMO) 腹膜透析(CAPD)	コメント および CRRTの用量
		＞50～90	10～50	＜10		
投与量	6～8時間毎に3.375～4.5g	100%	6時間毎に2.25g ＜20:8時間毎に.CRRTも同一用量	8時間毎に2.25g	HEMO:CLCr＜10 mL/minでの投与量+透析後に0.75gを投与 CAPD:12時間毎に4.5gを投与	CRRT:48時間毎に4.5g投与

調節方法:投与量を減量,かつ投与間隔の延長で行う.

ラシリンがメトトレキサートの排泄を遅延させるためと考えられる．

③抗凝血薬（ワルファリンなど）との併用により血液凝固抑制作用を助長するおそれがある．プロトロンビン時間の延長，出血傾向などにより相加的に作用が増強するためと考えられる．

【その他】

①メトトレキサートと併用する場合は血中濃度モニタリングを行うなど注意すること．

②ワルファリンと併用する場合は凝血能の変動に注意すること．

f. 黄色ブドウ球菌専用ペニシリン

● 抗菌薬スペクトラムマップ：メチシリン，クロキサシリン，ナフシリン（☞図❼）

黄色ブドウ球菌専用の薬剤として貴重な存在であったが，日本では販売中止となった．

現在は第1世代セファロスポリン系などが代わりに使われているが，本来この薬剤が必要である．

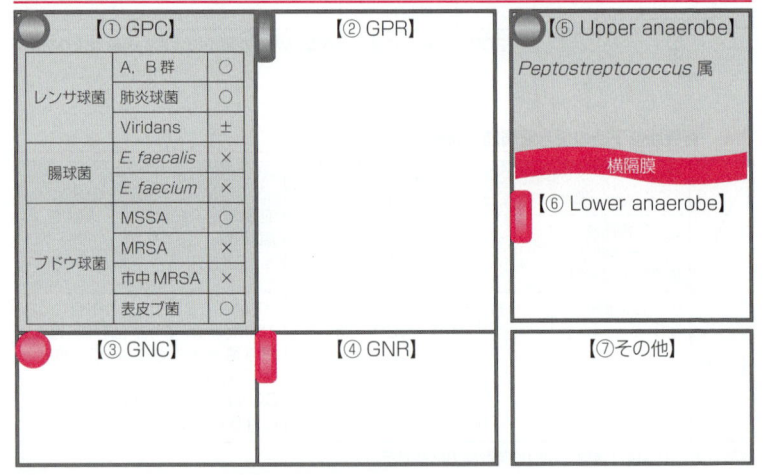

図❼　抗黄色ブドウ球菌用ペニシリン（メチシリン，クロキサシリン，ナフシリン）

【① GPC】			【② GPR】	【⑤ Upper anaerobe】
レンサ球菌	A，B群	○		*Peptostreptococcus* 属
	肺炎球菌	○		
	Viridans	±		横隔膜
腸球菌	*E. faecalis*	×		【⑥ Lower anaerobe】
	E. faecium	×		
ブドウ球菌	MSSA	○		
	MRSA	×		
	市中MRSA	×		
	表皮ブ菌	○		
【③ GNC】			【④ GNR】	【⑦その他】

3 | セフェム系（セファロスポリン系，セファマイシン系，オキサセフェム系）

a. セフェム系の分類

図❶のように，いわゆるセフェム系は販売時期によって第1～4世代に分類され，3つの系統（①セファロスポリン系，②セファマイシン系，③オキサセフェム系）がある．セファマイシン系は第2世代，オキサセフェム系は第2～3世代に属する．また，一般的に図❷のようにセフェム系の抗菌スペクトラムを世代別（販売時期別）に整理することができる．

ただし，販売時期による分類だけを覚えて終わってはいけない！　販売時期は目安にはなるが，さらに踏み込んで臨床効果の違いによる分類で整理するべきである（☞図❸）．

図❶　一般的なセフェム系の分類（セファロスポリン系＋セファマイシン系＋オキサセフェム系）

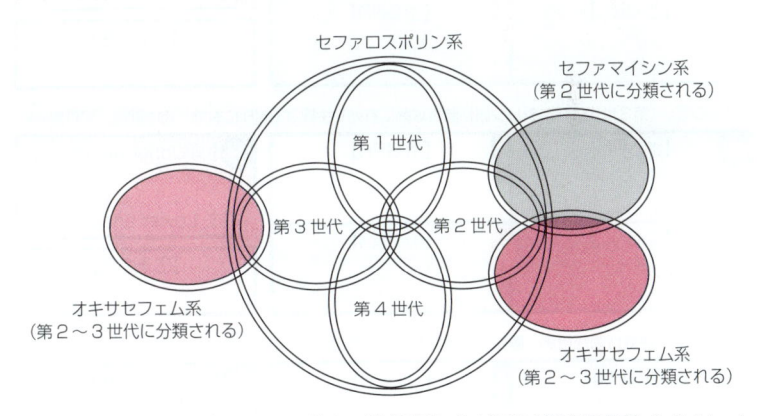

参考：2008年に第5世代セファロスポリン（抗緑膿菌・抗MRSA活性を有する）Ceftobiproleが発売になっている．ただし日本ではまだ未承認．

図❷ 販売時期によるセフェム系の分類

第1世代	GPC	スペクトラム	GNR		レンサ球菌，ブドウ球菌 ＋ P.E.K. に有効
第2世代	GPC	スペクトラム	GNR		呼吸器系のGNRに対して活性が強い．GPCには弱くなった．嫌気性菌に強いものもある．H.A.M.P.E.K. に有効
第3世代	GPC	スペクトラム	GNR		髄液移行増強！ 腸内細菌科を広くカバー．緑膿菌もカバーするものもある．H.A.M.P.E.K.＋緑膿菌に有効
第4世代	GPC	スペクトラム	GNR		今までの総まとめ 陽性球菌と陰性桿菌を広くカバー Point：第1世代＋第3世代＝第4世代

【H.A.M.P.E.K.】
H：*Haemophilus*，A：*Aeromonas*，M：*Moraxella*，P：*Proteus*，E：*E. coli*，K：*Klebsiella*
【参考】2008年に第5世代セファロスポリン（抗緑膿菌・抗MRSA活性を有する）Ceftobiproleが発売になっている．ただし日本ではまだ未承認．

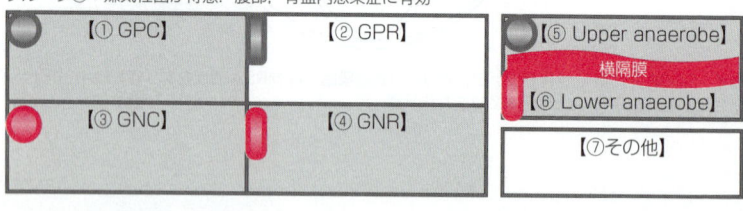

図❸ 臨床的なセフェム系の分類（1）

グループ①：黄色ブドウ球菌やレンサ球菌に強く，一部ではあるがGNRにも有効

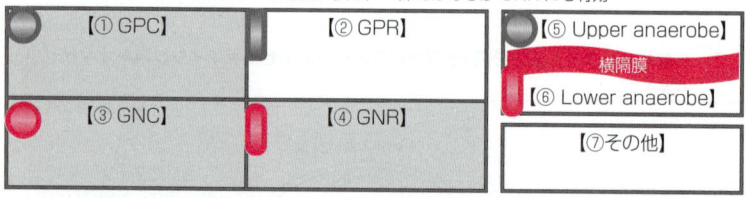

【① GPC】	【② GPR】	【⑤ Upper anaerobe】
		横隔膜
		【⑥ Lower anaerobe】
【③ GNC】	【④ GNR】	【⑦その他】

グループ②：（第3世代はペニシリン耐性肺炎球菌に有効）主要なGNRに有効．市中肺炎，尿路感染に

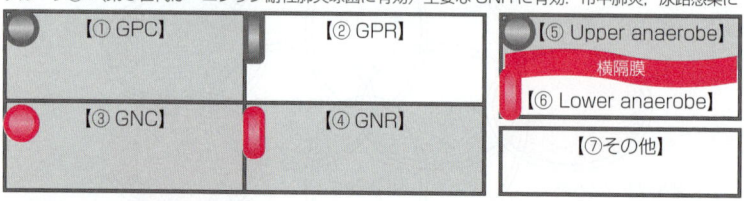

【① GPC】	【② GPR】	【⑤ Upper anaerobe】
		横隔膜
		【⑥ Lower anaerobe】
【③ GNC】	【④ GNR】	【⑦その他】

グループ③：嫌気性菌が得意．腹部，骨盤内感染症に有効

【① GPC】	【② GPR】	【⑤ Upper anaerobe】
		横隔膜
		【⑥ Lower anaerobe】
【③ GNC】	【④ GNR】	【⑦その他】

図❸ 臨床的なセフェム系の分類（2）

グループ④：多くの GPC，GNR に加え，緑膿菌にまでスペクトラムを拡大

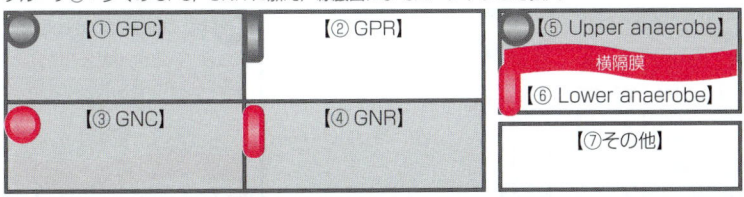

【① GPC】	【② GPR】	【⑤ Upper anaerobe】
		横隔膜
		【⑥ Lower anaerobe】
【③ GNC】	【④ GNR】	【⑦その他】

グループ⑤：βラクタマーゼ阻害薬入り，緑膿菌カバー，嫌気性菌にも強い

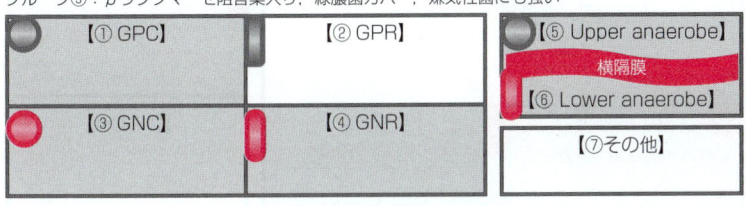

【① GPC】	【② GPR】	【⑤ Upper anaerobe】
		横隔膜
		【⑥ Lower anaerobe】
【③ GNC】	【④ GNR】	【⑦その他】

【参考】2008 年に第 5 世代セファロスポリン（抗緑膿菌・抗 MRSA 活性を有する）Ceftobiprole が発売になっている．ただし日本ではまだ未承認．

b. 黄色ブドウ球菌やレンサ球菌に使うセフェム系（いわゆる第 1 世代）

● 抗菌薬スペクトラムマップ①：セファゾリン（☞図❹）

★ セファゾリン：CEZ（セファメジンα®：静注）

【第 1 世代のキーワード】

①基本的にグラム陽性球菌を標的とする．ペニシリン系はブドウ球菌には使えないが，セフェム系はレンサ球菌，ブドウ球菌の両方に有効．

②第 1 世代の場合は，基本的にグラム陽性球菌が得意であるので，手術の際の創部感染予防などにもよく使われる．そのほか，グラム陽性球菌が絡む皮膚・筋肉・皮下組織・関節・骨病変によく用いられる．

③グラム陰性桿菌のなかでも，P.E.K. には使えることがあるが，感受性などをよく考えたうえで使うこと．エンピリックに陰性桿菌の治療に使うべきではない．

④くどいようだが，腸球菌，Listeria にはすべてのセフェム系が無効である．世代を上げても無効なものは無効．

⑤中枢への移行が悪いので，感受性が良好でも絶対に髄膜炎治療に使ってはいけ

図❹ セフェム系：グループ①（第1世代の静注薬：セファゾリンなど）…黄色ブドウ球菌やレンサ球菌に強く一部GNRにも有効

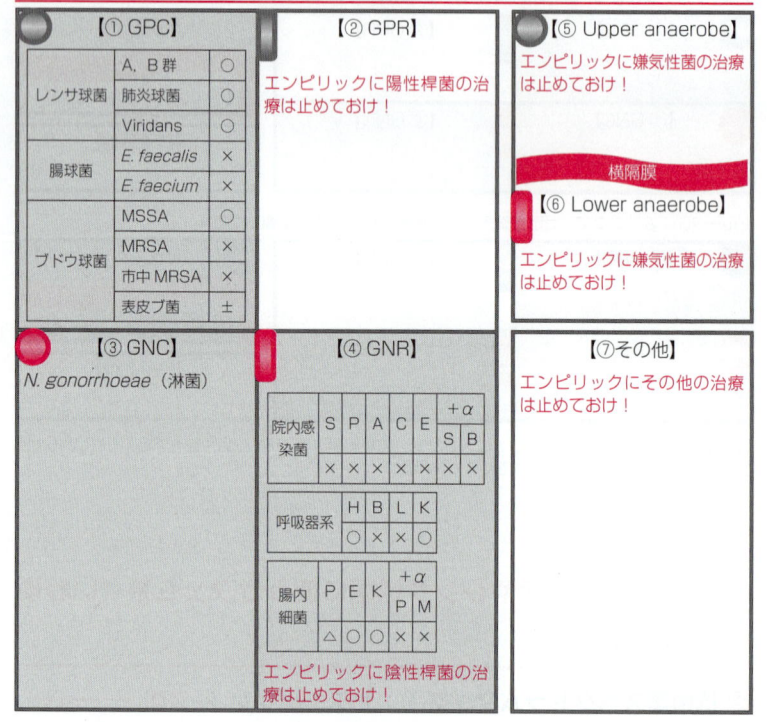

【① GPC】

レンサ球菌	A，B群	○
	肺炎球菌	○
	Viridans	○
腸球菌	E. faecalis	×
	E. faecium	×
ブドウ球菌	MSSA	○
	MRSA	×
	市中MRSA	×
	表皮ブ菌	±

【② GPR】

エンピリックに陽性桿菌の治療は止めておけ！

【⑤ Upper anaerobe】

エンピリックに嫌気性菌の治療は止めておけ！

――― 横隔膜 ―――

【⑥ Lower anaerobe】

エンピリックに嫌気性菌の治療は止めておけ！

【③ GNC】

N. gonorrhoeae（淋菌）

【④ GNR】

院内感染菌	S	P	A	C	E	+α	
						S	B
	×	×	×	×	×	×	×

呼吸器系	H	B	L	K
	○	×	×	○

腸内細菌	P	E	K	+α	
				P	M
	△	○	○	×	×

エンピリックに陰性桿菌の治療は止めておけ！

【⑦その他】

エンピリックにその他の治療は止めておけ！

ない．

⑥レンサ球菌に対してセフェム系はペニシリン系よりも優れていると思われがちだが，感受性が合えば切れ味はペニシリン系のほうが鋭い．

⑦本来は，黄色ブドウ球菌には専用のペニシリン系が使われるべきだが，現在日本では販売されていない．その代わりとしてのポジションにあるのが，このカテゴリーの薬剤である．特に心内膜炎の場合には，黄色ブドウ球菌用ペニシリンのほうが理想的であるが，国内にないので仕方ない．

【主な排泄経路】

腎．

【日本で推奨される使用量】

①成人ではセファゾリンとして，1日量1g（力価）を2回に分けて点滴静注．

症状および感染菌の感受性から効果不十分と判断される場合には,成人1日量を1.5〜3g(力価)を3回に分けて静注.

②症状が特に重篤な場合には,成人では1日量5g(力価)までの分割投与が可能.

③腎機能低下時の投与量(☞表❶).

【海外で推奨される使用量】

①正常腎機能での通常の投与量:0.25gを8時間毎〜1.5gを6時間毎に静注または筋注.

②腎機能低下時の投与量調節(☞表❷).

【禁　忌】

本剤の成分によるショックの既往歴のある患者.

【原則禁忌】

本剤の成分またはセフェム系に対し過敏症の既往歴のある患者.

【重大な副作用】

①ショック.

②アナフィラキシー様症状(呼吸困難,全身潮紅,血管浮腫,蕁麻疹など):IgEが関与するペニシリンアレルギー反応を有する患者には,セフェム系に対しても1割ほどの確率で薬疹のリスクがあり使用は控えたほうがよい.

表❶　腎機能低下時の投与量(日本)

	腎機能に基づく用量 推定されるCLCr (mL/min)			血液透析(HEMO)
	>50〜90	10〜50	<10	
投与量	1g 6〜8時間毎	1g 12時間毎	1g 24〜48時間毎	CLCr<10mL/minと同じ. 透析日は透析後

表❷　腎機能低下時の投与量調節(海外)

	正常腎機能時(生命を脅かす感染症時の投与量)	腎機能に基づく用量 推定されるCLCr (mL/min)			血液透析(HEMO) 腹膜透析(CAPD)	コメントおよびCRRTの用量
		>50〜90	10〜50	<10		
投与量	1.0〜2.0g 8時間毎	8時間毎	12時間毎 CRRTも同一用量	24〜48時間毎	HEMO:透析後に0.5〜1gを追加投与 CAPD:12時間毎に0.5gを投与	

調節方法:投与間隔を延長することで行う.

③血液障害:汎血球減少,無顆粒球症,溶血性貧血,血小板減少.
④肝障害:黄疸.
⑤腎障害.
⑥大腸炎:偽膜性大腸炎などの血便を伴う重篤な大腸炎(セファロスポリン系全体について言える.特に第3世代以上でリスクが高まるという報告がある).
⑦皮膚障害:皮膚粘膜眼症候群(Stevens-Johnson症候群),中毒性表皮壊死症(Lyell症候群).
⑧間質性肺炎,PIE症候群.
⑨痙攣,など.

【薬物相互作用】

腸内細菌叢への影響によるビタミンK産生抑制,ワルファリンの作用が増強されるおそれがある.

● 抗菌薬スペクトラムマップ②:セファレキシン(☞図❺)

★ セファレキシン;CEX(ケフレックス®:経口)

【主な排泄経路】
　腎.
【日本で推奨される使用量】
　①通常,成人ではセファレキシンとして,1回250 mg(力価)を6時間毎に経口投与.重症の場合や分離菌の感受性が比較的低い症例では,1回500 mg(力価)を6時間毎に経口投与.
　②腎機能低下時の投与量(☞表❸).
【海外で推奨される使用量】
　①正常腎機能での通常の投与量:0.25〜0.5 gを6時間毎.
　②腎機能低下時の投与量調節(☞表❹).
【禁　忌】
　本剤の成分によるショックの既往歴のある患者.
【原則禁忌】
　本剤の成分またはセフェム系に対し過敏症の既往歴のある患者.
【重大な副作用】
　①ショック,アナフィラキシー様症状:IgEが関与するペニシリンアレルギー反応を有する患者には,セフェム系に対しても1割ほどの確率で薬疹のリスクがあり使用は控えたほうがよい.
　②急性腎不全.
　③溶血性貧血.

図❺ セフェム系：グループ①（第1世代の経口薬：セファレキシン）…黄色ブドウ球菌やレンサ球菌に強く一部 GNR にも有効

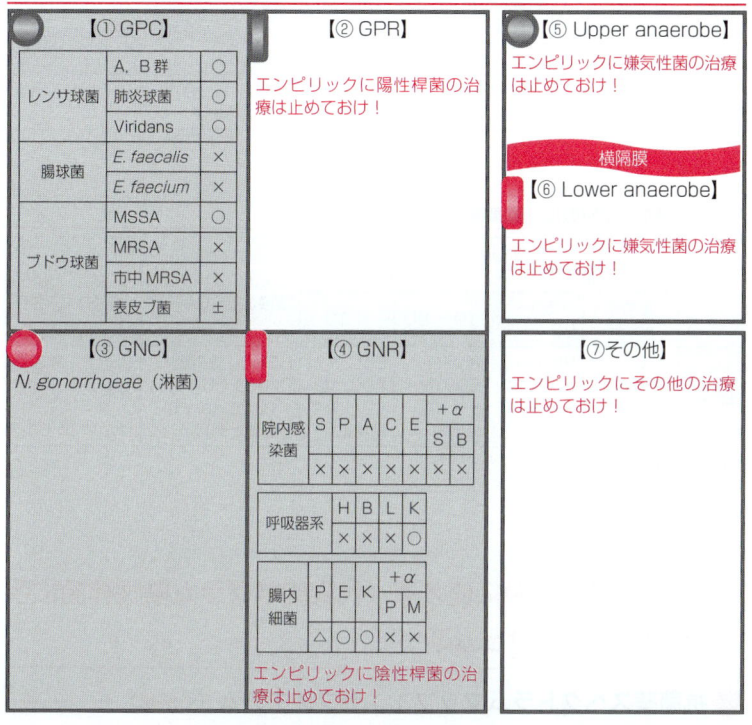

【① GPC】		
レンサ球菌	A, B群	○
	肺炎球菌	○
	Viridans	○
腸球菌	E. faecalis	×
	E. faecium	×
ブドウ球菌	MSSA	○
	MRSA	×
	市中 MRSA	×
	表皮ブ菌	±

【② GPR】

エンピリックに陽性桿菌の治療は止めておけ！

【⑤ Upper anaerobe】

エンピリックに嫌気性菌の治療は止めておけ！

横隔膜

【⑥ Lower anaerobe】

エンピリックに嫌気性菌の治療は止めておけ！

【③ GNC】

N. gonorrhoeae（淋菌）

【④ GNR】

院内感染菌	S	P	A	C	E	+α	
						S	B
	×	×	×	×	×	×	×

呼吸器系	H	B	L	K
	×	×	×	○

腸内細菌	P	E	K	+α	
				P	M
	△	○	○	×	×

エンピリックに陰性桿菌の治療は止めておけ！

【⑦その他】

エンピリックにその他の治療は止めておけ！

④偽膜性大腸炎（セファロスポリン系全体について言える．特に第3世代以上でリスクが高まるという報告がある）．
⑤皮膚粘膜眼症候群（Stevens-Johnson 症候群），中毒性表皮壊死症（Lyell 症候群）．
⑥間質性肺炎，PIE 症候群，など．

表❸ 腎機能低下時の投与量（日本）

	腎機能に基づく用量 推定されるCLCr（mL/min）			血液透析（HEMO）
	＞50〜90	10〜50	＜10	
投与量	250 mg 6時間毎	250 mg 8〜24時間毎	250 mg 24時間毎	CLCr＜10 mL/minと同じ．透析日は透析後

表❹ 腎機能低下時の投与量調節（海外）

	腎機能に基づく用量 推定されるCLCr（mL/min）				血液透析（HEMO） 腹膜透析（CAPD）	コメントおよびCRRTの用量
	正常腎機能時	＞50〜90	10〜50	＜10		
投与量	250〜500 mg 6時間毎	250〜500 mg 6〜8時間毎	250〜500 mg 8〜12時間毎	250〜500 mg 12〜24時間毎	HEMO：透析後 CAPD：CLCr＜10 mL/minでの投与量と同じ	CRRT：適応なし

調節方法：投与間隔を延長することで行う．

c. 肺炎や尿路感染に使える（代表的なグラム陰性桿菌に手を出せる）セフェム系

● 抗菌薬スペクトラムマップ①：セフォチアム（☞図❻）

⭐ セフォチアム；CTM（パンスポリン®，ハロスポア®：静注）

【このカテゴリーに属する第2世代のキーワード】

①第1世代より陰性桿菌に少しスペクトラムが広がっている．いわゆるP.E.K.に加えて，一般論として，*H. influenzae*，*Enterobacter*，*Neisseria*などにも感受性が広がる．まとめて，H.E.N.P.E.K.と言われることもある．ただし，近年陰性桿菌に関しては耐性菌の問題もあるので，臨床背景，培養結果・感受性結果などを踏まえて使う．陰性桿菌へのスペクトラムの違いはあるが，後のページで出てくる第3世代と合わせて，「緑膿菌までは手を出さないが一般的な陰性桿菌はカバーできるグループ」として，まず大雑把に覚えてみる．

②患者背景，地域の特性などをよく踏まえていれば，一般的な陰性桿菌にうまく使うことも可能である．

③髄液の移行性が悪いので，髄膜炎治療には絶対使わない．

図❻ セフェム系：グループ②（第2世代の静注薬：セフォチアム）…主要な GNR に有効で，市中肺炎，尿路感染に有効：第2世代と第3世代の一部

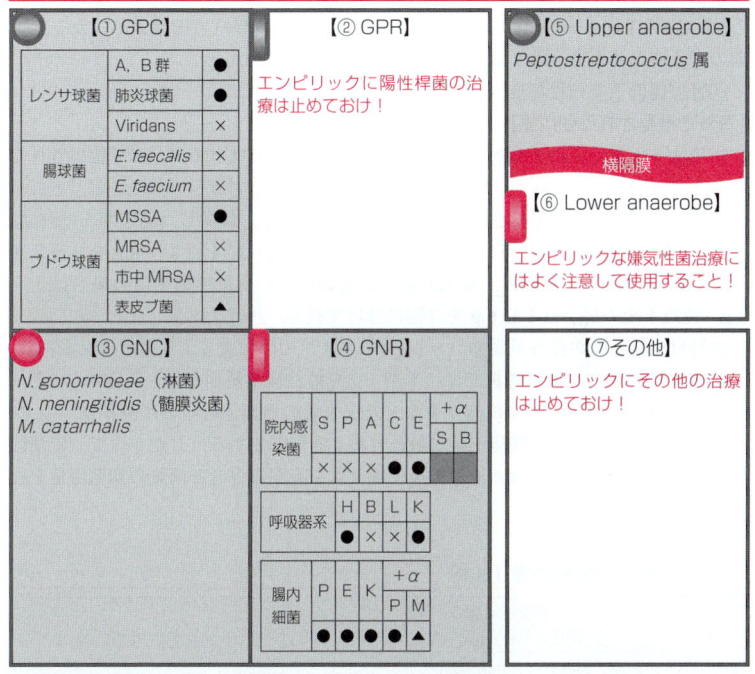

【① GPC】

レンサ球菌	A, B群	●
	肺炎球菌	●
	Viridans	×
腸球菌	E. faecalis	×
	E. faecium	×
ブドウ球菌	MSSA	●
	MRSA	×
	市中MRSA	×
	表皮ブ菌	▲

【② GPR】

エンピリックに陽性桿菌の治療は止めておけ！

【⑤ Upper anaerobe】

Peptostreptococcus 属

横隔膜

【⑥ Lower anaerobe】

エンピリックな嫌気性菌治療にはよく注意して使用すること！

【③ GNC】

N. gonorrhoeae（淋菌）
N. meningitidis（髄膜炎菌）
M. catarrhalis

【④ GNR】

院内感染菌	S	P	A	C	E	+α	
						S	B
	×	×	×	●	●		

呼吸器系	H	B	L	K
	●	×	×	●

腸内細菌	P	E	K	+α	
				P	M
	●	●	●	●	▲

【⑦その他】

エンピリックにその他の治療は止めておけ！

注意：この薬剤は主にアジア圏で販売されており欧米での臨床試験などのデータがない．上記表の抗菌薬感受性は発売時の添付文書，インタビューフォームなどを参考にしているため，薬剤使用の際には必ず各施設のローカルファクターを含め最新のデータを確認すること．
（●：臨床的に有効と思われる，▲：中等度有効と思われる，×：無効，空欄：データなし）

④くどいようだが，腸球菌，*Listeria* にはすべてのセフェム系が無効である．世代を上げても無効なものは無効．

⑤グラム陽性球菌を意識するなら，第1世代を使うべきである．第2世代のほうが陽性球菌にも強いというのは間違い．

【主な排泄経路】

腎．

【日本で推奨される使用量】

①成人ではセフォチアム塩酸塩として，1日0.5～2 g（力価）を2～4回に分け静注，または筋注．成人の敗血症の場合は，1日4 g（力価）まで増量することが

3. セフェム系

できる．筋注に際しては，塩酸メピバカイン注射液（0.5W/V%）3 mL などの適切な溶解液を使用する．

②〔参考〕1 回 1〜2 g を 1 日 3 回，1 日量 3〜6 g 投与（岩田健太郎ほか：抗菌薬の考え方，使い方，第 2 版，中外医学社，2006 より引用）．

③腎機能低下時の投与量（☞表❺）．

【海外で推奨される使用量】

①用法・用量：主にアジアで使用されており，欧米ではドイツのみで使用されている．

②〔参考：ドイツの添付文書より〕他の併用薬がなく，併発した感染がなければ，1 日 2 g を 2 回に分けて投与．中等度から重度の感染では，1 日 3〜4 g を 2〜3 回に分割投与．必要があれば，最大 6 g まで増量可能．術後感染予防の場合は 1〜2 g，免疫不全の場合は 1 日 6 g を 3 回に分けて投与．

③腎機能低下時の投与量調節（☞表❻）（ドイツの添付文書より引用・改変）．

④透析時の注意：血液透析では，本剤 1 g を静注後半減期が約 8 時間から 2.7〜1.5 時間に短縮（65〜80% 短縮）する．無尿患者の血液透析中の半減期は，CLCr が 20〜75 mL/min の腎機能不全患者とおおよそ同じである．したがって，定期的に血液透析を受ける患者は血液透析後に健常腎を有する患者と同量の初期用量を投

表❺　腎機能低下時の投与量（日本）

	腎機能に基づく用量 推定される CLCr（mL/min）			血液透析（HEMO）
	>50〜90	10〜50	<10	
投与量	0.5〜1 g 12 時間毎	0.5〜1 g 24 時間毎	0.5 g 24 時間毎	CLCr<10 mL/min と同じ．透析日は透析後

表❻　腎機能低下時の投与量調節（海外）

GFR (mL/min)	血清 Cr (mg/dL)	正常腎機能患者への 1 回投与量 1 g または 2 g を基準にした調節量			
		投与量（g）	投与間隔（hr）	投与量（g）	投与間隔（hr）
120	0.8	1	8	2	8〜12
45	2.0	1	8	2	12
18	3.5	0.75	8	1.5	12
8	6.0	0.5	8	1	12
2	15.5	0.75	24	1	24
0.5	−	0.75〜0.37	24	1〜0.5	24

（ドイツの添付文書より改変して引用）

与されるべきである.
【禁　忌】
　①本剤の成分によるショックの既往歴のある患者.
　②低張性脱水症の患者：5％ブドウ糖注射液添付のバッグGの場合（電解質を含まない糖液投与で脱水増悪の可能性がある）.
【原則禁忌】
　本剤の成分またはセフェム系に対し過敏症の既往歴のある患者.
【重大な副作用】
　①ショック，アナフィラキシー様症状：IgEが関与するペニシリンアレルギー反応を有する患者には，セフェム系に対しても1割ほどの確率で薬疹のリスクがあり使用は控えたほうがよい.
　②急性腎不全などの重篤な腎障害.
　③顆粒球減少，汎血球減少，溶血性貧血，無顆粒球症.
　④偽膜性大腸炎などの血便を伴う重篤な大腸炎（セファロスポリン系全体について言える．特に第3世代以上で偽膜性腸炎のリスクが高まるという報告がある）.
　⑤発熱，咳嗽，呼吸困難，胸部X線異常，好酸球増多などを伴う間質性肺炎，PIE症候群.
　⑥皮膚粘膜眼症候群(Stevens-Johnson症候群)，中毒性表皮壊死症(Lyell症候群).
　⑦痙攣などの中枢神経症状（特に腎不全患者）.
　⑧AST，ALTの著しい上昇などを伴う肝機能障害，など.
【薬物相互作用】
　フロセミドとセフェム系併用による腎障害増強作用の報告（機序は不明だが，利尿・脱水に伴う血中濃度上昇の可能性）がある.

● 抗菌薬スペクトラムマップ②：セファクロル（☞図❼）

★ セファクロル：CCL（ケフラール®：経口）

【主な排泄経路】
　腎.
【日本で推奨される使用量】
　①成人ではセファクロルとして，1日750 mg（力価）を3回に分けて経口投与．重症の場合で，分離菌の感受性が比較的低い場合は，1日1,500 mg（力価）を3回に分けて経口投与.
　②腎機能低下時の投与量（☞表❼）.
【海外で推奨される使用量】
　①正常腎機能での通常の投与量：0.25 ～ 0.5 gを8時間毎.

図❼ セフェム系：グループ②（第2世代の経口薬：セファクロル）…多くのGNRに有効で，市中肺炎，尿路感染に有効：第2世代と第3世代の一部

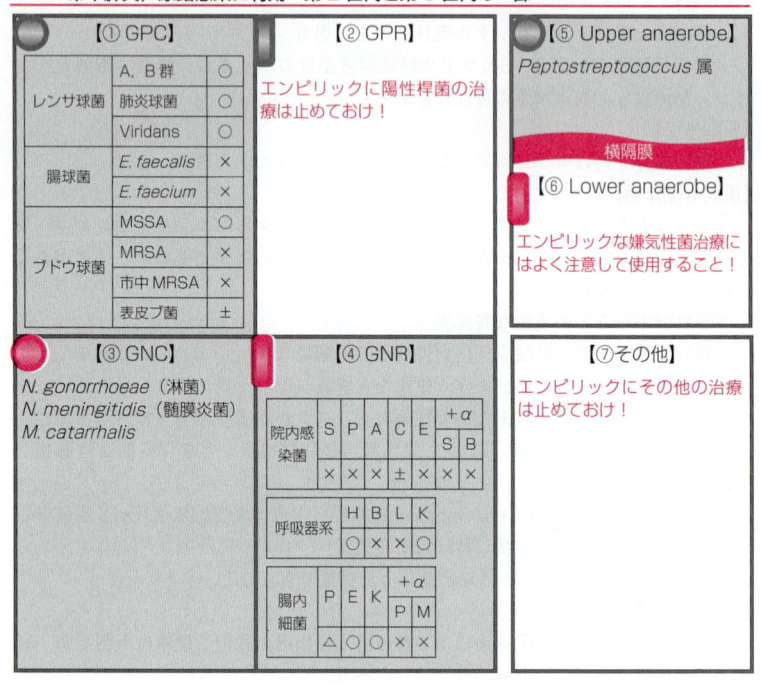

【① GPC】		
レンサ球菌	A, B群	○
	肺炎球菌	○
	Viridans	○
腸球菌	E. faecalis	×
	E. faecium	×
ブドウ球菌	MSSA	○
	MRSA	×
	市中MRSA	×
	表皮ブ菌	±

【② GPR】

エンピリックに陽性桿菌の治療は止めておけ！

【⑤ Upper anaerobe】

Peptostreptococcus 属

横隔膜

【⑥ Lower anaerobe】

エンピリックな嫌気性菌治療にはよく注意して使用すること！

【③ GNC】

N. gonorrhoeae（淋菌）
N. meningitidis（髄膜炎菌）
M. catarrhalis

【④ GNR】

院内感染菌	S	P	A	C	E	+α	
						S	B
	×	×	×	±	×	×	×

呼吸器系	H	B	L	K
	○	×	×	○

腸内細菌	P	E	K	+α	
				P	M
	△	○	○	×	×

【⑦その他】

エンピリックにその他の治療は止めておけ！

②腎機能低下時の投与量調節（☞**表❽**）．

【禁　忌】

本剤の成分によるショックの既往歴のある患者．

【原則禁忌】

本剤の成分またはセフェム系に対し過敏症の既往症のある患者．

【重大な副作用】

①ショック，アナフィラキシー様症状（呼吸困難，喘鳴，全身潮紅，浮腫など：IgEが関与するペニシリンアレルギー反応を有する患者には，セフェム系に対しても1割ほどの確率で薬疹のリスクがあり使用は控えたほうがよい）．

②急性腎不全．

③汎血球減少，無顆粒球症，血小板減少，その他血清病様反応．

④偽膜性大腸炎（セファロスポリン系全体について言える．特に第3世代以上で

表❼ 腎機能低下時の投与量（日本）

	腎機能に基づく用量 推定されるCLCr（mL/min）			血液透析（HEMO）
	＞50～90	10～50	＜10	
投与量	減量の必要なし	250 mg 8時間毎	250 mg 12時間毎	CLCr＜10 mL/minと同じ．透析日は透析後

表❽ 腎機能低下時の投与量調節（海外）

	腎機能に基づく用量 推定されるCLCr（mL/min）				血液透析（HEMO） 腹膜透析（CAPD）	コメントおよびCRRTの用量
	正常腎機能時	＞50～90	10～50	＜10		
投与量	250～500 mg 6時間毎	100%	100%	100%	HEMO：透析後 CAPD：250～500 mg 8時間毎	CRRT：適応なし

リスクが高まるという報告がある）．
　⑤皮膚粘膜眼症候群（Stevens-Johnson症候群），中毒性表皮壊死症（Lyell症候群）．
　⑥間質性肺炎，PIE症候群．
　⑦肝機能障害，黄疸，など．

● 抗菌薬スペクトラムマップ③：セフォタキシム，セフトリアキソン（☞図❽）

★ セフォタキシム：CTX（クラフォラン®，セフォタックス®：静注）

【このカテゴリーに該当する第3世代のキーワード】

　①第2世代よりさらに陰性桿菌にスペクトラムが広がっている．いわゆるH.E.N.P.E.K.に加えて，すべてではないが，S.P.A.C.E.のグループにも感受性を示し始める．ただし，緑膿菌まではカバーしないものと覚える．陰性桿菌へのスペクトラムの違いはあるが，前掲の第2世代と合わせて，「緑膿菌までは手を出さないが一般的な陰性桿菌はカバーできるグループ」として，まず大雑把に覚えてみる．
　②ペニシリン耐性の肺炎球菌や，BLNAR型インフルエンザ桿菌，キノロン耐性淋菌にも使える．
　③くどいようだが，腸球菌，*Listeria*にはすべてのセフェム系が無効である．世

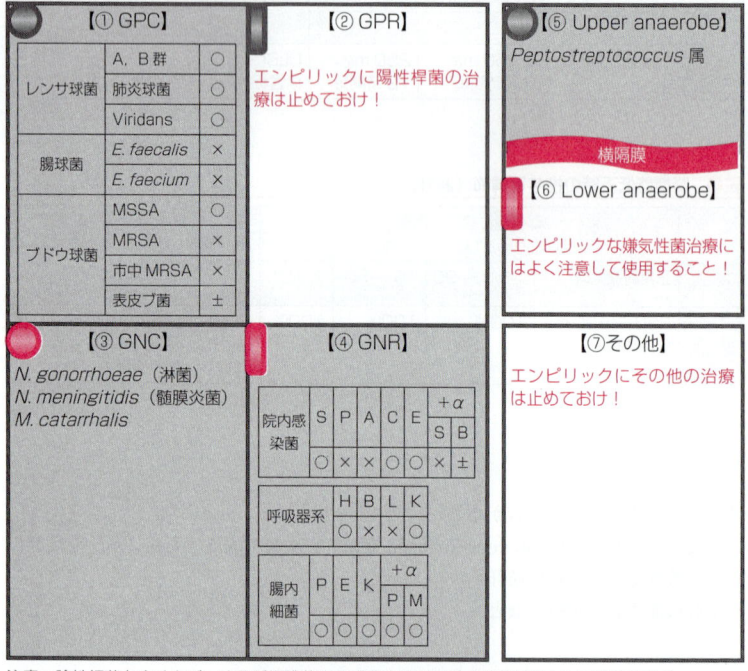

図❽ セフェム系：グループ②（第3世代の静注薬：セフトリアキソン，セフォタキシムなど）…ペニシリン耐性肺炎球菌や多くのGNRに有効で，市中肺炎，尿路感染に有効：第2世代と第3世代の一部

【① GPC】			【② GPR】	【⑤ Upper anaerobe】
レンサ球菌	A, B群	○	エンピリックに陽性桿菌の治療は止めておけ！	*Peptostreptococcus* 属
	肺炎球菌	○		
	Viridans	○		
腸球菌	*E. faecalis*	×		横隔膜
	E. faecium	×		【⑥ Lower anaerobe】
ブドウ球菌	MSSA	○		エンピリックな嫌気性菌治療にはよく注意して使用すること！
	MRSA	×		
	市中MRSA	×		
	表皮ブ菌	±		

【③ GNC】

N. gonorrhoeae（淋菌）
N. meningitidis（髄膜炎菌）
M. catarrhalis

【④ GNR】

院内感染菌	S	P	A	C	E	+α	
						S	B
	○	×	×	○	○	×	±

呼吸器系	H	B	L	K
	○	×	×	○

腸内細菌	P	E	K	+α	
				P	M
	○	○	○	○	○

【⑦その他】

エンピリックにその他の治療は止めておけ！

注意：陰性桿菌を広くカバーするが緑膿菌まで手を出さない場合の選択薬として覚えておく．

代を上げても無効なものは無効．

④グラム陽性球菌を意識するなら，第1世代を使うべきである．第2〜3世代のほうが陽性球菌にも強いというのは間違い．

⑤第3世代から髄液への移行性が良好になるので，髄膜炎などの中枢神経感染症に使える．

⑥一般的によくある間違いとして，グラム陽性球菌のみ意識する際に，このグループの抗菌薬を使ってはいけない．このグループの抗菌薬の主な特徴は陰性桿菌への抗菌力である．何でもかんでも世代を上げればよいというものではない．餅は餅屋に．陽性球菌には第1世代を．

⑦このグループのなかで，セフトリアキソンの場合は半減期が長いため，1日1回投与が可能であり，一般論として時間依存性で複数回投与が必要なβラクタム系

のなかでは，珍しい特徴を持つ．

【主な排泄経路】

腎．

【日本で推奨される使用量】

①通常，成人ではセフォタキシムとして，1日1〜2g（力価）を2回に分けて静注または筋注．難治性または重症感染症の場合は，症状に応じて1日量を4g（力価）まで増量して2〜4回に分けて投与．筋注に際しては，0.5%リドカイン注射液に溶解する．

②腎機能低下時の投与量（☞表❾）．

【海外で推奨される使用量】

①正常腎機能での通常の投与量：1gを8〜12時間毎〜2gを4時間毎に静注．

②腎機能低下時の投与量調節（☞表❿）．

【禁　忌】

①本剤によるショックの既往歴のある患者．

②リドカインなどのアニリド系局所麻酔薬に対し過敏症の既往歴のある患者（筋注の際に使用する場合）．

表❾　腎機能低下時の投与量（日本）

	腎機能に基づく用量 推定されるCLCr（mL/min）			血液透析（HEMO）
	>50〜90	10〜50	<10	
投与量	1g 12時間毎	0.5〜1g 12時間毎	0.5g 12時間毎	CLCr<10 mL/minと同じ．透析日は透析後

表❿　腎機能低下時の投与量調節（海外）

	腎機能に基づく用量 推定されるCLCr（mL/min）				血液透析（HEMO） 腹膜透析（CAPD）	コメントおよびCRRTの用量
	正常腎機能時 （生命を脅かす感染症時の投与量）	>50〜90	10〜50	<10		
投与量	2g 8時間毎	8〜12時間毎	12〜24時間毎 CRRTも同一用量	24時間毎	HEMO：透析後に1gを追加投与 CAPD：0.5〜1g 24時間毎に投与	末期腎臓病ではCTX代謝物も活性がある．腎不全・肝不全ではさらに減量する

調節方法：投与間隔を延長することで行う．

【原則禁忌】

本剤の成分またはセフェム系に対し過敏症の既往歴のある患者.

【重大な副作用】

①ショック.

②急性腎不全.

③アナフィラキシー様症状(発赤,呼吸困難,浮腫など):IgEが関与するペニシリンアレルギー反応を有する患者は,セフェム系に対しても1割ほどの確率で薬疹のリスクがあり使用は控えたほうがよい.

④偽膜性大腸炎(セファロスポリン系全体について言える.特に第3世代以上でリスクが高まるという報告がある).

⑤血液障害:汎血球減少症,溶血性貧血,無顆粒球症,血小板減少症,など.

⑥肝機能障害,黄疸.

⑦間質性肺炎,PIE症候群.

⑧中毒性表皮壊死症(Lyell症候群),皮膚粘膜眼症候群(Stevens-Johnson症候群),など.

【薬物相互作用】

利尿薬(フロセミドなど)と他のセフェム系との併用で腎障害増強作用が報告されている.詳細は不明だが,利尿薬による細胞内への水分再吸収低下のため,尿細管細胞中の抗菌薬濃度が上昇するとの報告がある.

★ セフトリアキソン;CTRX(ロセフィン®:静注)

【主な排泄経路】

腎および胆汁.

【日本で推奨される使用量】

①1日1〜2g(力価)を1回または2回に分けて静注または点滴静注.難治性または重症感染症の場合は,症状に応じて1日量を4g(力価)まで増量し,2回に分けて静注または点滴静注.

②淋菌感染症については,下記の通り投与する.

・咽頭・喉頭炎,尿道炎,子宮頸管炎,直腸炎の場合:通常,1g(力価)を単回静注または単回点滴静注.

・精巣上体炎(副睾丸炎),骨盤内炎症性疾患の場合:通常,1日1回1g(力価)を静注または点滴静注.

③腎機能低下時の投与量(☞表⓫).

【海外で推奨される使用量】

①正常腎機能での通常の投与量:1gを1日1回.化膿性髄膜炎の場合は,2gを12時間毎に1%リドカインに溶かして筋注も可.

②腎機能低下時の投与量調節:調節不要.

表❶ 腎機能低下時の投与量（日本）

	腎機能に基づく用量 推定されるCLCr（mL/min）			血液透析（HEMO）
	>50～90	10～50	<10	
投与量	減量の必要なし	減量の必要なし	1～2g 24時間毎	透析後に投与

【禁　忌】
①本剤の成分によるショックの既往歴のある患者．
②高ビリルビン血症の未熟児，新生児．

【原則禁忌】
本剤の成分またはセフェム系に対し過敏症の既往歴のある患者．

【重大な副作用】
①ショック，アナフィラキシー様症状：IgEが関与するペニシリンアレルギー反応を有する患者には，セフェム系に対しても1割ほどの確率で薬疹のリスクがあり使用は控えたほうがよい．
②血液障害：溶血性貧血，無顆粒球症，血小板減少．
③劇症肝炎，肝機能障害，黄疸．
④急性腎不全．
⑤偽膜性大腸炎（セファロスポリン系全体について言える．特に第3世代以上でリスクが高まるという報告がある）．
⑥皮膚粘膜眼症候群（Stevens-Johnson症候群），中毒性表皮壊死症（Lyell症候群）．
⑦間質性肺炎，肺好酸球増多症（PIE症候群）．
⑧胆石，胆嚢内沈殿物：胆嚢炎，胆管炎，膵炎などを起こすことがある（多くの場合小児の重症感染症への大量投与例）．
⑨腎・尿路結石：尿量減少，排尿障害，血尿，結晶尿などの症状や腎後性急性腎不全，など．

【薬物相互作用】
利尿薬（フロセミドなど）と他のセフェム系併用時に腎障害増強作用が報告されている．詳細は不明だが，利尿時の脱水による血中濃度の上昇などが考えられる．

【その他】
胆汁増加で胆泥形成し胆石発作を誘発する可能性があるので，胆石患者には注意すること．

● 抗菌薬スペクトラムマップ④：セフジトレンピボキシル，セフカペンピボキシル（☞図❾）

★ セフジトレンピボキシル：CDTR-PI（メイアクト®：経口）

【主な排泄経路】
腎（一部胆汁排泄）．

【日本で推奨される使用量】
①成人ではセフジトレンピボキシルとして，1回100 mg（力価）を1日3回経口投与．重症または効果不十分と思われる場合は，1回200 mg（力価）を1日3回経口投与．

図❾ セフェム系：グループ②（第3世代の経口薬：セフジトレンピボキシル，セフカペンピボキシルなど）…ペニシリン耐性肺炎球菌や主要なGNRに有効で，市中肺炎，尿路感染に有効：第2世代と第3世代の一部

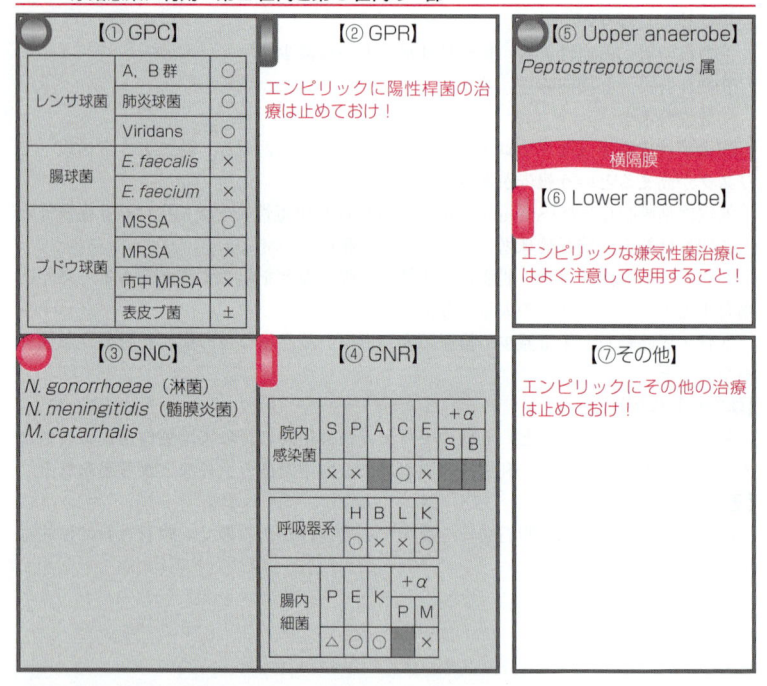

【① GPC】			【② GPR】	【⑤ Upper anaerobe】
レンサ球菌	A, B群	○	エンピリックに陽性桿菌の治療は止めておけ！	*Peptostreptococcus* 属
	肺炎球菌	○		
	Viridans	○		
腸球菌	E. faecalis	×		
	E. faecium	×		横隔膜
ブドウ球菌	MSSA	○		【⑥ Lower anaerobe】
	MRSA	×		エンピリックな嫌気性菌治療にはよく注意して使用すること！
	市中MRSA	×		
	表皮ブ菌	±		

【③ GNC】	【④ GNR】	【⑦その他】
N. gonorrhoeae（淋菌） *N. meningitidis*（髄膜炎菌） *M. catarrhalis*	院内感染菌 S P A C E +α S B × × ○ × × ×	エンピリックにその他の治療は止めておけ！
	呼吸器系 H B L K ○ × × ○	
	腸内細菌 P E K +α P M △ ○ ○ ×	

表⑫ 腎機能低下時の投与量調節（海外）

	腎機能に基づく用量 推定されるCLCr（mL/min）				血液透析 (HEMO) 腹膜透析 (CAPD)	コメント および CRRT の 用量
	正常腎機能時	>50～90	10～50	<10		
投与量	250～400 mg 12時間毎	100%	200 mg 12時間毎 (CLCr<30 mL/min：200 mg 24時間毎)	200 mg 24時間毎	HEMO：CLCr<10 mL/min での投与量と同じ	CRRT：適応なし

調節方法：投与量を減量，かつ，投与間隔の延長で行う．

②腎能低下時の投与量：尿中未変化体排泄率が低いもののバイオアベイラビリティが不明なため正確な投与設計は不可能だが，腎機能低下により AUC が健常者の約5倍に上昇するため，大幅な減量が必要と思われる．

【海外で推奨される使用量】
①正常腎機能での通常の投与量：200～400 mg を1日2回．
②腎機能低下時の投与量調節（☞表⑫）．

【禁　忌】
本剤の成分によるショックの既往歴のある患者．

【原則禁忌】
本剤の成分またはセフェム系に対し過敏症の既往歴のある患者．

【重大な副作用】
①ショック，アナフィラキシー様症状：IgE が関与するペニシリンアレルギー反応を有する患者には，セフェム系に対しても1割ほどの確率で薬疹のリスクがあり使用は控えたほうがよい．
②偽膜性大腸炎などの血便を伴う重篤な大腸炎（セファロスポリン系全体について言える．特に第3世代以上でリスクが高まるという報告がある）．
③皮膚粘膜眼症候群（Stevens-Johnson 症候群），中毒性表皮壊死症（Lyell 症候群）．
④間質性肺炎，PIE 症候群．
⑤肝機能障害．
⑥急性腎不全などの重篤な腎障害．
⑦血液障害：無顆粒球症，溶血性貧血，など．

【その他】
①空腹時より食後投与のほうが吸収良好．
②幼児では長期投与で低カルニチン血症に伴う低血糖の報告がある．

★ セフカペンピボキシル；CFPN-PI（フロモックス®：経口）

【主な排泄経路】
腎.

【日本で推奨される使用量】
①成人ではセフカペンピボキシル塩酸塩水和物として，1回100 mg（力価）を1日3回経口投与．難治性または効果不十分と思われる症例の場合は1回150 mg（力価）を1日3回経口投与．

②腎機能低下時の投与量（☞表⓭）．

【海外で推奨される使用量】
欧米で販売されていないためデータなし．

【禁　忌】
本剤の成分によるショックの既往歴のある患者．

【原則禁忌】
本剤の成分またはセフェム系に対し過敏症の既往歴のある患者．

【重大な副作用】
①ショック，アナフィラキシー様症状：IgEが関与するペニシリンアレルギー反応を有する患者には，セフェム系に対しても1割ほどの確率で薬疹のリスクがあり使用は控えたほうがよい．

②急性腎不全．

③血液障害：無顆粒球症，血小板減少，溶血性貧血．

④偽膜性大腸炎，出血性大腸炎（偽膜性腸炎のリスクは，セファロスポリン系全体について言える．特に第3世代以上でリスクが高まるという報告がある）．

⑤皮膚粘膜眼症候群（Stevens-Johnson症候群），中毒性表皮壊死症（Lyell症候群），紅皮症（剥脱性皮膚炎）．

⑥間質性肺炎，好酸球性肺炎．

⑦劇症肝炎，肝機能障害，黄疸．

⑧横紋筋融解症：筋肉痛，脱力感，CK（CPK）上昇，血中および尿中ミオグロビン上昇．

表⓭　腎機能低下時の投与量（日本）

	腎機能に基づく用量 推定されるCLCr（mL/min）			血液透析（HEMO）
	>50～90	10～50	<10	
投与量	減量の必要なし	100 mg 12時間毎	100 mg 24時間毎	CLCr<10 mL/minと同じ．透析日は透析後

【その他】
　①空腹時より食後投与のほうが吸収良好.
　②幼児では長期投与で低カルニチン血症に伴う低血糖の報告がある.

d. 嫌気性菌に強いセフェム系（セファマイシン系＋オキサセフェム系）

● 抗菌薬スペクトラムマップ①：セフメタゾール（☞図⓾）

★ セフメタゾール；CMZ（セフメタゾン®：静注）

【嫌気性菌に強いこのグループ（セファマイシン系）のキーワード】
　①基本的には前述した第2世代と同じスペクトラムに，嫌気性菌カバーを加えたものと理解する.
　②くどいようだが，腸球菌，Listeria にはすべてのセフェム系が無効である．世代を上げても無効なものは無効．
　③嫌気性菌が得意であるので，腹腔内感染症の際に問題となる嫌気性菌 Bacteroides fragilis を意識する際にも有効（耐性株に注意）．一般的には腹腔内・骨盤内感染症，誤嚥性肺炎，そして，その他の嫌気性菌が関連すると思われる病態に使われる．ただし，陰性桿菌には第2世代までのスペクトラムしかないので，緑膿菌など意識する際にはエンピリックに使うことは危ない．
　④消化管,胆管系の内視鏡,胆嚢,下部消化管手術などの術前予防投与にも使える.
　⑤耐性化が進んでいるので，感受性には十分気をつけて使うこと．
　⑥ESBL産生菌に有効なことがある．ただし，基本的にはファーストチョイスはカルバペネム系である．
　⑦飲酒により，ジスルフィラム様作用が出るので注意（いわゆる酒の悪酔い状態：皮膚紅潮，頻脈，嘔気・嘔吐，発汗）．
　⑧ビタミンK欠乏に伴う低プロトロンビン血症，出血傾向などに注意．
　⑨ビタミンB群欠乏に伴う舌炎，口内炎，食欲不振，神経炎などにも注意．

【主な排泄経路】
　腎．

【日本で推奨される使用量】
　①成人では1日1〜2g（力価）を2回に分けて静注または点滴静注．難治性または重症感染症の場合は，症状に応じて1日量を4g（力価）まで増量し，2〜4回に分けて投与．筋注の場合は1日1〜2g（力価）を2回に分け，日本薬局方リドカイン注射液（0.5w/v%）2mLに溶解し筋注．
　②（その他）〔参考〕1回1〜2gを1日3回，1日量3〜6g（岩田健太郎ほか：

図⓾　セフェム系：グループ③（第2世代に該当するセファマイシン系静注薬：セフメタゾールなど）…嫌気性菌が得意で，腹部，骨盤内感染症に有効

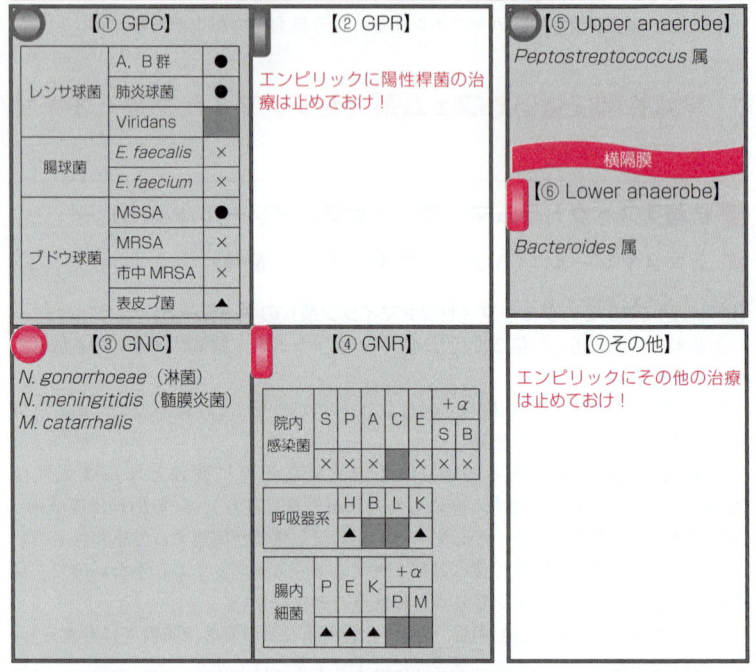

【① GPC】				【② GPR】	【⑤ Upper anaerobe】
レンサ球菌	A, B群	●		エンピリックに陽性桿菌の治療は止めておけ！	*Peptostreptococcus* 属
	肺炎球菌	●			
	Viridans				
腸球菌	*E. faecalis*	×			横隔膜
	E. faecium	×			【⑥ Lower anaerobe】
ブドウ球菌	MSSA	●			
	MRSA	×			*Bacteroides* 属
	市中MRSA	×			
	表皮ブ菌	▲			

【③ GNC】	【④ GNR】	【⑦その他】
N. gonorrhoeae（淋菌） *N. meningitidis*（髄膜炎菌） *M. catarrhalis*	院内感染菌：S P A C E +α S B / × × × × × × 呼吸器系：H B L K / ▲ ▲ 腸内細菌：P E K +α P M / ▲ ▲ ▲	エンピリックにその他の治療は止めておけ！

注意：この薬剤は主にアジア圏で販売されており欧米での臨床試験などのデータがない．上記表の抗菌薬感受性は発売時の添付文書，インタビューフォームなどを参考にしているため，薬剤使用の際には必ず各施設のローカルファクターを含め最新のデータを確認すること．
（●：臨床的に有効と思われる，▲：中等度有効と思われる，×：無効，空欄：データなし）

抗菌薬の考え方，使い方，第2版，中外医学社，2006より引用）．
　③腎機能低下時の投与量（☞表⓮）．
【海外で推奨される使用量】
　欧米で販売されていないためデータなし．
【禁　忌】
　本剤の成分によるショックの既往歴のある患者．
【原則禁忌】
　本剤の成分またはセフェム系に対し過敏症の既往歴のある患者．

表⑭　腎機能低下時の投与量（日本）

	腎機能に基づく用量 推定される CLCr（mL/min）			血液透析（HEMO）
	>50〜90	10〜50	<10	
投与量	1 g 12時間毎	0.5 g 12時間毎	0.5 g 24時間毎	CLCr<10 mL/minと同じ．透析日は透析後

【重大な副作用】

①ショック，アナフィラキシー様症状．
②皮膚粘膜眼症候群（Stevens-Johnson症候群），中毒性表皮壊死症（Lyell症候群）．
③急性腎不全．
④肝炎，肝機能障害，黄疸．
⑤血液障害：無顆粒球症，溶血性貧血，血小板減少．
⑥偽膜性大腸炎．
⑦間質性肺炎，PIE症候群．
その他，消化管症状，菌交代による口内炎・カンジダ症，ビタミンK欠乏，ビタミンB群欠乏，頭痛などがある．

【薬物相互作用】

①アルコールとの併用（飲酒）により，ジスルフィラム様作用（顔面潮紅，心悸亢進，めまい，頭痛，嘔気など）が現れることがある．投与期間中および投与後少なくとも1週間は飲酒を避けさせる．
②利尿薬（フロセミドなど）との併用で，腎障害が増強されるおそれがある．

● 抗菌薬スペクトラムマップ②：フロモキセフ（☞図⓫）

☆ フロモキセフ：FMOX（フルマリン®：静注）

【嫌気性菌に強いこのグループ（オキサセフェム系）のキーワード】

①基本的にはセファマイシン系と同じと考える．
②飲酒により，ジスルフィラム様作用が出るので注意（いわゆる酒の悪酔い状態：皮膚紅潮，頻脈，嘔気・嘔吐，発汗）．
③ビタミンK欠乏に伴う低プロトロンビン血症，出血傾向などに注意，血小板機能障害も起こすことがあるので出血時間にも注意しておく．
④ビタミンB群欠乏に伴う舌炎，口内炎，食欲不振，神経炎などにも注意．

【主な排泄経路】

腎．

図⓫ セフェム系：グループ③（第2〜3世代に該当するオキサセフェム系静注薬：フロモキセフなど）…嫌気性菌が得意で，腹部，骨盤内感染症に有効

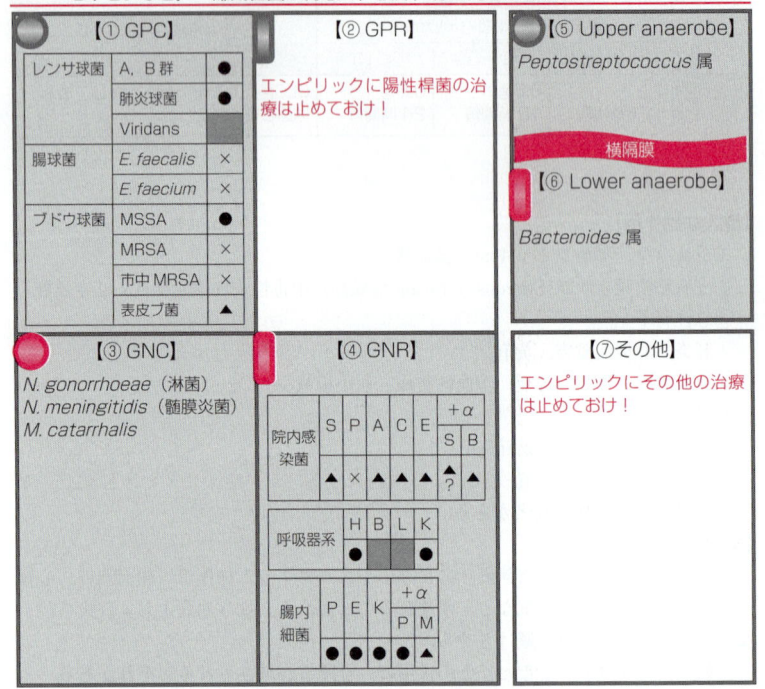

【① GPC】

レンサ球菌	A, B群	●
	肺炎球菌	●
	Viridans	
腸球菌	E. faecalis	×
	E. faecium	×
ブドウ球菌	MSSA	●
	MRSA	×
	市中MRSA	×
	表皮ブ菌	▲

【② GPR】

エンピリックに陽性桿菌の治療は止めておけ！

【⑤ Upper anaerobe】

Peptostreptococcus 属

———— 横隔膜 ————

【⑥ Lower anaerobe】

Bacteroides 属

【③ GNC】

N. gonorrhoeae（淋菌）
N. meningitidis（髄膜炎菌）
M. catarrhalis

【④ GNR】

院内感染菌	S	P	A	C	E	+α	
						S	B
	▲	×	▲	▲	▲	▲?	▲

呼吸器系	H	B	L	K
	●			●

腸内細菌	P	E	K	+α	
				P	M
	●	●	●	●	▲

【⑦その他】

エンピリックにその他の治療は止めておけ！

注意：この薬剤は主にアジア圏で販売されており欧米での臨床試験などのデータがない．上記表の抗菌薬感受性は発売時の添付文書，インタビューフォーム等を参考にしているため，薬剤使用の際には必ず各施設のローカルファクターを含め最新のデータを確認すること．
（●：臨床的に有効と思われる，▲：中等度有効と思われる，×：無効，空欄：データなし）

【日本で推奨される使用量】

①成人ではフロモキセフナトリウムとして，1日1〜2g（力価）を2回に分けて静注または点滴静注．難治性または重症感染症の場合は，1日4g（力価）まで増量し，2〜4回に分けて投与．

②腎機能低下時の投与量（☞表⓯）．

【海外で推奨される使用量】

欧米で販売されていないためデータなし．

【禁　忌】

本剤の成分によるショックの既往歴のある患者．

表⓯　腎機能低下時の投与量（日本）

	腎機能に基づく用量 推定されるCLCr（mL/min）			血液透析（HEMO）
	>50〜90	10〜50	<10	
投与量	1 g 12時間毎	0.5 g 12時間毎	0.5 g 24時間毎	CLCr<10 mL/minと同じ．透析日は透析後

【原則禁忌】
　本剤の成分またはセフェム系に対し過敏症の既往歴のある患者．
【重大な副作用】
　①ショック，アナフィラキシー様症状（呼吸困難，全身潮紅，浮腫など）：IgEが関与するペニシリンアレルギー反応を有する患者には，セフェム系に対しても1割ほどの確率で薬疹のリスクがあり使用は控えたほうがよい．
　②急性腎不全．
　③血液障害：汎血球減少，無顆粒球症，血小板減少，溶血性貧血．
　④偽膜性大腸炎（その他のセフェム系にも同様である．特に第3世代以上でリスクが高まるという報告がある）．
　⑤皮膚粘膜眼症候群（Stevens-Johnson症候群），中毒性表皮壊死症（Lyell症候群）．
　⑥間質性肺炎，PIE症候群．
　⑦肝機能障害，黄疸．
　その他，消化管症状，菌交代による口内炎・カンジダ症，ビタミンK欠乏，ビタミンB群欠乏などもある．
【薬物相互作用】
　①利尿薬（フロセミドなど）との併用で腎障害が発現，悪化するおそれがある．
　②ジスルフィラム様作用があるので，アルコールとの併用は基本的には止めておく．

e. 緑膿菌まで手を出せるセファロスポリン系（一部の第3世代＋第4世代のセフェム系）

● 抗菌薬スペクトラムマップ①：セフタジジム（☞図⓬）

★ セフタジジム：CAZ（モダシン®：静注）

【このカテゴリーの第3世代のキーワード】

①第3世代のなかで緑膿菌まで手が出せる抗菌薬である．後のページで出てくる第4世代と合わせて，「緑膿菌まで手が出せるセフェム系」という大きいくくりで

図⓬ セフェム系：グループ④（第3世代の静注薬：セフタジジム）…多くの GPC, GNR に加え，緑膿菌にまでスペクトラムを拡大：第3世代の一部と第4世代

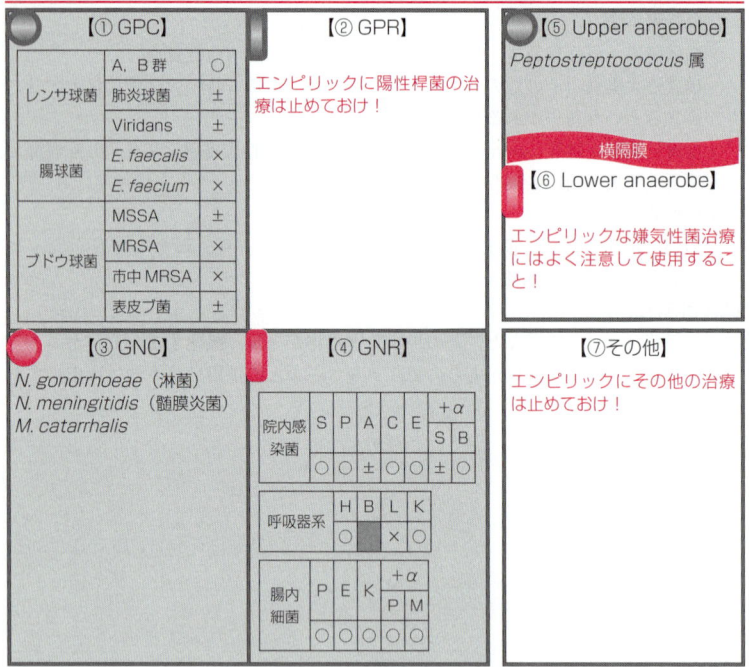

【① GPC】			【② GPR】	【⑤ Upper anaerobe】
レンサ球菌	A, B群	○	エンピリックに陽性桿菌の治療は止めておけ！	*Peptostreptococcus* 属
	肺炎球菌	±		
	Viridans	±		**横隔膜**
腸球菌	E. faecalis	×		【⑥ Lower anaerobe】
	E. faecium	×		
ブドウ球菌	MSSA	±		エンピリックな嫌気性菌治療にはよく注意して使用すること！
	MRSA	×		
	市中 MRSA	×		
	表皮ブ菌	±		

【③ GNC】	【④ GNR】	【⑦その他】

N. gonorrhoeae（淋菌）
N. meningitidis（髄膜炎菌）
M. catarrhalis

院内感染菌:

S	P	A	C	E	+α
					S B
○	○	±	○	○	± ○

呼吸器系:

H	B	L	K
○		×	○

腸内細菌:

P	E	K	+α
			P M
○	○	○	○ ○

エンピリックにその他の治療は止めておけ！

注意：セフタジジムは，抗緑膿菌活性を持たない第3世代セフェム（セフトリアキソンやセフォタキシム）に比べてレンサ球菌への抗菌活性が8〜16分の1程度しかない．肺炎治療においても，肺炎球菌の可能性がある場合にはエンピリック治療に用いるべきではない．

まずは覚えてみるとよい.

②第2世代よりさらに陰性桿菌にスペクトラムが広がっている. いわゆる H.E.N.P.E.K. に加えて, ほぼ S.P.A.C.E. のグループにも感受性を示し始める. 緑膿菌まではカバーできるのが, 前述してきたセフェム系との大きな違いである.

③くどいようだが, 腸球菌, *Listeria* にはすべてのセフェム系が無効である. 世代を上げても無効なものは無効.

④グラム陽性球菌を意識するなら, 第1世代を使うべきである. 第3世代のほうが陽性球菌にも強いというのは間違い.

⑤第3世代から髄液への移行性が良好になるので, 髄膜炎などの中枢神経感染症に使える.

⑥一般的によくある間違いとして, グラム陽性球菌のみ意識する際に, このグループの抗菌薬を使ってはいけない. このグループの抗菌薬の主な特徴は陰性桿菌への抗菌力である. 何でもかんでも世代を上げればよいというものではない. 餅は餅屋に. 陽性球菌には第1世代を. 特にセフタジジムは, 他の第3世代と比べても黄色ブドウ球菌やレンサ球菌に対する活性はかなり低いことを知っておくべし! 肺炎球菌の可能性のある肺炎にもエンピリックに用いるべきではない.

⑦緑膿菌は耐性化しやすいので, アミノグリコシド系などと併用するほうが無難と言われてきたが, 現在は議論が分かれている. 相乗効果のある高用量併用療法（βラクタム系＋アミノグリコシド系）は, リスクの高い敗血症患者においてエンピリック治療に推奨されることもあるが, 必須ではなく臨床予後に影響は与えないとされる.

【主な排泄経路】

腎.

【日本で推奨される使用量】

①成人では1日1〜2g（力価）を2回に分けて静注. 難治性または重症感染症の場合は, 症状に応じて1日量を4g（力価）まで増量し, 2〜4回に分けて投与.

②腎機能低下時の投与量（☞表⑯）.

【海外で推奨される使用量】

①正常腎機能での通常の投与量：1〜2gを8〜12時間毎に静注または筋注.

表⑯ 腎機能低下時の投与量（日本）

	腎機能に基づく用量 推定されるCLCr（mL/min）			血液透析（HEMO）
	＞50〜90	10〜50	＜10	
投与量	1g 8〜12時間毎	1g 24〜48時間毎	1g 48〜72時間毎	CLCr＜10 mL/min と同じ. 透析日は透析後

表⓱　腎機能低下時の投与量調節（海外）

	腎機能に基づく用量 推定されるCLCr（mL/min）				血液透析（HEMO）腹膜透析（CAPD）	コメントおよびCRRTの用量
	正常腎機能時（生命を脅かす感染症時の投与量）	＞50～90	10～50	＜10		
投与量	2g　8時間毎	8～12時間毎	12～24時間毎 CRRTも同一	24～48時間毎	HEMO：透析後に1g追加投与 CAPD：0.5g 24時間毎投与	感染の進展とともに分布容量は増加

調節方法：投与間隔を延長することで行う．

②腎機能低下時の投与量調節（☞表⓱）．

【禁　忌】
本剤の成分によるショックの既往歴のある患者．

【原則禁忌】
本剤の成分またはセフェム系に対し過敏症の既往歴のある患者．

【重大な副作用】
①ショック，アナフィラキシー様症状（IgEが関与するペニシリンアレルギー反応を有する患者には，セフェム系に対しても1割ほどの確率で薬疹のリスクがあり使用は控えたほうがよい）．
②急性腎不全などの重篤な腎障害．
③血液障害：汎血球減少，無顆粒球症，溶血性貧血，血小板減少．
④偽膜性大腸炎などの血便を伴う重篤な大腸炎（セファロスポリン系全体について言える．特に第3世代以上でリスクが高まるという報告がある）．
⑤皮膚粘膜眼症候群（Stevens-Johnson症候群），中毒性表皮壊死症（Lyell症候群）．
⑥間質性肺炎，PIE症候群．
⑦肝炎，肝機能障害，黄疸．
⑧精神神経症状：脳症，昏睡，意識障害，痙攣，振戦，ミオクローヌス，など．

【薬物相互作用】
①利尿薬（フロセミドなど）の併用により腎障害が増強されることが報告されている（機序は不明）．
②本剤の併用により経口避妊薬の効果が減弱するおそれがある．機序としては，腸内細菌叢を変化させ，経口避妊薬の腸肝循環による再吸収を抑制することが考えられている．

● 抗菌薬スペクトラムマップ②：セフェピム，セフォゾプラン（☞図⓭）

★ セフェピム；CFPM（マキシピーム®：静注）

【第4世代のキーワード】

①スペクトラムの違いはあるが，前述したセフタジジムと一緒に「緑膿菌まで手が出せるグループ」としてまず覚える．

②第4世代の特徴は，陰性桿菌は緑膿菌もカバー，さらに第1世代が持つ陽性球菌への活性も併せ持つ．スペクトラムで言えば，第4世代＝第1世代＋第3世代（つまり 4 ＝ 1 ＋ 3）ということになる．

図⓭ セフェム系：グループ④（第4世代の静注薬：セフェピム，セフォゾプラン）…多くのGPC，GNRに加え，緑膿菌にまでスペクトラムを拡大：第3世代の一部と第4世代

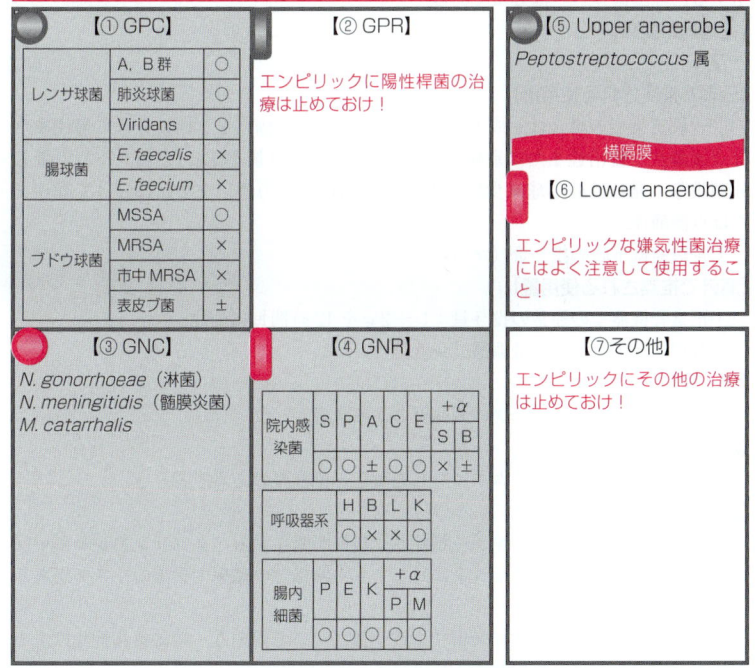

【① GPC】			【② GPR】	【⑤ Upper anaerobe】
レンサ球菌	A, B群	○	エンピリックに陽性桿菌の治療は止めておけ！	*Peptostreptococcus* 属
	肺炎球菌	○		
	Viridans	○		横隔膜
腸球菌	E. faecalis	×		【⑥ Lower anaerobe】
	E. faecium	×		
ブドウ球菌	MSSA	○		エンピリックな嫌気性菌治療にはよく注意して使用すること！
	MRSA	×		
	市中MRSA	×		
	表皮ブ菌	±		

【③ GNC】
N. gonorrhoeae（淋菌）
N. meningitidis（髄膜炎菌）
M. catarrhalis

【④ GNR】

院内感染菌	S	P	A	C	E	+α
						S B
	○	○	±	○	○	× ±

呼吸器系	H	B	L	K
	○	×	×	○

腸内細菌	P	E	K	+α
				P M
	○	○	○	○ ○

【⑦その他】
エンピリックにその他の治療は止めておけ！

注意：セフォゾプランは日本でのみ販売されており海外のデータがない．スペクトラムはセフェピムとほぼ同じと考えられるが，詳細に関しては最新のデータを各自参照のこと．

③陰性桿菌はいわゆる H.E.N.P.E.K. に加えて，S.P.A.C.E. のグループにも感受性があり，さらに黄色ブドウ球菌，レンサ球菌といったグラム陽性球菌にも活性を持つ．

④くどいようだが，腸球菌，*Listeria* にはすべてのセフェム系が無効である．世代を上げても無効なものは無効．

⑤ただし，グラム陽性球菌のみを意識するなら，第1世代を使うべきである．第4世代は温存すべし．

⑥第3世代から髄液への移行性が良好になるので，髄膜炎などの中枢神経感染症に使える．

⑦緑膿菌は耐性化しやすいので，アミノグリコシド系などと併用するほうが無難と言われてきたが，現在は議論が分かれている．併用療法（βラクタム系＋アミノグリコシド系）は，リスクの高い敗血症患者においてエンピリック治療に推奨されることもあるが，必須ではなく臨床予後に影響を与えないとされる．

⑧好中球減少時の発熱は，第3～4世代の緑膿菌まで手が出せる薬剤をすぐに使用する．緑膿菌カバーは必須である．

【主な排泄経路】

腎．

【日本で推奨される使用量】

①一般感染症の場合は，成人では1日1～2ｇ（力価）を2回に分けて静注または点滴静注．難治性または重症感染症の場合は，1日量を4ｇ（力価）まで増量し分割投与．発熱性好中球減少症の場合は，1日4ｇ（力価）を2回に分けて静注または点滴静注．

②腎機能低下時の投与量（☞表⑱）．

【海外で推奨される使用量】

①正常腎機能での通常の投与量：1～2ｇを12時間毎に静注．

②腎機能低下時の投与量調節（☞表⑲）．

【禁　忌】

本剤の成分によるショックの既往歴のある患者．

【原則禁忌】

本剤の成分またはセフェム系に対し過敏症の既往歴のある患者．

【重大な副作用】

①ショック，アナフィラキシー様症状：IgE が関与するペニシリンアレルギー反応を有する患者には，セフェム系に対しても1割ほどの確率で薬疹のリスクがあり使用は控えたほうがよい．

②偽膜性大腸炎（セファロスポリン系全体について言える．特に第3世代以上でリスクが高まるという報告がある）．

③急性腎不全．

表⓲　腎機能低下時の投与量（日本）

	腎機能に基づく用量 推定されるCLCr（mL/min）			血液透析（HEMO）
	＞50～90	10～50	＜10	
投与量	1g 12時間毎	0.5～1g 12時間毎	0.5～1g 24時間毎	初回1g，以後0.5g　24時間毎．透析日は透析後

表⓳　腎機能低下時の投与量調節（海外）

	腎機能に基づく用量 推定されるCLCr（mL/min）				血液透析（HEMO） 腹膜透析（CAPD）	コメントおよびCRRTの用量
	正常腎機能時（生命を脅かす感染症time の投与量）	＞50～90	10～50	＜10		
投与量	2g　8時間毎（最高用量）	2g 8時間毎	2g　12～24時毎 CRRTも同一用量	1g 24時間毎	HEMO：透析後に1gを追加投与 CAPD：48時間毎1～2gを投与	

調節方法：投与量を減量，かつ投与間隔の延長で行う．

④血液障害：汎血球減少，無顆粒球症，血小板減少．

⑤間質性肺炎，PIE症候群．

⑥皮膚粘膜眼症候群（Stevens-Johnson症候群），中毒性表皮壊死症（Lyell症候群）．

⑦肝機能障害，黄疸．

⑧精神神経症状：意識障害，昏睡，痙攣，振戦，ミオクローヌスなどの精神神経症状（特に腎機能障害患者）．

【薬物相互作用】

利尿薬（フロセミドなど）との併用で腎障害増強作用のおそれがある（詳細不明であるが，利尿・脱水による血中濃度の上昇が考えられる）．

★ セフォゾプラン；CZOP（ファーストシン®：静注）

【主な排泄経路】

腎．

【日本で推奨される使用量】

①成人ではセフォゾプラン塩酸塩として，1日1～2g（力価）を2回に分けて静注または点滴静注．難治性または重症感染症の場合は，1日4g（力価）まで増量し，2～4回に分けて静注．

表⓴　腎機能低下時の投与量

	腎機能に基づく用量 推定されるCLCr (mL/min)			血液透析（HEMO）
	>50～90	10～50	<10	
投与量	0.5～1g 12時間毎	0.5g 12時間毎	0.5g 24時間毎	CLCr<10 mL/minと同じ．透析日は透析後

②腎機能低下時の投与量（☞**表⓴**）．

【海外で推奨される使用量】
欧米で販売されていないためデータなし．

【禁　忌】
①本剤の成分によるショックの既往歴のある患者．
②低張性脱水症の患者（5％ブドウ糖注射液添付のバッグGの場合）［電解質を含まない糖液投与で脱水増悪の可能性がある］．

【原則禁忌】
本剤の成分またはセフェム系に対し過敏症の既往歴のある患者．

【重大な副作用】
①ショック，アナフィラキシー様症状：IgEが関与するペニシリンアレルギー反応を有する患者には，セフェム系に対しても1割ほどの確率で薬疹のリスクがあり使用は控えたほうがよい．
②急性腎不全などの重篤な腎障害．
③血液障害：汎血球減少，無顆粒球症，顆粒球減少．
④偽膜性大腸炎などの血便を伴う重篤な大腸炎（セファロスポリン系全体について言える．特に第3世代以上でリスクが高まるという報告がある）．
⑤間質性肺炎，PIE症候群．
⑥皮膚粘膜眼症候群（Stevens-Johnson症候群），中毒性表皮壊死症（Lyell症候群）．
⑦痙攣（腎不全患者は注意）．
⑧DIC．
⑨肝炎，肝機能障害，黄疸．
⑩リンパ節腫脹，関節痛，など．

【薬物相互作用】
利尿薬（フロセミドなど）との併用による腎障害増強作用のおそれがある（機序は不明であるが，利尿時の脱水による血中濃度の上昇などが考えられている）．

f. 緑膿菌まで手を出せるβラクタマーゼ阻害薬入り合剤セファロスポリン系（第3世代セフェム系の一部）

● 抗菌薬スペクトラムマップ：セフォペラゾン・スルバクタム（☞図⓮）

★ セフォペラゾン・スルバクタム；SBT/CPZ（スルペラゾン®：静注）

【βラクタマーゼ阻害薬入りのセファロスポリン系のキーワード】
　①βラクタマーゼ阻害薬が入ることで，嫌気性菌を含めてスペクトラムが広がる．

図⓮　セフェム系：グループ⑤（第3世代の静注薬：セフォペラゾン・スルバクタム）…βラクタマーゼ阻害薬入りで緑膿菌カバー，嫌気性菌にも強い

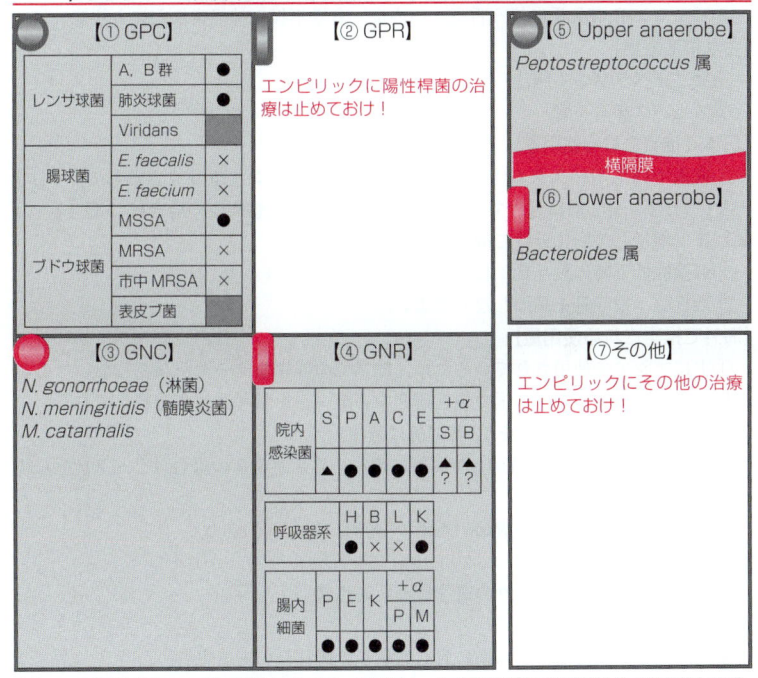

【① GPC】			【② GPR】	【⑤ Upper anaerobe】
レンサ球菌	A, B群	●	エンピリックに陽性桿菌の治療は止めておけ！	*Peptostreptococcus* 属
	肺炎球菌	●		
	Viridans			
腸球菌	*E. faecalis*	×		横隔膜
	E. faecium	×		【⑥ Lower anaerobe】
ブドウ球菌	MSSA			
	MRSA	×		*Bacteroides* 属
	市中MRSA	×		
	表皮ブ菌			

【③ GNC】
N. gonorrhoeae（淋菌）
N. meningitidis（髄膜炎菌）
M. catarrhalis

【④ GNR】

院内感染菌

	S	P	A	C	E	+α	
						S	B
	▲	●	●	●	●	▲?	▲?

呼吸器系

H	B	L	K
●	×	×	●

腸内細菌

P	E	K	+α	
			P	M
●	●	●	●	●

【⑦その他】
エンピリックにその他の治療は止めておけ！

注意：この薬剤は米国での臨床試験などのデータがない．上記表の抗菌薬感受性は発売時の添付文書，インタビューフォームなどを参考にしているため薬剤使用の際には必ず各施設のローカルファクターを含め最新のデータを確認すること．
（●：臨床的に有効と思われる，▲：中等度有効と思われる，×：無効，空欄：データなし）

②前述してきた「緑膿菌まで手が出る」セフェム系に嫌気性菌カバーをつけ加えたものと考える.

③世代を考えると,髄液移行性がよさそうだが,実際には悪いので髄膜炎には使えない.

④グラム陽性球菌,陰性桿菌も緑膿菌までカバーし,嫌気性菌にも強い.リスクの高い腹腔・骨盤内感染などに有効.ただし,緑膿菌や嫌気性菌カバーの必要がない状況下で積極的に使うことは避けたい.

⑤くどいようだが,腸球菌,*Listeria* にはすべてのセフェム系が無効である.世代を上げても無効なものは無効.

⑥飲酒により,ジスルフィラム様作用が出るので注意(いわゆる酒の悪酔い状態:皮膚紅潮,頻脈,嘔気・嘔吐,発汗).

⑦ビタミンK欠乏に伴う低プロトロンビン血症,出血傾向などに注意.血小板機能障害も起こすことがあるので出血時間にも注意しておく.

⑧ビタミンB群欠乏に伴う舌炎,口内炎,食欲不振,神経炎などにも注意.

【主な排泄経路】

①セフォペラゾン:胆汁.

②スルバクタム:腎.

【日本で推奨される使用量】

①成人ではスルバクタムナトリウム・セフォペラゾンナトリウムとして,1日1〜2g(力価)を2回に分けて静注.難治性または重症感染症の場合は,1日4g(力価)まで増量し2回に分けて静注.

②腎機能低下時の投与量:投与量を調節しなくてよい.

③透析時:投与量を調節しなくてよい.

【海外で推奨される使用量】

①主にアジアで使用されているため,欧米での詳細なデータが存在しない.ここでは,香港のデータと,米国で現在研究中のデータを参考として記載しておく.

- 香港:通常2〜4gを12時間毎に静注.
- 米国:通常1〜2gを12時間毎に静注.重症感染症の場合は2〜3gを6時間毎に静注.

②腎機能低下時の投与量調節(香港)(米国)(☞表㉑ a,b).

【禁　忌】

本剤の成分によるショックの既往歴のある患者.

【原則禁忌】

本剤の成分またはセフェム系に対し過敏症の既往歴のある患者.

【重大な副作用】

①ショック,アナフィラキシー様症状:IgEが関与するペニシリンアレルギー反応を有する患者には,セフェム系に対しても1割ほどの確率で薬疹のリスクがあり

表㉑a 腎機能低下時の投与量調節（香港）

	腎機能に基づく用量 推定されるCLCr（mL/min）		
	＞30	15〜30	＜10
投与量	調節不要	最高4gまで	最高2gまで

表㉑b 腎機能低下時の投与量調節（米国）

	腎機能に基づく用量 推定されるCLCr（mL/min）				血液透析（HEMO） 腹膜透析（CAPD）	コメントおよび CRRTの用量
	正常腎機能時	＞50 〜90	10〜 50	＜10		
投与量	1〜2g 12時間毎	100%	100%	100%	HEMO：透析後1g CAPD：None	CRRT：CLCr 10〜 50 mL/minでの投 与量と同じ

調節方法：投与量を減量することで行う．

使用は控えたほうがよい．

②偽膜性大腸炎（セファロスポリン系全体について言える．特に第3世代以上でリスクが高まるという報告がある）．

③間質性肺炎，PIE症候群．

④急性腎不全．

⑤肝障害，劇症肝炎．

⑥皮膚粘膜眼症候群（Stevens-Johnson症候群），中毒性表皮壊死症（Lyell症候群）．

⑦血液障害：溶血性貧血，汎血球減少症，顆粒球減少（無顆粒球症を含む），血小板減少，など．

その他，過敏症，消化器症状，痙攣，菌交代による口内炎・カンジダ症，ビタミンK欠乏，ビタミンB群欠乏，など．

【薬物相互作用】

①利尿薬（フロセミドなど）との併用による脱水などで腎障害増強作用が報告されている．

②アルコールとの併用で，ジスルフィラム様作用（潮紅，悪心，頻脈，多汗，頭痛など）が現れることがある．

③投与期間中および投与後少なくとも1週間はアルコールの摂取を避けること．

4｜モノバクタム系

● 抗菌薬スペクトラムマップ：アズトレオナム（☞図❶）

★ アズトレオナム；AZT（アザクタム®：静注）

【アズトレオナムのキーワード】

①分類上はβラクタム系に入る．

②アミノグリコシド系に似た抗菌スペクトラム：陰性桿菌が得意で，緑膿菌までカバーする．ただし，アミノグリコシド系と違いβラクタム系との併用で相乗効果があるわけではない．副作用もアミノグリコシド系のような腎毒性，耳毒性はないので，イメージとしては，アミノグリコシド系からβラクタム系との相乗効果と，副作用を抜いたものという感じだろうか．

③他のβラクタム系との交差アレルギー反応がないので，βラクタムアレルギーのある患者の代替薬になる．ただし，セフタジジム（モダシン®）とは交差アレル

図❶ モノバクタム系（アズトレオナム）

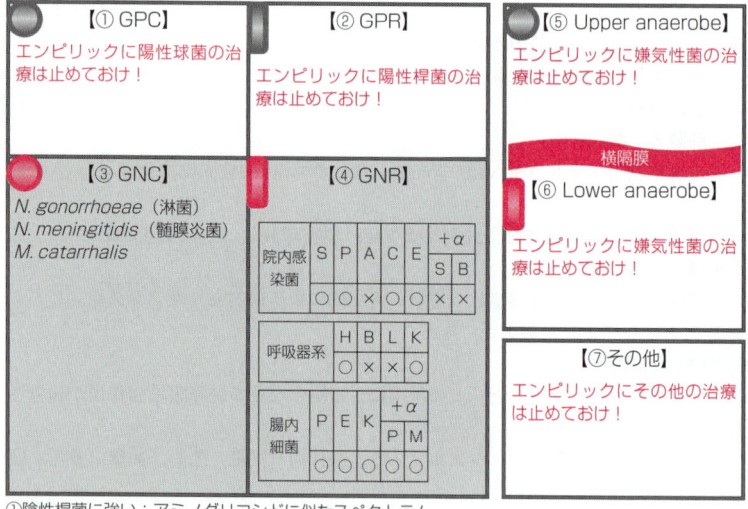

【① GPC】
エンピリックに陽性球菌の治療は止めておけ！

【② GPR】
エンピリックに陽性桿菌の治療は止めておけ！

【⑤ Upper anaerobe】
エンピリックに嫌気性菌の治療は止めておけ！

横隔膜

【③ GNC】
N. gonorrhoeae（淋菌）
N. meningitidis（髄膜炎菌）
M. catarrhalis

【④ GNR】

院内感染菌	S	P	A	C	E	+α S	B
	○	○	×	○	○	×	×

呼吸器系	H	B	L	K
	○	×	×	○

腸内細菌	P	E	K	+α P	M
	○	○	○	○	○

【⑥ Lower anaerobe】
エンピリックに嫌気性菌の治療は止めておけ！

【⑦その他】
エンピリックにその他の治療は止めておけ！

①陰性桿菌に強い：アミノグリコシドに似たスペクトラム．
②βラクタム系と併用しても相乗効果はない．
③βラクタム系アレルギーとの交差アレルギーはない（例外：セフタジジムとは交差アレルギーあり）．

ギーがあるので注意が必要.

　④基本的にはファーストチョイスになりにくい，控えの存在か？

【主な排泄経路】

　腎.

【日本で推奨される使用量】

　①成人では1日1～2g（力価）を2回に分けて静注または点滴静注または筋注.淋菌感染症および子宮頸管炎の場合は，1日1回1～2g（力価）を筋注または静注.難治性または重症感染症の場合は，1日4g(力価)まで増量し2～4回に分けて投与.

　②腎機能低下時の投与量（☞表❶）.

【海外で推奨される使用量】

　①正常腎機能での通常の投与量：1gを8時間毎～2gを6時間毎に静注.

　②腎機能低下時の投与量調節（☞表❷）.

【禁　忌】

　本剤の成分によるショックの既往歴のある患者.

【重大な副作用】

　①ショック.

　②急性腎不全.

表❶　腎機能低下時の投与量（日本）

	腎機能に基づく用量 推定されるCLCr（mL/min）			血液透析（HEMO）
	>50～90	10～50	<10	
投与量	1g 12時間毎	1g 12～24時間毎	1g 24時間毎	CLCr<10 mL/minと同じ．透析時は透析後

表❷　腎機能低下時の投与量調節

	腎機能に基づく用量 推定されるCLCr（mL/min）				血液透析（HEMO） 腹膜透析（CAPD）	コメントおよびCRRTの用量
	正常腎機能時（生命を脅かす感染症時の投与量）	>50～90	10～50	<10		
投与量	2g 8時間毎	100%	50～75% CRRTも同一用量	25%	HEMO：透析後に0.5gを追加投与 CAPD：CLCr<10 mL/minでの投与量と同じ	

調節方法：投与量を減量することで行う.

③大腸炎：偽膜性大腸炎，など．
　④皮疹，中毒性表皮壊死症，など．
【薬物相互作用】
　フロセミドなどの利尿薬との併用で，腎障害が悪化した報告がある．

5 | アミノグリコシド系

● 抗菌薬スペクトラムマップ①：ゲンタマイシン，トブラマイシン（☞図❶）

★ ゲンタマイシン；GM（ゲンタシン®：静注），トブラマイシン；TOB（トブラシン®：静注）

【アミノグリコシド系全体のキーワード】
　①基本的にはグラム陰性桿菌（緑膿菌まで）とグラム陽性球菌にスペクトラムを持つ．

図❶ アミノグリコシド系（ゲンタマイシン，トブラマイシン）

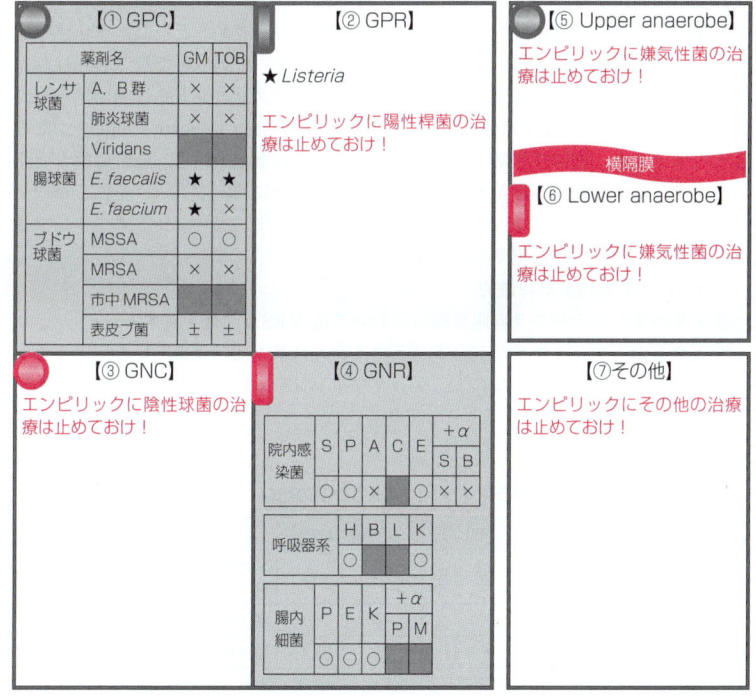

【① GPC】

薬剤名		GM	TOB
レンサ球菌	A, B群	×	×
	肺炎球菌	×	×
	Viridans		
腸球菌	E. faecalis	★	★
	E. faecium	★	×
ブドウ球菌	MSSA	○	○
	MRSA	×	×
	市中MRSA		
	表皮ブ菌	±	±

【② GPR】

★ *Listeria*

エンピリックに陽性桿菌の治療は止めておけ！

【⑤ Upper anaerobe】

エンピリックに嫌気性菌の治療は止めておけ！

横隔膜

【⑥ Lower anaerobe】

エンピリックに嫌気性菌の治療は止めておけ！

【③ GNC】

エンピリックに陰性球菌の治療は止めておけ！

【④ GNR】

院内感染菌	S	P	A	C	E	+α	
						S	B
	○	○	×			×	×

呼吸器系	H	B	L	K
	○			○

腸内細菌	P	E	K	+α	
				P	M
	○	○	○		

【⑦その他】

エンピリックにその他の治療は止めておけ！

★：アンピシリンとの併用で相乗効果を認めている．

②アミノグリコシド系のなかで,いわゆる synergy（相乗効果）を持つのはストレプトマイシンとゲンタマイシンである.

③βラクタム系と併用して使われることが多い.

④βラクタム系,バンコマイシンとの併用において,アミノグリコシド系のなかでも微妙に得意な菌が違うので知っておくこと（☞表❶）.

⑤上述の通り,βラクタム系との併用による,いわゆる真の相乗効果があるのは「ゲンタマイシン」と「ストレプトマイシン」のみともいわれる.しかしながら,起炎菌の判明しない感染初期の段階でグラム陰性桿菌に対してスペクトラムを広げておきたい場合や,好中球減少時でグラム陰性桿菌が重要なターゲットとなる場合などには,ゲンタマイシンやストレプトマイシン以外のアミノグリコシド系も併用薬として用いられることもある.アミノグリコシド系は他の薬剤と比較して耐性が獲得されにくいうえに,日常臨床で使用頻度が低いために耐性菌が少ない可能性がある.この点においてエンピリックな治療,特に重症患者の治療において併用する利点がある場合もあるが,近年の流れとしては,予後に影響を与えないとして併用されない傾向にある.

⑥副作用は腎毒性（可逆的）と耳毒性（不可逆的）が有名.ただし,重症感染症時には腎機能が悪くても初回投与量は調節不要であり,full dose で投与しなければならない.初回投与量を減らしてはいけない.アミノグリコシド系は初回投与時に比べて,2回目から細菌内部への取り込みが落ちる（first exposure effect）.このことを考えても,初回投与量が重要となる.また,敗血症の場合,血行動態が変化しており通常より分布容量が大きくなっている.簡単に言えばスープを作る鍋のサイズがいつもよりでかくなっているため,塩少々（アミノグリコシド系少々）ではきちんとした味付け（治療効果）にならない.

⑦PAE と相乗効果が特徴的.

⑧アルベカシンのみグラム陽性球菌において抗 MRSA 活性を有する.

⑨天然もののゲンタマイシンとトブラマイシンは基本的には似ている.アミカシンはカナマイシンの半合成なので,ゲンタマイシンやトブラマイシンより化学的に

表❶ ゲンタマイシン,トブラマイシン,アミカシンの比較

	腸球菌	グラム陽性球菌	*Listeria*	緑膿菌	その他に得意な菌
ゲンタマイシン	◎	◎	○	○	*Serratia, Corynebacterium*, 陰性桿菌いろいろ
トブラマイシン	×	×	○	◎	陰性桿菌いろいろ
アミカシン	×	×	○	○	陰性桿菌いろいろ

①腸球菌にはゲンタマイシン,②黄色ブドウ球菌にはゲンタマイシン,③緑膿菌にはトブラマイシン,④*Serratia* にはゲンタマイシンと言ったイメージになる.

安定である．

⑩膿瘍（酸性，嫌気的環境）は苦手．抗菌薬の効力を発揮できない．一方，空洞病変やアルカリ環境には強い．

⑪濃度依存性薬物なので1日投与回数は少ない（感染性心内膜炎を除き，1日1回投与が主流になっている）．1回投与のほうがadaptive resistanceが起きにくいと言われる．

⑫ゲンタマイシンとトブラマイシンは基本的には同じように扱える．投与量も同様，スペクトラムもほとんど同じ（ただし，緑膿菌への活性はトブラマイシンのほうが強い）．

【主な排泄経路】

腎．

【日本で推奨される使用量】

①成人ではゲンタマイシン硫酸塩として，1日80〜120 mg（力価）を2〜3回に分けて筋注または点滴静注．点滴静注においては30分〜2時間かけて注入．

②成人ではトブラマイシンとして，膀胱炎および腎盂腎炎の場合は，1日120 mg（力価）を2回に分けて筋注または点滴静注．その他の感染症の場合は，1日180 mg（力価）を2〜3回に分けて筋注または点滴静注．点滴静注においては30分〜2時間かけて注入．1回90 mg投与の場合には，1時間以上かけて注入．

③腎機能低下時の投与量（☞表❷）．

【海外で推奨される使用量】

①正常腎機能での通常の投与量：
- 1日多数回投与（MDD）：2 mg/kgを初期投与し，次いで8時間毎に1.7 mg/kgを静注．
- 1日1回投与（OD）：5.1 mg/kg（病状が重篤な場合7 mg/kg）を24時間毎に静注．

表❷ 腎機能低下時の投与量（日本）

	腎機能に基づく用量 推定されるCLCr（mL/min）			血液透析（HEMO）
	>50〜90	10〜50	<10	
投与量	初回投与量2 mg/kg，2回目以降は1.6 mg/kg，24〜48時間毎	初回投与量2 mg/kg 2回目以降は1.6 mg/kg，48時間毎	初回投与量2 mg/kg 2回目以降は1.6 mg/kg，48〜72時間毎	初回2 mg/kg 次回は1.6 mg/kg 透析後に

注意：腎障害の悪化が予想される場合，他の薬剤選択が好ましいが，やむを得ない場合は注意して使用する．

②腎機能低下時の投与量調節（☞表❸，❹）．

【禁　忌】
本剤の成分ならびに他のアミノグリコシド系およびバシトラシンに対し過敏症の既往歴のある患者．

【原則禁忌】
本人または，その血族がアミノグリコシド系による難聴またはその他の難聴のある患者．

表❸　腎機能低下時の投与量調節：多数回投与／日（海外）

	正常腎機能時（生命を脅かす感染症時の投与量）	腎機能に基づく用量 推定されるCLCr（mL/min）			血液透析（HEMO）腹膜透析（CAPD）	コメントおよびCRRTの用量
		＞50〜90	10〜50	＜10		
投与量	1.7mg/kg 8時間毎	100%量 8時間毎	100%量 12〜24時間毎 CRRTも同一用量	100%量 48時間毎	HEMO：透析後に通常の50%用量を追加投与 CAPD：透析1Lにつき3〜4mg消失する．1日に消失する量を追加投与	高流量の血液透析はアミノグリコシドの予想外のクリアランスを招くので，投与後の効果と副作用を把握するために，透析後に血中濃度を測定すること CAPDでは，血中濃度のバラツキが大きいため血中濃度測定が重要 肥満者（理想体重より30%以上超過）用の調整体重＝［理想体重＋0.4×（実際の体重−理想体重）］

調節方法：投与間隔を延長することで行う．

表❹　腎機能低下時の投与量調節：1回投与／日（海外）

推定CLCr値（mL/min）	＞80	60〜80	40〜60	30〜40	20〜30	10〜20	＜10〜0
投与間隔（hr）	24時間毎の投与				48時間毎の投与		72時間毎の投与および透析後の投与
投与量（mg/kg）	5.1	4	3.5	2.5	4	3	2

調節方法：投与間隔を延長することで行う．

【重大な副作用】
　①ショック．
　②急性腎不全（尿細管壊死，など）．
　③第8脳神経障害（蝸牛毒性による難聴，前庭障害による眩暈），まれに神経筋遮断，など．

【薬物相互作用】
　併用注意：減量などの慎重な投与を（☞表❺）．

【TDM】（☞表❻）．

表❺　薬物相互作用：併用注意

薬剤名など	臨床症状	機序・危険因子
◆腎障害を起こすおそれのある血液代用薬 デキストラン ヒドロキシエチルデンプン，など	腎障害が発現，悪化することがある	機序は明確ではないが，併用によるアミノグリコシド系の血中への蓄積，近位尿細管上皮の空胞変性が生じるという報告がある
◆ループ利尿薬 エタクリン酸 フロセミド（特に静注） アゾセミド，など	腎障害および聴器障害が発現，悪化するおそれがある	機序は明確ではないが，併用によりアミノグリコシド系の血中濃度の上昇，腎への蓄積が起こるという報告がある
◆腎毒性および聴器毒性を有する薬剤 バンコマイシン エンビオマイシン 白金含有抗悪性腫瘍薬：シスプラチン，カルボプラチン，ネダプラチン，など	腎障害および聴器障害が発現，悪化するおそれがあるので，併用は避けることが望ましい	機序は不明であるが，本薬剤および併用薬剤共に腎毒性，聴器毒性を有する
◆筋弛緩薬 ツボクラリン パンクロニウム臭化物 ベクロニウム臭化物 トルペリゾン A型ボツリヌス毒素，など	呼吸抑制が現れるおそれがある．呼吸抑制が現れた場合には，必要に応じ，コリンエステラーゼ阻害薬，カルシウム製剤の投与などの適切な処置を行うこと	本薬剤および併用薬剤共に神経筋接合部の遮断作用を有し，併用によりその作用が増強される
◆腎毒性を有する薬剤 シクロスポリン アムホテリシンB タクロリムス ホスカルネット，など	腎障害が発現，悪化するおそれがある	機序は不明であるが，本薬剤および併用薬剤共に腎毒性を有する

表❻ アミノグリコシド系のTDM

薬物名			1日多数回投与の場合	1日1回投与の場合
ゲンタマイシン（ゲンタシン®：静注）およびトブラマイシン（トブラシン®：静注）	採血・TDM測定日		投与開始してから3回目かそれ以後、または投与量変更してから3回目かそれ以後に行う	維持量が始まれば適時測定
	採血のタイミング	トラフ値測定	投与直前	投与直前
		ピーク値測定	1時間かけて滴下し、滴下終了30分後、または30分かけて滴下し、滴下終了1時間後	30分かけて滴下し滴下終了1時間後
	有効濃度値の目安	トラフ値	1〜2μg/mL	1μg/mL
		ピーク値	4〜10μg/mL	16〜24μg/mL

図❷ アミノグリコシド系（アミカシン）

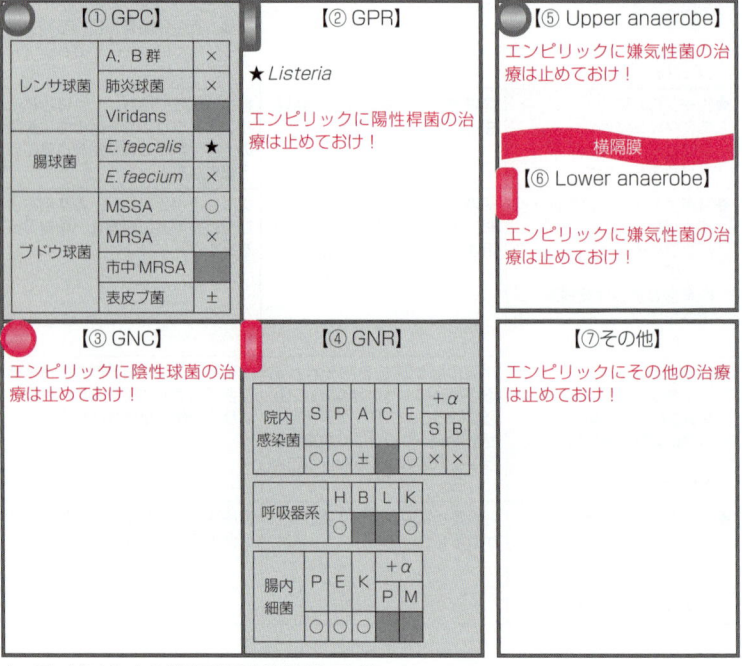

【① GPC】

レンサ球菌	A, B群	×
	肺炎球菌	×
	Viridans	
腸球菌	E. faecalis	★
	E. faecium	×
ブドウ球菌	MSSA	○
	MRSA	×
	市中MRSA	
	表皮ブ菌	±

【② GPR】

★ *Listeria*

エンピリックに陽性桿菌の治療は止めておけ！

【③ GNC】

エンピリックに陰性球菌の治療は止めておけ！

【④ GNR】

院内感染菌	S	P	A	C	E	+α	
						S	B
	○	○	±		○	×	×

| 呼吸系 | H | B | L | K |
| | ○ | | | ○ |

腸内細菌	P	E	K	+α	
				P	M
	○	○	○		

【⑤ Upper anaerobe】

エンピリックに嫌気性菌の治療は止めておけ！

横隔膜

【⑥ Lower anaerobe】

エンピリックに嫌気性菌の治療は止めておけ！

【⑦その他】

エンピリックにその他の治療は止めておけ！

★：アンピシリンとの併用で相乗効果を認めている．

抗菌薬スペクトラムマップ②：アミカシン硫酸塩 (☞図❷)

★ アミカシン硫酸塩；AMK（アミカシン®：静注）

【アミカシンのキーワード】

①ゲンタマイシン，トブラマイシンが天然ものであるのとは別に，半合成されたもの．化学的に安定．

②βラクタム系，バンコマイシンとの併用において，アミノグリコシド系のなかでも微妙に得意な菌が違うので知っておくこと（☞表❶）．

【主な排泄経路】

腎．

【日本で推奨される使用量】

①成人ではアミカシン硫酸塩として，1回100～200 mg（力価）を1日2回点滴静注．点滴静注の場合は，100～500 mLの補液中に100～200 mg（力価）の割合で溶解し，30分～1時間かけて投与．筋注の場合は，100～200 mg（力価）を1日1～2回投与．

②腎機能低下時の投与量（☞表❼）．

【海外で推奨される使用量】

①正常腎機能での通常の投与量：

・1日多数回投与（MDD）：7.5 mg/kgを12時間毎に静注．

・1日1回投与（OD）：15 mg/kgを24時間毎に静注．

②腎機能低下時の投与量調節：（☞表❽，❾）．

【禁　忌】

本剤の成分ならびにアミノグリコシド系またはバシトラシンに対し過敏症の既往歴のある患者．

表❼　腎機能低下時の投与量

	腎機能に基づく用量 推定されるCLCr（mL/min）			血液透析（HEMO）
	>50～90	10～50	<10	
投与量	300 mg 24時間毎	300 mg 24～48時間毎	初回300 mg 2回目以降は 225 mg　48～72時間毎	初回300 mg投与 2回目以降は225 mg 週3回・透析後に投与

注意：腎障害の悪化が予想される場合，他の薬剤選択が好ましいが，やむを得ない場合は注意して使用する．

表❽　腎機能低下時の投与量調節：多数回投与／日（海外）

	腎機能に基づく用量 推定されるCLCr（mL/min）			血液透析（HEMO）腹膜透析（CAPD）	コメントおよびCRRTの用量
	正常腎機能時（生命を脅かす感染症時の投与量）	>50〜90	10〜50	<10		
投与量	7.5 mg/kg 12時間毎	100%量 12時間毎	100%量 24時間毎 CRRTも同一用量	100%量 48時間毎	HEMO：透析後に通常の50%用量を追加投与 CAPD：透析1Lにつき15〜20mg消失する．1日に消失する量を追加投与	高流量の血液透析はアミノグリコシドの予想外のクリアランスを招くので，投与後の効果と副作用を把握するために，透析後に血中濃度を測定すること CAPDでは，血中濃度のばらつきが大きいため血中濃度測定重要 肥満者（理想体重より30%以上超過）用の調整体重＝［理想体重＋0.4×（実際の体重－理想体重）］

調節方法：投与間隔を延長することで行う．

表❾　腎機能低下時の投与量調節：1回投与／日（海外）

推定CLCr値（mL/min）	>80	60〜80	40〜60	30〜40	20〜30	10〜20	<10〜0
投与間隔（hr）	24時間毎の投与				48時間毎の投与		72時間毎の投与および透析後の投与
投与（mg/kg）	15	12	7.5	4	7.5	4	3

調節方法：投与間隔を延長することで行う．

【原則禁忌】
　本人またはその血族がアミノグリコシド系による難聴またはその他の難聴のある患者．
【重大な副作用】
　①ショック．
　②第8脳神経障害（蝸牛毒性による難聴，前庭障害による眩暈），まれに神経筋遮断．
　③急性腎不全（尿細管壊死など），など．

表⑩　薬物相互作用：併用注意

薬剤名など	臨床症状	機序・危険因子
◆腎障害を起こすおそれのある血液代用薬 　デキストラン 　ヒドロキシエチルデンプン，など	腎障害が発現，悪化することがある	機序は明確ではないが，併用によりアミノグリコシド系の血中への蓄積，近位尿細管上皮の空胞変性が生じるという報告がある
◆ループ利尿薬 　エタクリン酸 　フロセミド（特に静注） 　アゾセミド，など	腎障害および聴器障害が発現，悪化するおそれがある	機序は明確ではないが，併用によりアミノグリコシド系の血中濃度の上昇，腎への蓄積が起こるという報告がある
◆腎毒性および聴器毒性を有する薬剤 　バンコマイシン 　エンビオマイシン 　白金含有抗悪性腫瘍薬：シスプラチン，カルボプラチン，ネダプラチン，など	腎障害および聴器障害が発現，悪化するおそれがあるので，併用は避けることが望ましい	機序は不明であるが，本薬剤および併用薬剤共に腎毒性，聴器毒性を有する
◆筋弛緩薬 　ツボクラリン 　パンクロニウム臭化物 　ベクロニウム臭化物 　トルペリゾン 　A型ボツリヌス毒素，など	呼吸抑制が現れるおそれがある．呼吸抑制が現れた場合には，必要に応じ，コリンエステラーゼ阻害薬，カルシウム製剤の投与などの適切な処置を行うこと	本薬剤および併用薬剤共に神経筋接合部の遮断作用を有し，併用によりその作用が増強される
◆腎毒性を有する薬剤 　シクロスポリン 　アムホテリシンB，など	腎障害が発現，悪化するおそれがある	機序は不明であるが，本薬剤および併用薬剤共に腎毒性を有する

表⑪　アミノグリコシド系のTDM

薬物名			1日多数回投与の場合	1日1回投与の場合
アミカシン （アミカシン®：静注）	採血・TDM測定日		投与開始してから3回目かそれ以後，または投与量変更してから3回目かそれ以後に行う	維持量が始まれば適時測定
	採血のタイミング	トラフ値測定	投与直前	投与直前
		ピーク値測定	1時間かけて滴下し，滴下終了30分後，または，30分かけて滴下し，滴下終了1時間後	30分かけて滴下し，滴下終了1時間後
	有効濃度値の目安	トラフ値	5〜10μg/mL	1μg/mL
		ピーク値	15〜30μg/mL	56〜64μg/mL

【薬物相互作用】
　併用注意：減量などの慎重な投与を（☞表⓾）．
【TDM】（☞表⓫）

● 抗菌薬スペクトラムマップ③：アルベカシン（☞図❸）

★ アルベカシン：ABK（ハベカシン®：静注）

【アルベカシンのキーワード】
　①基本的な考え方は他のアミノグリコシド系のページを参照．データが他のアミ

図❸　アミノグリコシド系（アルベカシン）

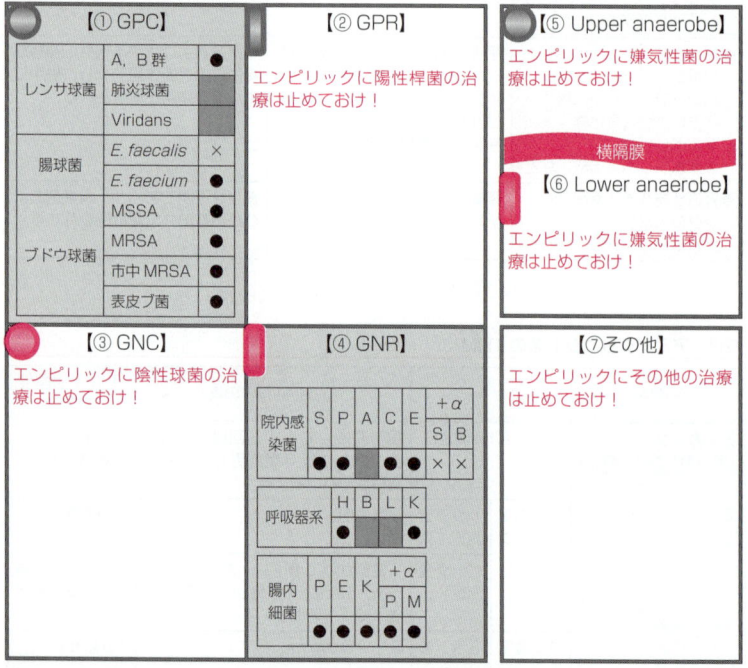

【① GPC】			【② GPR】	【⑤ Upper anaerobe】
レンサ球菌	A, B群	●	エンピリックに陽性桿菌の治療は止めておけ！	エンピリックに嫌気性菌の治療は止めておけ！
	肺炎球菌			
	Viridans			
腸球菌	E. faecalis	×		横隔膜
	E. faecium	●		【⑥ Lower anaerobe】
ブドウ球菌	MSSA	●		エンピリックに嫌気性菌の治療は止めておけ！
	MRSA	●		
	市中MRSA	●		
	表皮ブ菌	●		

【③ GNC】	【④ GNR】	【⑦その他】
エンピリックに陰性球菌の治療は止めておけ！	院内感染菌：S P A C E +α（S B） ● ● ● × ×　　呼吸器系：H B L K ●　　腸内細菌：P E K +α（P M） ● ● ● ● ●	エンピリックにその他の治療は止めておけ！

注意：この薬剤は主にアジア圏で販売されており欧米での臨床試験などのデータがない．上記表の抗菌薬感性は発売時の添付文書，インタビューフォームなどを参考にしているため，薬剤使用の際には必ず，各施設のローカルファクターを含め最新のデータを確認すること．
（●：臨床的に有効と思われる，▲：中等度有効と思われる，×：無効，空欄：データなし）

ノグリコシド系よりも少ないため詳細な記載はできない．国内では承認はとれていないが，他のアミノグリコシド系と同様に緑膿菌にも有効という報告がある．

②どうしても抗MRSA活性を有するアミノグリコシド系でなければならない場面は少ないようにも思われる．

③その他，ゲンタマイシン，トブラマイシンの項に記載したアミノグリコシド系全体のイメージも参照のこと．

【主な排泄経路】
　腎．

【日本で推奨される使用量】
　①成人ではアルベカシン硫酸塩として，1日1回150〜200 mg（力価）を30分〜2時間かけて点滴静注．必要に応じて，1日150〜200 mg（力価）を2回に分けて点滴静注．筋注の場合，1日150〜200 mg（力価）を1回または2回に分けて筋注．

　②腎機能低下時の投与量（☞表⑫）．

【海外で推奨される使用量】
　欧米で販売されていないためデータなし．

【禁　忌】
　本剤の成分ならびにアミノグリコシド系またはバシトラシンに対し過敏症の既往歴のある患者．

【原則禁忌】
　①本人またはその血族がアミノグリコシド系による難聴またはその他の難聴のある患者．

　②腎障害のある患者（腎機能障害および第8脳神経障害が増悪するおそれがある）．

　③肝障害のある患者（肝障害が増悪するおそれがある）．

表⑫　腎機能低下時の投与量（日本）

	腎機能に基づく用量 推定されるCLCr（mL/min）			血液透析（HEMO）
	＞50〜90	10〜50	＜10	
投与量	初回量3 mg/kg 以後TDMをしながら 2.4 mg/kg 24〜36時間毎	初回量3 mg/kg 以後TDMをしながら 2.4 mg/kg 36〜48時間毎	初回量3 mg/kg 以後TDMをしながら 2.4 mg/kg 48〜96時間毎	初回3 mg/kg, 以後，透析後に2.4 mg/kg

注：腎障害の悪化が予想される場合，他の薬剤選択が好ましいが，やむを得ない場合は注意して使用する．

表⑬ 薬物相互作用：併用注意

薬剤名など	臨床症状	機序・危険因子
◆腎障害を起こすおそれのある血液代用薬 デキストラン ヒドロキシエチルデンプン，など	腎障害が発現，悪化することがある	機序は明確ではないが，併用によりアミノグリコシド系の血中への蓄積，近位尿細管上皮の空胞変性が生じるという報告がある
◆ループ利尿薬 エタクリン酸 フロセミド（特に静注） アゾセミド，など	腎障害および聴器障害が発現，悪化するおそれがある	機序は明確ではないが，併用によりアミノグリコシド系の血中濃度の上昇，腎への蓄積が起こるという報告がある
◆腎毒性および聴器毒性を有する薬剤 バンコマイシン エンビオマイシン 白金含有抗悪性腫瘍薬：シスプラチン，カルボプラチン，ネダプラチン，など	腎障害および聴器障害が発現，悪化するおそれがあるので，併用は避けることが望ましい．やむを得ず併用する場合は，減量するなど慎重に投与すること．ただし，小児（特に低出生体重児・新生児）では，バンコマイシンは原則併用しないこと	機序は不明であるが，本薬剤および併用薬剤共に腎毒性，聴器毒性を有する
◆筋弛緩薬 ツボクラリン パンクロニウム臭化物 ベクロニウム臭化物 トルペリゾン A型ボツリヌス毒素，など	呼吸抑制が現れるおそれがある．呼吸抑制が現れた場合には，必要に応じ，コリンエステラーゼ阻害薬，カルシウム製剤の投与などの適切な処置を行うこと	本薬剤および併用薬剤共に神経筋接合部の遮断作用を有し，併用によりその作用が増強される
◆腎毒性を有する薬剤 シクロスポリン アムホテリシンB，など	腎障害が発現，悪化するおそれがある	機序は不明であるが，本薬剤および併用薬剤共に腎毒性を有する

表⑭ アミノグリコシド系のTDM

薬物名			1日多数回投与の場合	1日1回投与の場合
アルベカシン （ハベカシン®：静注）	採血・TDM測定日		維持量が始まれば適時測定	維持量が始まれば適時測定
	採血のタイミング	トラフ値測定	投与直前	投与直前
		ピーク値測定	1時間かけて滴下し，滴下終了30分後，または，30分かけて滴下し，滴下終了1時間後	30分かけて滴下し，滴下終了1時間後
	有効濃度値の目安	トラフ値	重症感染症：0.5〜1μg/mL 生命危機的感染症：1〜2μg/mL	1 mg/L＞
		ピーク値	重症感染症：7〜12μg/mL 生命危機的感染症：—	15〜20μg/mL

【重大な副作用】
　①ショック．
　②痙攣．
　③第8脳神経障害：眩暈，耳鳴，耳閉感，難聴，など．
　④急性腎不全などの重篤な腎障害．
　⑤汎血球減少，など．
【薬物相互作用】
　併用注意：減量などの慎重な投与を（☞表⓭）．
【TDM】（☞表⓮）

6 | カルバペネム系

● 抗菌薬スペクトラムマップ：イミペネム，メロペネム（☞図❶）

★ イミペネム・シラスタチン；IPM/CS（チエナム®：静注）

【カルバペネム系のキーワード】
①イミペネムに関しては，代謝物による腎毒性を軽減するためにシラスタチンが合剤となっている．
②良くも悪くも皆殺しの刑．カルバペネム系はかなりワイドな抗菌スペクト

図❶ カルバペネム系（イミペネム，メロペネム）

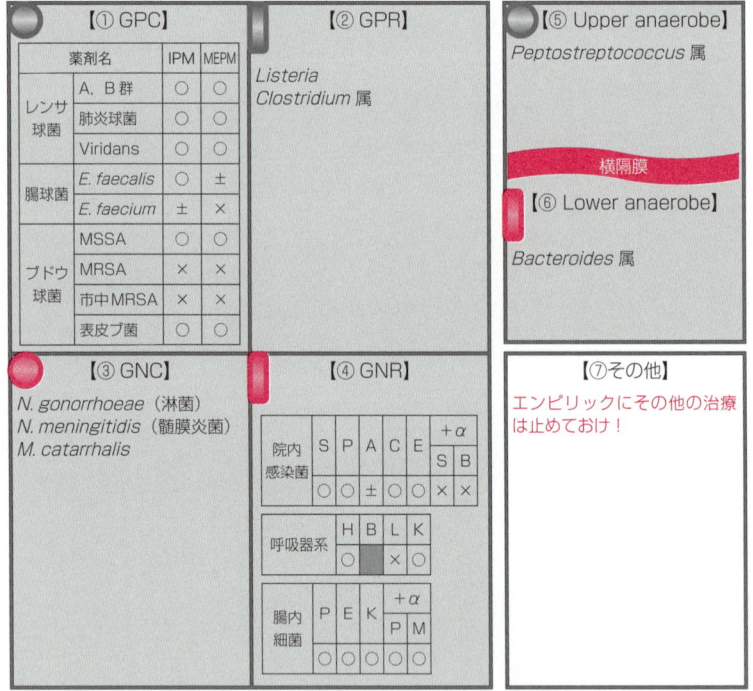

【① GPC】

薬剤名		IPM	MEPM
レンサ球菌	A, B群	○	○
	肺炎球菌	○	○
	Viridans	○	○
腸球菌	E. faecalis	○	±
	E. faecium	±	×
ブドウ球菌	MSSA	○	○
	MRSA	×	×
	市中MRSA	×	×
	表皮ブ菌	○	○

【② GPR】

Listeria
Clostridium 属

【⑤ Upper anaerobe】

Peptostreptococcus 属

横隔膜

【⑥ Lower anaerobe】

Bacteroides 属

【③ GNC】

N. gonorrhoeae（淋菌）
N. meningitidis（髄膜炎菌）
M. catarrhalis

【④ GNR】

院内感染菌	S	P	A	C	E	+α	
						S	B
	○	±	○	○	○	×	×

呼吸器系	H	B	L	K
	○		×	○

腸内細菌	P	E	K	+α	
				P	M
	○	○	○	○	○

【⑦その他】

エンピリックにその他の治療は止めておけ！

注意：*Enterococci*（腸球菌）のうち，*E. faecium* はカルバペネムに耐性であり，もちろんMRSAにも効かない．MDRPにも効かない．メロペネムは *B. cepacia* に有効な場合もある．

ラム．何を殺せるかより，何が殺せないかを覚える．殺せないもの：MRSA，MRS，VRE，多剤耐性緑膿菌，腸球菌の一部（*Enterococcus faecium* はすべてのカルバペネム系に耐性，*Enterococcus faecalis* はイミペネムにのみ耐性），*Stenotrophomonas maltophilia*，*Burkholderia cepacia*（メロペネムのみ効く），*Clostridium difficile*，*Corynebacterium jeikeium*，*Rhodococcus*，細胞壁のないもの（*Legionella*，*Mycoplasma*，*Chlamydiaceae*，*Rickettsia*，など），など．

③ESBL産生菌およびAmpC産生菌のファーストチョイス．

④重症だからカルバペネム系というのは正当な理由にならない．温存するべし．例えば，肺炎球菌性肺炎がよい例．重症でもカルバペネム系の適応ではない．CRPが高いのも理由にならない．

⑤複数の起炎菌（グラム陽性菌，陰性菌，嫌気性菌）が混在し，緑膿菌も含めたリスクがある場合，壊死性筋膜炎の場合などによい適応となる．しかしながら実際はほとんどのケースでβラクタマーゼ阻害薬入りの合剤や，通常のβラクタム系＋クリンダマイシンなどの組み合わせで十分代用できるので，やはり温存しておきたい．ESBL産生菌およびAmpC産生菌のリスクが高い環境での感染症はカルバペネム系しかない．

⑥ワイドスペクトラムなので，乱用すれば当然菌交代による真菌症や，各種耐性株の出現につながる．カルバペネム系に代表される抗菌薬で治療中に感染症が再燃し，陰性桿菌が出てきた場合には *S. maltophilia*，*B. cepacia* を想定する．

【主な排泄経路】
腎．

【日本で推奨される使用量】
①成人ではイミペネムとして，1日0.5～1.0g（力価）を2～3回に分け，30分以上かけて点滴静注．重症・難治性感染症の場合は，1日2g（力価）まで増量可能．
②腎機能低下時の投与量（☞表❶）．

【海外で推奨される使用量】
①正常腎機能での通常の投与量：0.5gを6時間毎に静注．中等度～重症の *Pseudomonas aeruginosa* 感染の場合は，1日3または4gを6～8時間毎まで増量可能．

表❶ 腎機能低下時の投与量（日本）

	腎機能に基づく用量 推定されるCLCr (mL/min)			血液透析（HEMO）
	＞50～90	10～50	＜10	
投与量	250～500 mg 12時間毎	250 mg 12～24時間毎	250 mg 24時間毎	CLCr＜10 mL/minと同じ．透析日は透析後

CLCr＜10 mL/minの場合痙攣が発現しやすいので注意が必要．

表❷ 腎機能低下時の投与量調節（海外）

	腎機能に基づく用量 推定されるCLCr（mL/min）			血液透析（HEMO）腹膜透析（CAPD）	コメントおよびCRRTの用量
	正常腎機能時（生命を脅かす感染症時の投与量）	>50～90	10～50	<10		
投与量	0.5 g 6時間毎	250～500 mg 6～8時間毎	250 mg 6～12時間毎 CRRT：0.5～1 g 12時間毎	125～250 mg 12時間毎	HEMO：透析後に投与 CAPD：CLCr<10 mL/minでの投与量と同じ	CLCr<20 mL/minの患者で推奨量を超えた場合は痙攣発作の可能性がある

調節方法：投与量を減量かつ，投与間隔の延長で行う．

②腎機能低下時の投与量調節（☞表❷）．

【禁　忌】

①本剤の成分によるショックの既往歴のある患者．

②バルプロ酸ナトリウム投与中の患者：併用でバルプロ酸の血中濃度が低下し，てんかんの発作が再発することがある．

【原則禁忌】

本剤の成分に対し過敏症の既往歴のある患者．

【重大な副作用】

①痙攣，意識障害，意識喪失，呼吸抑制，錯乱，不穏．

②ショック，アナフィラキシー様症状．

③皮膚粘膜眼症候群（Stevens-Johnson症候群），中毒性表皮壊死症（Lyell症候群）．

④重篤な肝障害：劇症肝炎，肝炎，肝不全，黄疸．

⑤気管支痙攣，間質性肺炎，PIE症候群．

⑥汎血球減少症，骨髄抑制，無顆粒球症，溶血性貧血．

⑦急性腎不全，尿崩症．

⑧偽膜性大腸炎，その他の消化器症状．

⑨発熱，血栓性静脈炎，など．

【薬物相互作用】

ガンシクロビルとの併用で痙攣の報告がある．

★ メロペネム：MEPM（メロペン®：静注）

【メロペネムのキーワード】

イミペネムのページを参照．若干の抗菌薬スペクトラムの違いがある．

【主な排泄経路】
　腎．
【日本で推奨される使用量】
　①成人ではメロペネムとして，1日0.5～1g（力価）を2～3回に分けて30分以上かけて点滴静注．重症・難治性感染症の場合は，1日2g（力価）まで増量可能．
　②腎機能低下時の投与量（☞表❸）．
【海外で推奨される使用量】
　①正常腎機能での通常の投与量：0.5～1gを8時間毎に．髄膜炎の場合は2gまで増量し，8時間毎に静注可．
　②腎機能低下時の投与量調節（☞表❹）．
【禁　忌】
　①本剤の成分によるショックの既往歴のある患者．
　②バルプロ酸ナトリウム投与中の患者：併用によりバルプロ酸濃度が低下し，てんかんが再発する可能性がある．
【原則禁忌】
　本剤の成分に対し過敏症の既往歴のある患者．
【重大な副作用】
　①ショック，アナフィラキシー様症状．

表❸　腎機能低下時の投与量（日本）

	腎機能に基づく用量 推定されるCLCr（mL/min）			血液透析（HEMO）
	＞50～90	10～50	＜10	
投与量	0.25～0.5g 12時間毎	初回0.5g，以後0.25g 8～12時間毎	初回0.5g，以後0.25～0.5g 24時間毎	CLCr＜10mL/minと同じ．透析日は透析後

表❹　腎機能低下時の投与量調節（海外）

	腎機能に基づく用量 推定されるCLCr（mL/min）				血液透析（HEMO） 腹膜透析（CAPD）	コメントおよびCRRTの用量
	正常腎機能時（生命を脅かす感染症時の投与量）	＞50～90	10～50	＜10		
投与量	1.0g 8時間毎	1.0g 8時間毎	1.0g 12時間毎 CRRTも同一用量	0.5g 24時間毎	HEMO：透析後に投与 CAPD：CLCr＜10mL/minの投与量と同じ	

調節方法：投与量を減量，かつ投与間隔の延長で行う．

②急性腎不全などの重篤な腎障害．
③劇症肝炎，肝機能障害，黄疸．
④偽膜性大腸炎などの血便を伴う重篤な大腸炎，その他の消化器症状．
⑤間質性肺炎，PIE症候群．
⑥痙攣，意識障害などの中枢神経症状．
⑦汎血球減少，無顆粒球症，溶血性貧血，白血球減少，血小板減少．
⑧中毒性表皮壊死症（Lyell症候群），皮膚粘膜眼症候群（Stevens-Johnson症候群）．
⑨発熱，など．

【薬物相互作用】

　バルプロ酸ナトリウムとの併用で，バルプロ酸の血中濃度が低下し，てんかんの発作が再発することがある．

7 | マクロライド系

● 抗菌薬スペクトラムマップ：エリスロマイシン，クラリスロマイシン，アジスロマイシン（☞図❶）

★ エリスロマイシン；EM（エリスロシン®：静注・経口）

【マクロライド系全体のキーワード】

　①現在使われているマクロライド系として，古いものはエリスロマイシン，改良

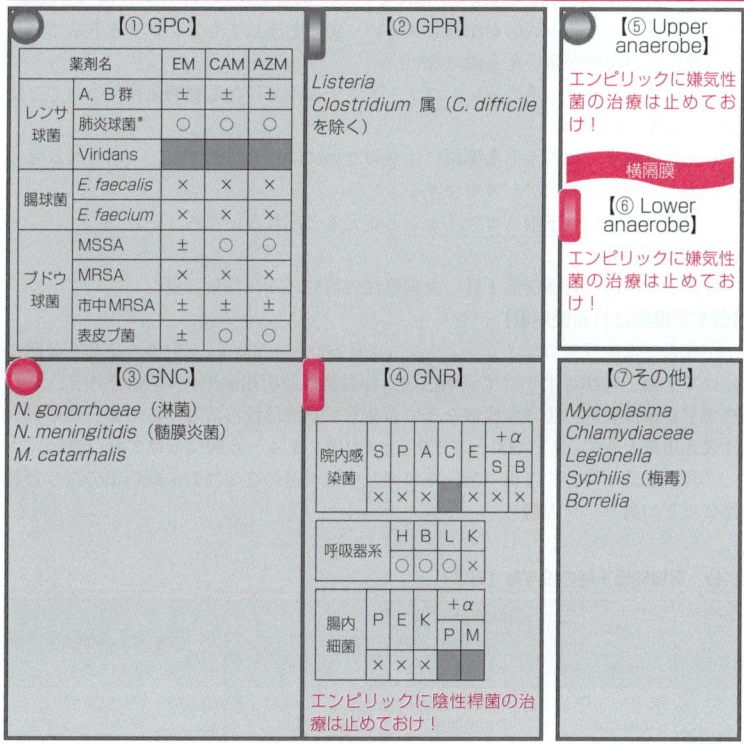

図❶　マクロライド系（エリスロマイシン，クラリスロマイシン，アジスロマイシン）

【① GPC】

薬剤名		EM	CAM	AZM
レンサ球菌	A, B群	±	±	±
	肺炎球菌*	○	○	○
	Viridans			
腸球菌	E. faecalis	×	×	×
	E. faecium	×	×	×
ブドウ球菌	MSSA	±	○	○
	MRSA	×	×	×
	市中MRSA	±	±	±
	表皮ブ菌	±	○	○

【② GPR】

Listeria
Clostridium 属（*C. difficile* を除く）

【⑤ Upper anaerobe】

エンピリックに嫌気性菌の治療は止めておけ！

――― 横隔膜 ―――

【⑥ Lower anaerobe】

エンピリックに嫌気性菌の治療は止めておけ！

【③ GNC】

N. gonorrhoeae（淋菌）
N. meningitidis（髄膜炎菌）
M. catarrhalis

【④ GNR】

院内感染菌	S	P	A	C	E	+α	
						S	B
	×	×	×		×	×	×

呼吸器系	H	B	L	K
	○	○	○	×

腸内細菌	P	E	K	+α	
				P	M
	×	×	×		

エンピリックに陰性桿菌の治療は止めておけ！

【⑦その他】

Mycoplasma
Chlamydiaceae
Legionella
Syphilis（梅毒）
Borrelia

注意：エリスロマイシンの *Clostridium* 属（*C. difficile* を除く）や，*H. influenzae* に対する感受性は「±」である．
＊マクロライド系耐性肺炎球菌の割合が高いため，マクロライド系抗菌薬は使用しにくい．

が加わって副作用などが軽減しているアドバンストマクロライド系としてクラリスロマイシン，アジスロマイシンがある．マクロライド系は，まずこの3つを覚えればよい．

「マック（マクロライド系）の味（アジスロマイシン）に，恵理ちゃん（エリスロマイシン）もクラリとくる（クラリスロマイシン）」

②交差耐性があり，基本的に1種類のマクロライド系に耐性があれば残りのマクロライド系にも耐性である．

③代謝がチトクロム P450 に関連するため，多くの薬物と相互作用を起こす．同時に投与されている薬物には十分気をつける必要がある．ただし，アジスロマイシンは代謝にチトクロム P450 が関連しないとされ，相互作用が少ない．

④抗菌スペクトラムが非定型感染症も含めてかなり広く，外来使用が容易なため乱用され耐性化（特に肺炎球菌）が進んでいる．抗菌薬スペクトラムが漠然と広く，ファーストチョイスの適応が把握しにくい．実際どうしてもマクロライド系でなくてはならない場面が多いとも限らない．

⑤各種マクロライド系の違い，ファーストチョイスになる標的菌種については比較表を参照（☞表❾）．

⑥光線過敏症の報告がある薬剤には念のために注意しておくこと（エリスロマイシンエチルコハク酸，アジスロマイシン）．

⑦下痢しやすい（下痢スロマイシンと覚えると忘れないだろう…）．

【主な排泄経路】

腎および胆汁（腎機能低下時，大量静注の場合のみ投与量変更）．

【日本で推奨される使用量】

①成人ではエリスロマイシンとして，1日600〜1,500 mg（力価）を2〜3回に分けて1回2時間以上かけて点滴静注．注射液は注射用水で5%溶液を作り，これをブドウ糖注射液，生理食塩液などで希釈して点滴静注溶液とする．経口薬の場合は成人用量として，1日800〜1,200 mg（力価）を4〜6回に分けて経口投与．

②腎機能低下時の投与量：静注薬に関しては減量の必要なし．経口薬の投与量調節は以下の通り（☞表❶）．

表❶ 腎機能低下時の投与量（日本）

	腎機能に基づく用量 推定される CLCr（mL/min）			血液透析（HEMO）
	> 50〜90	10〜50	< 10	
経口薬投与量	600〜1,000 mg 24時間毎（バイオアベイラビリティーが4倍上昇するため）	400〜600 mg 24時間毎	300〜400 mg 24時間毎	CLCr < 10 mL/min と同じ

【海外で推奨される使用量】
　①正常腎機能での通常の投与量：0.25 g を 6 時間毎〜 0.5 g を 6 時間毎に経口投与，または 15 〜 20 mg/kg を最大 4 g，24 時間毎に 30 分以上かけて点滴静注．
　②腎機能低下時の投与量調節（☞表❷）．
【禁　忌】
　①本剤成分に過敏症の既往歴のある患者．
　②エルゴタミン含有製剤，ピモジドを投与中の患者．
【重大な副作用】
　①偽膜性大腸炎などの血便を伴う重篤な大腸炎．
　②心室頻拍（torsades de pointes を含む），心室細動，QT 延長．
　③ショック，アナフィラキシー様症状．
　④皮膚粘膜眼症候群(Stevens-Johnson 症候群)，中毒性表皮壊死症(Lyell 症候群)．
　⑤急性腎不全（急性間質性腎炎）．
　⑥肝機能障害，黄疸．
　⑦光線過敏症．
　その他，蕁麻疹などの過敏症，下痢などの消化器症状，聴覚障害なども報告されている．
【薬物相互作用】
　①併用禁忌：以下の薬剤は併用しないこと．
　　・エルゴタミン（酒石酸エルゴタミン，メシル酸ジヒドロエルゴタミン）含有製剤：本剤は CYP3A と結合し，複合体を形成するため，これらの薬剤の代謝を抑制することがある．
　　・ピモジド：類薬クラリスロマイシンと併用で，ピモジドの血中濃度上昇し，QT 延長，心室性不整脈（torsades de pointes など）．
　②併用注意：減量などの慎重な投与を（☞表❸）．
【その他】
　主に黄色ブドウ球菌（レンサ球菌でも認められる）の感受性において，エリスロ

表❷　腎機能低下時の投与量調節（海外）

	腎機能に基づく用量 推定される CLCr (mL/min)			血液透析（HEMO） 腹膜透析（CAPD）	コメントおよび CRRT の用量
	正常腎機能時 （生命を脅かす感染症時の投与量）	＞ 50 〜 90	10 〜 50	＜ 10		
投与量	250 〜 500 mg 6 時間毎	100%	100%	50 〜 75%	HEMO/CAPD/ CRRT：なし	末期腎臓病では高用量で聴器毒性

調節方法：投与量を減量することで行う．

表❸ 薬物相互作用：併用注意

薬剤名など	臨床症状	機序・危険因子
ジソピラミド キニジン	血中濃度上昇に伴うQT延長，心室性不整脈（torsades de pointesを含む）などの報告がある	本剤はCYP3Aと結合し，複合体を形成するため，これらの薬剤の代謝を抑制することがある
テオフィリン アミノフィリン コリンテオフィリン	テオフィリンの血中濃度上昇に伴う悪心・嘔吐，不整脈，痙攣などの報告がある	
シクロスポリン タクロリムス水和物	血中濃度上昇に伴う腎障害などの報告がある	
ワルファリン	血中濃度上昇に伴う出血傾向，プロトロンビン時間延長などの報告がある	
塩酸イリノテカン	活性代謝物の血中濃度上昇に伴う骨髄機能抑制，下痢などの副作用を増強のおそれがある	
硫酸ビンブラスチン	血中濃度上昇に伴う好中球減少，筋肉痛などの報告がある	
バルプロ酸		
フェロジピン		
ミダゾラム トリアゾラム		
カルバマゼピン		
コルヒチン	血中濃度上昇に伴う下痢，腹痛，発熱，筋肉痛，汎血球減少，呼吸困難などの報告がある	
シンバスタチン アトルバスタチンカルシウム水和物	これらの薬剤の血中濃度を上昇させることがある．また，類薬（ロバスタチン）との併用により，筋肉痛，脱力感，CK（CPK）上昇，血中および尿中ミオグロビン上昇を特徴とし，急激な腎機能悪化を伴う横紋筋融解症が発現したとの報告がある	
ブロモクリプチン ドセタキセル水和物 パクリタキセル 塩酸セレギリン クエン酸シルデナフィル 塩酸バルデナフィル水和物 シロスタゾール	これらの薬剤の血中濃度を上昇させることがある	
ジゴキシン	ジゴキシンの作用増強による嘔気，嘔吐，不整脈などの中毒症状の報告がある	本剤の腸内細菌叢への影響により，ジゴキシンの代謝が抑制
ザフィルルカスト	ザフィルルカストの血中濃度が低下するとの報告がある	機序は不明である
シメチジン	本剤の血中濃度上昇に伴う難聴の報告がある	これらの薬剤のCYP3A阻害作用により，本剤の代謝が抑制されると考えられる
リトナビル	本剤のAUCが上昇することが予想される	

表❸ つづき

薬剤名など	臨床症状	機序・危険因子
エバスチン	エバスチンの代謝物の血中濃度が上昇するとの報告がある	本剤はこれらの薬剤の代謝を抑制することがある
副腎皮質ホルモン薬 メチルプレドニゾロン，など	これらの薬剤の消失半減期が延長するとの報告がある	

マイシン耐性で，クリンダマイシン感受性の報告が上がった場合には，実際にはクリンダマイシンも耐性（誘導型 MLSB 耐性）であることがあるので，検査課に依頼して D-test で再度感受性を確認すること．

★ クラリスロマイシン：CAM（クラリス®：経口）

【主な排泄経路】
　腎および胆汁．
【日本で推奨される使用量】
　①一般感染症：成人ではクラリスロマイシンとして，1日 400 mg（力価）を 2 回に分け経口投与．
　②非結核性抗酸菌症：成人では1日 800 mg（力価）を 2 回に分けて経口投与．
　③胃潰瘍・十二指腸潰瘍における *Helicobacter pylori* 感染症：
　　・クラリスロマイシン，アモキシシリンおよびランソプラゾール併用の場合：成人ではクラリスロマイシンとして1回 200 mg（力価），アモキシシリンとして1回 750 mg（力価）およびランソプラゾールとして1回 30 mg の 3 剤を同時に1日 2 回，7 日間経口投与．クラリスロマイシンの増量は1回 400 mg（力価），1日 2 回を上限とする．
　　・クラリスロマイシン，アモキシシリンおよびオメプラゾール併用の場合：成人ではクラリスロマイシンとして1回 200 mg（力価），アモキシシリンとして1回 750 mg（力価）およびオメプラゾールとして1回 20 mg の 3 剤を同時に1日 2 回，7 日間経口投与．クラリスロマイシンの増量は1回 400 mg（力価），1日 2 回を上限とする．
　　・クラリスロマイシン，アモキシシリンおよびラベプラゾールナトリウム併用の場合：成人ではクラリスロマイシンとして1回 200 mg（力価），アモキシシリンとして1回 750 mg（力価）およびラベプラゾールナトリウムとして1回 10 mg の 3 剤を同時に1日 2 回，7 日間経口投与．クラリスロマイシンの増量は1回 400 mg（力価），1日 2 回を上限とする．
　④腎機能低下時の投与量（☞表❹）．

【海外で推奨される使用量】
　①正常腎機能での通常の投与量：0.5 g を 12 時間毎に．徐放錠は 0.5 g を 1 日 2 錠（日本にはない剤形）．
　②腎機能低下時の投与量調節（☞表❺）．
【禁　忌】
　①本剤に対して過敏症の既往歴のある患者．
　②ピモジド，エルゴタミン含有製剤を投与中の患者．
【重大な副作用】
　①ショック，アナフィラキシー様症状．
　② QT 延長，心室性頻脈（torsades de pointes を含む）．
　③劇症肝炎，肝機能障害，黄疸，肝不全．
　④血小板減少，汎血球減少，溶血性貧血，白血球減少，無顆粒球症．
　⑤皮膚粘膜眼症候群（Stevens-Johnson 症候群），中毒性表皮壊死症（Lyell 症候群）．
　⑥ PIE 症候群・間質性肺炎．
　⑦偽膜性大腸炎，出血性大腸炎．
　⑧横紋筋融解症．
　⑨痙攣．
　⑩アレルギー性紫斑病．
　⑪急性腎不全．

表❹　腎機能低下時の投与量（日本）

	腎機能に基づく用量 推定される CLCr (mL/min)			血液透析（HEMO）
	> 50 〜 90	10 〜 50	< 10	
投与量	400 mg 24 時間毎	200 〜 400 mg（正常量の 75%程度を目安に） 24 時間毎	200 mg（正常量の 50%） 24 時間毎	

表❺　腎機能低下時の投与量調節（海外）

	腎機能に基づく用量 推定される CLCr (mL/min)				血液透析（HEMO） 腹膜透析（CAPD）	コメントおよび CRRT の用量
	正常腎機能時 (生命を脅かす感染症時の投与量)	> 50 〜 90	10 〜 50	< 10		
投与量	0.5 〜 1.0 g 12 時間毎	100%	75%	50 〜 75%	HEMO：透析後 CAPD：なし	CRRT：CLCr が 10〜50 mL/min での投与量と同じ

調節方法：投与量を減量することで行う．

その他，搔痒・発疹などの過敏症，幻覚・せん妄・不眠などの精神神経系症状，聴覚異常，下痢・嘔吐などの消化器症状，振戦・しびれ・めまいなどの中枢神経系症状，浮腫，カンジダ症，筋痛などの症状も頻度不明で報告されている．

【薬物相互作用】
　①併用禁忌：以下の薬物とは併用しないこと．
　　・ピモジド：QT 延長，心室性不整脈（torsades de pointes を含む）などの心血管系副作用が報告されている．
　　・エルゴタミン（酒石酸エルゴタミン，メシル酸ジヒドロエルゴタミン）含有製剤：エルゴタミンの血中濃度が上昇し，血管攣縮などの重篤な副作用を起こすおそれがある．
　②併用注意：減量などの慎重な投与を（☞表❻）．

★ アジスロマイシン；AZM（ジスロマック®：経口）

【アジスロマイシンのキーワード】
　①1日1回投与が可能となっているので，服薬コンプライアンスが高い．

表❻　薬物相互作用：併用注意

薬剤名など	臨床症状	機序・危険因子
ジゴキシン	嘔気，嘔吐，不整脈などの報告がある	本剤の腸内細菌叢に対する影響で，ジゴキシンの不活化抑制か，P 糖蛋白質ジゴキシン輸送が阻害され，その血中濃度が上昇する
テオフィリン アミノフィリン水和物 コリンテオフィリン	テオフィリン中毒症状（痙攣，横紋筋融解症など）の報告がある	本剤の CYP3A4 に対する阻害作用により，代謝が阻害され，血中濃度が上昇する
ジソピラミド	QT 延長，低血糖などが報告されている	
カルバマゼピン	嗜眠，眩暈，眼振，運動失調などの報告がある	
シクロスポリン	腎障害などの報告がある	
タクロリムス水和物	クレアチニン上昇などの報告がある	
クマリン系抗凝血薬 　ワルファリンカリウム，など	プロトロンビン時間延長などの報告がある	
ベンゾジアゼピン系薬剤 CYP3A4 で代謝される薬剤 　トリアゾラム 　ミダゾラム，など	傾眠などの中枢神経系抑制作用の増強報告がある	
エレトリプタン臭化水素酸塩	エレトリプタンの作用増強の可能性がある	

表❻ つづき

薬剤名など	臨床症状	機序・危険因子
カルシウム拮抗薬 　CYP3A4 で代謝される薬剤 　　ニフェジピン 　　ベラパミル塩酸塩，など	血圧低下（ふらつき，脱力感，嘔気），頻脈，徐脈などの報告がある	
エプレレノン	エプレレノンの作用が増強される可能性がある	
イトラコナゾール	イトラコナゾールの作用増強の可能性がある	
シンバスタチン アトルバスタチンカルシウム水和物 ロバスタチン（国内未承認）	筋肉痛,脱力感,CK（CPK）上昇,血中および尿中ミオグロビン上昇を特徴とし，急激な腎機能悪化を伴う横紋筋融解症が現れやすい	
スルホニル尿素系血糖降下薬： 　グリベンクラミド，など	低血糖（意識障害に至ることがある）報告がある	機序は明確ではないが本剤との併用により，併用薬剤の血中濃度が上昇する可能性がある
コルヒチン	コルヒチン中毒症状（汎血球減少，肝機能障害，筋痛，腹痛，嘔吐，下痢，発熱など）の報告がある	本剤の CYP3A4 に対する阻害作用により，代謝が阻害され，血中濃度が上昇する
ジエノゲスト	ジエノゲストの作用が増強される可能性がある	
PDE5 阻害薬：シルデナフィルクエン酸塩，など	上記薬剤の作用が増強される可能性がある	
HIV プロテアーゼ阻害薬 　リトナビル 　サキナビルメシル酸塩，など	本剤の未変化体の血中濃度が上昇する可能性がある．また，サキナビルとの併用において，サキナビルの血中濃度が上昇し，本剤の活性代謝物の血中濃度が低下する	併用薬剤の CYP3A4 に対する阻害作用により，相互に代謝が阻害される
デラビルジンメシル酸塩	デラビルジンの未変化体の血中濃度が上昇することがある．また，本剤の未変化体の血中濃度が上昇し，活性代謝物の血中濃度が低下する報告がある	
エファビレンツ ネビラピン	本剤の未変化体の血中濃度が低下し，活性代謝物の血中濃度が上昇することがある	併用薬剤の CYP3A4 に対する誘導作用により，本剤の代謝が促進される
リファンピシン	本剤の作用が減弱する可能性があるので，注意すること	リファンピシンの CYP3A4 誘導作用により，本剤の代謝が促進され，本剤の未変化体の血中濃度が約 1/8 に低下すると報告がある
リファブチン	ぶどう膜炎などが報告されているので注意する	本剤の CYP3A4 に対する阻害作用で，リファブチン代謝が阻害され，血中濃度が上昇する

②代謝でチトクロム P450 を介さないので，薬物相互作用が少ない．

【主な排泄経路】

肝および胆汁．

【日本で推奨される使用量】

①成人ではアジスロマイシンとして，500 mg（力価）を1日1回，3日間合計 1.5 g（力価）を経口投与．尿道炎，子宮頸管炎の場合は，1,000 mg（力価）を1回経口投与．また，2009年1月に経口懸濁液用徐放製剤が販売になっている（2 g を空腹時に1回のみ内服）．

②腎機能低下時の投与量：減量の必要なし．

【海外で推奨される使用量】

①アジスロマイシン徐放薬（徐放薬は日本にはない剤形）の用量は，適応疾患毎に使用方法が異なるので，詳細はそれぞれの疾患毎の記載を参照のこと．

②機能低下時の投与量調節：調節不要．

【禁　忌】

本剤の成分に対し過敏症の既往歴のある患者．

【重大な副作用】

①ショック，アナフィラキシー様症状．
②肝炎，肝機能障害，黄疸．
③急性腎不全．
④偽膜性大腸炎．
⑤皮膚粘膜眼症候群（Stevens-Johnson 症候群），中毒性表皮壊死症（Lyell 症候群）．
⑥間質性肺炎，好酸球性肺炎．
⑦ QT 延長，心室性頻脈（torsades de pointes を含む）．
⑧白血球減少，顆粒球減少，血小板減少．
⑨横紋筋融解症．
⑩光線過敏症．

その他，発疹・皮膚掻痒などの過敏症，下痢・嘔気などの消化器症状，頭痛，耳鳴り・聴力低下・味覚異常・ぶどう膜炎などの感覚器異常，倦怠感，疲労，口渇，関節痛などの症状も報告されている．

【薬物相互作用】

併用注意：減量などの慎重な投与を　（☞表❼）．

● 各種マクロライド系の特徴の比較（☞表❽）

● 起炎菌とマクロライド系の選択（☞表❾）

表❼ 薬物相互作用：併用注意

薬剤名など	臨床症状	機序・危険因子
制酸薬（水酸化マグネシウム，水酸化アルミニウム）	本剤の最高血中濃度低下の報告がある	機序不明
ワルファリン	国際標準化プロトロンビン比上昇の報告がある	マクロライド系はワルファリンの肝における主たる代謝酵素であるチトクロム P450 を阻害するので，ワルファリンの作用が増強することがあるが，本剤での機序の詳細は明らかではない
シクロスポリン	シクロスポリンの最高血中濃度の上昇および血中濃度半減期の延長の報告がある	マクロライド系はシクロスポリンの主たる代謝酵素であるチトクロム P450 を阻害するので，シクロスポリンの血中濃度が上昇することがあるが，本剤での機序の詳細は明らかではない
メシル酸ネルフィナビル	本剤の 1,200 mg 投与で，本剤の濃度・時間曲線下面積（AUC）および平均最高血中濃度の上昇の報告がある	機序不明

表❽ 各種マクロライド系の特徴の比較

	エリスロマイシン（EM）	クラリスロマイシン（CAM）	アジスロマイシン（AZM）
抗菌力の主な特徴	・感受性のよいグラム陽性球菌 ・百日咳，Campylobacter など一部の陰性桿菌 ・細胞内寄生：Mycoplasma，Legionella，Chlamydiaceae	・エリスロマイシンの抗菌スペクトラムを拡大 ・インフルエンザ桿菌，Moraxella などが強化，肺炎球菌や異型肺炎も含めて市中呼吸器感染向き ・非結核性抗酸菌	・クラリスロマイシンの抗菌スペクトラムをさらに拡大 ・インフルエンザ桿菌，Moraxella への抗菌活性をさらに強化 ・STD に対応（Chlamydia 感染症，鼠径リンパ肉芽腫，Ureaplasma，軟性下疳など） ・非結核性抗酸菌症は rapid growing を除いて強化されている ・ネコひっかき病（Bartonella henselae）や Lyme 病（Borrelia burgdorferi）の代替薬にもなる ・腸チフス，Campylobacter，赤痢もカバーしているので渡航者下痢に（特にキノロン耐性株に有効）
優れている点		・ピロリ除菌 ・抗酸菌（rapid growing type）	・1 日 1 回投与でよい（さらに，単回内服のみでよい 2009 年 1 月に徐放薬も日本でも発売になっている） ・薬物相互作用が少ない（薬物代謝にチトクロム P450 の関与なし） ・渡航者下痢症（アジスロマイシン耐性株の多いエリアには気をつける）
静注製剤	あり（静脈炎に注意）	なし	なし

表❽ つづき

	エリスロマイシン (EM)	クラリスロマイシン (CAM)	アジスロマイシン (AZM)
経口製剤	あり	あり	あり
消化器副作用	強い	少ない	少ない
不整脈（他剤との相互作用）	QT 延長に注意	QT 延長に注意	
食事の影響	酸に弱いので空腹時投与	食事と一緒に内服すると吸収がよくなる	なし
薬物相互作用	1番多い	次に多い	比較的少ない （チトクロム P450 が代謝に関与しない）
長時間の作用持続性	なし	あり	あり

- 特に，下痢スロマイシン，いやエリスロマイシンは腸蠕動運動亢進作用が強く，下痢が多い．
- 現在はエリスロマイシンの出番はほとんどなく，クラリスロマイシンかアジスロマイシンとなっている．エリスロマイシンは安価，安全性というメリットは強いが，抗菌スペクトラムや服薬回数など考えるとやはり出番が少ない．
- 注射薬が日本国内にエリスロマイシンしかない．アジスロマイシンなどの注射薬が欲しいところである

(Alvvarez-Elcoro S et al: Mayo Clin Proc 74: 613-634, 1999 より改変して引用)

表❾a 起炎菌とマクロライド系の選択：マクロライドが第一選択の起炎菌

マクロライド系が第一選択の起炎菌	選択するマクロライド系
Bartonella henselae（ネコひっかき病）	AZM, EM
Bartonella henselae or *B. quintana*（細菌性血管腫症）	EM, AZM
Bordetella pertussis（百日咳）	EM, AZM, CAM
Campylobacter jejuni	EM, AZM
Chlamydophila pneumonia（TWAR strain）	AZM, CAM, EM
Chlamydia trachomatis（封入体結膜炎）新生児	EM
Chlamydia trachomatis（肺炎）新生児	EM
Chlamydia trachomatis（トラコーマ）	AZM
Chlamydia trachomatis（尿道炎または子宮頸管炎）	AZM
Diphtheria	感染：EM　キャリア：EM
Helicobacter pylori	CAM（＋アモキシシリン＋オメプラゾール）
Haemophilus ducreyi（軟性下疳）	AZM
Legionella spp.（肺炎）	AZM ± rifampicin（またはニューキノロン系± rifampicin）

表❾a つづき

マクロライド系が第一選択の起炎菌	選択するマクロライド系
播種性 MAC 症	CAM（＋エタンブトール±リファブチン）
	AZM（＋エタンブトール±リファブチン）
MAC 予防	AZM, CAM
MAC 浸潤性病変	CAM（＋エタンブトール±リファブチン）
	AZM（＋エタンブトール±リファブチン）
Mycobacterium fortuitum/Chelonae complex	CAM（＋アミカシン）
Mycoplasma pneumonia	AZM, CAM, EM
Chlamydia trachomatis or *Ureaplasma urealyticum*〔非淋菌性尿道炎（男性）〕	AZM, EM

MAC : *Mycobacterium avium* complex
(Mandell GL et al: Mandell, Douglas, and Bennett's Principles and Practice of Infectious Diseases, 6th Ed, Mandell GL, Bennett JE, Dolin R ed, Churchill Livingstone, p.401, 2004 より改変して引用)

表❾b 起炎菌とマクロライド系の選択：マクロライドを代替薬として使う起炎菌

マクロライド系を代替薬として使う起炎菌	選択するマクロライド系	本来の第一選択薬
Group A, C, G *Streptococcus*	EM, AZM, CAM	ペニシリンGまたはV
Streptococcus pneumoniae	EM, AZM, CAM	ペニシリンG, セフトリアキソン, セフォタキシム
Morexella catarrhais	AZM, EM, CAM	セフロキシム, ニューキノロン系
Haemophilus influenzae（上気道感染, 気管支炎など）	AZM, CAM	ST合剤
Salmonella typhi	AZM	ニューキノロン系, セフトリアキソン
Shigella	AZM	ニューキノロン系
結腸・直腸の術後感染予防	ネオマイシン＋EM	セフォテタン, セフメタゾール
リウマチ熱予防	EM	ペニシリンG
炭疽	EM	シプロフロキサシン, ドキシサイクリン, ペニシリンG, アモキシシリン
鼠径リンパ肉芽腫	EM	テトラサイクリン系
尋常性痤瘡	EM	テトラサイクリン系
Borrelia burgdorferi（Lyme病）	EM	ドキシサイクリン
Babesia microti	AZM＋atovaquone	クリンダマイシン, キニーネ

(Mandell GL et al: Mandell, Douglas, and Bennett's Principles and Practice of Infectious Diseases, 6th Ed, Mandell GL, Bennett JE, Dolin R ed, Churchill Livingstone, p.401 より改変して引用)

8 | リンコマイシン系

● 抗菌薬スペクトラムマップ：クリンダマイシン（☞図❶）

★ クリンダマイシン；CLDM（ダラシンS®：静注，ダラシンカプセル®：経口）

【クリンダマイシンのキーワード】

① PAEがある．ただし，臨床的には時間依存性薬剤の投与パターンとなる．

② 横隔膜の上・下両方の嫌気性菌が得意．また，グラム陽性球菌も得意．βラクタム系やキノロン系と併用して，腹腔・骨盤内感染，誤嚥性肺炎，皮膚軟部組織・骨感染，その他何らかの形で嫌気性菌が絡む場合に有用である．

③ グラム陽性球菌を狙っている場合で，βラクタムアレルギー患者の場合は，βラクタム系の代替薬となりうる．

④ 嫌気性菌が得意ではあるが，近年 *Bacteroides fragilis* のクリンダマイシン耐性が問題となりつつある．「横隔膜より上の嫌気性菌にはクリンダマイシンを，横隔膜より下の嫌気性菌にはメトロニダゾールを使うべし」と言われることもある．もちろん，絶対的なルールではない．

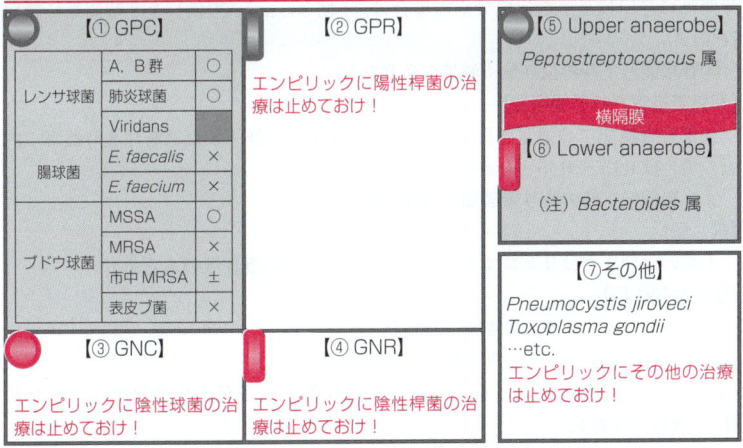

図❶ リンコマイシン系（クリンダマイシン）

【① GPC】		
レンサ球菌	A, B群	○
	肺炎球菌	○
	Viridans	
腸球菌	*E. faecalis*	×
	E. faecium	×
ブドウ球菌	MSSA	○
	MRSA	×
	市中MRSA	±
	表皮ブ菌	×

【② GPR】
エンピリックに陽性桿菌の治療は止めておけ！

【⑤ Upper anaerobe】
Peptostreptococcus 属

―― 横隔膜 ――

【⑥ Lower anaerobe】
（注）*Bacteroides* 属

【③ GNC】
エンピリックに陰性球菌の治療は止めておけ！

【④ GNR】
エンピリックに陰性桿菌の治療は止めておけ！

【⑦その他】
Pneumocystis jiroveci
Toxoplasma gondii
…etc.
エンピリックにその他の治療は止めておけ！

注意：クリンダマイシン耐性の *Bacteroides fragilis* が増えているので要注意．

⑤偽膜性腸炎を起こしやすい．理論上，すべての抗菌薬に偽膜性腸炎のリスクがあるが，嫌気性菌に手を出せる抗菌薬のほうが偽膜性腸炎を起こしやすいのではないかとも言われている．

⑥消化管からの吸収もよいので，内服でも投与可能．

⑦グラム陽性球菌の毒素産生阻害効果があるため，壊死性筋膜炎の際にのみカルバペネム系と併用される．間違っても，嫌気性菌を強くカバーするためだと思ってはいけない．また，他のβラクタマーゼ阻害薬入りの合剤との併用は無意味．嫌気性菌を強くカバーしようとしても相乗効果もなく無駄な資金投資である．

⑧エリスロマイシン耐性のグラム陽性球菌の場合，クリンダマイシンの感受性が偽りの「S」であることがある．エリスロマイシンが耐性である際には，検査室に連絡してD-testで真の感受性を確かめるべきである．

⑨マクロライド系と併用すると効力が落ちるので使用してはいけない．

【主な排泄経路】

肝．

【日本で推奨される使用量】

①静注の場合：成人ではクリンダマイシンとして，1日600〜1,200 mg（力価）を2〜4回に分けて点滴静注．難治性または重症感染症の場合は，1日2,400 mg（力価）まで増量可能で，2〜4回に分けて投与．点滴静注に際しては，本剤300〜600 mg（力価）あたり100〜250 mLの日局5%ブドウ糖注射液，日局生理食塩液またはアミノ酸製剤などの補液に溶解し，30分〜1時間かけて投与．

②筋注の場合：1日600〜1,200 mg（力価）を2〜4回に分けて筋注．

③経口投与の場合：クリンダマイシン塩酸塩として，1回150 mg（力価）を6時間毎に経口投与．重症感染症の場合は，1回300 mg（力価）を8時間毎に経口投与．

④腎機能低下時の投与量：減量の必要なし．

【海外で推奨される使用量】

①正常腎機能での通常の投与量：600〜900 mgを静注または筋注8時間毎．内服の場合は0.15〜0.45 gを6時間毎．

②腎機能低下時の投与量調節：調節不要．

【禁　忌】

本剤の成分またはリンコマイシン系に対し過敏症の既往歴のある患者．

【重大な副作用】

①ショック，アナフィラキシー様症状．

②偽膜性大腸炎などの血便を伴う重篤な大腸炎．

③皮膚粘膜眼症候群（Stevens-Johnson症候群），中毒性表皮壊死症（Lyell症候群），剥脱性皮膚炎．

④間質性肺炎，PIE症候群．

⑤心停止．
⑥汎血球減少，無顆粒球症，血小板減少．
⑦肝機能障害，黄疸．
⑧急性腎不全，など．

【薬物相互作用】
①併用禁忌：以下の薬剤は併用しないこと．
　・エリスロマイシン：細菌のリボゾーム50S subunitへの親和性が本剤より高く，併用しても本剤の効果が発揮されない．
②併用注意：減量などの慎重な投与を．
　・末梢性筋弛緩薬（塩化スキサメトニウム，塩化ツボクラリンなど：本剤は神経筋遮断作用を有するため，上記薬剤との併用により筋弛緩作用が増強される．

【その他】
　主に黄色ブドウ球菌（レンサ球菌でも認められる）の感受性において，エリスロマイシン耐性で，クリンダマイシン感受性の報告が上がった場合には，実際にはクリンダマイシンも耐性（誘導型MLSB耐性）であることがあるので，検査室に依頼してD-testで再度感受性を確認すること．

9 | ニューキノロン系

a. キノロン系の世代分類

図❶のごとく，キノロン系は第1世代から第4世代まである．現在は，第2世代～第4世代が使われている．キノロン系はとても大切な薬の一つなので，できる限り温存すること．キノロン系でなければ対応できない場面はそんなに多くないと思われる．

抗菌スペクトラムのイメージとしては，以下のような感じ．
(1) 第2世代：陰性桿菌＋非定型感染．
(2) 第3世代：陰性桿菌＋陽性球菌＋非定型感染．
(3) 第4世代：陰性桿菌＋陽性球菌＋非定型感染＋嫌気性菌．

図❶ キノロン系の世代分類

	第1世代	《Target organisms》 ① *Enterobacteriaceae*（腸内細菌群いろいろ）	オールドキノロン系（GNRのみ）．現在，ほとんど使われていない
まず，この2つを押さえる	第2世代	《Target organisms》 ① *Enterobacteriaceae*（腸内細菌群いろいろ） ② *P. aeruginosa*（シクロフロキサシンが有効） ③ *Staphylococci* ④ Atypical（*Chlamydiaceae*, *Mycoplasma*, *Legionella*）	ニューキノロン系（フッ素の導入） グラム陽性菌に効果が薄い
	第3世代	《Target organisms》 ① *Enterobacteriaceae*（腸内細菌群いろいろ） ② *P. aeruginosa* ③ *Staphylococci* ④ *Streptococci* ⑤ Atypical（*Chlamydiaceae*, *Mycoplasma*, *Legionella*）	レスピラトリーキノロン（第2世代を改良，市中肺炎をカバー）
	第4世代	《Target organisms》 ① *Enterobacteriaceae*（腸内細菌群いろいろ） ② *P. aeruginosa* ③ *Staphylococci* ④ *Streptococci* ⑤ Atypical（*Chlamydiaceae*, *Mycoplasma*, *Legionella*） ⑥ *B. fragilis* などの嫌気性菌	第3世代の効力に加えて，嫌気性菌に強くなっている

b. 第2世代キノロン系（陰性桿菌＋非定型感染）

● 抗菌薬スペクトラムマップ：オフロキサシン，シプロフロキサシン（☞図❷）

図❷　第2世代キノロン系（オフロキサシン，シプロフロキサシン）

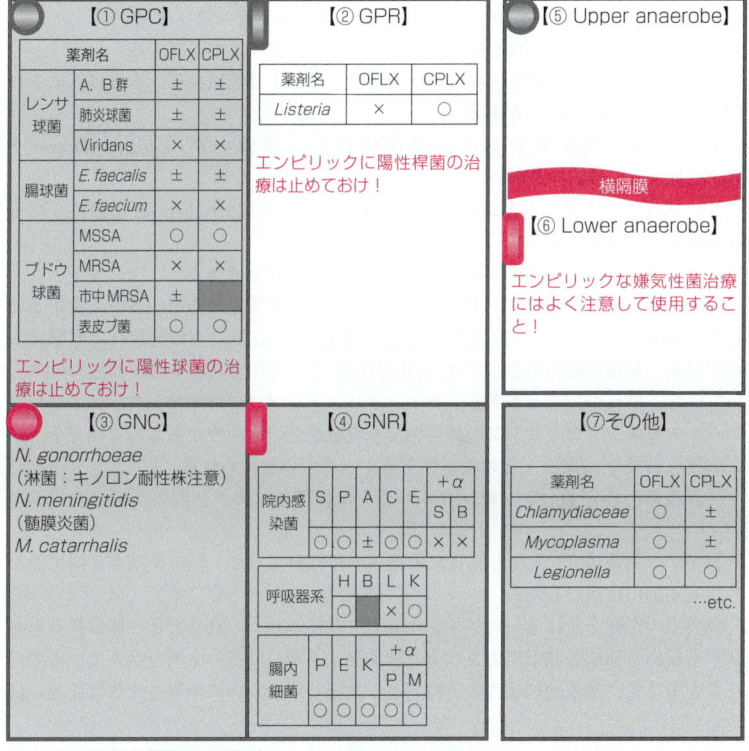

【① GPC】

薬剤名		OFLX	CPLX
レンサ球菌	A, B群	±	±
	肺炎球菌	±	±
	Viridans	×	×
腸球菌	E. faecalis	±	±
	E. faecium	×	×
ブドウ球菌	MSSA	○	○
	MRSA	×	×
	市中MRSA	±	
	表皮ブ菌	○	○

エンピリックに陽性球菌の治療は止めておけ！

【② GPR】

薬剤名	OFLX	CPLX
Listeria	×	○

エンピリックに陽性桿菌の治療は止めておけ！

【⑤ Upper anaerobe】

―――横隔膜―――

【⑥ Lower anaerobe】

エンピリックな嫌気性菌治療にはよく注意して使用すること！

【③ GNC】

N. gonorrhoeae
（淋菌：キノロン耐性株注意）
N. meningitidis
（髄膜炎菌）
M. catarrhalis

【④ GNR】

院内感染菌	S	P	A	C	E	+α	
						S	B
	○	○	±	○	○	×	×

呼吸器系	H	B	L	K
	○		×	○

腸内細菌	P	E	K	+α	
				P	M
	○	○	○	○	○

【⑦その他】

薬剤名	OFLX	CPLX
Chlamydiaceae	○	±
Mycoplasma	○	±
Legionella	○	○

…etc.

〈キノロン系の抗菌薬活性の注意点〉
①抗緑膿菌活性：シプロフロキサシン≧レボフロキサシン＞ガチフロキサシン，モキシフロキサシン，オフロキサシン．
②キノロンのなかでシプロフロキサシンは緑膿菌には最も強いが，*Chlamydiaceae*, *Mycoplasma* に対して活性が低い．
③同じ世代でもシプロフロキサシンと違い，オフロキサシンが*Chlamydiaceae*に強くSTDに使える．
④レボフロキサシンは緑膿菌には強いが，*Mycoplasma* に対して活性が低い．
⑤第2世代では肺炎球菌はカバーできない．

★ オフロキサシン：OFLX（タリビッド®：経口）

【第2世代キノロン系のキーワード】

①キノロン系は世代を問わず温存したい薬剤である．無理にキノロン系を使わなくても十分対応できる場面が多い．

②かなり広いスペクトラムで陰性桿菌は緑膿菌までカバー，非定型感染の病原菌もカバー．世代が上がれば陽性球菌，嫌気性菌もカバーできるため，呼吸器感染などには有用であるが，第2世代のキノロンでは肺炎球菌をカバーできないので注意が必要である．また，キノロン系は，*Mycobacterium* をマスクするので，乱用して下手にマスクすると結核を見落とす．やはり乱用は控えて温存する．

③薬物の半減期と，濃度依存の特性で第2世代は1日2回投与，それ以外は1日1回投与が正しい．PAE がある．

④シプロフロキサシンは緑膿菌活性が一番強いが，*Chlamydiaceae* や *Mycoplasma* には活性が弱い．

⑤シプロフロキサシンと違い，オフロキサシンが *Chlamydiaceae* に強く，性行為感染症には有効である．

⑥第2世代の場合，グラム陽性球菌への活性が十分ではない．

⑦マクロライド系同様に，キノロン系は全体的に薬物相互作用が多い．併用薬に注意が必要である．特に QT 延長，血糖不安定，NSAIDs，との併用にて痙攣に注意が必要．単独の副作用としては，消化器症状，そして中枢神経症状（頭痛，めまい，いらいら，抑うつ）などがある．テオフィリン＋シプロフロキサシン，メトロニダゾール＋モキシフロキサシンの併用例でも痙攣誘発の危険性があるので注意を．また偽膜性腸炎や MRSA，その他耐性菌を生みやすいといわれる．

⑧緑膿菌活性が強いシプロフロキサシンは緑膿菌リスクが高い症例に使いやすい．

⑨キノロン系は ST 合剤と同様に尿路への移行がよいが，他の薬剤が代用可能なので基本的には温存したい．

⑩食事の影響を受ける．マグネシウム，アルミニウム，鉄などと一緒に摂るとキレート反応で薬剤吸収が阻害される．制酸薬，下剤に同様の金属を含んでいるので注意すること．基本的には食前1時間前や食後時間くらいに内服させれば間違いは少ない．

⑪キノロン系がどうしても必要な状況は最後にまとめておくので，その一覧表を参照（☞表⓭）．

⑫ MRSA と *S. multophilia* は感受性結果で「S」が出てもあてにならない．

⑬光線過敏症の報告があるので念のために注意しておくこと（オフロキサシン，シプロフロキサシン）．

【主な排泄経路】
　腎.

【日本で推奨される使用量】
　①成人ではオフロキサシンとして，1日300〜600 mg（3〜6錠）を2〜3回に分割して経口投与.
　②Hansen病の場合は，オフロキサシンとして，1日400〜600 mg（4〜6錠）を2〜3回に分割して経口投与．感染症の種類および症状により適宜増減する．Hansen病については，原則として他の抗Hansen病薬と併用.
　③腸チフス，パラチフスの場合は，オフロキサシンとして，1回200 mg（2錠）を1日4回，14日間経口投与.
　④腎機能低下時の投与量（☞表❶）.

【海外で推奨される使用量】
　①正常腎機能での通常の投与量：200〜400 mgを1日2回.
　②腎機能低下時の投与量調節（☞表❷）.

【禁　忌】
　①本剤の成分またはレボフロキサシン水和物に対し過敏症の既往歴のある患者.
　②妊婦または妊娠している可能性のある婦人.
　③小児，など.

表❶　腎機能低下時の投与量（日本）

	腎機能に基づく用量 推定されるCLCr（mL/min）			血液透析（HEMO）
	>50〜90	10〜50	<10	
投与量	減量の必要なし	通常量を12〜24時間毎	通常量を24時間毎	CLCr<10 mL/minと同じ

表❷　腎機能低下時の投与量調節（海外）

	腎機能に基づく用量 推定されるCLCr（mL/min）				血液透析（HEMO） 腹膜透析（CAPD）	コメントおよびCRRTの用量
	正常腎機能時	>50〜90	10〜50	<10		
投与量	200〜400 mg 12時間毎	100%	200〜400 mg 24時間毎	200 mg 24時間毎	HEMO：100〜200 mg 透析後 CAPD：CLCr<10 mL/minでの投与量と同じ	CRRT：300 mg 24時間毎

調節方法：投与量を減量かつ，投与間隔の延長で行う.

【重大な副作用】
①ショック,アナフィラキシー様症状(紅斑,悪寒,呼吸困難などの初期症状).
②中毒性表皮壊死症(Lyell症候群),皮膚粘膜眼症候群(Stevens-Johnson症候群).
③痙攣.
④急性腎不全,間質性腎炎.
⑤肝機能障害,黄疸(嘔気・嘔吐,食欲不振,倦怠感,掻痒などの初期症状).
⑥無顆粒球症(発熱,咽頭痛,倦怠感などの初期症状).
⑦汎血球減少症,血小板減少.
⑧光線過敏症.
⑨溶血性貧血・ヘモグロビン尿.
⑩間質性肺炎,好酸球性肺炎.
⑪偽膜性大腸炎などの血便を伴う重篤な大腸炎.
⑫横紋筋融解症.
⑬低血糖[糖尿病患者(特にSU剤やインスリン製剤などを投与している患者),腎機能障害患者].
⑭アキレス腱炎,腱断裂などの腱障害(腱周辺の痛み,浮腫).
⑮錯乱などの精神症状.
⑯過敏性血管炎(発熱,腹痛,関節痛,紫斑,斑状丘疹,皮膚生検で白血球破砕性血管炎,など).
⑰抑うつ.

【薬物相互作用】
併用注意:減量などの慎重な投与を(☞表❸).

表❸ 薬物相互作用:併用注意

薬剤名など	臨床症状	機序・危険因子
フェニル酢酸系またはプロピオン酸系非ステロイド性消炎鎮痛薬フルルビプロフェン,など	痙攣を起こすおそれがある	中枢神経におけるGABA-A受容体への結合阻害が増強されると考えられている
アルミニウムまたはマグネシウム含有の制酸薬など,鉄剤	本剤の効果が減弱されるおそれがある.これらの薬剤は本剤投与1〜2時間後に投与する	これらの薬剤とキレートを形成し,本剤の吸収が低下すると考えられている
クマリン系抗凝固薬ワルファリン	ワルファリンの作用を増強し,プロトロンビン時間の延長が認められたとの報告がある	ワルファリンの肝代謝を抑制,または蛋白結合部位での置換により遊離ワルファリンが増加するなどと考えられている

★ シプロフロキサシン：CPFX（シプロキサン®：静注・経口）

【シプロフロキサシンのキーワード】

①シプロフロキサシンは緑膿菌に強い反面，*Chlamydiaceae* や *Mycoplasma* に弱い（☞オフロキサシンの項）．

②各種薬物相互作用には注意が必要．非常に相互作用が多い．

③各種キノロン系の適応は最後にまとめて示す．

④基本的にキノロン系は温存する．

⑤MRSA と *S. multophilia* は感受性結果で「S」が出てもあてにならない．

⑥偽膜性腸炎，MRSA，各種耐性菌を生みやすいという意味でも温存を．

⑦*Mycobacterium* をマスクするので，乱用して下手にマスクすると結核を見落とす．やはり乱用は控えて温存を．

⑧アミノグリコシド系などと同様に PAE がある．

⑨光線過敏症の報告があるので念のために注意しておくこと（オフロキサシン，シプロフロキサシン）．

⑩肺炎球菌はカバーできないので，一剤で市中肺炎はエンピリック治療できない．

【主な排泄経路】

腎・肝両方から（腎優位）．

【日本で推奨される使用量】

①静注の場合：成人ではシプロフロキサシンとして，1回300 mg を1日2回点滴静注．点滴静注は，生理食塩液，ブドウ糖注射液または補液で希釈して1時間かけて投与（30分以内の点滴静注は避ける）．

②経口投与の場合：1回100～200 mg を1日2～3回経口投与．感染症の種類および症状に応じ適宜増減．

③炭疽の場合は，シプロフロキサシンとして，成人1回400 mg を1日2回経口投与．

④腎機能低下時の投与量（☞表❹）．

表❹ 腎機能低下時の投与量（日本）

投与量	腎機能に基づく用量 推定されるCLCr（mL/min）			血液透析（HEMO）
	＞50～90	10～50	＜10	
	200 mg 内服 12時間毎	100～200 mg 内服 12時間毎	200 mg 内服 24時間毎	CLCr＜10 mL/min と同じ
	300 mg 静注 12時間毎	100～200 mg 静注 12時間毎	200 mg 静注 24時間毎	

表❺ 腎機能低下時の投与量調節(海外)

	腎機能に基づく用量 推定される CLCr (mL/min)				血液透析(HEMO) 腹膜透析(CAPD)	コメントおよびCRRTの用量
	正常腎機能時(生命を脅かす感染症時の投与量)	> 50〜90	10〜50	< 10		
投与量	400 mg 静注 12時間毎 500〜750 mg 経口 12時間毎	100%	50〜75% CRRT: 400 mg 24時間毎静注	50%	HEMO:12時間毎に250 mgを経口または200 mgを静注 CAPD:8時間毎に250 mgを経口または200 mgを静注	

調節方法:投与量を減量することで行う.

【海外で推奨される使用量】

①正常腎機能での通常の投与量:200〜400 mgを12時間毎に静注.経口の場合は500〜750 mgを1日2回投与.尿路感染症の場合は,250 mgを1日2回,または徐放薬(日本にない剤形)500 mgを24時間毎に経口投与.

②腎機能低下時の投与量調節(☞表❺).

【禁　忌】

①本剤の成分に対し過敏症の既往歴のある患者.
②ケトプロフェンを投与中の患者.
③チザニジン塩酸塩を投与中の患者.
④妊婦または妊娠している可能性のある婦人.
⑤小児,など.

ただし,妊婦または妊娠している可能性のある婦人および小児などに対しては,炭疽などの重篤な疾患に限り,治療上の有益性を考慮して投与すること.

【重大な副作用】

①ショック,アナフィラキシー様症状.
②大腸炎(偽膜性大腸炎などの血便を伴う重篤な大腸炎).
③横紋筋融解症.
④間質性肺炎.
⑤低血糖(高齢者,特にグリベンクラミド併用患者で注意).
⑥痙攣(腎機能が低下している患者や高齢者で注意).
⑦骨髄抑制,汎血球減少,無顆粒球症,血小板減少.
⑧中毒性表皮壊死症(Lyell症候群),皮膚粘膜眼症候群(Stevens-Johnson症候群).
⑨急性腎不全,間質性腎炎.
⑩アキレス腱炎,腱断裂などの腱障害.
⑪肝機能障害,黄疸(肝壊死,など).

表❻ 薬物相互作用:併用禁忌

薬剤名など	臨床症状	機序・危険因子
ケトプロフェン オルヂス,カピステン,など	痙攣を起こすことがある	併用により,ニューキノロン系のGABA-A受容体への阻害作用が増強され,痙攣が誘発されると考えられている.てんかんなどの痙攣性疾患またはこれらの既往歴のある患者,腎障害のある患者では特に注意する
塩酸チザニジン テルネリン,など	チザニジンの濃度が上昇し,血圧低下,傾眠,めまいなどが現れたとの報告がある.チザニジンの作用を増強させるおそれがある	チザニジンの肝での代謝を阻害し,チザニジンの血中濃度を上昇させると考えられている

表❼ 薬物相互作用:併用注意

薬剤名など	臨床症状	機序・危険因子
テオフィリン アミノフィリン	テオフィリン濃度が上昇し,作用を増強させる可能性があるので,併用する場合にはテオフィリンを減量するなど適切な処置を行う	テオフィリンの肝での代謝を抑制し,クリアランスを減少させるためと考えられている.肝障害のある患者,高齢者では特に注意する
フェニル酢酸系非ステロイド性消炎鎮痛薬 ジクロフェナク,アンフェナク,など プロピオン酸系非ステロイド性消炎鎮痛薬(ただし,ケトプロフェンとは併用禁忌) ロキソプロフェン,プラノプロフェン,ザルトプロフェン,など	痙攣を起こすおそれがある.症状が認められた場合,両剤の投与を中止するなど適切な処置を行う	併用により,ニューキノロン系のGABA-A受容体への阻害作用が増強され,痙攣が誘発されると考えられている.てんかんなどの痙攣性疾患またはこれらの既往歴のある患者,腎障害のある患者では特に注意する
シクロスポリン	相互に副作用(腎障害など)が増強されるおそれがあるので,頻回に腎機能検査(クレアチニン,BUNなど)を行うなど患者の状態を十分に観察する	発現機序の詳細は不明であるが,相互に肝での代謝を抑制し,一方または両方の血中濃度が上昇するためと考えられている.肝障害のある患者,高齢者では特に注意する
ワルファリン	ワルファリンの作用を増強し,出血,プロトロンビン時間の延長などが現れることがある	発現機序の詳細は不明であるが,ワルファリンの肝での代謝を抑制し,クリアランスを減少させるためと考えられている
グリベンクラミド	グリベンクラミドの作用を増強し,低血糖が現れることがある	グリベンクラミドの肝での代謝を阻害するとの報告もあるが,発現機序の詳細は不明である
ロピニロール塩酸塩	ロピニロール濃度が上昇し,作用増強するおそれがある	併用により,ロピニロールの肝での代謝が阻害されるためと考えられている

表❼ つづき

薬剤名など	臨床症状	機序・危険因子
メトトレキサート	メトトレキサートの血中濃度が上昇し，作用が増強されるおそれがある	発現機序の詳細は不明であるが，メトトレキサートの腎尿細管からの排泄が阻害されるためと考えられている
アルミニウムまたはマグネシウム含有の制酸薬など（ケイ酸アルミニウム，水酸化アルミニウムゲル・水酸化マグネシウム，スクラルファート，など） 鉄剤 カルシウム含有製剤 マグネシウム含有製剤 ジダノシン錠	内服に関して：本剤の吸収が低下し，効果が減弱されるおそれがあるので，本剤服用後 2 時間以上あけるなど注意する	多価金属イオン含有製剤を併用した場合，難溶性のキレートを形成し，本剤の消化管からの吸収を減少させ，血中濃度を低下させるためと考えられている
カルシウムを多量に含有する飲料 牛乳，など	内服に関して：本剤を空腹時にカルシウムを多量に含有する飲料と同時に服用すると，本剤の吸収が低下し，効果が減弱されるおそれがある	多価金属イオンと難溶性のキレートを形成し，本剤の消化管からの吸収を減少させ，血中濃度を低下させるためと考えられている

⑫錯乱，抑うつなどの精神症状．
⑬重症筋無力症の悪化．
⑭血管炎．
⑮光過敏症．

その他，光過敏症，頻脈，低血糖，片頭痛，消化器症状，視覚・聴覚・味覚などの感覚器異常，など．

【薬物相互作用】
　①併用禁忌：以下の薬物とは併用しないこと（☞表❻）．
　②併用注意：減量などの慎重な投与を（☞表❼）．

c. 第 3 世代キノロン系（陰性桿菌＋陽性球菌＋非定型感染）

● 抗菌薬スペクトラムマップ：レボフロキサシン，ガチフロキサシン（☞図❸）

★ レボフロキサシン；LVFX（クラビット®：経口）

【第 3 世代キノロン系のキーワード】
　①第 3 世代となって，苦手だったグラム陽性球菌への活性が高まった．これによっ

図❸ 第3世代キノロン系：レスピラトリーキノロン（レボフロキサシン，ガチフロキサシンなど）

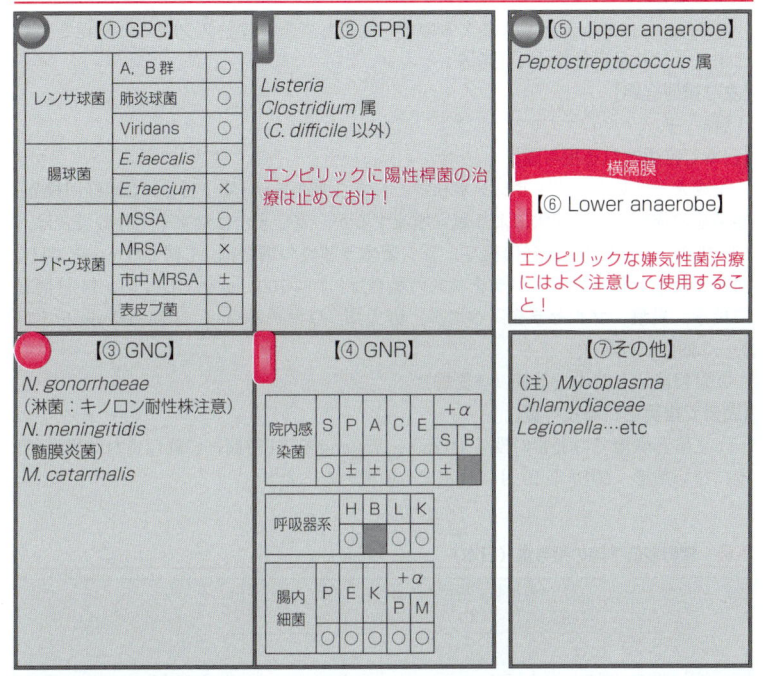

【① GPC】

レンサ球菌	A，B群	○
	肺炎球菌	○
	Viridans	○
腸球菌	E. faecalis	○
	E. faecium	×
ブドウ球菌	MSSA	○
	MRSA	×
	市中MRSA	±
	表皮ブ菌	○

【② GPR】

Listeria
Clostridium 属
（C. difficile 以外）

エンピリックに陽性桿菌の治療は止めておけ！

【⑤ Upper anaerobe】

Peptostreptococcus 属

――― 横隔膜 ―――

【⑥ Lower anaerobe】

エンピリックな嫌気性菌治療にはよく注意して使用すること！

【③ GNC】

N. gonorrhoeae
（淋菌：キノロン耐性株注意）
N. meningitidis
（髄膜炎菌）
M. catarrhalis

【④ GNR】

院内感染菌	S	P	A	C	E	+α	
						S	B
	○	±	±	○	○	±	

呼吸器系	H	B	L	K
	○		○	○

腸内細菌	P	E	K	+α	
				P	M
	○	○	○	○	○

【⑦その他】

（注）Mycoplasma
Chlamydiaceae
Legionella…etc

〈キノロン系の抗菌薬活性の注意点〉
①第3世代になり，陽性球菌，特に肺炎球菌に対する活性が強くなっている．
②抗緑膿菌活性：シプロフロキサシン≧レボフロキサシン＞ガチフロキサシン，モキシフロキサシン，オフロキサシン．
③キノロン系のなかでレボフロキサシンも緑膿菌には強いが，Mycoplasma に対して活性が低い．
④ガチフロキサシンは 2008 年に販売中止となった．
注意：レボフロキサシンは，他のキノロン系に比べて抗マイコプラズマ活性が低い．

て，グラム陽性球菌，陰性球菌，非定型感染までカバーできるので呼吸器感染症に使われる．レスピラトリーキノロンと言われる所以である．便利な薬剤であるが，できるだけ温存してほしい．

②世代が上がれば，正しい投与量は1日1回投与である．PAEがある．

③糖尿病患者への投与が行われ，血糖コントロール不良を誘発するため，ガチフロキサシンが販売中止となったが，本来添付文書上は投与を避けるようには指示が出されている．とにかくキノロン系は，薬物相互作用が多いので注意を．

④MRSA と S. multophilia は感受性結果で「S」が出てもあてにならない．

⑤キノロン系はすべて偽膜性腸炎，MRSA，各種耐性菌を生みやすいので注意が必要．温存を．

⑥*Mycobacterium*をマスクするので，乱用して下手にマスクすると結核を見落とす．やはり乱用は控えて温存を．

【主な排泄経路】

腎．

【日本で推奨される投与量】

①成人ではレボフロキサシン水和物として，1回100 mgを1日2〜3回経口投与．感染症の種類および症状により適宜増減するが，重症または効果不十分の場合は，1回200 mgを1日3回経口投与．レジオネラ肺炎の場合は，1回200 mgを1日3回経口投与．腸チフス，パラチフスの場合は，1回100 mgを1日4回，14日間経口投与．炭疽，ブルセラ症，ペスト，野兎病，Q熱の場合は，1回200 mgを1日2〜3回経口投与．

②腎機能低下時の投与量（☞表❽）．

【海外で推奨される投与量】

①正常腎機能での通常の投与量：250〜750 mgを24時間毎に経口または静注（日本にない剤形：2010年10月に日本でも販売となった）．

表❽ 腎機能低下時の投与量（日本）

	腎機能に基づく用量 推定されるCLCr (mL/min)			血液透析（HEMO）
	> 50〜90	10〜50	< 10	
投与量	減量の必要なし	100 mg 12〜24時間毎	100 mg 24時間毎	CLCr < 10 mL/minと同じ

表❾ 腎機能低下時の投与量調節（海外）

	腎機能に基づく用量 推定されるCLCr (mL/min)				血液透析（HEMO） 腹膜透析（CAPD）	コメントおよびCRRTの用量
	正常腎機能時（生命を脅かす感染症時の投与量）	> 50〜90	20〜49	< 20		
投与量	24時間毎に750 mgを経口または静注（日本にない剤形：2010年10月に日本でも販売となった）	750 mg 24時間毎	750 mg 48時間毎	750 mg 1回 その後 500 mg 48時間毎	HEMO/CAPD：CLCr < 20 mL/minでの投与量と同じ	CRRT：750 mg 1回 その後 500 mg 48時間毎

調節方法：投与量を減量かつ，投与間隔の延長で行う．

②腎機能低下時の投与量調節（☞**表❾**）．

【禁　忌】
①本剤の成分またはオフロキサシンに対し過敏症の既往歴のある患者．
②妊婦または妊娠している可能性のある婦人．
③小児，など．
　ただし，妊婦または妊娠している可能性のある婦人および小児などに対しては，炭疽などの重篤な疾患に限り，治療上の有益性を考慮して投与すること．

【重大な副作用】
①ショック，アナフィラキシー様症状（紅斑，悪寒，呼吸困難などの初期症状）．
②中毒性表皮壊死症（Lyell 症候群），皮膚粘膜眼症候群（Stevens-Johnson 症候群）．
③痙攣．
④急性腎不全，間質性腎炎．
⑤肝機能障害，黄疸．
⑥無顆粒球症．
⑦汎血球減少症．
⑧血小板減少．
⑨溶血性貧血（ヘモグロビン尿）．
⑩間質性肺炎，好酸球性肺炎．
⑪偽膜性大腸炎などの血便を伴う重篤な大腸炎．
⑫横紋筋融解症．
⑬低血糖［糖尿病患者（特に SU 剤やインスリン製剤などを投与している患者），腎機能障害患者で現れやすい］．
⑭アキレス腱炎，腱断裂などの腱障害（腱周辺の痛み，浮腫）．
⑮錯乱などの精神症状．

表❿　薬物相互作用：併用注意

薬剤名など	臨床症状	機序・危険因子
フェニル酢酸系またはプロピオン酸系非ステロイド性消炎鎮痛薬 フルルビプロフェン，など	痙攣を起こすおそれがある	中枢神経における GABA-A 受容体への結合阻害が増強されると考えられている
アルミニウムまたはマグネシウム含有の制酸薬，など，鉄剤	本剤の効果が減弱されるおそれがある．これらの薬剤は本剤投与1～2時間後に投与する	これらの薬剤とキレートを形成し，本剤の吸収が低下すると考えられている
クマリン系抗凝固薬：ワルファリン	ワルファリンの作用を増強し，プロトロンビン時間の延長が認められたとの報告がある	ワルファリンの肝代謝を抑制，または蛋白結合部位での置換により遊離ワルファリンが増加するなどと考えられている

⑯過敏性血管炎（発熱，腹痛，関節痛，紫斑，斑状丘疹，皮膚生検で白血球破砕性血管炎など）．

その他，抑うつ，消化器症状，頭痛，倦怠感，味覚異常などの感覚器障害，など．

【薬物相互作用】

併用注意：減量などの慎重な投与を（☞ 表⓾）．

★ **（参考）ガチフロキサシン；GFLX（ガチフロ®：経口）**

（注意）糖尿病患者への投与が続き，血糖値異常の副作用が問題となり，2008年9月30日に販売中止．

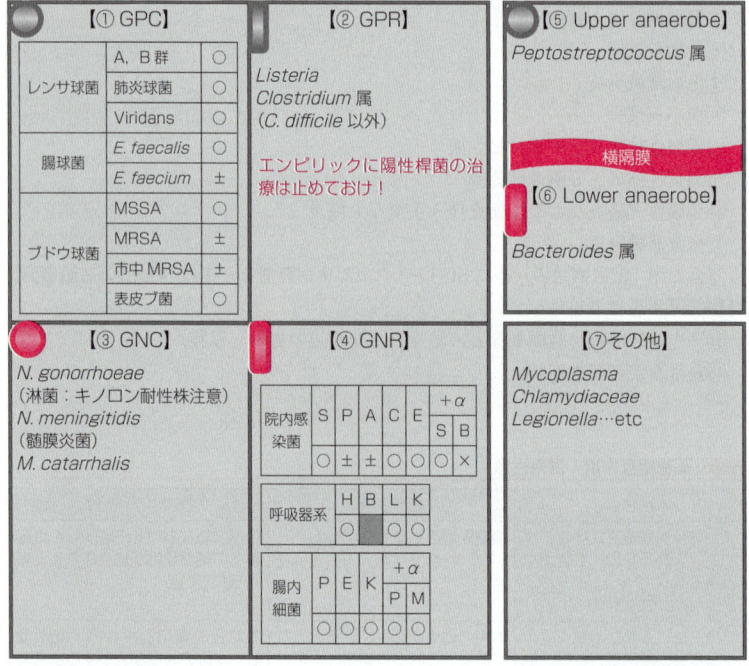

図❹ 第4世代キノロン系：レスピラトリーキノロン（モキシフロキサシンなど）

【① GPC】

レンサ球菌	A, B群	○
	肺炎球菌	○
	Viridans	○
腸球菌	E. faecalis	○
	E. faecium	±
ブドウ球菌	MSSA	○
	MRSA	±
	市中MRSA	±
	表皮ブ菌	○

【② GPR】

Listeria
Clostridium 属
（C. difficile 以外）

エンピリックに陽性桿菌の治療は止めておけ！

【⑤ Upper anaerobe】

Peptostreptococcus 属

―― 横隔膜 ――

【⑥ Lower anaerobe】

Bacteroides 属

【③ GNC】

N. gonorrhoeae
（淋菌：キノロン耐性株注意）
N. meningitidis
（髄膜炎菌）
M. catarrhalis

【④ GNR】

院内感染菌:

S	P	A	C	E	+α	
					S	B
○	±	±	○	○	○	×

呼吸器系:

H	B	L	K
○		○	○

腸内細菌:

P	E	K	+α	
			P	M
○	○	○	○	○

【⑦ その他】

Mycoplasma
Chlamydiaceae
Legionella…etc

〈キノロン系の抗菌薬活性の注意点〉
①第4世代のスペクトラムに加えて，さらに嫌気性菌にも活性が強くなっている．
②抗緑膿菌活性：シプロフロキサシン≧レボフロキサシン＞ガチフロキサシン，モキシフロキサシン，オフロキサシン
③モキシフロキサシンは，腎機能に応じた投与量調節不要．
④モキシフロキサシンは，尿中血中濃度が低くなる特性があるので尿路感染症には向かない．

d. 第4世代キノロン系（陰性桿菌＋陽性球菌＋非定型感染＋嫌気性菌）

🔴 抗菌薬スペクトラムマップ：モキシフロキサシン（☞図❹）

⭐ モキシフロキサシン；MFLX（アベロックス®：経口）

【第4世代キノロン系のキーワード】
　①第4世代になり，さらにスペクトラムが拡大し嫌気性菌までカバーしている．便利な薬剤であるが，できるだけ温存してほしい．
　②キノロン系全般にわたる特徴は第2～第3世代のページを参照．薬物相互作用が多いので注意を．
　③モキシフロキサシンは腎機能低下時においても投与量調節不要である．
　④キノロン系全体にいえることだが，マクロライド系と同じく日本国内に注射薬が少なく，内服薬中心である．新しいキノロン系も次々に登場しているが，まず内服薬から販売されている．外来などで気軽に出やすくなる反面，どんどん乱用，耐性菌の問題が広がる．
　⑤アミノグリコシド系などと同様に，PAEがある．
　⑥基本的にキノロン系は尿路への移行のよさが特徴だが，第4世代のモキシフロキサシンは逆に悪い．尿路感染に使ってはいけない．
　⑦近年，日本では新しいキノロン系が多く発売されている．海外のデータがないため，詳しい記載は控えるが，新しいキノロン系は薬物代謝にチトクロムP450が関与しないため，薬物相互作用が少ないとされるものもある．

【主な排泄経路】
　主に肝．

【日本で推奨される使用量】
　①通常，成人ではモキシフロキサシンとして，1回400 mgを1日1回経口投与．
　②腎機能低下時の投与量：調節不要．

【海外で推奨される使用量】
　①正常腎機能での通常の投与量：400 mgを24時間毎に経口または静注（日本にない剤形）．
　②腎機能低下時の投与量調節：調節不要．

【禁　忌】
　①本剤の成分または他のキノロン系に対し過敏症の既往歴のある患者．
　②重度の肝障害のある患者（重度の肝障害患者に対する安全性は確立していない）．

③QT延長のある患者（先天性QT延長症候群など）[心室性頻拍（torsades de pointes を含む），QT延長の増悪のリスク].
④低カリウム血症のある患者[心室性頻拍（torsades de pointes を含む），QT延長を起こすことがある].
⑤クラスIA（キニジン，プロカインアミドなど）またはクラスⅢ（アミオダロン，ソタロールなど）の抗不整脈薬を投与中の患者．
⑥妊婦または妊娠している可能性のある婦人．
⑦小児，など．

表⓫ 薬物相互作用：併用禁忌

薬剤名など	臨床症状	機序・危険因子
クラスIA 抗不整脈薬：キニジン，プロカインアミド，などクラスⅢ抗不整脈薬：アミオダロン，ソタロール，など	本剤を併用した場合，相加的なQT延長がみられるおそれがあり，心室性頻拍（torsades de pointes を含む），QT延長を起こすことがある	これらの抗不整脈薬は単独投与でもQT延長作用がみられている

表⓬ 薬物相互作用：併用注意

薬剤名など	臨床症状	機序・危険因子
チアジド系利尿薬ループ系利尿薬糖質副腎皮質ホルモン薬ACTHグリチルリチン製剤	低カリウム血症のある患者に本剤を投与した場合，心室性頻拍（torsades de pointes を含む），QT延長を起こすことがある	これらの薬剤が有するカリウム排泄作用により，低カリウム血症を発現することがある
シサプリド（国内販売中止，承認整理済）エリスロマイシン抗精神病薬三環系抗うつ薬	本剤を併用した場合，相加的なQT延長がみられるおそれがある	これらの薬剤ではQT間隔を延長するとの報告がある
アルミニウムまたはマグネシウム含有の制酸剤など鉄剤	本剤の吸収が低下し，効果が減弱されるおそれがあるので，本剤服用後2時間以上あけるなど注意すること	多価の金属イオン含有製剤を併用した場合，難溶性のキレートを形成し，本剤の消化管からの吸収を減少させ，血中濃度を低下させるためと考えられている
ワルファリン	他のキノロン系で，ワルファリンの作用を増強し，プロトロンビン時間の延長が認められたとの報告がある	ワルファリンの肝代謝を抑制，または蛋白結合部位での置換により遊離ワルファリンが増加するなどと考えられている
フェニル酢酸系またはプロピオン酸系非ステロイド性消炎鎮痛薬：フェンブフェン，など	他のキノロン系で，痙攣を起こすとの報告がある	中枢神経系におけるGABA-A受容体への結合阻害が増強されると考えられている

【重大な副作用】
① ショック，アナフィラキシー様症状（血管浮腫など）．
② 心室性頻拍（torsades de pointes を含む），QT 延長．
③ 偽膜性大腸炎．
④ 腱炎，腱断裂などの腱障害．
⑤ 痙攣．
⑥ 錯乱，幻覚などの精神症状．
⑦ 失神，意識消失．
⑧ 皮膚粘膜眼症候群（Stevens-Johnson 症候群）．
⑨ 肝炎（主に胆汁うっ滞性），黄疸，肝機能障害．
⑩ 低血糖（頻度不明）．

その他，消化器症状，回転性めまい，視覚・聴覚・味覚異常などの感覚器障害，高血糖，高尿酸血症，不整脈，など．

【薬物相互作用】
① 併用禁忌：以下の薬物とは併用しないこと（☞表⓫）．
② 併用注意：減量などの慎重な投与を（☞表⓬）．

e. キノロン系使用にあたってのポイント（☞表⓭）

表⓭ キノロン系使用にあたってのポイント

A．キノロン系が第一選択となる状況
1．赤痢，サルモネラ感染症
2．感受性のある淋菌感染症
3．緑膿菌による尿路感染症（前立腺炎も含む）
4．レジオネラ感染症
5．キノロン感受性菌による囊胞性線維症患者の呼吸器感染症
6．キノロン系以外の選択肢がない場合で，グラム陰性桿菌による重症骨髄炎，肺炎

B．キノロン系を考慮する場合
1．副鼻腔炎，COPD の急性増悪：レボフロキサシン
2．市中肺炎で PRSP や異型肺炎をカバーする場合：レボフロキサシン
3．腹腔内感染症：シプロフロキサシン＋クリンダマイシン（またはメトロニダゾール）
4．尿道炎，PID で STD を意識する場合：アジスロマイシンと併用して，オフロキサシン
5．尿路感染：シプロフロキサシン，ただし前立腺炎を除き基本的にはβラクタム系や ST 合剤で治療できる
6．渡航者下痢：シプロフロキサシン（キノロン耐性株に要注意）
7．骨・関節で緑膿菌も意識する場合：シプロフロキサシン，もちろんキノロン系がどうしても必要というわけではない
8．軟部組織感染（糖尿病性足疾患）で緑膿菌を意識する場合：シプロフロキサシン＋嫌気性菌カバーの薬剤でも第一選択というわけではない
9．その他，βラクタム系が使用できず緑膿菌をカバーしたい場合や，異型肺炎をカバーする際にマクロライド系の内服が困難な場合などキノロン系を使わざるをえないときに

9．ニューキノロン系

10 | 抗MRSA薬

抗MRSA薬としては，
a. グリコペプチド系（バンコマイシン，テイコプラニン）
b. オキサゾリジノン系（リネゾリド）
c. アミノグリコシド系（アルベカシン）

が主に使われるが，市中感染型MRSAの場合，感受性によってはテトラサイクリン系，ST合剤，クリンダマイシンなどが用いられ，必要に応じてリファンピシンも併用される．ただし，重症感染でリスクが大きく感受性のわからない状況では安易に使うべきではない．また，抗MRSA活性を持つ第5世代セフェム系のCeftobiproleが2008年に発売になっているが，日本ではまだ発売になっていない．

a. グリコペプチド系

● 抗菌薬スペクトラムマップ：バンコマイシン，テイコプラニン
（☞図❶）

図❶ グリコペプチド系（バンコマイシン，テイコプラニン）

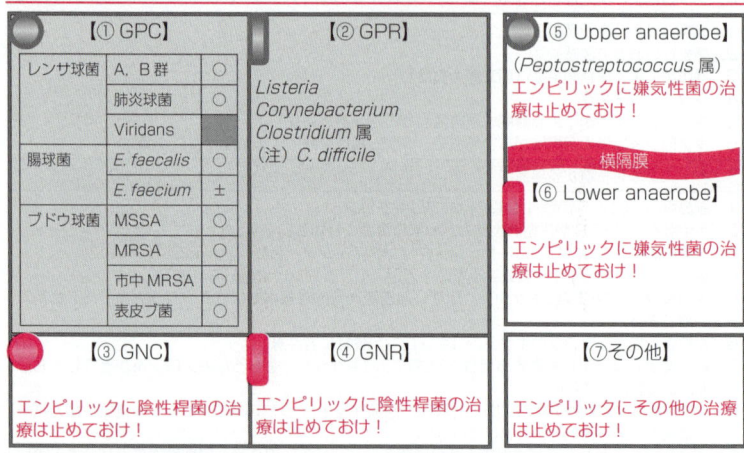

【① GPC】			【② GPR】	【⑤ Upper anaerobe】
レンサ球菌	A, B群	○	*Listeria*	(*Peptostreptococcus* 属)
	肺炎球菌	○	*Corynebacterium*	エンピリックに嫌気性菌の治療は止めておけ！
	Viridans	○	*Clostridium* 属	
腸球菌	*E. faecalis*	○	（注）*C. difficile*	横隔膜
	E. faecium	±		【⑥ Lower anaerobe】
ブドウ球菌	MSSA	○		エンピリックに嫌気性菌の治療は止めておけ！
	MRSA	○		
	市中MRSA	○		
	表皮ブ菌	○		

【③ GNC】	【④ GNR】	【⑦その他】
エンピリックに陰性桿菌の治療は止めておけ！	エンピリックに陰性桿菌の治療は止めておけ！	エンピリックにその他の治療は止めておけ！

注意：*C. difficile* の偽膜性腸炎に用いるのは，バンコマイシンの「経口薬」である．ただし，偽膜性腸炎へのファーストチョイスはメトロニダゾールである．

★ バンコマイシン；VCM（バンコマイシン®：静注）

【グリコペプチド系のキーワード】

①基本的にはグラム陽性球菌を守備範囲とする．MRSA，MRSE を中心に，その他耐性の強い腸球菌，*Corynebacterium jeikeium*，ペニシリン耐性肺炎球菌による髄膜炎，ライン感染時のエンピリック治療のほか，βラクタムアレルギーのある患者でのグラム陽性菌感染に静注で使用する．経口薬と意味がまったく違うので注意を．

②*Clostridium difficile* による偽膜性腸炎の場合には経口投与を行う．静注してはいけない．ただし，偽膜性腸炎のファーストチョイスはメトロニダゾールである．再発してもメトロニダゾールである．それでダメならバンコマイシン内服薬を使用する．

③近年，vancomycin resistant *E. faecium*（VRE）や glycopeptide intermediate *S. aureus*（GISA）が問題になっている．

［参考］：VRE の種類について

Van A：バンコマイシン・テイコプラニンの両方に耐性
Van B：バンコマイシン耐性・テイコプラニン感受性
Van C：バンコマイシン低感受性・テイコプラニン感受性
Van D：Van B に類似

④副作用として Redman 症候群がある（静注後にヒスタミン分泌が起こり，頭頸部，胸部の掻痒，紅斑，低血圧などが起きる）．バンコマイシンを1時間以上かけてゆっくり投与することで予防できる．静脈炎の予防のためにもゆっくり投与．投与開始して2～3週間経過してから発熱する（late vancomycin fever）こともある．

⑤βラクタム系に比べると殺菌力が落ちるので，重症例にはアミノグリコシド系やリファンピシンを併用することもある．

⑥テイコプラニンは投与量などの違いはあるものの基本的にはバンコマイシンと同じスペクトラムでグラム陽性菌狙い．

⑦TDM を行いながら投与を行う．副作用としては耳毒性（血中濃度が50～80 μg/mL を超えると），腎毒性（アミノグリコシド系との併用時に率が高くなる）が有名．また，アミノグリコシド系との併用時に副作用が出やすくなるので注意すること．

【主な排泄経路】

腎．

【日本で推奨される使用量】

①成人ではバンコマイシン塩酸塩として，1日2 g（力価）を1回 0.5 g（力価）で6時間毎，または1回1 g（力価）を12時間毎に分割して，それぞれ60分以上かけて点滴静注．高齢者では，1回 0.5 g（力価）を12時間毎または1回1 g（力価）

を24時間毎に，それぞれ60分以上かけて点滴静注．
　②経口投与の場合は以下のように投与．
　　・感染性腸炎（偽膜性大腸菌を含む）の場合：用時溶解し，通常，成人1回0.125〜0.5 g（力価）を1日4回経口投与．
　　・骨髄移植時の消化管内殺菌の場合：用時溶解し，通常，成人1回0.5 g（力価）を非吸収性の抗菌薬および抗真菌薬と併用して1日4〜6回経口投与．
　③腎機能低下時の投与量（静注の場合）（☞表❶）．

【海外で推奨される使用量】
　①正常腎機能での通常の投与量：15 mg/kgを12時間毎に静注．重症の場合は，初回投与25 mg/kgを500 mg/hrで静注．
　②経口での投与量：125 mgを6時間毎に経口投与．
　③腎機能低下時の投与量調節（静注の場合）（☞表❷）．

【禁　忌】
　本剤の成分によるショックの既往歴のある患者．

表❶　腎機能低下時の投与量（静注の場合）（日本）

	腎機能に基づく用量 推定されるCLCr（mL/min）			血液透析（HEMO）
	＞50〜90	10〜50	＜10	
投与量	初回30 mg/kg 2回目以降20 mg/kg 24時間毎	初回30 mg/kg投与 2回目以降20 mg/kg 1〜4日毎	初回30 mg/kg投与 2回目以降20 mg/kg 4〜7日毎	CLCr＜10 mL/minと同じ

注意：経口投与の場合は，腎機能に応じた投与量調節は不要である．

表❷　腎機能低下時の投与量調節（静注の場合）（海外）

	腎機能に基づく用量 推定されるCLCr（mL/min）				血液透析（HEMO） 腹膜透析（CAPD）	コメントおよびCRRTの用量
	正常腎機能時（生命を脅かす感染症時の投与量）	＞50〜90	10〜50	＜10		
投与量	1 g 12時間毎	1 g 12時間毎	1 g 24〜96時間毎	1 g 4〜7日毎	HEMO/CAPD：CLCr＜10 mL/minの投与量と同じ	CRRT：24〜48時間毎に500 mg投与．新型の透析膜はVCMのクリアランスを上昇させるので血中濃度をチェックする

調節方法：投与量を減量かつ，投与間隔の延長で行う．
注意：経口投与の場合は，腎機能に応じた投与量調節は不要である．

【原則禁忌】

①本剤の成分またはテイコプラニン,ペプチド系,アミノグリコシド系に対し過敏症既往歴のある患者.

②ペプチド系,アミノグリコシド系,テイコプラニンによる難聴またはその他の難聴のある患者.

【重大な副作用】

①ショック,アナフィラキシー様症状.

②急性腎不全,間質性腎炎.

③汎血球減少,無顆粒球症,血小板減少.

④皮膚粘膜眼症候群(Stevens-Johnson 症候群),中毒性表皮壊死症(Lyell 症候群),剥脱性皮膚炎.

⑤第8脳神経障害.

⑥偽膜性大腸炎.

⑦肝機能障害,黄疸.

【薬物相互作用】

併用注意:減量などの慎重な投与を (☞表❸).

【TDM】(☞表❹)

★ テイコプラニン;TEIC(タゴシット®:静注)

【テイコプラニンのキーワード】

①投与量などが違うが,基本的にはバンコマイシンと同じ抗菌スペクトラム.

②副作用はバンコマイシンに比べて少ない印象がある.

③TDM で血中濃度をモニタリングすること.

【主な排泄経路】

腎.

【日本で推奨される使用量】

①成人ではテイコプラニンとして,初日 400 mg(力価)または 800 mg(力価)を 2 回に分け,以後 1 日 1 回 200 mg(力価)または 400 mg(力価)を 30 分以上かけて点滴静注.敗血症の場合は,初日 800 mg(力価)を 2 回に分け,以後 1 日 1 回 400 mg(力価)を 30 分以上かけて点滴静注.

②腎機能低下時の投与量 (☞表❺).

【海外で推奨される使用量】

①正常腎機能での通常の投与量:初期投与として 12 mg/kg を 12 時間毎に 3 回.以後 12 mg/kg を 24 時間毎に静注.

②腎機能低下時の投与量調節 (☞表❻).

【禁　忌】

本剤の成分に対し過敏症の既往歴のある患者.

表❸ 薬物相互作用：併用注意

薬剤名など	臨床症状	機序・危険因子
全身麻酔薬（チオペンタール，など）	同時に投与すると，紅斑，ヒスタミン様潮紅，アナフィラキシー反応などの副作用が発現することがある．全身麻酔の開始1時間前には本剤の点滴静注を終了する	全身麻酔薬のなかに，アナフィラキシー作用やヒスタミン遊離作用を持つものがあり，本剤にもヒスタミン遊離作用があるため，相互作用の詳細機序は不明
腎毒性および聴器毒性を有する薬剤（アミノグリコシド系，白金含有抗悪性腫瘍薬）	腎障害，聴覚障害が発現，悪化するおそれがある	両剤ともに腎毒性，聴器毒性を有するが相互作用の機序の詳細は不明
腎毒性を有する薬剤（アムホテリシンB，シクロスポリン，など）	腎毒性が悪化するおそれがある	両薬剤ともに腎毒性を有するが，相互作用の詳細は不明
コレスチラミン	本剤の臨床効果の減少	経口投与の場合，コレスチラミンは腸管内でバンコマイシンと結合し，同時に投与すると本剤の臨床効果が減弱するおそれがあるので，数時間間隔をあけて投与すること

表❹ グリコペプチド系のTDM

薬物名			コメント
バンコマイシン（バンコマイシン®：静注）	採血・TDM測定日		投与開始または投与量変更してから2日目程度
	採血のタイミング	トラフ値測定	投与直前
		ピーク値測定	通常不要．測定するのであれば点滴終了後1.5〜2.5時間
	有効濃度値の目安	トラフ値	一般的には10±5μg/mL（MRSAの際には15〜20μg/mL）
		ピーク値	<40〜50μg/mL

【原則禁忌】

①アミノグリコシド系，ペプチド系またはバンコマイシン類に対し過敏症の既往歴のある患者．

②アミノグリコシド系，ペプチド系またはバンコマイシン類による難聴またはその他の難聴のある患者．

【重大な副作用】

①ショック，アナフィラキシー様症状．

②第8脳神経障害．

③皮膚粘膜眼症候群（Stevens-Johnson症候群），中毒性表皮壊死症（Lyell症候群），紅皮症（剥脱性皮膚炎）．

表❺　腎機能低下時の投与量（日本）

	腎機能に基づく用量 推定されるCLCr（mL/min）			血液透析（HEMO）
	＞50～90	10～50	＜10	
投与量	初回負荷800 mg 2日目以降 400 mg 24時間毎	初回負荷800 mg 2，3日目は400 mg 4日目以降 400 mg　72時間毎	初回負荷800 mg 2，3日目は 400 mg， 4日目以降 400 mg　5日毎	CLCr＜10 mL/min と同じ． 透析日は透析後

基本的に，初回負荷量（loading dose）は腎機能に関係なく投与していくので注意すること．

表❻　腎機能低下時の投与量調節（海外）

	腎機能に基づく用量 推定されるCLCr（mL/min）				血液透析（HEMO） 腹膜透析（CAPD）	コメント および CRRTの 用量
	正常腎機能時 （生命を脅かす感 染症時の投与量）	＞50～ 90	10～50	＜10		
投与量	6 mg/kg/day	24時間 毎	48時間毎 CRRTも 同一用量	72時間 毎	HEMO：CLCr＜ 10 mL/minでの投 与量と同じ CAPD：CLCr＜ 10 mL/minでの投 与量と同じ	

調節方法：投与間隔を延長することで行う．

表❼　薬物相互作用：併用注意

薬剤名など	臨床症状	機序・危険因子
ループ利尿薬（エタクリン酸，フロセミド，など）	腎障害，聴覚障害を増強する おそれがある	
腎障害，聴覚障害を起こす可能性のある薬剤（アミノグリコシド系，ペプチド系，アムホテリシンB，シクロスポリン，シスプラチン，など）	腎障害，聴覚障害を増強する おそれがある	

④無顆粒球症，白血球減少，血小板減少．
⑤急性腎不全．
⑥肝機能障害，黄疸．

【薬物相互作用】
　併用注意：減量などの慎重な投与を（☞表❼）．
【TDM】（☞表❽）

表❽ グリコペプチド系のTDM

薬物名		コメント
テイコプラニン（タゴシッド®：静注）	採血・TDM測定日	投与開始後4日目（または3日目），その後7日以降のトラフ値を採血
	採血のタイミング トラフ値測定	投与直前
	採血のタイミング ピーク値測定	通常不要
	有効濃度値の目安 トラフ値	一般的には10～20μg/mL（重症感染症には15～25μg/mL，S. aureusによる感染性心内膜炎の際には20μg/mL以上）
	有効濃度値の目安 ピーク値	60μg/mL

腎機能に関係なくloading doseを投与し，適切なタイミングで血中濃度測定を行うこと．

b. オキサゾリジノン系

● 抗菌薬スペクトラムマップ：リネゾリド（☞図❷）

★ リネゾリド；LZD（ザイボックス®：静注・経口）

【オキサゾリジノン系のキーワード】

①グリコペプチド系と違い腎機能に応じた投与量調節不要，血中濃度測定も不要．

②抗菌スペクトラムとしては，グリコペプチド系に加えて，VRE，細胞内寄生体（臨床的効果は不明），Mycobacteriumにも広がっている．

③消化管吸収がとてもよいので，静注，経口ともに利用可能である．

④切れ味がよく，MRSA肺炎に関して他の抗MRSA薬より治療効果が優れているとの報告がある．でも，VREにも有効な薬剤でもあり，本当に必要な時以外は，可能な限り温存したい．絶対に乱用してはならない．

⑤副作用として，骨髄抑制（特に血小板減少），皮疹，視神経障害，末梢神経障害，乳酸アシドーシス，頭痛，吐き気，不眠などがある．

⑥経口薬が利用できるので，外来で処方しやすいが，乱用にはくれぐれも注意する．

【主な排泄経路】

主に腎．

【日本で推奨される使用量】

①成人ではリネゾリドとして，1日1,200 mgを2回に分け，1回600 mgを12時間毎に，それぞれ30分～2時間かけて点滴静注．経口の場合1日1,200 mgを2回に分け，1回600 mgを12時間毎に投与．

図❷ オキサゾリジノン系（リネゾリド）

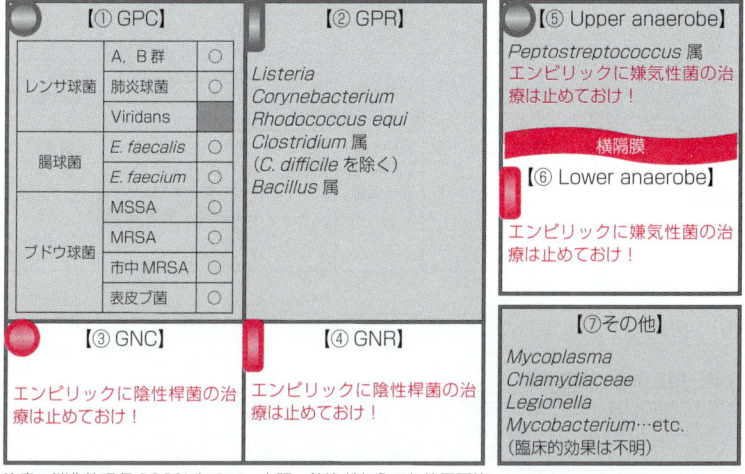

【① GPC】			【② GPR】	【⑤ Upper anaerobe】
レンサ球菌	A, B群	○	Listeria Corynebacterium Rhodococcus equi Clostridium 属 (C. difficile を除く) Bacillus 属	Peptostreptococcus 属 エンピリックに嫌気性菌の治療は止めておけ！
	肺炎球菌	○		
	Viridans			
腸球菌	E. faecalis	○		横隔膜
	E. faecium	○		【⑥ Lower anaerobe】
ブドウ球菌	MSSA	○		エンピリックに嫌気性菌の治療は止めておけ！
	MRSA	○		
	市中MRSA	○		
	表皮ブ菌	○		

【③ GNC】	【④ GNR】	【⑦その他】
エンピリックに陰性桿菌の治療は止めておけ！	エンピリックに陰性桿菌の治療は止めておけ！	Mycoplasma Chlamydiaceae Legionella Mycobacterium…etc. （臨床的効果は不明）

注意：消化管吸収100％なので，内服・静注どちらでも使用可能．
①陽性球菌に関しては，PRSP，MRSA，VREにも有効であるがくれぐれも大切に使うこと．
②嫌気性菌やその他の非定型感染症にも有効とはされるが，エンピリック治療として用いるべきではない．それにふさわしい別の薬剤があるはずである．

　②腎機能低下時の投与量：腎機能低下によってもAUCの増大，$T_{1/2}$の延長は著しくないため減量の必要性はない．
　③透析時：透析後に投与（濾過され血中から薬物が消失してしまう）．
【海外で推奨される使用量】
　①正常腎機能での通常の投与量：経口または静注で600 mgを12時間毎．
　②腎機能低下時の投与量調節（☞表❾）．
【禁　忌】
　本剤の成分に対し過敏症の既往歴のある患者．
【重大な副作用】
　①可逆的な貧血・白血球減少症・汎血球減少症・血小板減少症などの骨髄抑制．
　②視神経症．
　③ショック，アナフィラキシー様症状．
　④間質性肺炎．
　⑤腎不全．
【薬物相互作用】
　併用注意：減量などの慎重な投与を（☞表❿）．

表❾ 腎機能低下時の投与量調節（海外）

	正常腎機能時（生命を脅かす感染症時の投与量）	腎機能に基づく用量 推定されるCLCr（mL/min）			血液透析（HEMO） 腹膜透析（CAPD）	コメントおよびCRRTの用量
		>50～90	10～50	<10		
投与量	600 mg 経口/静注 12時間毎に	調節不要	調節不要 CRRTも同一用量	調節不要 透析後	HEMO：CLCr＜10 mL/minでの投与量と同じ CAPD：用量調節なし	用量調節不要

調節方法：調節不要．

表❿ 相互作用：併用注意

薬剤名など	臨床症状	機序・危険因子
アドレナリン作動薬（ドーパミン，エピネフリン，フェニルプロパノールアミン，など）	血圧上昇，動悸が現れることがある	本剤は非選択的・可逆的モノアミン酸化酵素阻害作用を有する
セロトニン作動薬	セロトニン症候群の徴候および症状（錯乱，せん妄，情緒不安，振戦，潮紅，発汗，超高熱）が現れるおそれがある．なお，セロトニン作動薬の急激な減量または投与中止により離脱症状が現れることがあるので注意する	
チラミンを多く含有する飲食物（チーズ，ビール，赤ワイン，など）	血圧上昇，動悸が現れることがある．本剤投与中には，チラミン含有量の高い飲食物の過量摂取（1食あたりチラミン 100 mg 以上）を避けさせること	

c. アミノグリコシド系

● 抗菌薬スペクトラムマップ：アルベカシン（☞図❸）

★ アルベカシン：ABK（ハベカシン®：静注）

【アルベカシンのキーワード】
　①基本的な考え方は他のアミノグリコシド系のページを参照．データが他のアミノグリコシド系よりも少ないため詳細な記載はできない．国内では承認はとれていないが，他のアミノグリコシド系と同様に緑膿菌にも有効という報告がある．

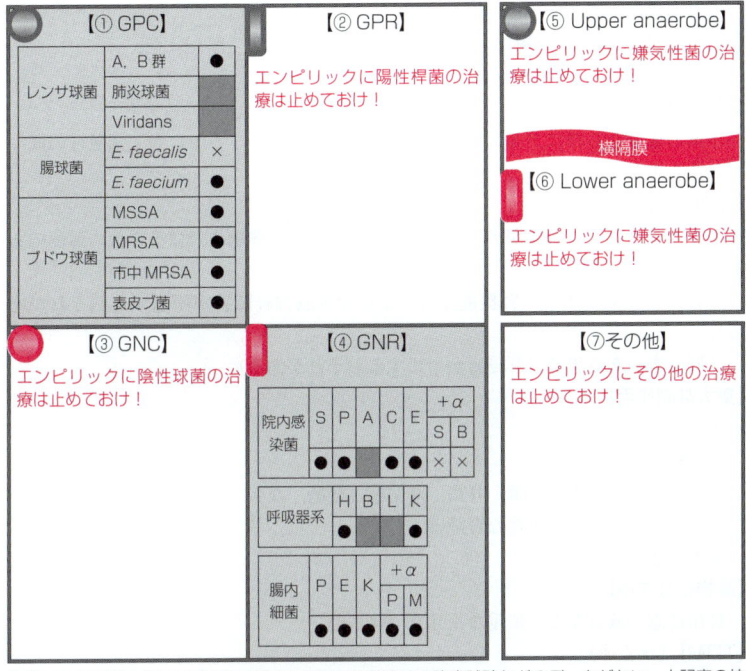

図❸ アミノグリコシド系（アルベカシン）

【① GPC】

レンサ球菌	A, B群	●
	肺炎球菌	
	Viridans	
腸球菌	E. faecalis	×
	E. faecium	●
ブドウ球菌	MSSA	●
	MRSA	●
	市中MRSA	●
	表皮ブ菌	●

【② GPR】
エンピリックに陽性桿菌の治療は止めておけ！

【⑤ Upper anaerobe】
エンピリックに嫌気性菌の治療は止めておけ！

━━━ 横隔膜 ━━━

【⑥ Lower anaerobe】
エンピリックに嫌気性菌の治療は止めておけ！

【③ GNC】
エンピリックに陰性球菌の治療は止めておけ！

【④ GNR】

院内感染菌:

S	P	A	C	E	+α	
-	-	-	-	-	S	B
●	●		●	●	×	×

呼吸器系:

H	B	L	K
●		●	

腸内細菌:

P	E	K	+α	
-	-	-	P	M
●	●	●	●	●

【⑦その他】
エンピリックにその他の治療は止めておけ！

注意：この薬剤は主にアジア圏で販売されており欧米での臨床試験などのデータがない．上記表の抗菌薬感受性は発売時の添付文書，インタビューフォームなどを参考にしているため，薬剤使用の際には必ず各施設のローカルファクターを含め最新のデータを確認すること．
（●：臨床的に有効と思われる，▲：中等度有効と思われる，×：無効，空欄：データなし）

②どうしても抗MRSA活性を有するアミノグリコシド系でなければならない場面は少ないようにも思われる．

③その他，ゲンタマイシン，トブラマイシンの項に記載したアミノグリコシド系全体のイメージも参照のこと．

【主な排泄経路】
腎．

【日本で推奨される使用量】
①成人ではアルベカシン硫酸塩として，1日1回150〜200 mg（力価）を30分〜2時間かけて点滴静注．必要に応じて，1日150〜200 mg（力価）を2回に分けて点滴静注．また，筋注の場合，1日150〜200 mg（力価）を1回または2回

に分けて筋注.
　②腎機能低下時の投与量（☞表⓫）．
【海外で推奨される使用量】
　欧米で販売されていないためデータなし．
【禁　忌】
　本剤の成分ならびにアミノグリコシド系またはバシトラシンに対し過敏症の既往歴のある患者．
【原則禁忌】
　①本人またはその血族がアミノグリコシド系による難聴またはその他の難聴のある患者．
　②腎障害のある患者（腎機能障害および第8脳神経障害が増悪するおそれがある）．
　③肝障害のある患者（肝障害が増悪するおそれがある）．
【重大な副作用】
　①ショック．
　②痙攣．
　③第8脳神経障害：眩暈，耳鳴，耳閉感，難聴，など．
　④急性腎不全などの重篤な腎障害．
　⑤汎血球減少，など．
【薬物相互作用】
　併用注意：減量などの慎重な投与を（☞表⓬）．
【TDM】（☞表⓭）

表⓫　腎機能低下時の投与量（日本）

	腎機能に基づく用量 推定される CLCr（mL/min）			血液透析（HEMO）
	>50～90	10～50	<10	
投与量	初回量 3 mg/kg 以後 TDM をしながら 2.4 mg/kg 24～36 時間毎	初回量 3 mg/kg 以後 TDM をしながら 2.4 mg/kg 36～48 時間毎	初回量 3 mg/kg 以後 TDM をしながら 2.4 mg/kg 48～96 時間毎	初回 3 mg/kg 以後，透析後に 2.4 mg/kg

注意：腎障害の悪化が予想される場合，他の薬剤選択が好ましいが，やむを得ない場合は注意して使用する．

表⓬ 薬物相互作用：併用注意

薬剤名など	臨床症状	機序・危険因子
◆腎障害を起こすおそれのある血液代用薬 　デキストラン 　ヒドロキシエチルデンプン，など	腎障害が発現，悪化することがある	機序は明確ではないが，併用によりアミノグリコシド系の血中への蓄積，近位尿細管上皮の空胞変性が生じるという報告がある
◆ループ利尿薬 　エタクリン酸 　フロセミド（特に静注） 　アゾセミド，など	腎障害および聴器障害が発現，悪化するおそれがある	機序は明確ではないが，併用によりアミノグリコシド系の血中濃度の上昇，腎への蓄積が起こるという報告がある
◆腎毒性および聴器毒性を有する薬剤 　バンコマイシン 　エンビオマイシン 　白金含有抗悪性腫瘍薬：シスプラチン，カルボプラチン，ネダプラチン，など	腎障害および聴器障害が発現，悪化するおそれがあるので，併用は避けることが望ましい．やむを得ず併用する場合は，減量するなど慎重に投与すること．ただし，小児（特に低出生体重児・新生児）では，バンコマイシンは原則併用しないこと	機序は不明であるが，本薬剤および併用薬剤共に腎毒性，聴器毒性を有する
◆筋弛緩薬 　ツボクラリン 　パンクロニウム臭化物 　ベクロニウム臭化物 　トルペリゾン 　A型ボツリヌス毒素，など	呼吸抑制が現れるおそれがある．呼吸抑制が現れた場合には，必要に応じ，コリンエステラーゼ阻害薬，カルシウム製剤の投与などの適切な処置を行うこと	本薬剤および併用薬剤共に神経筋接合部の遮断作用を有し，併用によりその作用が増強される
◆腎毒性を有する薬剤 　シクロスポリン 　アムホテリシンB，など	腎障害が発現，悪化するおそれがある	機序は不明であるが，本薬剤および併用薬剤共に腎毒性を有する

表⓭ アミノグリコシド系のTDM

薬物名			1日多数回投与の場合	1日1回投与の場合
アルベカシン （ハベカシン®：静注）	採血・TDM測定日		維持量が始まれば適時測定	維持量が始まれば適時測定
	採血のタイミング	トラフ値測定	投与直前	投与直前
		ピーク値測定	1時間かけて滴下し，滴下終了30分後，または30分かけて滴下し，滴下終了1時間後	30分かけて滴下し，滴下終了1時間後
	有効濃度値の目安	トラフ値	重症感染症：0.5〜1μg/mL 生命危機的感染症：1〜2μg/mL	1 mg/L>
		ピーク値	重症感染症：7〜12μg/mL 生命危機的感染症：—	15〜20μg/mL

11 | テトラサイクリン系

● 抗菌薬スペクトラムマップ：ドキシサイクリン，ミノサイクリン（☞図❶）

★ ドキシサイクリン；DOXY（ビブラマイシン®：経口）

【テトラサイクリン系のキーワード】
　①第1世代：テトラサイクリン系，第2世代：ドキシサイクリン，ミノサイクリン，第3世代：tigecycline があるが，国内で使われていて実質的に重要なドキシ

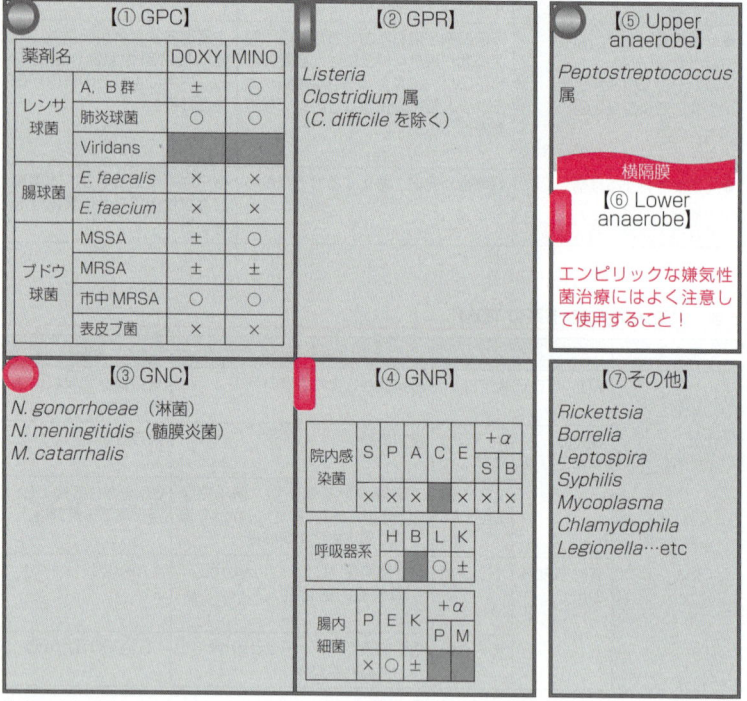

図❶　テトラサイクリン系（ドキシサイクリン，ミノサイクリン）

【① GPC】

薬剤名		DOXY	MINO
レンサ球菌	A, B群	±	○
	肺炎球菌	○	○
	Viridans		
腸球菌	E. faecalis	×	×
	E. faecium	×	×
ブドウ球菌	MSSA	±	○
	MRSA	±	±
	市中MRSA	○	○
	表皮ブ菌	×	×

【② GPR】

Listeria
Clostridium 属
（*C. difficile* を除く）

【③ GNC】

N. gonorrhoeae（淋菌）
N. meningitidis（髄膜炎菌）
M. catarrhalis

【④ GNR】

院内感染菌

S	P	A	C	E	+α	
					S	B
×	×	×		×	×	×

呼吸器系

H	B	L	K
○		○	±

腸内細菌

P	E	K	+α	
			P	M
×	○	±		

【⑤ Upper anaerobe】

Peptostreptococcus 属

横隔膜

【⑥ Lower anaerobe】

エンピリックな嫌気性菌治療にはよく注意して使用すること！

【⑦その他】

Rickettsia
Borrelia
Leptospira
Syphilis
Mycoplasma
Chlamydophila
Legionella…etc

注意：テトラサイクリン系の *B. cepacia* に対する感受性は，ドキシサイクリンは「×」，ミノサイクリンは「±」．

サイクリン,ミノサイクリンをまず覚える.

②消化管吸収がよいので静注でも経口でも投与可能.

③ミルク,制酸薬,鉄剤,カルシウム,マグネシウムと一緒に内服すると吸収阻害が起きるので避けること.1～2時間ずらして内服すること.

④結構な広域スペクトラムを持つ.特に異型感染に対しては威力を発揮する.異型肺炎,各種zoonosisを見ればまず試してみたい.*Mycoplasma*,*Chlamydophila*肺炎,オウム病,*Legionella*,ツツガムシをはじめとする*Rickettsia*感染症,Lyme病,性病性リンパ肉芽腫,ブルセラ感染,エールリヒア症,回帰熱,ビブリオ感染,野兎病,バルトネラ症,*Leptospira*,*Pasteurella*,*Nocardia*,尋常性痤瘡(ニキビ),など.要は変わった感染症が好きな抗菌薬である.

⑤市中のMRSA(CA-MRSA)にも使える.

⑥歯のエナメル合成を阻害するので,8歳以下の小児には使用しない.同様に妊婦,授乳中の女性にも使用しない.

⑦皮疹が出やすい薬物の一つ.テトラサイクリン系の場合は光過敏症があるが,ドキシサイクリン,ミノサイクリンはあまり問題にならない.

⑧ミノサイクリンの場合,前庭障害が問題となる.めまい,悪心,嘔吐などの原因となる.

⑨静脈炎が問題となりやすいので,点滴は30分以上かけてゆっくり行うこと.

⑩光線過敏症の報告があるので念のために注意しておくこと.

【主な排泄経路】

腎および胆汁.

【日本で推奨される使用量】

①成人ではドキシサイクリン塩酸塩水和物として,初日に1日量200 mg(力価)を1回または2回に分けて経口投与し,2日目より1日量100 mg(力価)を1回で経口投与.なお,感染症の種類および症状により適宜増減.

②腎機能低下時の投与量:調節不要.

【海外で推奨される使用量】

①正常腎機能での通常の投与量:0.1 gを12時間毎に経口または静注(日本にはない剤形).

②腎機能低下時の投与量調節:調節不要.

【禁　忌】

本剤の成分またはテトラサイクリン系に対し過敏症の既往歴のある患者(妊婦,授乳婦,小児の場合は,他の薬剤選択がない場合,副作用より有益性が勝る場合にのみ使用).

【重大な副作用】

①ショック,アナフィラキシー様症状(呼吸困難,血管神経性浮腫,など).

②皮膚粘膜眼症候群(Stevens-Johnson症候群),中毒性表皮壊死症(Lyell症候

表❶ 薬物相互作用：併用注意

薬剤名など	臨床症状	機序・危険因子
カルシウム，マグネシウム，アルミニウム，鉄剤，ビスマス塩	本剤の吸収が低下し，効果が減弱するおそれがある	金属イオンとテトラサイクリンがキレートを形成することにより腸管からの吸収が阻害される
抗凝血薬（ワルファリンなど）	血漿プロトロンビン活性が抑制されることがある．プロトロンビン時間の延長の報告がある	機序は不明であるが，テトラサイクリン系によりビタミンK産生腸内細菌を抑制し，ビタミンK欠乏を引き起こすことが原因と考えられる
カルバマゼピン，フェニトイン，リファンピシン，バルビツール酸誘導体	本剤の血中濃度半減期が短縮することがある	これらの薬剤が肝臓の薬物代謝酵素の誘導作用を有する
スルホニル尿素系血糖降下薬	血糖降下作用が増強することがある	オキシテトラサイクリンがインスリン半減期を延長したり，エピネフリンの作用を阻害することで，インスリンの作用を増強するものと考えられる．また，インスリンに対する膵臓外の反応増加による血糖値低下も示唆されている
経口避妊薬	経口避妊薬の効果を減弱するおそれがある	本剤は腸内細菌叢を変化させ，経口避妊薬の腸肝循環による再吸収を抑制すると考えられる

群），剥脱性皮膚炎．

③偽膜性大腸炎．

④肝炎，肝機能障害，黄疸．

⑤光線過敏症．

⑥胎児に一過性骨発育不全・歯牙着色・エナメル質形成不全，小児（特に歯牙形成期にあたる8歳未満）の一過性骨発育不全・エナメル質形成不全・歯牙着色．

【薬物相互作用】

併用注意：減量などの慎重な投与を（☞表❶）．

★ ミノサイクリン；MINO（ミノマイシン®：静注・経口）

【主な排泄経路】

肝・胆汁．

【日本で推奨される使用量】

①点滴静注は経口投与不能の患者および救急の場合に行い，経口投与が可能になれば経口薬に切り替える．

②成人ではミノサイクリン塩酸塩として，初回100〜200 mg（力価），以後12時間ないし24時間毎に100 mg（力価）を補液に溶かし，30分〜2時間かけて点滴静注射．経口の場合は，初回100〜200 mg（力価），以後12時間毎あるいは24時間毎に100 mg（力価）を経口投与．

表❷　薬物相互作用：併用注意

薬剤名など	臨床症状	機序・危険因子
抗凝血薬（ワルファリン，など）	血漿プロトロンビン活性が抑制されることがある	テトラサイクリン系によりビタミンK産生腸内細菌を抑制し，ビタミンK欠乏を引き起こすほか，本剤がカルシウムイオンとキレート結合し，血漿プロトロンビン活性を抑制すると考えられる
スルホニル尿素系血糖降下薬	血糖降下作用が増強することがある	詳細不明であるが，スルホニル尿素薬の血糖降下作用がオキシテトラサイクリンおよびドキシサイクリンによって増強されるという報告がある
メトトレキサート	メトトレキサートの作用増強のおそれがある	本剤は血漿蛋白と結合しているメトトレキサートを競合的に置換遊離し，メトトレキサートの作用を増強させることが考えられる
ポルフィマーナトリウム	光線過敏症を起こすおそれがある	皮膚の感受性を高める薬剤との併用により，本剤による光線過敏症が増強されることが考えられる
ジゴキシン	本剤がジゴキシンの作用を増強し，中毒症状が発現することがある	本剤による腸内細菌減少のため，腸内細菌による薬物代謝が不活化され，ジゴキシン血中濃度上昇に至ると考えられる
黄体・卵胞ホルモン配合薬：経口避妊薬	黄体・卵胞ホルモン配合薬の効果減弱化および不正性器出血発現率増大のおそれがある	本剤は腸内細菌叢を変化させ，経口避妊薬の腸肝循環による再吸収を抑制すると考えられる
外用薬を除くビタミンA製剤，レチノイド製剤	頭蓋内圧上昇が現れることがある	本剤およびこれらの薬剤はそれぞれ頭蓋内圧上昇を引き起こすことがある

③腎機能低下時の投与量：減量の必要なし．

【海外で推奨される使用量】

①正常腎機能での通常の投与量：0.1 g を 12 時間毎に経口投与．静注薬は入手不可能（日本では可能）．

②腎機能低下時の投与量調節：調節不要．

【禁　忌】

テトラサイクリン系に対し過敏症の既往歴のある患者（妊婦，授乳婦，小児の場合は，他の薬剤選択がない場合，副作用より有益性が勝る場合にのみ使用）．

【重大な副作用】

①ショック，アナフィラキシー様症状．

②全身性エリテマトーデス（systemic lupus erythematosus：SLE）様症状の増悪．

③皮膚粘膜眼症候群（Stevens-Johnson 症候群），中毒性表皮壊死症（Lyell 症候群），剥脱性皮膚炎．

④血液障害．

⑤重篤な肝機能障害.
⑥急性腎不全,間質性腎炎.
⑦呼吸困難,間質性肺炎,PIE症候群.
⑧膵炎.
⑨痙攣,意識障害などの精神神経障害.
⑩出血性腸炎,偽膜性大腸炎.
⑪光線過敏症.
⑫胎児に一過性骨発育不全・歯牙着色・エナメル質形成不全,小児(特に歯牙形成期にあたる8歳未満)の一過性骨発育不全・エナメル質形成不全・歯牙着色.

【薬物相互作用】
　併用注意:減量などの慎重な投与を(☞表❷).

12 | メトロニダゾール

● 抗菌薬スペクトラムマップ：メトロニダゾール（☞図❶）

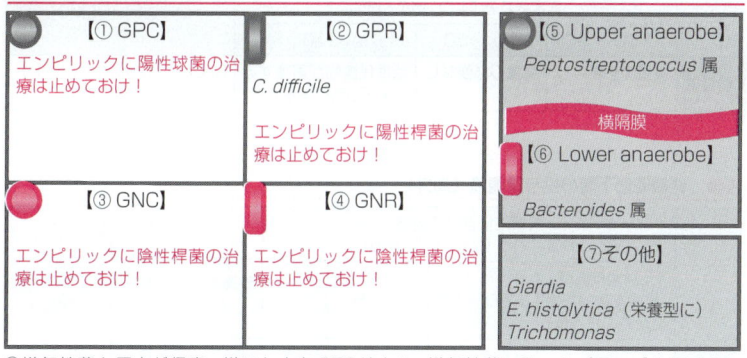

★ メトロニダゾール（フラジール® 経口）

徐放薬や注射薬は日本にはない．

【メトロニダゾールのキーワード】

①嫌気性菌と原虫が得意．クリンダマイシン耐性の嫌気性菌の場合メトロニダゾールが有効．「嫌いな虫を GET せよ」…嫌気性菌，原虫〔*Giargia*（ランブル鞭毛虫），*Entamoeba histolytica*（アメーバ赤痢），*Trichomonas*（トリコモナス）〕．

②好気性菌はまったくカバーできない．

③偽膜性腸炎の際のファーストチョイス．バンコマイシン内服より，まずメトロニダゾールを使う．値段も 100 分の 1（バンコマイシン散 1 瓶とメトロニダゾール 1 錠の比較）．

④吸収がよいので，内服，静注のどちらも投与可能．ただし，日本には静注製剤はない．

⑤酒を飲むと，ジスルフィラム様作用が出るので注意（いわゆる酒の悪酔い状態：皮膚紅潮，頻脈，嘔気・嘔吐，発汗）．

図❶ メトロニダゾール

【① GPC】	【② GPR】	【⑤ Upper anaerobe】
エンピリックに陽性球菌の治療は止めておけ！	*C. difficile* エンピリックに陽性桿菌の治療は止めておけ！	*Peptostreptococcus* 属 横隔膜 【⑥ Lower anaerobe】
【③ GNC】	【④ GNR】	*Bacteroides* 属
エンピリックに陰性桿菌の治療は止めておけ！	エンピリックに陰性桿菌の治療は止めておけ！	【⑦その他】 *Giardia* *E. histolytica*（栄養型に） *Trichomonas*

①嫌気性菌と原虫が得意：嫌いな虫を GET せよ！：嫌気性菌，*Giardia*（ランブル鞭毛虫），*E. histolytica*（アメーバ赤痢），*Trichomonas*（トリコモナス）．
②特に横隔膜より下の嫌気性菌（*Bacteroides*）に対して有効⇔クリンダマイシンは *Bacteroides* に耐性化を獲得されている可能性が高い．
③偽膜性腸炎（*C. difficile*）治療のファーストチョイス！

【主な排泄経路】
肝.

【日本で推奨される使用量】
①トリコモナス症(腟トリコモナスによる感染症)の場合:成人ではメトロニダゾールとして,1回250 mgを1日2回,10日間経口投与.
②胃潰瘍・十二指腸潰瘍における Helicobacter pylori 感染症の場合:アモキシシリン,クラリスロマイシンおよびプロトンポンプインヒビター併用による Helicobacter pylori の除菌治療が不成功の場合は,成人ではメトロニダゾールとして1回250 mg,ならびにアモキシシリンとして1回750 mg(力価)およびプロトンポンプインヒビターの3剤を同時に1日2回,7日間経口投与.
③腎機能低下時の投与量(☞表❶).

【海外で推奨される使用量】
①正常腎機能での通常の投与量:500 mgを1日4回経口投与.
②嫌気性菌感染症の場合:7.5 mg/kg※(〜500 mg)を6時間毎に静注(4gを24時間毎を越えないように).半減期が長いので15 mg/kg※を12時間毎に静注も可.重症例では,初期投与量として15 mg/kg※を静注.
③その他:腟錠,徐放錠※ 750 mg.
④腎機能低下時の投与量調節(☞表❷).

※:日本にない剤形

表❶ 腎機能低下時の投与量(日本)

	腎機能に基づく用量 推定されるCLCr (mL/min)			血液透析(HEMO)
	> 50〜90	10〜50	< 10	
投与量	減量の必要なし	減量の必要なし	活性代謝物が蓄積するため50%に減量	CLCr < 10 mL/minと同じ.透析日は透析後に投与

表❷ 腎機能低下時の投与量調節(海外)

	腎機能に基づく用量 推定されるCLCr (mL/min)				血液透析(HEMO) 腹膜透析(CAPD)	コメントおよびCRRTの用量
	正常腎機能時(生命を脅かす感染症時の投与量)	> 50〜90	10〜50	< 10		
投与量	7.5 mg/kg 6時間毎に	100%	100% CRRTも同一用量	50%	HEMO:透析後 CAPD:CLCr < 10 mL/minの場合と同じ	

調節方法:投与量を減量することで行う.

表❸ 薬物相互作用：併用注意

薬剤名など	臨床症状	機序・危険因子
アルコール	腹部の疝痛，嘔吐，潮紅などのジスルフィラム様作用	アルデヒド脱水素酵素を阻害し，血中アセトアルデヒド濃度を上昇させることが原因と考えられる
リトナビル	併用によるジスルフィラム様作用	リトナビルはエタノール18%を含有するので本剤により血中アセトアルデヒド濃度を上昇させる
ジスルフィラム	精神症状（錯乱など）が出現	詳細な作用機序不明
ワルファリン	ワルファリンの作用増強・出血傾向	ワルファリン代謝を阻害し血中濃度上昇，抗凝血作用増強，出血などが発現することがある

【禁　忌】

①既往に本剤の成分に対する過敏症を起こした患者．
②血液疾患のある患者（白血球減少が現れることがある）．
③脳，脊髄に器質的疾患のある患者（中枢神経系症状が現れることがある）．
④妊娠3ヵ月以内の婦人（授乳婦の場合は授乳中止）．

注意 個人的な意見として，上記②③に関して禁忌事項という強い縛りの割には，表現が曖昧でしっくりこない印象がある．

【重大な副作用】

①末梢神経障害．
②その他の副作用としては，皮疹，中枢神経症状，肝機能障害，消化器症状，膵炎，味覚障害，血液障害などもある．
③適応外疾患に対する高用量（用法・用量外）投与例で，中枢神経障害（痙攣，意識障害，構語障害，錯乱，幻覚，小脳失調などの中枢神経障害），急性膵炎などの報告がある．

【薬物相互作用】

併用注意：減量などの慎重な投与を（☞表❸）．

【その他】

*Helicobacter pylori*の除菌判定上の注意：ランソプラゾールなどのプロトンポンプインヒビターやアモキシシリンおよびメトロニダゾールの服用中や投与終了直後は，^{13}C-尿素呼気試験の判定結果が偽陰性になる可能性があるため，^{13}C-尿素呼気試験による除菌判定を行う場合にはこれらの薬剤の投与終了後4週間以降の時点での実施が望ましい．

13 | ST合剤

● 抗菌薬スペクトラムマップ：スルファメトキサゾール・トリメトプリム（☞図❶）

★ スルファメトキサゾール・トリメトプリム：ST（バクトラミン注®：静注）（バクタ®：経口）

【ST合剤のキーワード】
①スルファメトキサゾール（SMX）とトリメトプリム（TMP）の配合比率 5：1.

図❶ ST合剤（スルファメトキサゾール：トリメトプリム＝5：1）

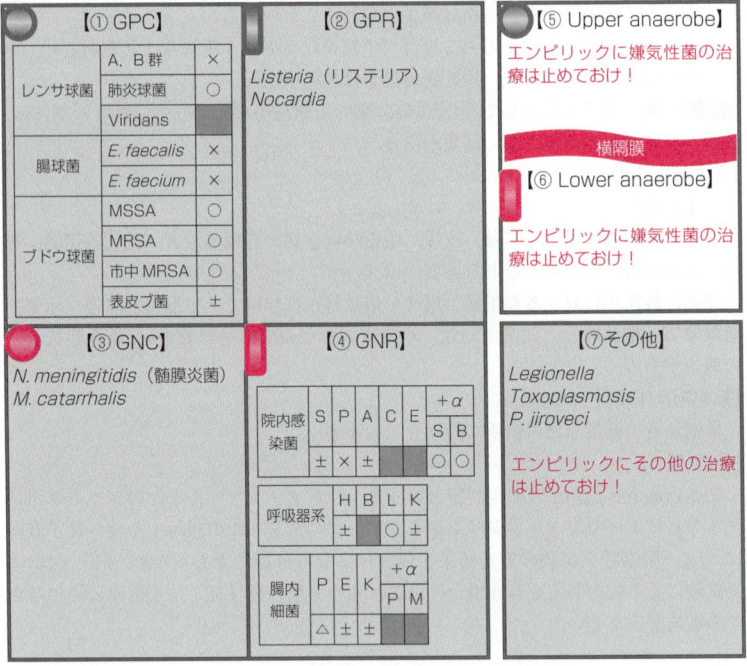

【① GPC】

レンサ球菌	A, B群	×
	肺炎球菌	○
	Viridans	
腸球菌	E. faecalis	×
	E. faecium	×
ブドウ球菌	MSSA	○
	MRSA	○
	市中MRSA	○
	表皮ブ菌	±

【② GPR】

Listeria（リステリア）
Nocardia

【⑤ Upper anaerobe】

エンピリックに嫌気性菌の治療は止めておけ！

―― 横隔膜 ――

【⑥ Lower anaerobe】

エンピリックに嫌気性菌の治療は止めておけ！

【③ GNC】

N. meningitidis（髄膜炎菌）
M. catarrhalis

【④ GNR】

院内感染菌	S	P	A	C	E	+α
						S B
	±	×	±			○ ○

呼吸器系	H	B	L	K
	±		○	±

腸内細菌	P	E	K	+α
				P M
	△	±	±	

【⑦その他】

Legionella
Toxoplasmosis
P. jiroveci

エンピリックにその他の治療は止めておけ！

①A群溶連菌や，E. faecalis には臨床的には無効．in vitroで活性があるのみ．
②テトラサイクリンとともに，サルファ剤は皮疹が起きやすいので注意．
③Proteus属は P. mirabillis（インドール陰性）には感受性，P. vulgaris（インドール陽性）には無効．

②合剤になることで，相乗効果を発揮する．

　③スペクトラムは広く，アミノグリコシド系と第3世代セフェム系でとりこぼす起炎菌をうまく拾ってくれる．下記の微生物名を参照のこと（ただし，腸球菌やA群溶連菌は試験管のなかで感受性があっても臨床的に無効なので使えない）．

- ・呼吸器関連微生物：*Streptococcus pneumoniae*，*Haemophilus infuluenzae*，*Moraxella catarrhalis*，*Legionell apneumophila*，*Pneumocystis jiroveci*．
- ・尿　路：*Escherichia. coli*，*Morganella morganii*，*Proteus mirabilis*，*Klebsiella pneumonia*，*Enterobacter* spp.，など．
- ・腸管：*Enterototoxigenic E. coli*，*Salmonella* spp.，*Shigella* spp.，*Vibrio cholera*，*Yersinia enterocolitica*，*Isospora belli*，など．
- ・その他：*Listeria monocytogenes*，*Nocardia* spp.，*Mycobacterium marinum*，など．

　④市中感染型MRSAもカバーすることがある．

　⑤ニューモシスチス肺炎もカバーする．

　⑥院内感染で問題となる*S. multophilia*や*B. cepasia*のファーストチョイス．

　⑦尿路感染，前立腺炎（尿路への移行がとてもよい），呼吸器感染症，消化器感染症（渡航者下痢にも），Wegener肉芽腫（肺に限局）などに有用である．ただし，BLNAR型インフルエンザ桿菌，高度ペニシリン耐性肺炎球菌，腸球菌，A群レンサ球菌には無効．

　⑧高カリウム血症に注意（ACE阻害薬との併用に注意），糖尿病治療患者において血糖の変動に注意．

　⑨皮疹が出やすい（サルファ剤），またいろいろと他の薬剤との薬物相互作用が多いのも特徴である．

【主な排泄経路】

　スルファメトキサゾール（SMX）：肝，トリメトプリム（TMP）：腎．SMX：TMP＝5：1．

【日本で推奨される使用量】（静注の適応はニューモシスチス肺炎のみ）

　①経口の場合：成人では1日4錠を2回に分割して経口投与．顆粒薬の場合は，1日量4gを2回に分割して経口投与．

　②静注の場合：トリメトプリムとして，1日量15～20 mg/kgを3回に分け，1～2時間かけて点滴静注．

　③腎機能低下時の投与量（☞表❶）．

【海外で推奨される使用量】

　①正常腎機能での通常の投与量．

- ・経口：尿路感染症・中耳炎の場合は，DS剤（日本にない剤形）1回1錠を1日2回．ニューモシスチス肺炎（非急性，経口投与可能，$PaO_2 \geq 70$ mmHgなど）の場合は，DS剤2錠を8時間毎21日間．

表❶ 腎機能低下時の投与量（日本）

	腎機能に基づく用量 推定されるCLCr (mL/min)			血液透析（HEMO）
	＞30	15〜30	＜15	
経口投与量	減量の必要なし	50%に減量	投与しないことが望ましい	投与しないことが望ましい
			もし投与するなら，50%量 24時間毎	
静注投与量	減量の必要なし	50%に減量	投与しないことが望ましい	投与しないことが望ましい
			もし投与するなら，50%量で2〜4倍投与間隔を目安とする	

表❷ 腎機能低下時の投与量調節（海外）

		腎機能に基づく用量 推定されるCLCr (mL/min)			血液透析（HEMO） 腹膜透析（CAPD）	コメントおよびCRRTの用量
	正常腎機能時（生命を脅かす感染症時投与量）	＞30	10〜30	＜10		
投与量	一般感染症に静注：TMP換算で10 mg/kg/dayを分割し，6または8時間毎に	100%	2.5 mg/kg 12時間毎	通常推奨されない 使用するなら 2.5 mg/kg 24時間毎	通常推奨されない 使用するなら 5 mg/kg 24時間毎 透析日は透析後に	5 mg/kg 8時間毎
	ニューモシスチス肺炎に静注：TMP換算で15〜20 mg/kg/dayを分割し6時間毎に		5 mg/kg 12時間毎	通常推奨されない 使用するなら 5 mg/kg 24時間毎		
	一般感染症に内服：12時間毎にDS剤1錠〜SS剤1錠	100%	DS 1錠 24時間毎，またはSS 1錠 12時間毎	通常推奨されない もし使用するならSS 1錠〜DS 1錠 24時間毎	通常推奨されない もし使用するならSS 1錠〜DS 1錠 24時間毎 透析日は透析後	
	ニューモシスチス肺炎予防内服：DS剤1錠経口24時間毎〜週3回（ニューモシスチス肺炎治療：静注薬のdose参照）	100%	100%	100%	(HEMO) SS 1錠 24時間毎 (CAPD) SS 1錠 48時間毎	

調節方法：（治療）投与量を減量することで行う．予防内服は調節不要．
通常推奨されない状況（CLCr<10 mL/min，血液・腹膜透析時）：やむを得ず使用する場合は，専門家にコンサルト．
SS (1倍力価) 剤：SMX400/TMP80, DS (2倍力価) 剤：SMX800/TMP160（日本にない剤形）
SMX：スルファメトキサゾール，TMP：トリメトプリル

・静注：トリメトプリム成分として，8〜10 mg/kg/day を分割し，6時間，8時間，または12時間毎に投与．細菌性赤痢の場合は，2.5 mg/kg を6時間毎．ニューモシスチス肺炎（急性，経口投与不可能，PaO₂ ≤ 70 mmHg など）の場合はトリメトプリム換算で 15〜20 mg/kg/day を分割し，6時間または8時間毎に投与（ステロイド併用で）．

②腎機能低下時の投与量調節（☞表❷）．

【禁　忌】
①本剤の成分またはサルファ剤に対し過敏症の既往歴のある患者．
②妊婦または妊娠している可能性のある婦人．
③低出生体重児，新生児．
④（錠剤）グルコース-6-リン酸脱水素酵素（G-6-PD）欠乏患者（溶血を起こすおそれがある）．

【原則禁忌】
①血液障害またはその既往歴のある患者（血液障害を悪化させることがある）．
②本人または両親，兄弟が気管支喘息，発疹，蕁麻疹などのアレルギー症状を起こしやすい体質を有する患者または他の薬剤に対し過敏症の既往歴のある患者．
③原則禁忌項目として上記①②が設定されているが，個人的な意見として，原則禁忌にしては曖昧な表現に思える．

【重大な副作用】
①再生不良性貧血，巨赤芽球性貧血，メトヘモグロビン血症，無顆粒球症，溶血性貧血，汎血球減少．
②アナフィラキシー様症状，ショック．
③急性膵炎．
④重度の肝障害．
⑤急性腎不全．
⑥皮膚粘膜眼症候群（Stevens-Johnson症候群），中毒性表皮壊死症（Lyell症候群）．
⑦偽膜性大腸炎などの血便を伴う重篤な大腸炎．
⑧無菌性髄膜炎，末梢神経炎．
⑨間質性肺炎，PIE症候群．
⑩低血糖発作．
⑪高カリウム血症，低ナトリウム血症．
⑫横紋筋融解症．

【薬物相互作用】
併用注意：減量などの慎重な投与を（☞表❸）．

表❸ 薬物相互作用:併用注意

薬剤名など	臨床症状	機序・危険因子
メトトレキサート	メトトレキサートの作用を増強し,汎血球減少などが現れることがある	機序不明.ともに葉酸代謝阻害作用を有するためと考えられている
スルファドキシン・ピリメタミン	ピリメタミンとの併用により,巨赤芽球性貧血が現れることがある	
ジアフェニルスルホン	ジアフェニルスルホンとの併用により,血液障害(巨赤芽球性貧血,汎血球減少など)が現れることがある	
スルホニルアミド系およびスルホニル尿素系経口糖尿病用薬:グリクラジド,リベンクラミド,など	これらの薬剤の血糖降下作用を増強し,低血糖症状が現れることがある	本剤がこれらの薬剤の肝での代謝を抑制する.また,血漿蛋白結合部位で置換し,これらの薬剤の遊離体を増加させるためと考えられている
クマリン系抗凝血薬:ワルファリンカリウム	クマリン系抗凝血薬の作用を増強し,出血が現れることがある	
フェニトイン	フェニトインの作用を増強することがある	本剤がフェニトインの肝での代謝を抑制するためと考えられている
シクロスポリン	腎機能障害が増強されることがある	ともに腎毒性作用を有するためと考えられている(特に腎移植後の患者に注意)
チアジド系薬剤:ヒドロクロロチアジド,ヒドロフルメチアジド,など	紫斑を伴う血小板減少症の発現率が増加することがある	機序不明
ジドブジン	ジドブジンの毒性を増強し,顆粒球減少などが現れることがある	
ラミブジン	ラミブジンの血中濃度が上昇することがある	本剤の成分であるトリメトプリムがこれらの薬剤の尿細管分泌を低下させるためと考えられている
ジゴキシン製剤	ジゴキシンの血中濃度が上昇することがある	
三環系抗うつ薬:塩酸クロミプラミン,塩酸イミプラミン,塩酸アミトリプチリン,など	三環系抗うつ薬などの効果が減弱することがある	機序不明

14 | クロラムフェニコール

● 抗菌薬スペクトラムマップ：クロラムフェニコール（☞図❶）

★ クロラムフェニコール；CP（クロロマイセチン®：経口，クロロマイセチンサクシネート®：静注）

【クロラムフェニコールのキーワード】

①かなり広域な抗菌スペクトラムだが，実際ほとんど使われていない．副作用が嫌われて先進国では他の薬剤に役目を奪われている印象があり，現在のポジションとしては，腟錠や点眼薬くらいだろうか．

②中枢神経系への移行がとてもよいので，他の薬剤にアレルギーのある場合の細

図❶ クロラムフェニコール

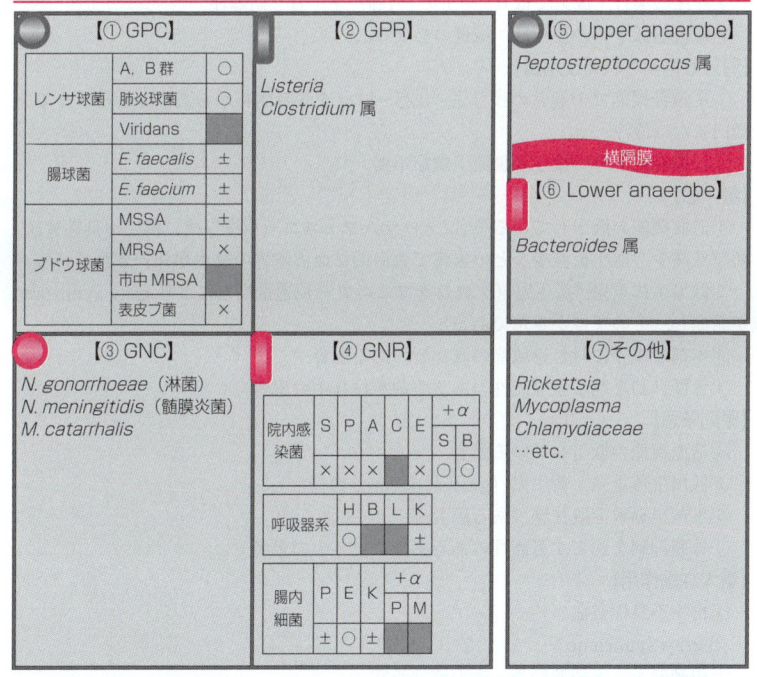

【① GPC】

レンサ球菌	A, B 群	○
	肺炎球菌	○
	Viridans	
腸球菌	E. faecalis	±
	E. faecium	±
ブドウ球菌	MSSA	±
	MRSA	×
	市中 MRSA	
	表皮ブ菌	×

【② GPR】

Listeria
Clostridium 属

【⑤ Upper anaerobe】

Peptostreptococcus 属

―― 横隔膜 ――

【⑥ Lower anaerobe】

Bacteroides 属

【③ GNC】

N. gonorrhoeae（淋菌）
N. meningitidis（髄膜炎菌）
M. catarrhalis

【④ GNR】

院内感染菌	S	P	A	C	E	+α
						S | B
	×	×	×		×	○ | ○

呼吸器系	H	B	L	K
	○			±

腸内細菌	P	E	K	+α
				P | M
	±	○	±	

【⑦その他】

Rickettsia
Mycoplasma
Chlamydiaceae
…etc.

注意：陽性球菌と陰性桿菌に対しては実際にはスペクトラムは広くない．使用時にはよく注意をして使うこと．嫌気性菌，その他の非定型感染を得意とする．

菌性髄膜炎に便利かもしれない．

③ビタミンK阻害による出血傾向．

④用量依存性の骨髄抑制，用量非依存性の再生不良性貧血．

⑤用量依存性のgray syndrome（腹部膨満，嘔吐，チアノーゼ，呼吸抑制，弛緩性麻痺，ショック，緑色便の後に皮膚が灰色になり，たいてい2日程度で死亡する）．

⑥その他，チトクロムP450に関連した薬物相互作用に注意．

⑦マクロライド系，クリンダマイシンとの併用で作用が拮抗してしまうので，併用は避ける．

【主な排泄経路】

肝．

【日本で推奨される使用量】

①経口投与の場合：成人ではクロラムフェニコールとして，1日1.5～2g（力価）を3～4回に分けて経口投与．

②静注の場合．成人では0.5～1g（力価）を1日2回静注．

③腎機能低下時の投与量：減量の必要なし．

【海外で推奨される使用量】

①正常腎機能での通常の投与量：0.25～1gを6時間毎から最高4g/dayまでを経口または静注．

②腎機能低下時の投与量調節：調節不要．

【禁　忌】

①造血機能の低下している患者（クロラムフェニコール投与後に再生不良性貧血，顆粒球減少，血小板減少などの重篤で致命的な血液障害の発生が報告されている）．

②低出生体重児，新生児（クロラムフェニコール過量投与によりgray syndromeが発症し，その予後が重篤である）．

③本剤の成分に対し過敏症の既往歴のある患者．

④骨髄抑制を起こす可能性のある薬剤を投与中の患者．

【原則禁忌】

①造血機能の低下している患者．

②低出生体重児，新生児（gray syndromeの発症）．

③本剤に過敏症既往歴のある患者．

④骨髄抑制を起こす可能性のある薬剤を投与中の患者．

【重大な副作用】

①再生不良性貧血．

② gray syndrome．

③視神経炎，末梢神経炎，指の感覚異常．

④アナフィラキシー様反応．

⑤ジスルフィラム様反応,など.

【薬物相互作用】
①併用禁忌:以下の薬剤は併用しないこと.
・骨髄抑制の可能性のある薬剤:骨髄抑制が増強するおそれがある.副作用で重篤な血液障害が報告されている.
②併用注意:減量などの慎重な投与を(☞表❶).

【その他】
本剤の投与に際しては,定期的に肝機能,腎機能,血液などの検査を行うことが望ましい.

表❶ 薬物相互作用:併用注意

薬剤名	臨床症状	機序・危険因子
クマリン系抗凝血薬:ワルファリン	クマリン系抗凝血薬の作用を増強させることがある	機序は不明であるが,本剤がこれらの肝薬物代謝酵素を阻害すると考えられる
スルホニル尿素系経口血糖降下薬:トルブタミド,クロルプロパミド,など スルホンアミド系経口血糖降下薬:グリブゾール,など インスリン製剤	経口血糖降下薬,インスリン製剤の血糖降下作用を増強させることがある	本剤がこれらの肝薬物代謝酵素を阻害すると考えられている
リファンピシン	本剤血中濃度低下の可能性がある	リファンピシンが肝薬物代謝酵素を誘導し,本剤の代謝を亢進すると考えられている
シクロホスファミド水和物	シクロホスファミド水和物の作用を減弱させることがある	本剤がシクロホスファミド水和物の肝薬物代謝酵素を阻害し,シクロホスファミド水和物活性代謝物の生成を減少させると考えられている
メトトレキサート	メトトレキサートの作用増強の可能性	本剤がメトトレキサートと血漿中蛋白結合部位で置換し,遊離型血漿中メトトレキサート濃度が上昇すると考えられている
バルビツール酸誘導体:フェノバルビタール,など	本剤血中濃度低下の可能性がある	バルビツール酸誘導体が肝薬物代謝酵素を誘導し,本剤の代謝を亢進すると考えられている
シクロスポリン	シクロスポリン血中濃度を上昇させることがある	機序は不明であるが,本剤がシクロスポリンの肝薬物代謝酵素を阻害すると考えられている

15 | リファマイシン系

● 抗菌薬スペクトラムマップ：リファンピシン（☞図❶）

★ リファンピシン；RFP（リファジンカプセル®, リマクタンカプセル®：経口）

【リファンピシンのキーワード】

①得意なのは結核や非結核性抗酸菌だけではない．意外と広域スペクトラムで，結核以外に，いろいろな使い方がある．髄膜炎菌・インフルエンザ桿菌による髄膜

図❶　リファマイシン系（リファンピシン）

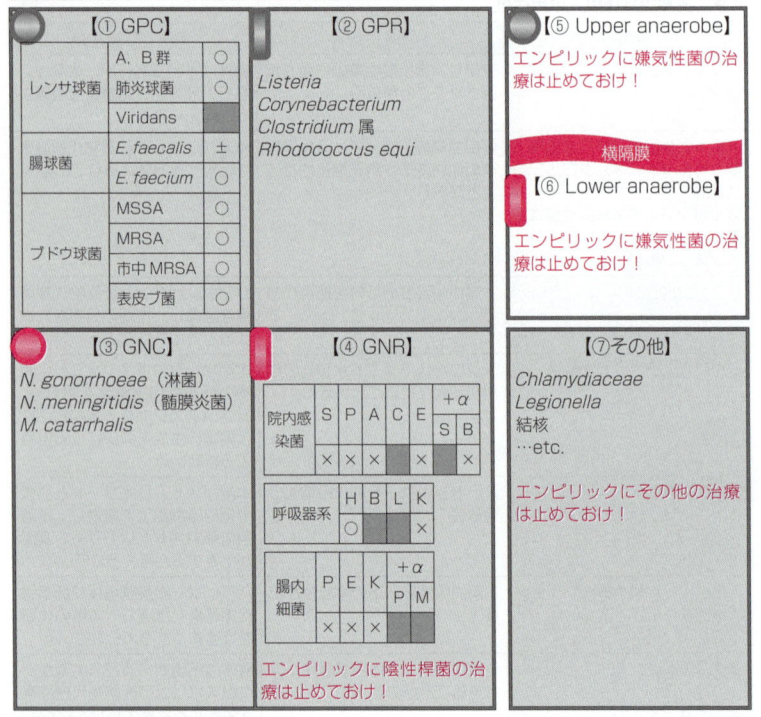

【① GPC】

レンサ球菌	A, B群	○
	肺炎球菌	○
	Viridans	
腸球菌	E. faecalis	±
	E. faecium	○
ブドウ球菌	MSSA	○
	MRSA	○
	市中 MRSA	○
	表皮ブ菌	○

【② GPR】

Listeria
Corynebacterium
Clostridium 属
Rhodococcus equi

【③ GNC】

N. gonorrhoeae（淋菌）
N. meningitidis（髄膜炎菌）
M. catarrhalis

【④ GNR】

院内感染菌	S	P	A	C	E	+α
						S B
	×	×	×		×	

呼吸器系	H	B	L	K
	○			×

腸内細菌	P	E	K	+α
				P M
	×	×	×	

エンピリックに陰性桿菌の治療は止めておけ！

【⑤ Upper anaerobe】

エンピリックに嫌気性菌の治療は止めておけ！

―――横隔膜―――

【⑥ Lower anaerobe】

エンピリックに嫌気性菌の治療は止めておけ！

【⑦その他】

Chlamydiaceae
Legionella
結核
…etc.

エンピリックにその他の治療は止めておけ！

①陰性桿菌や嫌気性菌は苦手である．
②特殊な状況を除いてリファンピシン単剤で使うことはまずない．
③多剤と併用して相乗効果を狙うなどの使い方もある．

炎発症患者に接した医療従事者への予防投与に単剤として使用．他の抗菌薬と併用して，細菌性髄膜炎（ペニシリン耐性肺炎球菌に），MRSA 感染症，人工弁のある感染性心内膜炎，関節内異物のある感染症，など

②一人ぼっちが苦手（単独使用ですぐ耐性菌）．基本的には他の薬剤と併用すること．

③代謝が肝チトクロム P450 に関与するので薬物相互作用に注意が必要．かなり相互作用が多い．

④汗，尿，涙などの分泌液が赤色になる（無害）．衣類やコンタクトレンズが着色する．

⑤静注製剤は日本にない．日本にあるのは経口製剤のみ．

【主な排泄経路】

肝．

【日本で推奨される使用量】

①肺結核およびその他の結核症の場合：成人ではリファンピシンとして，1 回 450 mg（力価）〔3 カプセル〕を 1 日 1 回毎日経口投与．ただし，感性併用薬のある場合は週 2 日投与でもよい．原則として朝食前空腹時投与．他の抗結核薬との併用が望ましい．

② Hansen 病の場合：成人では，1 回 600 mg（力価）〔4 カプセル〕を 1 ヵ月に 1 ～ 2 回，または 1 回 450 mg（力価）〔3 カプセル〕を 1 日 1 回毎日経口投与．原則として朝食前空腹時投与．他の抗 Hansen 病薬と併用すること．

③腎機能低下時の投与量：減量の必要なし．

【海外で推奨される使用量】

①正常腎機能での通常の投与量：10 mg/kg/day から 600 mg/day を 24 時間毎．

②腎機能低下時の投与量調節（☞表❶）．

表❶ 腎機能低下時の投与量調節

	腎機能に基づく用量 推定される CLCr（mL/min）				血液透析（HEMO） 腹膜透析（CAPD）	コメント および CRRT の 用量
	正常腎機能時 （生命を脅かす感染症時の投与量）	> 50 ～ 90	10 ～ 50	< 10		
投与量	600 mg/day	600 mg 24 時間毎	300 ～ 600 mg 24 時間毎 CRRT も同一用量	300 ～ 600 mg 24 時間毎に	HEMO：用量調節なし CAPD：CLCr < 10 mL/min での投与量と同じ	代謝物も生物学的活性がある

調節方法：投与量を減量することで行う．

【禁　忌】
①胆道閉塞症または重篤な肝障害のある患者（症状が悪化するおそれがある）．
② HIV 感染症治療薬（インジナビル，サキナビル，ネルフィナビル，アンプレナビル，ホスアンプレナビルカルシウム水和物，硫酸アタザナビル，デラビルジン），ボリコナゾールまたはプラジカンテルを投与中の患者．
③本剤の成分に対し過敏症の既往歴のある患者．

【重大な副作用】
①劇症肝炎などの重篤な肝障害．
②ショック，アナフィラキシー様症状．
③腎不全，間質性腎炎，ネフローゼ症候群．
④溶血性貧血．
⑤無顆粒球症，血小板減少．
⑥偽膜性大腸炎などの血便を伴う重篤な大腸炎．
⑦皮膚粘膜眼症候群（Stevens-Johnson 症候群），中毒性表皮壊死症（Lyell 症候

表❷　薬物相互作用：併用禁忌

薬剤名など	臨床症状	機序・危険因子
◆HIV 感染症治療薬 ・インジナビル（クリキシバン®） ・サキナビル（インビラーゼ®） ・ネルフィナビル（ビラセプト®） ・ホスアンプレナビルカルシウム水和物（レクシヴァ®） ・硫酸アタザナビル（レイアタッツ®）	これらの薬剤の作用が減弱するおそれがある	本剤の肝薬物代謝酵素（CYP3A4）誘導作用により，これらの薬剤または活性代謝物の代謝を促進し，血中濃度を 1/5 以下に低下させると考えられている
◆HIV 感染症治療薬 ・デラビルジン（レスクリプター®）	これらの薬剤の作用が減弱するおそれがある	本剤の肝薬物代謝酵素（CYP3A4）誘導作用により，デラビルジンの代謝を促進し，AUC を約 100％低下させると考えられている
ボリコナゾール（ブイフェンド®）	ボリコナゾールの作用が減弱するおそれがある	本剤の肝薬物代謝酵素（CYP3A4）誘導作用により，ボリコナゾールの C_{max} および AUC をそれぞれ 93％および 96％低下させると考えられている
プラジカンテル（ビルトリシド®）	プラジカンテルの作用が減弱するおそれがある	本剤の肝薬物代謝酵素（CYP3A4）誘導作用により，プラジカンテルの代謝を促進し，血中濃度を約 100％低下させると考えられている．本剤はチトクロム P450 3A4（CYP3A4）をはじめとする肝薬物代謝酵素を誘導する作用がある

群),扁平苔癬型皮疹,天疱瘡様および類天疱瘡様皮疹,紅皮症(剥脱性皮膚炎).
⑧間質性肺炎.

【薬物相互作用】
①併用禁忌:以下の薬剤は併用しないこと(☞表❷).
②併用注意:減量などの慎重な投与を(☞表❸).

表❸ 薬物相互作用:併用注意

薬剤名など	臨床症状	機序・危険因子
エタンブトール	エタンブトールの視力障害を増強するおそれがある.視力障害について観察を十分に行う	機序は不明である
抗結核薬(イソニアジド,など)	重篤な肝障害が現れることがある.定期的に肝機能検査を行う	本剤の肝薬物代謝酵素誘導作用により,イソニアジドの代謝を促進し,肝毒性を有する代謝物の産生を増加させると考えられている
黄体・卵胞ホルモン混合製剤	本剤の長期投与を受けている婦人で,黄体・卵胞ホルモン混合製剤の月経周期調整作用が減弱することがある	本剤の肝薬物代謝酵素誘導作用により,これらの薬剤の代謝を促進し,血中濃度を低下させると考えられている
レフルノミド	外国人健康成人を対象に行った併用試験において,レフルノミドの活性代謝物の C_{max} が上昇したとの報告がある	本剤の肝薬物代謝酵素(CYP3A4など)誘導作用により,レフルノミドから活性代謝物への代謝を促進すると考えられている
クマリン系抗凝固薬 経口糖尿病用薬 シクロスポリン,タクロリムス テオフィリン ジギタリス製剤 抗不整脈薬(キニジン,メキシレチン塩酸塩,ジソピラミド,プロパフェノン,塩酸ピルジカイニド) カルシウム拮抗薬(ベラパミル,ニフェジピン,など) ブナゾシン β遮断薬(メトプロロール,プロプラノロール,カルベジロール,など)	これらの薬剤の作用が減弱することがある	本剤の肝薬物代謝酵素(CYP3A4など)誘導作用により,これらの薬剤の代謝を促進し,これらの薬剤または活性代謝物の血中濃度を低下させると考えられている.本剤はチトクロム P450 3A4(CYP3A4)をはじめとする肝薬物代謝酵素を誘導する作用がある

表❸ つづき

薬剤名など	臨床症状	機序・危険因子
マレイン酸エナラプリル 高脂血症用薬（クロフィブラート，フルバスタチン，シンバスタチン） 塩酸セビメリン水和物 副腎皮質ホルモン薬 ジアフェニルスルホン クロラムフェニコール ドキシサイクリン クラリスロマイシン テリスロマイシン アゾール系抗真菌薬（フルコナゾール，など） テルビナフィン HIV 感染症治療薬（ジドブジン，リトナビル，ロピナビル，ネビラピン，エファビレンツ） フェニトイン カルバマゼピン 臭化水素酸エレトリプタン 抗精神病薬（ハロペリドール，ブロムペリドール，オランザピン，フマル酸クエチアピン，など） ベンゾジアゼピン系薬剤（ジアゼパム，ミダゾラム，トリアゾラム，など） 酒石酸ゾルピデム ゾピクロン 三環系抗うつ薬（ノルトリプチリン，など） 塩酸ドネペジル 5-HT₃受容体拮抗型制吐薬（トロピセトロン，など） タモキシフェン，トレミフェン 抗悪性腫瘍薬（メシル酸イマチニブ，ゲフィチニブ，塩酸イリノテカン，レトロゾール） ホスホジエステラーゼ5阻害作用を有する勃起不全治療剤（クエン酸シルデナフィル，塩酸バルデナフィル水和物） ボセンタン コハク酸ソリフェナシン		

臓器別感染症の考え方
～グラム染色を踏まえた臓器別感染症の整理～

重要な注意事項

①抗菌薬投与量は主に米国の成人投与量を参考に記載してある．抗菌薬使用時には，各施設の基準，日本の添付文書などを考慮したうえで各自抗菌薬の種類・量を決定していただきたい．また，成人投与量を記載しているため，小児など成人以外の場合は，各自詳細な投与量を調べ検討していただきたい．

②疾患毎に関連する起炎菌をグラム染色に対応させたマップで示してあるが，あくまでも目安であり，絶対的なものではない．抗菌薬使用時には，各施設のローカルファクターを踏まえて判断していただきたい．また，「その他」のカテゴリーには，今回は敢えて感染症ではない原因で，重要なものを記載している．常に「Infection or not ?」ということを意識していただければと思う．

③疾患毎に処方例を紹介しているが，これも絶対的なものではない．抗菌薬使用時には，各施設の基準・採用薬品の状況・ローカルファクターおよび患者背景，禁忌，注意事項などを踏まえて判断していただきたい．また，各患者に対してすでに投与されている薬剤との相互作用に関しても，使用薬品の添付文書など各自最新の情報をもとに慎重に吟味していただきたい．

④薬剤名については，一般名と併せて代表的な商品名を記載している．しかしながら，今回記載している商品名はあくまでも目安であり，ジェネリック医薬品を含めて各自の判断で薬剤を選択していただきたい．

1 | 副鼻腔の感染症（市中，院内）

● グラム染色を踏まえた起炎菌の想定（☞図❶，❷）

　市中感染症の急性副鼻腔炎を想定する時，基本的にはウイルス性上気道炎に伴う炎症波及を考えるが，細菌感染を想定するなら，三大起炎菌は，①肺炎球菌，②インフルエンザ桿菌，③ *Moraxella catarrhalis* である（それ以外の起炎菌はマップ参照）．また，院内（特に ICU など）で経鼻挿管・経管栄養などに伴う副鼻腔炎を想定する場合には，市中の代表的起炎菌に加えて，嫌気性菌，腸内細菌，場合によっては緑膿菌に代表される S.P.A.C.E.（☞第2章）も想定しておく．疼痛・発熱が強く重症の場合はただちに入院治療開始となる．

注意　治療期間は 10 日間が一般的な目安となることが多いが，実際には薬剤や

図❶　急性副鼻腔炎・慢性副鼻腔炎急性増悪（市中）

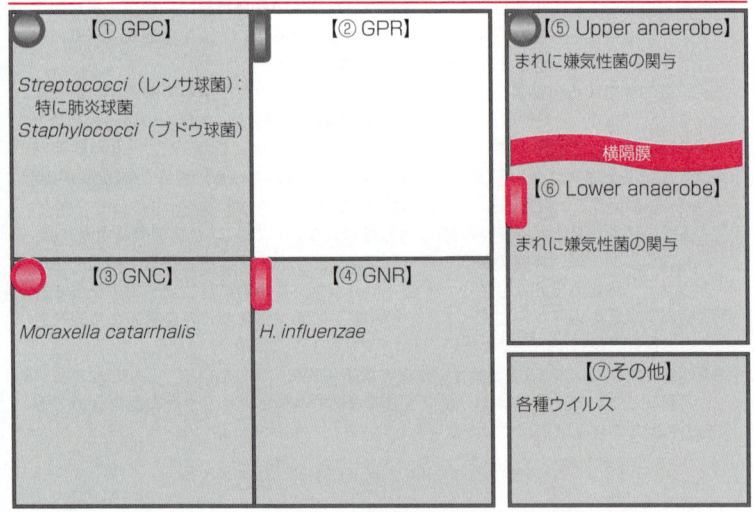

【① GPC】	【② GPR】	【⑤ Upper anaerobe】
Streptococci（レンサ球菌）： 　特に肺炎球菌 *Staphylococci*（ブドウ球菌）		まれに嫌気性菌の関与

横隔膜

【⑥ Lower anaerobe】

まれに嫌気性菌の関与

【③ GNC】	【④ GNR】	【⑦その他】
Moraxella catarrhalis	*H. influenzae*	各種ウイルス

①基本的にウイルス性であるため抗菌薬は不要．抗菌薬治療は以下のものに限って行う．
　(1) 鎮痛薬，うっ血除去薬がすでに 7 日以上投与されている．
　(2) 上顎，顔面の痛みが持続している．
　(3) 膿性鼻汁が持続している．
②自然治癒率が高いので，不用意な抗菌薬投与は避けるようにする．抗菌薬治療の目標は，合併症予防（硬膜下膿瘍，硬膜外膿瘍，脳膿瘍，髄膜炎）と慢性副鼻腔炎への進展予防である．
注意：*S. aureus* 感染リスクの有無は，常に意識しておくこと．

患者の重症度で異なる．βラクタム系薬剤使用時や患者が重症の場合，治療期間の目安は10〜14日間．軽度〜中等度の症状で，レスピラトリーキノロン（5〜7日間），マクロライド系のアジスロマイシン（用法の違いで3日間，または5日間）が投与期間の目安であるが，βラクタム系で済むならこれらの薬剤は温存する（慢性副鼻腔炎では通常の抗菌薬治療は無効：耳鼻科コンサルトへ）．

1）肺炎球菌

① PSSP（penicillin-sensitive *Streptococcus pneumoniae*；ペニシリン感受性肺炎球菌）…ペニシリンG®点滴，アモキシシリン（サワシリン®）などを用いる．

② PRSP（penicillin-resistant *Streptococcus pneumoniae*；ペニシリン耐性肺炎球菌）…新しい定義でのPRSPは臨床診療上問題なることはまずない．しかしながら，ペニシリン系への感受性が問題となる場合には，第3世代セファロスポリン系やニューキノロン系，バンコマイシンなどの薬剤が必要になる．

注意 βラクタムアレルギーがある場合，マクロライド系を考慮するが，地域により耐性が強いのでその場合にはキノロン系を使用．

2）インフルエンザ桿菌

①ペニシリナーゼ非産生インフルエンザ桿菌…アモキシシリン（サワシリン®）を用いる．

②ペニシリナーゼ産生インフルエンザ桿菌…アモキシシリン・クラブラン酸（オー

図❷　急性副鼻腔炎（院内，特にICU）

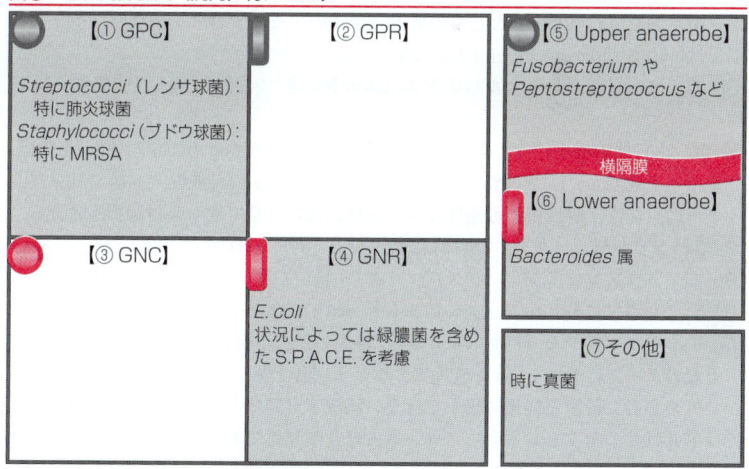

【① GPC】	【② GPR】	【⑤ Upper anaerobe】
Streptococci（レンサ球菌）：特に肺炎球菌 *Staphylococci*（ブドウ球菌）：特にMRSA		*Fusobacterium* や *Peptostreptococcus* など
		横隔膜
		【⑥ Lower anaerobe】
		Bacteroides 属
【③ GNC】	【④ GNR】 *E. coli* 状況によっては緑膿菌を含めたS.P.A.C.E.を考慮	【⑦その他】 時に真菌

注意：経鼻胃管，あるいは経鼻気管挿管の期間が1週間を超えると，細菌性副鼻腔炎のリスクが上昇する．

グメンチン®：βラクタマーゼ阻害薬入り），第2世代以上のセファロスポリン系，ST合剤などを用いる．

③BLNAR（β-lactamase-negative ampicillin-resistant；βラクタマーゼ非産生アンピシリン耐性）インフルエンザ桿菌…第3世代以上のセファロスポリン系を用いる．

3）*Moraxella catarrhalis*…ほぼ100%βラクタマーゼ産生．アモキシシリン・クラブラン酸（オーグメンチン®：βラクタマーゼ阻害薬入り），第2世代以上のセファロスポリン系，ST合剤，マクロライド系などを使用する．

● 培養結果が出る前のエンピリック治療：抗菌薬の選び方

Case 1 PSSPやペニシリナーゼ非産生インフルエンザ桿菌を想定する場合の処方例

Rp 1 アモキシシリン（サワシリン®：経口）1,500 mg 分3 10日間
Rp 2 アンピシリン（ビクシリン®：注射）1〜2g 4〜6時間毎 10日間
注意 3日間治療を行って反応しない場合には診断のための穿刺・吸引を考慮．

Case 2 ペニシリナーゼ産生インフルエンザ桿菌（BLNAR以外），または過去1ヵ月以内に抗菌薬治療歴がある場合を想定する際の処方例

Rp 1 アモキシシリン・クラブラン酸（オーグメンチン®：経口，アモキシシリン換算で1錠250 mg含有）3錠 分3 ＋アモキシシリン（サワシリン®：経口）750 mg 分3 10日間…合わせ技の合計で，1回内服量をアモキシシリン：クラブラン酸＝500 mg：125 mgとしての処方（日本のアモキシシリン・クラブラン酸の剤形は，比率250 mg：125 mgしかない）

Rp 2 アンピシリン・スルバクタム（ユナシンS®：注射）3g 6時間毎 10日間

注意 3日間治療を行っても反応しない場合には，診断のための穿刺・吸引を考慮．
また，上記Case 1，2の処方例に関して，*Moraxella*の可能性，ペニシリンアレルギーの可能性，耐性菌の可能性など，各種状況に応じて他の薬物選択も考える．

Rp 3 ST合剤（バクタ®：経口）2錠 分2 3〜10日間
Rp 4 アジスロマイシン（ジスロマック®：経口）500 mg 分1 3日間
Rp 5 レボフロキサシン（クラビット®：経口）500〜750 mg 分1 5日間
Rp 6 セフォチアム（パンスポリン®：注射）2g 8時間毎 10日間

上記のケースにおいて，肺炎球菌でペニシリン感受性に問題がありそうな場合で，かつ外来患者で厳密な経過観察ができない状況下（具体的な感受性もわからない）では第3世代のセフェム系やキノロン系のほうが無難であろう．

注意
①3日間治療を行って反応しない場合には診断のための穿刺・吸引を考慮．

②マクロライド耐性肺炎球菌が大半を占めるため，肺炎球菌を想定している状況下ではマクロライド系の処方は理にかなわない．

③処方例として記載はしているが，キノロン系薬剤に関してはよほどの理由がない限り，気軽に処方してはならない．異型肺炎から緑膿菌を含むグラム陰性桿菌まで広域にカバーするうえに，結核菌をもマスクしてしまうためである．本当に必要な状況まで温存するべきである．

Case 3 ペニシリン感受性に問題がある肺炎球菌とペニシリナーゼ産生インフルエンザ桿菌，BLNAR，*Moraxella* も想定する場合の処方例

第3世代以上のセファロスポリン系を基本選択とする．

Rp 1 セフジニル（セフゾン®：経口）600 mg　分1〜2　10日間
Rp 2 レボフロキサシン（クラビット®：経口）500〜750 mg　分1　5日間
Rp 3 セフトリアキソン（ロセフィン®：注射）1〜2 g　24時間毎　10日間

注意 処方例として記載はしているが，キノロン系薬剤に関してはよほどの理由がない限り，気軽に処方してはならない．異型肺炎から緑膿菌を含むグラム陰性桿菌まで広域にカバーするうえに，結核菌をもマスクしてしまうためである．本当に必要な状況まで温存するべきである．

Case 4 ICUなどで手技に伴う感染で *Bacteroides* を含む嫌気性菌や腸内細菌を想定する場合の処方例

Rp 1 セフォタキシム（クラフォラン®：注射）2 g　8時間毎，またはセフトリアキソン（ロセフィン®：注射）1〜2 g　24時間毎＋クリンダマイシン（ダラシンS®：注射）600〜900 mg　8時間毎　10日間
Rp 2 シプロフロキサシン（シプロキサン®：注射）400 mg　12時間毎＋クリンダマイシン（ダラシンS®：注射）600〜900 mg　8時間毎　5日間
Rp 3 アンピシリン・スルバクタム（ユナシンS®：注射）3 g　6時間毎，10日間

注意 処方例として記載はしているが，キノロン系薬剤に関してはよほどの理由がない限り，気軽に処方してはならない．異型肺炎から緑膿菌を含むグラム陰性桿菌まで広域にカバーするうえに，結核菌をもマスクしてしまうためである．本当に必要な状況まで温存するべきである．

緑膿菌を含めた院内感染菌（S.P.A.C.E.）を想定する場合には，以下のRp 4〜6を検討する．

Rp 4 ピペラシリン・タゾバクタム（ゾシン®注射）4.5 g　6時間毎
Rp 5 セフタジジム（モダシン®：注射）2 g　8時間毎，またはセフェピム（マキシピーム®：静注）2 g　8時間毎＋クリンダマイシン（ダラシンS®：注射）600〜900 mg　8時間毎
Rp 6 イミペネム（チエナム®：注射）0.5 g　6時間毎，またはメロペネム（メロペン®：注射）1 g　8時間毎

注意

①カルバペネム系は基本的に温存する．ESBL産生菌やAmpC産生菌などを想定する場合や，その他どうしても必要な理由が存在しない限り使用しない．

②もし，グラム染色でブドウ球菌が確認できる，またはその他の情報からMRSAが強く疑われる場合には，上記Rp 4〜6にバンコマイシンの追加投与を考慮する．

Rp 7　バンコマイシン（バンコマイシン®：注射）1g　12時間毎

2 | 中耳の感染症（市中，院内）

● グラム染色を踏まえた起炎菌の想定（☞図❶，❷）

　副鼻腔炎と起炎菌が類似している．適切な治療期間は不明だが，目安として2歳以下は10日間，2歳以上は5～7日間である（アジスロマイシンなら3日間）．ただし，重症度により治療期間は変わる可能性はある．

● 培養結果が出る前のエンピリック治療：抗菌薬の選び方

　治療期間の差はあるが，薬剤の選択や投与量などは基本的に副鼻腔炎と同じように考える．
　基本的な治療に関しては，副鼻腔炎治療のページを参照．3日間の治療で効果が

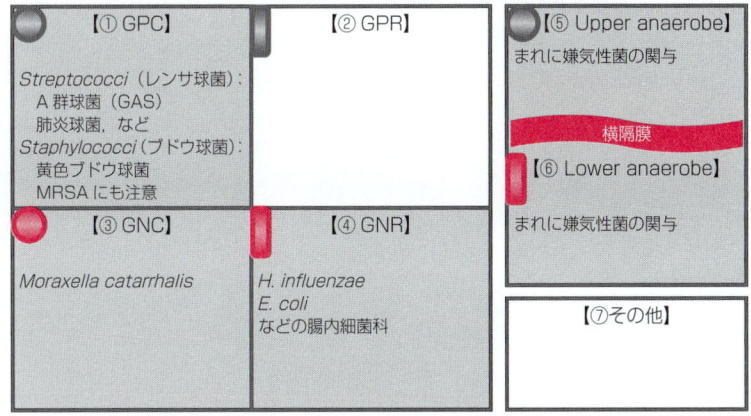

図❶　中耳炎（市中）

【① GPC】	【② GPR】	【⑤ Upper anaerobe】
Streptococci（レンサ球菌）： 　A群球菌（GAS） 　肺炎球菌，など Staphylococci（ブドウ球菌）： 　黄色ブドウ球菌 　MRSAにも注意		まれに嫌気性菌の関与 ――― 横隔膜 ――― 【⑥ Lower anaerobe】
【③ GNC】	【④ GNR】	まれに嫌気性菌の関与
Moraxella catarrhalis	H. influenzae E. coli などの腸内細菌科	【⑦その他】

①年齢により起炎菌が異なる．
　・新生児中耳炎：大腸菌，黄色ブドウ球菌，など．
　・乳幼児・小児中耳炎：肺炎球菌，インフルエンザ桿菌，レンサ球菌，など．
　・成人中耳炎：肺炎球菌，A群β溶連菌，インフルエンザ桿菌，黄色ブドウ球菌，Moraxella catarrhalis，など．
②基本的に年齢別の髄膜炎や呼吸器系疾患のパターンに類似するところが多い．
③熱や耳痛がなく診断上判断しにくいことがある．その場合，2歳以上では鎮痛のみの治療に留め，48時間経過をみる．

図❷ 中耳炎（院内，特に ICU）

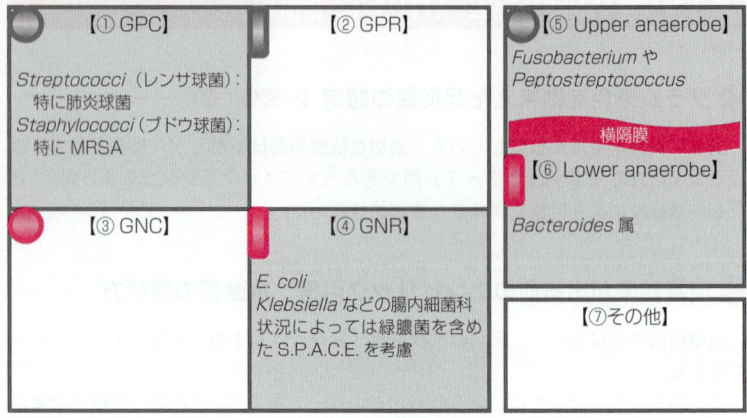

【① GPC】	【② GPR】	【⑤ Upper anaerobe】
Streptococci（レンサ球菌）：特に肺炎球菌 *Staphylococci*（ブドウ球菌）：特に MRSA		*Fusobacterium* や *Peptostreptococcus*

横隔膜

【③ GNC】	【④ GNR】	【⑥ Lower anaerobe】
	E. coli *Klebsiella* などの腸内細菌科 状況によっては緑膿菌を含めた S.P.A.C.E. を考慮	*Bacteroides* 属

		【⑦その他】

注意：経鼻挿管が48時間を超えると，滲出液を伴う中耳炎のリスクが急激に上昇する．

出ない場合は drug resistant *Streptococcus pneumoniae*（DRSP）を意識した薬剤選択を行い，鼓膜穿刺を行い培養も提出する．

3 | 外耳の感染症（普通の外耳道炎，悪性外耳道炎）

● グラム染色を踏まえた起炎菌の想定（☞図❶）

　悪性外耳道炎の場合は，通常は外科的デブリドマンを必要とし，病変が骨に及ぶ場合には治療期間の目安を 4〜6 週間とする．

● 培養結果が出る前のエンピリック治療：抗菌薬の選び方

Case 1　外耳道炎の場合の処方例（特に水泳者の耳）
　基本的には危険因子の除去（掃除のしすぎ，水泳や風呂で耳に水が入る），局所の清潔を保つことが中心であり，必ずしも抗菌薬の適応ではない．

Rp 1　オフロキサシン（タリビット点耳液 0.3%®：点耳液）1 日 2 回および軽い洗浄

Rp 2　水泳者の再発例の場合，水泳後にアルコール点耳（酢酸：消毒用エタノール = 1：2）を使用し，乾燥後にオフロキサシン（タリビット点耳液 0.3%®：点耳液），または 2%酢酸液を使用する．外耳道炎処置に軟膏は使用すべきではない

Case 2　悪性外耳道炎の場合（緑膿菌を想定）の処方例：糖尿病，AIDS，化学療法中患者など

Rp 1　セフタジジム（モダシン®：静注）2 g　8 時間毎，またはセフェピム（マキシピーム®：注射）2 g　8 時間，またはピペラシリン（ペントシリン®：注射）3〜4 g　4〜6 時間毎，または必要に応じてトブラマイシン（トブラシン®：注射）5 mg/kg　1 日 1 回などのアミノグリコシド系を加えることもあるが，必須ではない

Rp 2　シプロフロキサシン（シプロキサン®：注射）400 mg　8 時間毎（症状が改善すれば経口薬 1,500 mg　分 2 へ変更）

Rp 3　ピペラシリン・タゾバクタム（ゾシン®：注射）の点滴時間の延長投与．4.5 g　8 時間毎　4 時間かけて投与

Rp 4　イミペネム（チエナム®：注射）0.5 g　6 時間毎，またはメロペネム（メロペン®：注射）1 g　8 時間毎（ただし，カルバペネム系薬剤は ESBL 産生菌や AmpC 産生菌など本当に必要な時以外には温存するべきである）

注意　中耳炎と異なり，宿主のリスクファクターを考慮して，*Candida* などの真菌性外耳炎の可能性も考慮しておく．

図❶ 外耳道炎

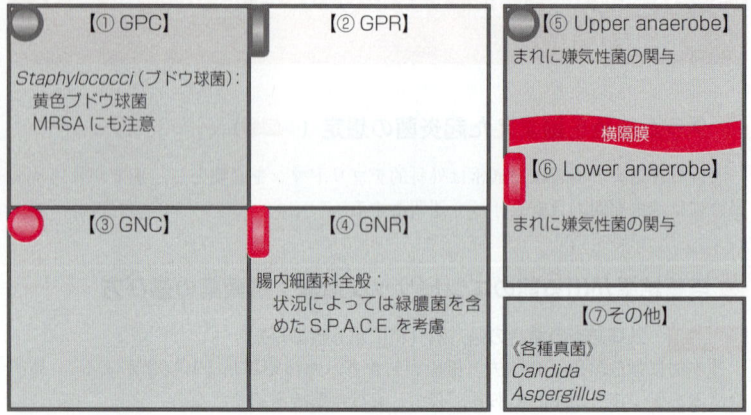

【① GPC】	【② GPR】	【⑤ Upper anaerobe】
Staphylococci（ブドウ球菌）： 　黄色ブドウ球菌 　MRSA にも注意		まれに嫌気性菌の関与

横隔膜

【⑥ Lower anaerobe】

まれに嫌気性菌の関与

【③ GNC】	【④ GNR】
	腸内細菌科全般： 　状況によっては緑膿菌を含 　めた S.P.A.C.E. を考慮

【⑦その他】

《各種真菌》
Candida
Aspergillus

①悪性外耳道炎の場合は CT, MRI などで骨髄炎を除外しておくこと．
②悪性外耳道炎のリスクグループは，糖尿病，AIDS，化学療法患者などがあげられる．

4 | 咽頭・扁桃の感染症

● グラム染色を踏まえた起炎菌の想定（市中）（☞図❶）

★ 細菌性扁桃炎と診断すれば，治療期間の目安は 10 日間だが，使用薬剤で異なる．

最も重要な起炎菌の一つはA群溶連菌である．この感染症を治療することで，続発症を防ぐ必要がある．続発症には化膿性（扁桃膿瘍，扁桃周囲膿瘍），非化膿性（リウマチ熱）などがある．ただし，感染症後糸球体腎炎を予防するというエビデンスはない．

Centor's score（☞表❶）もうまく利用しながら溶連菌感染の確率を考えていきたい．ただし，実際にはウイルス性の感染であっても，咽頭・扁桃所見が細菌感染様の白苔が付着していることもまれではない（眼が肥えている人はきちんと区別がつくらしいが…）．

また，一部の患者ではA群溶連菌の培養陽性を繰り返すことがある．ただのキャリアなのか，感染が成立しているのか，またはA群溶連菌キャリアでウイルス性扁桃炎状態なのかの鑑別は困難である．

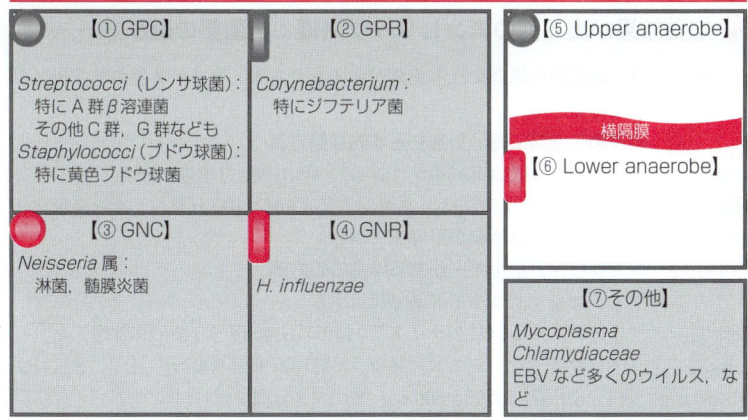

図❶ 咽頭炎，扁桃炎

【① GPC】	【② GPR】	【⑤ Upper anaerobe】
Streptococci（レンサ球菌）： 　特にA群β溶連菌 　その他C群，G群なども *Staphylococci*（ブドウ球菌）： 　特に黄色ブドウ球菌	*Corynebacterium*： 　特にジフテリア菌	横隔膜 【⑥ Lower anaerobe】
【③ GNC】	【④ GNR】	
Neisseria 属： 　淋菌，髄膜炎菌	*H. influenzae*	【⑦その他】 *Mycoplasma* *Chlamydiaceae* EBVなど多くのウイルス，など

参考：C群，G群のレンサ球菌は咽頭炎を起こすが，感染後のリウマチ熱のリスクにはならない．

表❶ Centor's score

【問診で溶連菌感染確率を高める FACT＋α】
・F：Fever（38℃以上）…＋1点
・A：Absence of cough（咳がない）…＋1点
・C：Cervical lymphoadenopathy（前頸部リンパ節腫脹）…＋1点
（後頸部はウイルス性の場合が多い）
・T：Tonsillar exudate（扁桃白苔・滲出液）…＋1点
・年齢：15歳未満…＋1点，45歳以上…－1点

合計point	likelihood ratio	% with strept	治療方針
－1 or 0	0.05	1 低リスク	検査不要
1	0.52	10 中等度リスク	迅速検査や培養を利用
2	0.95	17 中等度リスク	迅速検査や培養を利用
3	2.5	35 高リスク	経験的抗菌薬使用を考慮
4 or 5	4.9	51 高リスク	経験的抗菌薬使用を考慮

注意1：Epstein-Barr ウイルス感染と溶連菌感染の症状が似ているが，治療が違う．鑑別が重要！
注意2：Epstein-Barr ウイルスに対してアンピシリン，アモキシシリンを入れるとひどい皮疹が出るので使用してはならない！

(Simel DL et al: JAMA evidence the Rational Clinical Examination Evidence Baced Clinical Diagnosis, Mcsaac Modification of the Centor Strep Score より改変して引用)

● 問診で起炎菌を絞る Centor's score（☞表❶）

● 培養結果が出る前のエンピリック治療：抗菌薬の選び方

基本的には，細菌性の場合には溶連菌がメインである．ウイルス性の咽頭炎には抗菌薬は不要である．

Case 1 溶連菌を念頭に置いた最も基本的な処方例
Rp 1 ペニシリン G（経口用バイシリン G®：経口）80万単位 分4 10日間
Rp 2 ベンジルペニシリン（ペニシリン G®：注射）100万単位 4時間毎 10日間（咽頭痛が激しく経口摂取が不可能な場合）

Case 2 ペニシリンアレルギーがある場合の処方例
クリンダマイシンやマクロライド系で代用する．
Rp 1 クラリスロマイシン（クラリス®：経口）500 mg 分2 10日間
Rp 2 アジスロマイシン（ジスロマック®：経口）初日500 mg 分1, 2日目より 250 mg 分1, 5日間, または500 mg 分1 3日間
Rp 3 クリンダマイシン（ダラシンカプセル®：経口）1,200〜1,800 mg 分4

5日間

> [!注意]
> ①キノロン系を使う必要性は基本的にはない．
> ②アンピシリン，アモキシシリンなどの合成ペニシリン系は Epstein-Barr（EB）ウイルス感染時に強い皮疹を起こす可能性があるので，溶連菌を確定できない場合には合成ペニシリン系使用は避ける．
> ③各種セファロスポリン系も，ペニシリンが使えるなら第一選択にすることは控える．使うとすれば，経口第2世代のセファロスポリン系薬剤を4～6日間内服．
> ④溶連菌感染と診断したうえでの治療期間は基本的にペニシリン系10日間である．
> ⑤膿性の浸出液は細菌性，ウイルス性どちらにおいても起こりうるので注意が必要である．
> ⑥肺炎球菌が想定される状況においては，マクロライド系は耐性率8割であり使用できない．

5 | 上気道の感染症（1）：慢性気管支炎を含む COPD の急性増悪

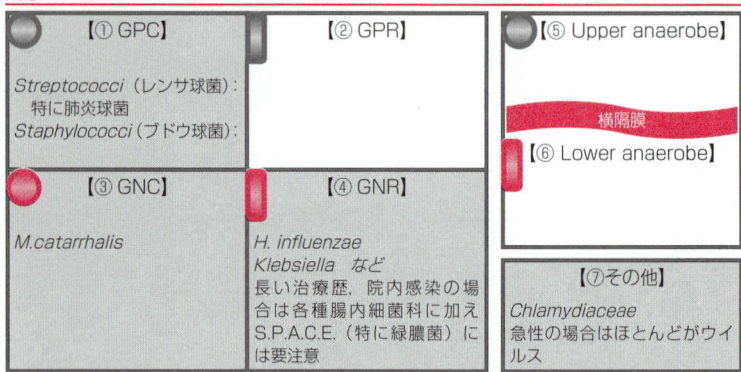

● グラム染色を踏まえた起炎菌の想定（☞図❶）

　急性気管支炎の場合，基本的には原因はウイルス性であり，抗菌薬の適応はない．慢性気管支炎を含む慢性閉塞性肺疾患（chronic obstructive pulmonary disease：COPD）の急性増悪の場合は，治療の目安は，Anthonisen のクライテリア（①呼吸苦の増悪，②喀痰量の増加，③喀痰の膿性度の増悪のうち 2 つ以上を満たす）に加えて，喀痰グラム染色を合わせて評価が参考になる．治療期間は，薬剤や状況により異なる（3 〜 14 日間）．具体的な治療期間がはっきりしている薬剤もあるが，はっきりしない場合もあり，その場合，症状をみながらではあるが一般的には 7 日間前後が目安となりそうである．

　細菌感染を想定するなら，三大起炎菌は，①肺炎球菌，②インフルエンザ桿菌，③ *Moraxella* である（それ以外に多いのは起炎菌マップ参照）．

　起炎菌の想定は副鼻腔炎ともかぶってくる．詳細は「1. 副鼻腔炎」も参照のこと．

　基本的には，キノロン系は温存．本当に必要な状況まで温存し，大切に使用する．状況にもよるが基礎疾患のある患者の急性増悪の場合は，①気管支拡張薬，ステロイド，②抗菌薬，③禁煙，④ NPPV（noninvasive positive pressure ventilation：

図❶ 慢性気管支炎を含む COPD の急性増悪

【① GPC】	【② GPR】	【⑤ Upper anaerobe】
Streptococci（レンサ球菌）：特に肺炎球菌 *Staphylococci*（ブドウ球菌）：		横隔膜 【⑥ Lower anaerobe】
【③ GNC】	【④ GNR】	【⑦その他】
M.catarrhalis	*H. influenzae* *Klebsiella* など 長い治療歴，院内感染の場合は各種腸内細菌科に加え S.P.A.C.E.（特に緑膿菌）には要注意	*Chlamydiaceae* 急性の場合はほとんどがウイルス

①小児の細気管支炎，気管支炎は RS ウイルス，アデノウイルス，パラインフルエンザウイルス，ヒトメタニューモウイルスなどのウイルスが多い．
②一般的に，冬のインフルエンザウイルスをはじめ，各種ウイルス罹患後，細菌二次感染による中耳炎・副鼻腔炎・肺炎にも注意しておくこと．

非侵襲的陽圧換気）による呼吸管理などを必要に応じて使用する．ただし，必ずしも抗菌薬がいつも必要なわけではない．

● 培養結果が出る前のエンピリック治療：抗菌薬の選び方

Case 1 喫煙歴なし，基礎疾患なしの急性気管支炎の場合の処方例

基本的にはウイルス性が原因である．膿状の喀痰のみでも抗菌薬治療の適応とはならない．咳は14日前後続くものと考えられる．

抗菌薬（アジスロマイシン）の有効性は，低用量ビタミンCよりも低かった（Evans AT et al: Lancet 359：1648, 2002）．

Case 2 BLNARのインフルエンザ桿菌は想定しない場合の処方例（グラム染色が行えない場合）

Rp 1 アモキシシリン（サワシリン®：経口）1,500 mg 分3

Rp 2 アモキシシリン・クラブラン酸（オーグメンチン®：経口，アモキシシリン換算で1錠250 mg含有）3錠 分3 ＋アモキシシリン（サワシリン®：経口）750 mg 分3

注意 2剤併用の合わせ技で1回内服量のアモキシシリン／クラブラン酸比を変えての処方である（日本のオーグメンチンでは，比率250：125の剤型のみ）．

Rp 3 アジスロマイシン（ジスロマック®：経口）500 mg 分1 3日間

Rp 4 経口がむずかしければ，入院してアンピシリン・スルバクタム（ユナシンS®：注射）3 g 6時間毎，など

Case 3 BLNARのインフルエンザ桿菌を想定する場合の処方例（グラム染色が行えない場合）

第3世代以上のセフェム系を用いる．

Rp 1 セフジトレンピボキシル（メイアクト®：経口）800 mg 分2

Rp 2 レボフロキサシン（クラビット®：経口）500 mg 分1（ただし，キノロン系は本当に必要な状況以外では温存するべきである）

Rp 3 経口がむずかしければ，入院してセフトリアキソン（ロセフィン®：注射）1〜2 g 24時間毎

Case 4 リスクファクターの多い重症患者，緑膿菌を想定する場合の処方例

抗緑膿菌活性のある抗菌薬を選択する．

Rp 1 セフタジジム（モダシン®：注射）2 g 8時間毎

注意 肺炎球菌の可能性が高い場合には用いるべきではない．

Rp 2 セフェピム（マキシピーム®：注射）2 g 8時間毎

Rp 3 シプロキサン（シプロフロキサシン®：注射）400 mg 8時間毎（グラム陽性球菌・特に肺炎球菌への活性が低いことには注意．また，本当に必要な状況以外ではキノロン系は温存するべきである）

Case 5　*Mycoplasma* などの異型感染を想定する場合の処方例

Rp 1　アジスロマイシン（ジスロマック®：経口）500 mg　分1　3日間
Rp 2　クラリスロマイシン（クラリス®：経口）1,000 mg　分2　7日間
Rp 3　オフロキサシン（タリビット®：経口）800 mg　分2，またはシプロフロキサシン（シプロキサン®：経口）1,500 mg　分2，またはレボフロキサシン（クラビット®：経口）500 mg　分1

注意

① Case 5 に関して，上記のように処方例を示しているが，基本的には COPD の急性増悪には異型感染を想定する必要はほとんどない（全体の数％以下）．

② 緑膿菌に手を出すか出さないかというのが，抗菌薬選択の一つの基準となるが，緑膿菌を想定させるものとして以下のようなリスクファクターがある．

(1) 過去3ヵ月以内に2日間以上の入院歴．
(2) 過去1年間の間に4回以上の抗菌薬治療歴．
(3) 重症 COPD（1秒量が予測値の50％未満）．
(4) 過去の急性増悪時の喀痰培養で緑膿菌を検出している．
(5) 緑膿菌がすでに定着している．

6 | 上気道の感染症（2）：急性喉頭蓋炎

● グラム染色を踏まえた起炎菌の想定（☞図❶）

　急性喉頭蓋炎は内科的緊急疾患である．喉頭蓋の観察などわずかな刺激でも気道閉塞を誘発する可能性がある．咽頭ぬぐい液採取ももちろん不可能というか禁忌である．小児の場合は，採血をしたり，寝かせて点滴をとる際に嫌がって泣かせたりするだけでもその刺激で気道閉塞のリスクとなる．培養をとる場合には血液培養を提出する．いうまでもないが，抗菌薬の経口投与も不可能である．緊急に備えて気管切開セットの用意を行う．挿管する場合は院内で一番うまい人をコールする．ステロイドやエピネフリン局所噴霧は無効とされる．

● 培養結果が出る前のエンピリック治療：抗菌薬の選び方

Case 1 BLNARのインフルエンザ桿菌は想定しない場合の処方例
Rp 1　アンピシリン・スルバクタム（ユナシンS®：静注）3g　6〜8時間毎
Case 2 BLNARのインフルエンザ桿菌を想定する場合の処方例
　第3世代以上のセフェム系を用いる．

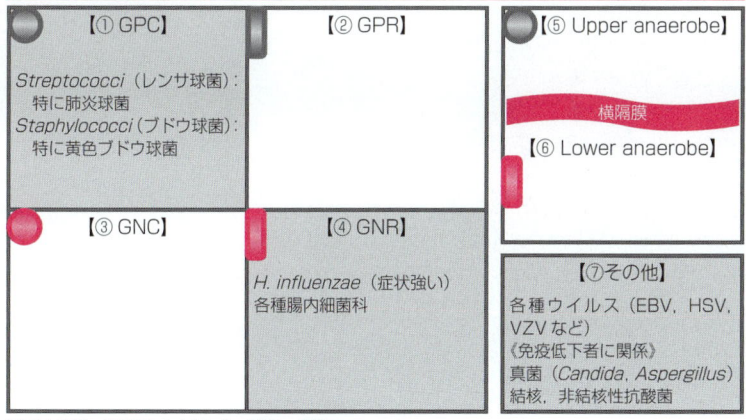

図❶　急性喉頭蓋炎

【① GPC】	【② GPR】	【⑤ Upper anaerobe】
Streptococci（レンサ球菌）：特に肺炎球菌 *Staphylococci*（ブドウ球菌）：特に黄色ブドウ球菌		横隔膜 【⑥ Lower anaerobe】
【③ GNC】	【④ GNR】 *H. influenzae*（症状強い） 各種腸内細菌科	【⑦その他】 各種ウイルス（EBV, HSV, VZVなど） 《免疫低下者に関係》 真菌（*Candida, Aspergillus*） 結核，非結核性抗酸菌

①三大症状：狭窄音（stridor），流涎，発熱．
②成人の場合は，症状強くインフルエンザ桿菌の場合が多い．
③気道確保が第一！　入院して経過観察，治療は7〜10日．
④喉の診察もしない，小児なら絶対に泣かせない，まずX線撮影へ．

| Rp 1 | アンピシリン・スルバクタム（ユナシンS®：注射）3g 6時間毎

| Case 3 | **BLNAR のインフルエンザ桿菌を想定する場合の処方例**

第3世代以上のセフェム系を用いる．
| Rp 1 | セフトリアキソン（ロセフィン®：注射）1〜2g 24時間毎
| Rp 2 | セフォタキシム（クラフォラン®：注射）2g 8時間毎

7 | 上気道の感染症（3）：百日咳＋α（しつこい咳）

🔴 グラム染色を踏まえた起炎菌の想定（☞図❶）

　百日咳の特徴的な症状として，①発作性の咳嗽（いったん出始めると止まらない），②吸気時の笛声（whoop），③咳嗽後嘔吐（咳き込んでそのまま吐いてしまう），などがある．さらに，発症後2週間以内に抗菌薬を投与しないと有症状期間が短くならないので，治療開始は速やかに．また，感染症ではない持続する咳も同時に鑑別する必要があるので図を参考に．

図❶　百日咳＋α（しつこい咳）

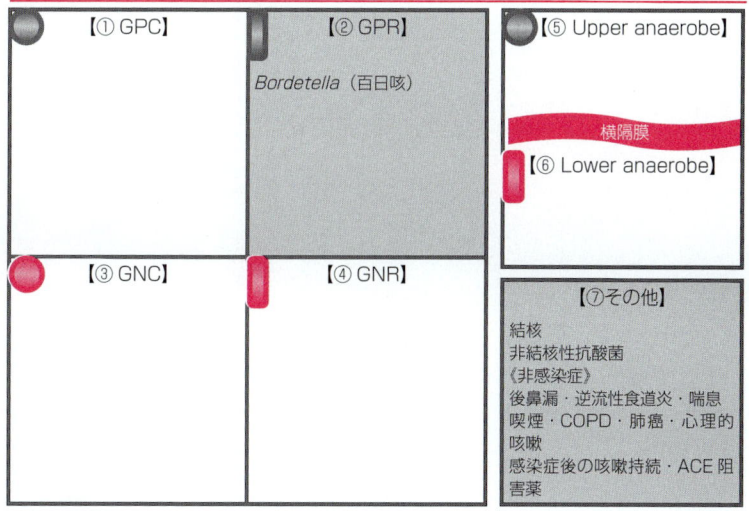

【① GPC】	【② GPR】 *Bordetella*（百日咳）	【⑤ Upper anaerobe】
		横隔膜
		【⑥ Lower anaerobe】
【③ GNC】	【④ GNR】	【⑦その他】 結核 非結核性抗酸菌 《非感染症》 後鼻漏・逆流性食道炎・喘息 喫煙・COPD・肺癌・心理的咳嗽 感染症後の咳嗽持続・ACE阻害薬

【百日咳の補足】
①気管支様症状が特徴で，経過中ほとんど熱が出ない．
　・病期：カタル期（1～2週），発作性咳嗽期（2～4週），回復期（1～2週）．
　・診断：鼻咽頭分泌物のPCR，百日咳毒素抗体値上昇．
　・治療目標：鼻咽頭の菌根絶．
②成人で14日持続する咳嗽の10～20％に百日咳が関連している，ただしその他の鑑別も忘れずに．
③小児集団発生は成人保菌者を感染源としていると考えられる．

● 培養結果が出る前のエンピリック治療：抗菌薬の選び方

Case 1　百日咳を想定する場合（培養で生えにくい）の処方例
注意　病歴，培養，ペア血清抗体価，PCR などを組み合わせて行う．
Rp 1　アジスロマイシン（ジスロマック®：経口）初日 500 mg　分 1，以後 2～5 日目は 250 mg　分 1　合計 5 日間，または 500 mg　分 1　3 日間
Rp 2　クラリスロマイシン（クラリス®：経口）2,000 mg　分 4　14 日間
Rp 3　ST 合剤（バクタ®：経口，トリメトプリム換算で 1 錠中に 80 mg 含有）4 錠　分 2　14 日間

Case 2　非感染症の慢性咳嗽を想定する場合の処方例
Rp 1　抗菌薬治療は意味がない．原疾患の治療を．喘息，逆流性食道炎や後鼻漏など忘れないように．

8｜肺の感染症（市中，院内）

　肺炎治療のガイドラインは米国のATS/IDSAのガイドラインを参考にしてある．マクロライド系，キノロン系，カルバペネム系のうち，日本に注射用製剤がないものや日本のガイドラインと異なるものがある．特に注射用製剤がない場合には，重症者などにおいて経口投与が不可能な状況でこのガイドラインがそのまま使用することはむずかしい．または耐性菌のローカルファクターが日本と海外では異なる．例えば，マクロライド耐性肺炎球菌の割合は，米国では約3割，日本では8割である．*Mycoplasma* に関しても日本では6%のマクロライド耐性を認めている．それらの点を踏まえて各自がガイドライン，処方例を参考にしていただきたい．赤の線で囲った部分は米国でのガイドライン原文．その後に日本の現状に合わせた処方例を記載している．絶対的な処方例ではないので，参考にしていただきながら，各自施設内での取り決めや採用薬品に合わせた薬剤選択をしていただきたい．

図❶　肺炎（市中）

【① GPC】
Streptococci（レンサ球菌）：
　特に肺炎球菌
Staphylococci（ブドウ球菌）：
　特に黄色ブドウ球菌
　（インフルエンザウイルス感染後の二次感染性肺炎）

【② GPR】
(*Mycobacterium* 属)
(結核菌，抗酸菌)

【⑤ Upper anaerobe】
(*Fusobacterium nucleatum*★)
Peptostreptococcus などの口腔内嫌気性菌による誤嚥

――― 横隔膜 ―――

【⑥ Lower anaerobe】

【③ GNC】
M. catarrhalis

【④ GNR】
(*Legionella*)
H. influenzae

【⑦その他】
Mycoplasma
Chlamydophila
Legionella
Mycobacterium 属（結核，非結核性抗酸菌）
その他，インフルエンザウイルスやアデノウイルスなど各種ウイルス

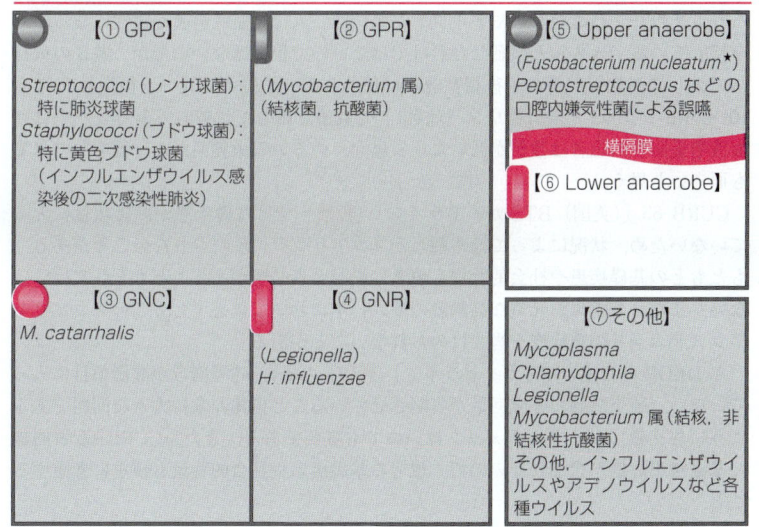

①定型（typical）肺炎の代表3つ：肺炎球菌，インフルエンザ桿菌，*Moraxella catarrhalis*．
②非定型（atypical）肺炎の代表3つ：*Mycoplasma*，*Chlamydophila*，*Legionella*．
注意：結核菌は形のうえでGPR，*Legionella* はGNRに入れてもよいが，本来グラム染色では染まりにくく，臨床的にはその他のグループとして覚えるほうが自然かもしれない．また，横隔膜より上の嫌気性菌．★*Fusobacterium* は陰性桿菌．

市中肺炎のグラム染色を踏まえた起炎菌の想定（☞図❶）

市中肺炎の診断基準・重症度判定

　市中肺炎の重症度に関しては以下のような米国,英国,日本の判定基準がある（表❶～❸）．それぞれがメリット，デメリットがあるため，各自が上手に使い分けていただきたい．

　個人的には PORT study（PSI：Pneumonia Severity Index）〔（米国）IDSA/ATS ガイドライン〕（表❶）を好んで使っているが，評価項目が多いのでコストと労力がかかることなどが短所である．ちなみに，あくまでも筆者の個人的な分析だが，救急外来を受診する肺炎患者を PORT study で評価すると，class Ⅳ，Ⅴで血液培養が陽性になる傾向にある．つまり，かなりドタバタする救急外来において，時間とコストのことを考えると class Ⅲ 以下は血液培養を省略でき，class Ⅳ 以上は積極的に血液培養を施行．ただし，class Ⅲ でも何か怪しいと感じれば血液培養施行．そんな線引きができるような気がしている．ただし，血液培養が陽性かどうかで後の治療方針に大きな影響を与えるので，基本的には血液培養をとるべきであろう．またリンパ球絶対数やアルブミン値が低い人ほど血液培養が陽性になる印象を持っている．きちんと検証したわけではないので根拠はないのだが，遊びの気持ちで試しに消化管手術の予後指数評価に使われる「小野寺の式（予後指数 PNI = $10 \times$ Alb + $0.005 \times$末梢総リンパ球数)」で数値を出して比較してみると，やはり血液培養陽性の患者は数値が低いように思う．いろいろ栄養面から比較をしてみても面白いと思う．

　CURB-65〔（英国）BTS ガイドライン〕（表❷）では基礎疾患が評価項目に入っていないため，状況によっては年齢しかスコアリングに反映されないことがある．もともとの基礎疾患や社会的背景も慎重に検討する必要があることも忘れてはいけない．また，非常にお元気な高齢者の多い日本においては必ずしもこのスコアリングシステム通りの重症度を当てはめられないことがある．

　A-DROP〔（日本）JRS ガイドライン〕（表❸）の場合,呼吸回数が評価項目に入っていない．肺炎評価に呼吸回数が省略させていること自体非常に大きな問題であるように思える．バイタルチェックはいつでも重要である．また，CURB-65 と同様に基礎疾患評価が含まれないので，患者の基礎疾患や社会的背景も慎重に考慮すること．

市中肺炎の治療

　ここでは，米国のガイドラインを用いている．薬剤の現状，耐性菌の現状を各自

表❶ 市中肺炎の重症度評価（1）：PORT study（PSI：Pneumonia Severity Index）〔（米国）IDSA/ATS ガイドライン〕

1. 年齢・生活背景
   ①年齢数（50歳を超える場合）：男性はそのまま，女性は年齢−10を点数とする
   ②老健施設：入居していれば＋10点
2. 合併症
   ①悪性腫瘍（皮膚は除く）：＋30点
   ②肝疾患（肝硬変，慢性肝炎）：＋20点
   ③心不全：＋10点
   ④脳血管障害：＋10点
   ⑤腎疾患（各種腎疾患，BUN・Cr異常）：＋10点
3. 身体所見
   ①意識レベルの異常：＋20点
   ②呼吸回数≧30回/min：＋20点
   ③収縮期血圧＜90 mmHg：＋20点
   ④体温＜35℃，または≧40℃：＋15点
   ⑤脈拍≧125回/min：＋10点
4. 検査所見
   ①動脈血 pH＜7.35：＋30点
   ② BUN＞30 mg/dL：＋20点
   ③血清 Na＜130 mEq/L：＋20点
   ④血糖値＞250 mg/dL：＋10点
   ⑤ Ht＜30％：＋10点
   ⑥動脈血酸素分圧＜60 mmHg：＋10点
   ⑦胸水の存在：＋10点

【重症度判定】

スコア	重症度	推奨される治療場所
50歳未満で合併症なし・スコアなし	class Ⅰ：軽症	外来治療
≦70	class Ⅱ：軽症	外来治療
71〜90	class Ⅲ：軽症	外来か短期入院治療
91〜130	class Ⅳ：中等症	入院治療
131≦	class Ⅴ：重症	入院治療

注意：CRPは重症度判定に含まれない

【入院患者に対してICU入室の必要性を検討する：基準を満たせばICUで治療を進める】

★敗血症性ショックで昇圧薬使用，または挿管・レスピレーター管理，または以下の項目3つ以上を満たす
①呼吸数＞30，②白血球数＜4,000/mm³，③ PaO_2/FiO_2＜250，④血小板数＜10 ICU/mm³，⑤複数の肺葉陰影，⑥体温＜36℃，⑦意識障害，⑧大量輸血が必要な血圧低下，⑨ BUN＞20 mg/dL

表❷ 市中肺炎の重症度評価：CURB-65〔(英国) BTS ガイドライン〕

C：Confusion…意識障害・見当識障害（+1 点）
U：Urea…BUN ≧ 20 mg/dL（+1 点）
R：Respiratory rate…呼吸数 ≧ 30 回/min（+1 点）
B：Blood pressure…収縮期血圧 < 90 mmHg または 拡張期圧 ≦ 60 mmHg（+1 点）
Age：≧ 65 歳（+1 点）

スコア	重症度	推奨される治療場所
0〜1	Group 1：死亡率低い	外来治療
2	Group 2：死亡率中等度	しっかりとした管理下で外来治療，または短期入院治療
3〜5	Group 3：重症肺炎	重症肺炎として入院治療，4〜5 点は ICU 入室を検討

注意：CRP は重症度判定に含まれない！

表❸ 市中肺炎の重症度評価：A-DROP〔(日本) JRS ガイドライン〕

A：Age…男性 70 歳以上，女性 75 歳以上（+1 点）
D：Dehydration…BUN 21 mg/dL 以上または脱水あり（+1 点）
R：Respiration…SpO$_2$ 90%以下（PaO$_2$ 60 Torr 以下）（+1 点）
O：disOrientation…肺炎に由来する意識障害（+1 点）
P：blood Pressure…収縮期血圧 90 mmHg 以下（+1 点）

スコア	重症度	推奨される治療場所
0	軽症	外来治療
1〜2	中等症	外来または入院治療
3	重症	入院治療
4〜5	超重症	ICU 入院

注意：CRP は重症度判定に含まれない！

よく検討して薬剤を選択していただきたい．赤の線で囲った部分は米国ガイドライン原文，次に日本の現状を踏まえた処方例（参考程度に）を示す．また，日本の現状を踏まえた注意点として以下の点は常に頭に入れておく必要がある．

①結核は本当にないのか（日本は多い）．
②結核が多い状況のなか，キノロン系をうかつに使うと培養などをマスクする．
③市中肺炎の代表，肺炎球菌に対して，もはや日本ではマクロライド系は使えない（耐性率 8 割）．
④新しいマクロライド系の注射薬が日本には存在しない．
⑤レスピラトリーキノロンの注射薬が存在しない（注意：2010 年 10 月にレスピラトリーキノロンのレボフロキサシン点滴静注薬が販売になった）．シプロフロキサシンやパズフロキサシンといった注射薬があるが，抗肺炎球菌活性はない．

【治療方針と治療期間のおおまかな目安】

　まず，本当に肺炎なのか深く検討する．良質の喀痰サンプルの採取に全精力を注ぎ，必ずグラム染色を行うこと（必要に応じて血液培養も行う）．良質の喀痰でグラム染色評価できれば，臨床所見と合わせて細菌性肺炎と判断できるはずであり，基本的にはβラクタム系の抗菌薬選択でよい．しかしながら，良質の喀痰が得られず詳細な肺炎評価ができない場合，あるいは良質喀痰でもグラム染色で細菌が見えず臨床所見も異型肺炎を強く疑う場合は，必要に応じてマクロライド系（結核をマスクし，スペクトラムも広域なキノロン系は本当に必要に迫られた場合に温存する）も同時に加える．さらに，日本国内の現状を踏まえると，結核を常に否定しておく必要があるので，結核が疑わしい状況に遭遇したら患者を隔離し検査を進める必要がある．

　臨床現場で，非定型肺炎を即座に見極めることは非常に困難であるが，表❹なども参考になることがある．また，以下のようなレジオネラ肺炎予測に関する報告も

表❹　定型と非定型肺炎の鑑別に用いる項目（レジオネラ肺炎は含まない）（JRS ガイドラインより）

1. 年齢 60 歳未満 2. 基礎疾患がない，あるいは軽微 3. 頑固な咳がある 4. 胸部聴診上所見が乏しい 5. 痰がない，あるいは迅速診断法で起炎菌が証明されない 6. 末梢白血球数が 10,000/μL 未満である
6 項目中，4 項目以上に合致した場合：非定型肺炎疑い 6 項目中，3 項目以下に合致した場合：細菌性肺炎疑い 　［非定型肺炎の感度は 77.9%，特異度は 93.0%］
5 項目中，3 項目以上に合致した場合：非定型肺炎疑い 5 項目中，2 項目以下に合致した場合：細菌性肺炎疑い 　［非定型肺炎の感度は 83.9%，特異度は 87.0%］

表❺　レジオネラ肺炎予測因子

・体温　39.4℃以上	1点
・痰がない	1点
・血清 Na　133 mEq/L 未満	1点
・LDH　255 U/L 以上	1点
・CRP　18.7 mg/dL 以上	1点
・血小板数　17.1 万未満	1点
合計点 0〜1 点：レジオネラ肺炎の確率は 3% 合計点 4 点以上：レジオネラ肺炎の確率は 66%	

（Fiumfreddo R et al: BMC Pulm Med 9(1): 4, 2009 より改変して引用）

検査項目に関しては，表❻も参考に必要な検査を必ずもれなく行うこと（胸水穿刺・胸水評価・胸水培養を案外忘れがちなので注意すること）．

一般的な市中肺炎治療期間の目安としては，最低5日間（発熱のない軽症の場合2～3日），解熱後48～72時間の治療期間が必要である．また，薬剤の種類によっても投与期間が異なる（例：アジスロマイシンは3日間投与で1週間の持続効果）．点滴にて治療を行う場合には，血液培養が陽性でない限り，臨床的に安定し始めたら数日で静注薬から経口薬にスイッチすることが可能．臨床所見の安定化評価に関しては，下記の項目①～⑦が目安となる．そして，何よりも重要なことは，患者に対して予防接種（肺炎球菌ワクチンや，インフルエンザワクチンなど）を行い，今後起こりうる呼吸器感染をしっかり予防しておくことである．

【肺炎に関する臨床的安定の基準】
　①体温≦37.8℃．
　②心拍数≦100回/min.
　③呼吸数24回/min.

表❻ 広範な診断検査が必要と判断される臨床状況（米国）IDSA/ATSガイドラインより

適 応	血液培養	喀痰培養	Legionella尿中抗原	肺炎球菌尿中抗原	その他の検査
ICUへの入院	○	○	○	○	気管吸引物（挿管中の場合），可能であれば気管支鏡を用いて，または気管支鏡を用いずに採取した気管支肺胞洗浄液
外来での抗菌薬治療失敗		○	○	○	
空洞性浸潤	○	○			真菌および結核菌培養
白血球減少	○			○	
アルコール依存症の存在	○	○	○	○	
慢性重症肝疾患	○			○	
重症閉塞性/構造的肺疾患		○			
無脾症（解剖学的または脾機能不全）	○			○	
最近の旅行歴（過去2週間以内）			○		旅行先のリスクに応じた起炎菌検査を
Legionella属尿中抗原陽性		(註1)○	該当なし		
肺炎球菌尿中抗原陽性	○	○			
胸水あり	○	○	○	○	胸腔穿刺による胸水の培養検査

註1：Legionella属用特殊培地を使用すること

④収縮期血圧 ≧ 90 mmHg．
⑤ルームエアでの SpO_2 ≧ 90％または動脈血測定にて PaO_2 ≧ 60 mmHg．
⑥経口摂取可能．
⑦精神状態正常．

ただし，起炎菌によっては治療期間の目安が異なるので，下記を参照のこと．

【起炎菌毎の治療期間の目安】

①肺炎球菌：最低5日間（熱がなければ3〜5日間），菌血症がなければ解熱後3日間が目安．菌血症の場合は10〜14日間．
② *Chlamydophila*，*Legionella*，*Mycoplasma*：7〜14日間．
③壊死性肺炎：最低14日間（黄色ブドウ球菌の場合：21〜28日間）．
④緑膿菌，腸内細菌科：最低14日間．
⑤膿瘍形成している場合：28〜42日間．
⑥その他，一般論として敗血症の状態であれば治療期間は10〜14日間．

● 市中肺炎の培養結果が出る前のエンピリック治療：抗菌薬の選び方（米国ガイドラインを中心に）

Case 1 外来患者で，強い肺炎症状発症前の健康状態良好で薬剤耐性の肺炎球菌リスクがない場合の処方例

上記設定における米国ガイドライン推奨薬剤例

Rp 1 マクロライド系（アジスロマイシン，クラリスロマイシン，エリスロマイシン）

Rp 2 ドキシサイクリン…あまりエビデンスは強くない

《日本の事情を踏まえた注意点》

必ず喀痰培養，グラム染色，血液培養，尿中抗原検査など必要な検査を行ったうえで原因微生物を想定した後に抗菌薬選択を行う．

また，実際には日本国内のマクロライド耐性肺炎球菌は全体の80％を占めており，肺炎球菌を意識する場合には，マクロライド系単剤の選択は不適切である．細菌性肺炎を意識する場合には，βラクタム系を中心に使用し，さらに異型肺炎を考える際にマクロライド系を加えるという処方が無難である．言うまでもないが，キノロン系は温存するべきである．

日本の事情を踏まえた処方例

〔健康な人の外来の場合〕…アモキシシリン製剤（または経口セフェム系）±マクロライド系

Rp 1　アモキシシリン（サワシリン®：経口）1.5～3 g　分 3

　もし，異型肺炎を強く意識するのであれば，マクロライド系併用：クラリスロマイシン（クラリス®：経口）1,000 mg　分 2，またはアジスロマイシン（ジスロマック®：経口）500 mg　分 1

Rp 2　βラクタマーゼ産生菌を意識する場合，上記 Rp 1 のアモキシシリンの代わりに，アモキシシリン・クラブラン酸（オーグメンチン®：経口，アモキシシリン換算で 1 錠 250 mg 含有）3 錠＋アモキシシリン（サワシリン®：経口）750 mg を加えて，分 3 で内服でもよい．⇒アモキシシリン：クラブラン酸比＝500：125 となる（海外には製剤の混合比が多数あるが，日本には 250：125 しかないための工夫である．また，500：125 にするなら 1 日 3 回内服とする）

Rp 3　BLNAR などの耐性インフルエンザ桿菌を強く意識する場面では，上記のβラクタム系も使用しにくいため，その場合には第 3 世代の経口セフェムを選択する．ただし，第 3 世代の経口セフェムに関しても必要がないのであればできるだけ温存する：セフジトレンピボキシル（メイアクト®：経口）800 mg　分 2 などの第 3 世代セフェム系．どうしてもキノロン系を使用せざるをえないのであれば：レボフロキサシン（クラビット®：経口）500～700 mg　分 1

　もし，自信を持ってマクロライド系かテトラサイクリン系単剤でいけると確信しているのであれば，以下のような処方も理論上可能．

Rp 1　アジスロマイシン（ジスロマック®：経口））500 mg　分 1
Rp 2　クラリスロマイシン（クラリス®：経口）1,000 mg　分 2
Rp 3　ドキシサイクリン（ビブラマイシン®：経口）200 mg　分 2

Case 2　外来患者で，各種リスクファクターのある患者の場合の処方例…慢性の心疾患，肺疾患，肝疾患または腎疾患などの基礎疾患の存在，糖尿病，アルコール依存症，悪性腫瘍，無脾症，免疫低下状態または免疫抑制薬の使用，過去 3 ヵ月以内の抗菌薬治療歴（この場合，異なるクラスの代替薬を選択するべきである），または，その他の薬剤耐性肺炎球菌感染リスクファクターがある場合

上記設定における米国ガイドライン推奨薬剤例

Rp 1　レスピラトリーキノロン（モキシフロキサシン，ジェミフロキサシン，またはレボフロキサシン）

Rp 2　βラクタム系（緑膿菌には手を出さない）＋マクロライド系の併用…高用量アモキシシリン，またはアモキシシリン・クラブランなど．代替薬としてセフトリアキソン，セフポドキシム，およびセフロキシム．また，マクロライド系の代わりにドキシサイクリンを用いてもよい．マクロライド高度耐性（MIC ≧ 16 μg/mL）肺炎球菌の感染率が高い（＞25％）地域では，併発疾患のない患者も含めて，すべての患者に対して代替薬を使用すべきである．

《日本の事情を踏まえた注意点》

必ず喀痰培養,グラム染色,血液培養,尿中抗原検査など必要な検査を行ったうえで原因微生物を想定して抗菌薬選択を行う.

上記ガイドラインではキノロン系の処方を紹介しているが,ガイドラインはあくまでもガイドラインであり,結核患者の多い日本の現状を踏まえて,キノロン系はできるだけ使用を避けるべきだと筆者は考える(キノロン系薬剤は結核菌をマスクしてしまう).また,キノロン系は,緑膿菌を含めかなり広い抗菌スペクトラムを有するため,必要のない状況で使うべきではない.とにかく,温存するべきである.

また,日本ではマクロライド系耐性肺炎球菌は8割存在しているため,事実上日本国内で肺炎球菌が想定される場面では使用できない.日本の現状を考えれば,βラクタム系を中心にして,異型肺炎で必要な場面にマクロライド系(キノロン系は本当に必要な場面まで温存)というのが無難な処方であろう.

さらに,ICU入院であろうがなかろうが,重症であろうがなかろうが,緑膿菌のリスクのある患者には緑膿菌をカバーする薬剤を第一選択にするべきである.また,ESBL産生菌やAmpC産生菌を疑えばカルバペネム系,MRSAを疑うのであればバンコマイシンを選択する.また,喀痰グラム染色などで肺炎球菌がほぼ確実な場合には,ペニシリンGで治療したいところである.

[日本の事情を踏まえた処方例]

〔緑膿菌に手を出さず代表的市中肺炎をカバーする場合〕…第3世代セフェム系±(異型肺炎を意識する場合は)新しいマクロライド系

Rp 1　セフジトレンピボキシル(メイアクト®:経口)800 mg　分2 などの第3世代セフェム系±アジスロマイシン(ジスロマック®:経口)500 mg　分1,またはクラリスロマイシン(クラリス®:経口)1,000 mg　分2

〔1剤で代表的市中肺炎および緑膿菌までカバーする場合〕…レスピラトリーキノロン

Rp 1　レボフロキサシン(クラビット®:経口)500〜700 mg　分1

Rp 2　モキシフロキサシン(アベロックス®:経口)400 mg　分1

①状態が悪く点滴(点滴≒入院ではあるが)の第3世代セフェム系を考慮するなら,セフトリアキソン(ロセフィン®:注射)1〜2 g　24時間毎

②誤嚥(横隔膜より下の嫌気性菌を特に意識する場合)を考慮するなら,アモキシシリン・クラブラン酸(オーグメンチン®:経口,アモキシシリン換算で1錠250 mg含有)3錠+アモキシシリン(サワシリン®:経口)750 mg　分3

③誤嚥を考慮し点滴を使うなら(点滴≒入院ではあるが),アンピシリン・スルバクタム(ユナシンS®:注射)3 g　6時間毎,緑膿菌も想定した誤嚥を考えるのであれば,ピペラシリン・タゾバクタム(ゾシン®:注射)4.5 g　6時間毎

④グラム染色などで肺炎球菌がほぼ確実な場合なら,ベンジルペニシリン(ペニ

シリン G®：注射) 600万～1,200万単位/day を 4～6 分割して静注投与，または 200万～300万単位の静注投与後に引き続き，600万～1,200万単位を 5%ブドウ糖液または生理食塩水に溶かして 12 時間持続静注 1 日 2 回．

Case 3　入院患者で ICU 以外の一般病棟入院場合の処方例

【上記設定における米国ガイドライン推奨薬剤例】

Rp 1　レスピラトリーキノロン単独（モキシフロキサシン，ジェミフロキサシン，またはレボフロキサシン）

Rp 2　βラクタム系（緑膿菌には手を出さない）＋マクロライド系の併用…βラクタム系としてはセフォタキシム，セフトリアキソン，アンピシリンが好ましい．一部の患者にはエルタペネムも選択肢の一つで，マクロライド系の代わりにドキシサイクリンを用いてもよい．ペニシリンアレルギーがある場合，レスピラトリーキノロンを用いる．

《日本の事情を踏まえた注意点》

　必ず喀痰培養，グラム染色，血液培養，尿中抗原検査など必要な検査を行ったうえで原因微生物を想定して抗菌薬選択を行う．このガイドラインの問題点としては，日本にはエルタペネムは存在しない．また，レスピラトリーキノロンといわれる世代のキノロン系薬剤の注射薬も存在しない．あえてキノロン系点滴薬を選択するとすれば，シプロフロキサシンやパズフロキサシンということになるであろうが，これらは肺炎球菌への活性がなく，単剤で代表的な市中肺炎をカバーできない（注意：2010 年 10 月にレスピラトリーキノロンのレボフロキサシン点滴静注薬が販売になった）．異型肺炎＋代表的な市中の細菌性肺炎をカバーするためにはβラクタム系との併用が必要になる．

　繰り返ししつこいかもしれないが，ガイドラインはあくまでもガイドラインであり，キノロン系薬剤はできるだけ温存するべきである．さらに，アジスロマイシンといった新しいマクロライド系の注射薬も存在しないこともいろいろとやりにくい（内服が困難な場合には，どうしても必要なら経鼻胃管などから入れるしかない）．

　現実的な問題として，βラクタム系を基本に，異型肺炎を意識した場合にマクロライド系の併用といった組み合わせが無難なところであろう（キノロン系は結核，緑膿菌にも手を出すため必要ない場面では使用しない．できるだけ温存）．

　また，ICU 入院であろうがなかろうが，重症であろうがなかろうが，緑膿菌のリスクのある患者には緑膿菌をカバーする薬剤を第一選択にするべきである．さらに，ESBL 産生菌や AmpC 産生菌を疑えばカルバペネム系，MRSA を疑うのであればバンコマイシンやリネゾリドを選択する．また，喀痰グラム染色などで肺炎球菌がほぼ確実な場合には，ペニシリン G で治療したいところである．

日本の事情を踏まえた処方例

〔βラクタム系（緑膿菌には手を出さない場合）±新しいマクロライド系（必要ならキノロン系）〕

Rp 1, 2のようなβラクタム系を基本骨格とする.

Rp 1 セフトリアキソン（ロセフィン®：点滴）1～2g　24時間毎に投与

Rp 2 もし誤嚥（横隔膜より下の嫌気性菌を強く意識する場合）も想定するのであれば，アンピシリン・スルバクタム（ユナシンS®：点滴）1.5～3g　6時間毎.

これらに加えて，異型肺炎を意識する場合，必要に応じて以下の薬剤を選択する.

Rp 3 グラム染色などで肺炎球菌がほぼ確実な場合なら，ベンジルペニシリン（ペニシリンG®：注射）600万～1,200万単位/dayを4～6分割して静注投与，または200万～300万単位の静注投与後に引き続き，600万～1,200万単位を5％ブドウ糖液または生理食塩水に溶かして12時間持続静注　1日2回

Rp 4 アジスロマイシン（ジスロマック®：経口）500mg　分1，またはクラリスロマイシン（クラリス®：経口）400～500mg　分1

注意 マクロライド経口不能時には，経鼻胃管などから投与するか，どうしても静注薬を選択する場合としては，シプロフロキサシン（シプロキサン®：注射）400mg　12時間毎，エリスロマイシン（エリスロシン®：注射）：250～500mg　6時間毎，またはミノサイクリン（ミノマイシン®：点滴）100～200mg　12～24時間毎　といった薬剤を選択するしかない.

〔レスピラトリーキノロン単剤（異型肺炎も緑膿菌もカバーする）〕

しつこいようだが，必要がない限りキノロン系は使用しない．温存を．ただし，レスピラトリーキノロンの注射薬は日本には存在しない．注射薬として存在するシプロフロキサシンやパズフロキサシンはレスピラトリーキノロンではないため，肺炎球菌には活性がない（注意：2010年10月にレスピラトリーキノロンのレボフロキサシン点滴静注薬が販売になった）.

Rp 1 レボフロキサシン（クラビット®：経口）500～700mg　分1

Rp 2 モキシフロキサシン（アベロックス®：経口）400mg　分1

Case 4 入院患者でICU入室者，かつ緑膿菌のリスクがない患者の場合の処方例

上記設定における米国ガイドライン推奨薬剤例

Rp 1 βラクタム系にマクロライド系またはニューキノロン系を併用

①βラクタム系としてはセフォタキシム，セフトリアキソン，アンピシリン・スルバクタムなど．

②マクロライド系としてはアジスロマイシン．

③ペニシリンアレルギーがある場合には，レスピラトリーキノロンおよびアズトレオナムが推奨される．

日本の事情を踏まえた処方例

Case 3 と考え方は同じ．

Case 5　入院患者でICU入室者，かつ緑膿菌のリスクがある場合の処方例

上記設定における米国ガイドライン推奨薬剤例

Rp 1　肺炎球菌および緑膿菌活性を持つβラクタム系＋キノロン系の併用

Rp 2　肺炎球菌および緑膿菌活性を持つβラクタム系＋アミノグリコシド系およびマクロライド系（アジスロマイシン）の併用

Rp 3　肺炎球菌および緑膿菌活性を持つβラクタム系＋アミノグリコシド系および肺炎球菌活性の強いキノロン系の併用

①βラクタム系としては，ピペラシリン・タゾバクタム，セフェピム，イミペネム，メロペネム．

②キノロン系としては，シプロフロキサシン，レボフロキサシン．

③ペニシリンアレルギーがある場合には，βラクタム系の代わりにアズトレオナムに変更する．

④上記Rp 1～3のいずれかに加え，MRSA感染症を考慮するならバンコマイシンまたはリネゾリドを追加する．

《日本の事情を踏まえた注意点》

必ず喀痰培養，グラム染色，血液培養，尿中抗原検査など必要な検査を行ったうえで原因微生物を想定して抗菌薬選択を行う．治療は前述のごとく，基本はβラクタム系であり，緑膿菌に手をのばすかどうかを常に意識する．失敗が許されない状況下ではワイドな抗菌スペクトラムにならざるをえないが，一般的に抗菌薬の選択は重症かどうかで判断してはいけない．起炎菌が何なのかで選択薬を考えるべきであり，ICUであろうが，重症であろうが，緑膿菌が想定されない場面では抗緑膿菌活性のあるβラクタム系の選択は必要ない．

さらに，異型肺炎のリスクが高い場合にマクロライド系を選択する．または，結核を否定できて本当に必要な場面にのみキノロン系薬剤の追加選択とする．

また，もしグラム陰性桿菌でESBL産生菌やAmpC産生菌を疑う場合には軽症であってもカルバペネム系の選択となり，グラム陽性球菌でMRSA感染も同時に強く疑うのであれば，バンコマイシンやリネゾリドの追加選択となる．アミノグリコシド系に関しては，米国ガイドライン上選択薬の一部として取り上げられているが，実際には同薬剤は肺への移行性が悪く，特殊な条件設定でない限り積極的な第一選択となることはまずない．また，喀痰グラム染色などで肺炎球菌がほぼ確実な場合には，ペニシリンGで治療したいところである．セフタジジムは肺炎球菌への活性が低いことも注意しておく．

日本の事情を踏まえた処方例

〔緑膿菌のリスクがある場合〕…抗緑膿菌活性のあるβラクタム系に加えて，異型肺炎を意識した場合マクロライド系，またはキノロン系の組み合わせ

①βラクタム系±マクロライド系（アジスロマイシン），②βラクタム系±キノロン系，のいずれかの組み合わせを選択し，さらに，必要に応じて抗MRSA薬（バンコマイシン，リネゾリドなど）も追加する．基本的に，アミノグリコシドを加えた選択に関しては積極的に第一選択にする状況はまずないと考える．また，重症であろうとなかろうと，喀痰グラム染色などで肺炎球菌が確実な場合，ペニシリンG® 単剤での治療が可能である（Case 4 参照）．

◎βラクタム系…以下のなかから1つ

Rp 1　セフタジジム（モダシン®：注射）2 g　8 時間毎

注意　肺炎球菌の可能性が高い場合には，エンピリックには使用すべきでない．

Rp 2　セフェピム（マキシピーム®：注射）2 g　8 時間毎

Rp 3　ピペラシリン・タゾバクタム（ゾシン®：注射）4.5 g　6 時間毎

Rp 4　イミペネム（チエナム®：注射）0.5 g　6 時間毎

Rp 5　メロペネム（メロペン®：注射）1 g　8 時間毎（カルバペネム系はできるだけ温存）（イミペネム，メロペネム，その他のカルバペネム系はESBL産生菌やAmpC産生菌を意識する場合やその他本当に必要な場面まで温存すること）

Rp 6　βラクタムアレルギーの場合アズトレオナム（アザクタム®：注射）2 g　8 時間毎

◎キノロン系…以下のなかから1つ

Rp 1　レボフロキサシン（クラビット®：経口）500〜700 mg　分1（静注薬は日本にない）（注意：2010年10月にレスピラトリーキノロンのレボフロキサシン点滴静注薬が販売になった）

Rp 2　シプロフロキサシン（シプロキサン®：注射）400 mg　12 時間毎

◎マクロライド系（アジスロマイシン）

Rp 1　アジスロマイシン（ジスロマック®：経口）500 mg　分1（注射薬が日本にない）

◎アミノグリコシド系…以下のなかから1つ（実際には肺炎初期治療にアミノグリコシド系を第一選択とするような場面はまずない）

Rp 1　ゲンタマイシン（ゲンタシン®）またはトブラマイシン（トブラシン®）：注射）5 mg/kg　1日1回

Rp 2　アミカシン（アミカシン®：注射）15 mg/kg　1日1回

◎抗MRSA薬…以下のなかから1つ

Rp 1　バンコマイシン（バンコマイシン®：注射）500 mg　6 時間毎，または1 g　12 時間毎

Rp 2　リネゾリド（ザイボックス®：注射）600 mg　12 時間毎

図❷　肺炎（リスクファクター別に）

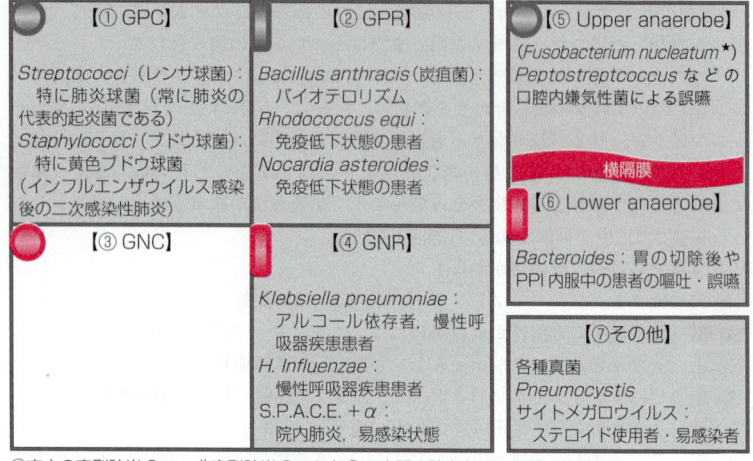

【① GPC】	【② GPR】	【⑤ Upper anaerobe】
Streptococci（レンサ球菌）： 　特に肺炎球菌（常に肺炎の代表的起炎菌である） *Staphylococci*（ブドウ球菌）： 　特に黄色ブドウ球菌 　（インフルエンザウイルス感染後の二次感染性肺炎）	*Bacillus anthracis*（炭疽菌）： 　バイオテロリズム *Rhodococcus equi*： 　免疫低下状態の患者 *Nocardia asteroides*： 　免疫低下状態の患者	(*Fusobacterium nucleatum*★) *Peptostreptcoccus* などの口腔内嫌気性菌による誤嚥

横隔膜

【③ GNC】	【④ GNR】	【⑥ Lower anaerobe】
	Klebsiella pneumoniae： 　アルコール依存者，慢性呼吸器疾患患者 *H. Influenzae*： 　慢性呼吸器疾患患者 S.P.A.C.E. +α： 　院内肺炎，易感染状態	*Bacteroides*：胃の切除後やPPI 内服中の患者の嘔吐・誤嚥

【⑦その他】
各種真菌
Pneumocystis
サイトメガロウイルス：
　ステロイド使用者・易感染者

①市中の定型肺炎 3 つ，非定型肺炎 3 つに加えて上記の肺炎をリスク別に整理する．
②慢性呼吸器疾患患者は陰性桿菌感染のリスクが高くなり，必要に応じて緑膿菌も考慮．
③ウイルス性肺炎後にはグラム陽性球菌による二次性の肺炎のリスクが高くなる．
注意：横隔膜より上の嫌気性菌．★ *Fusobacterium* は陰性桿菌．

● 院内肺炎のグラム染色を踏まえた起炎菌の想定（☞図❷）

● 院内肺炎・医療関連肺炎の分類，診断基準

　続いて，院内肺炎・医療関連肺炎の整理をしていく．病院または介護施設・長期療養施設といった何らかの医療機関が関係する肺炎（院内肺炎，医療関連肺炎）は，純粋な市中肺炎と起炎菌が異なり，想定する起炎菌が異なってくる．図❷のなかでも特に陰性桿菌を強く意識する必要があり，さらに，そのなかでも特に緑膿菌を含めた S.P.A.C.E. が重要となる．陽性球菌も MRSA まで意識する．

　院内肺炎・医療関連肺炎については下記のように分類されている．

　① HAP（hospital-acquired pneumonia；院内肺炎）；入院後 48 時間以上経過して発症する肺炎．入院 4 日以内は early-onset（早期）とする．ただし，抗菌薬治療歴や過去 90 日以内の入院歴があれば，late-onset（後期）として扱う．入院後 5 日以上経過は late-onset．

　② VAP（ventilator-associated pneumoniae；人工呼吸器関連肺炎）；気管挿管後 48 〜 72 時間以上経過して発症する肺炎．

③HCAP（health care-associated pneumoniae；医療関連肺炎）：肺炎発症から過去90日の間に，急性期の病院に2日以上入院していたことがある症例（老健施設，長期療養施設に住んでいた，最近静注の抗菌薬治療を受けていた，化学療法を受けていた，30日以内に創傷の治療を受けていた，病院に入院していた，透析を受けていた）．

すでに述べたように，院内肺炎・医療関連の肺炎の場合，想定する起炎菌が市中肺炎のそれとは異なり，各種耐性菌が大きな問題となってくるため，基礎疾患特有の起炎菌の想定，患者が罹患したことのある起炎菌の過去の培養データ，最近使用された抗菌薬の種類，地域・施設における薬剤感受性など必要な情報は全力で整理しておく必要がある（表❼）．

また，参考までに米国と日本の院内肺炎・医療関連の肺炎に関しての評価アルゴリズム（図❸，❹），および人工呼吸器関連肺炎（VAP）のスコアリング（表❽）などを示す．

● 院内肺炎の治療

以下の項においては，市中肺炎同様，米国のガイドラインを用いて説明していく．ただし，ガイドラインはあくまでもガイドラインであり，各自が日本の現状をよく検討したうえで治療薬剤を選択していただきたい．赤の線で囲った部分は米国ガイドライン原文，次に日本の現状を踏まえた処方例（参考程度に）を示す．

● 院内肺炎の培養結果が出る前のエンピリック治療：抗菌薬の選び方（米国ガイドラインを中心に）

Case 1　HAP，VAPのearly-onset，多剤耐性菌感染リスクなし，重篤な疾患なし，の場合の処方例

表❼　多剤耐性菌のリスク患者〔（米国）IDSA/ATSガイドライン〕

1. 過去90日以内の抗菌薬治療歴
2. 5日間以上の入院継続歴
3. 生活コミュニティーまたは院内に耐性菌が多い
4. HAPのリスクファクターがある
    - 過去90日以内の入院歴（2日以上の入院期間）
    - 施設入居者（ナーシングホームや介護施設）
    - 在宅での点滴治療（抗菌薬治療を含む）
    - 30日以内に慢性透析を受けている
    - 在宅での創傷加療
    - 家族に多剤耐性菌の保菌者・感染者がいる
5. 免疫抑制状態（各種疾患によるものまたは使用薬剤によるもの）

図❸ 院内肺炎の評価：Empiric Antibiotic Therapy〔（米国）IDSA/ATSガイドライン〕

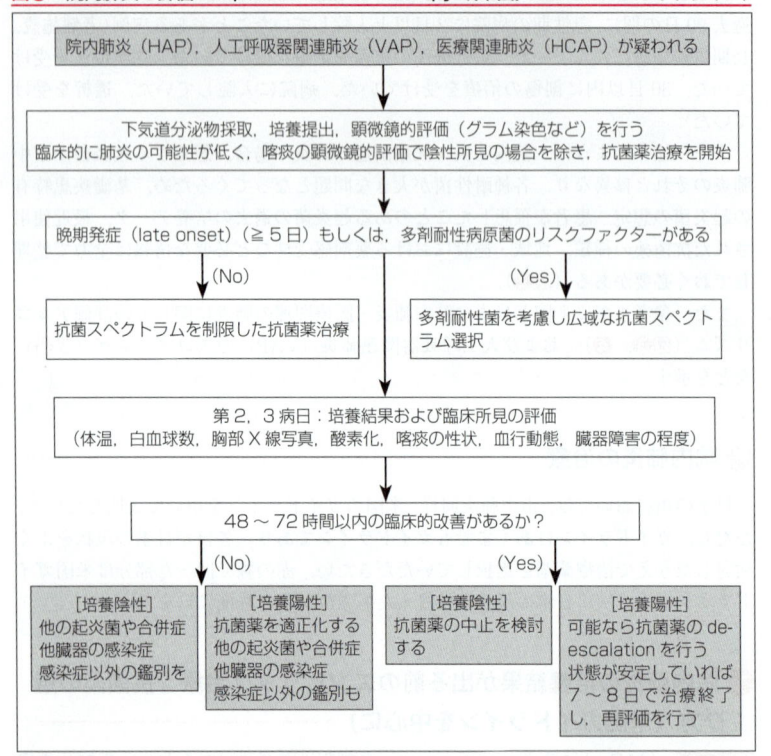

```
院内肺炎（HAP），人工呼吸器関連肺炎（VAP），医療関連肺炎（HCAP）が疑われる
                              ↓
下気道分泌物採取，培養提出，顕微鏡的評価（グラム染色など）を行う
臨床的に肺炎の可能性が低く，喀痰の顕微鏡的評価で陰性所見の場合を除き，抗菌薬治療を開始
                              ↓
  晩期発症（late onset）（≧5日）もしくは，多剤耐性病原菌のリスクファクターがある
        ↓(No)                              ↓(Yes)
抗菌スペクトラムを制限した抗菌薬治療      多剤耐性菌を考慮し広域な抗菌スペクトラム選択
                              ↓
第2, 3病日：培養結果および臨床所見の評価
（体温，白血球数，胸部X線写真，酸素化，喀痰の性状，血行動態，臓器障害の程度）
                              ↓
        48～72時間以内の臨床的改善があるか？
        ↓(No)                              ↓(Yes)
[培養陰性]     [培養陽性]           [培養陰性]      [培養陽性]
他の起炎菌や合併症  抗菌薬を適正化する    抗菌薬の中止を検討   可能なら抗菌薬のde-
他臓器の感染症   他の起炎菌や合併症    する          escalationを行う
感染症以外の鑑別を 他臓器の感染症                   状態が安定していれば
          感染症以外の鑑別も                  7～8日で治療終了
                                       し，再評価を行う
```

上記設定における米国ガイドライン推奨薬剤例

- **Rp 1** セフトリアキソン（抗緑膿菌活性のあるβラクタム系は選択しない）
- **Rp 2** キノロン系（レボフロキサシン，モキシフロキサシン，シプロフロキサシン）
- **Rp 3** アンピシリン・スルバクタム
- **Rp 4** エルタペネム（緑膿菌まで手を出さないカルバペネム系）

《日本の事情を踏まえた注意点》

　基本的に前述している市中肺炎と考え方は同じである．必ず喀痰培養，グラム染色，血液培養，尿中抗原検査など必要な検査を行ったうえで原因微生物を想定して抗菌薬選択を行う．

図❹ 院内肺炎の重症度評価:IROAD〔(日本) JRS ガイドライン〕

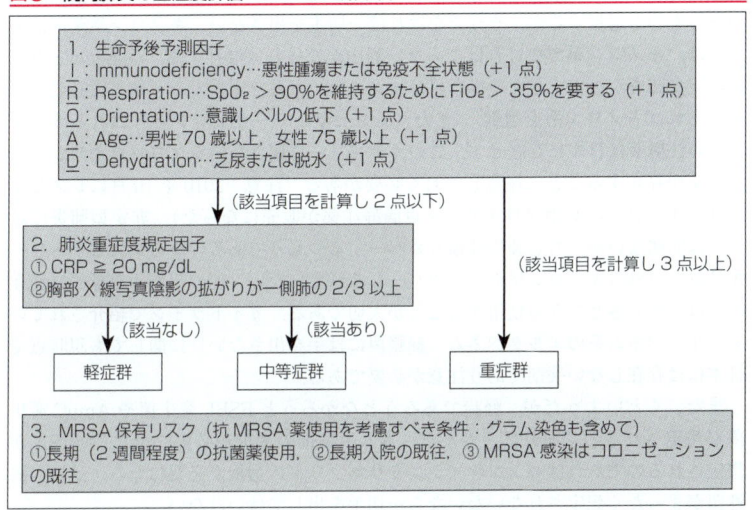

```
1. 生命予後予測因子
 I : Immunodeficiency…悪性腫瘍または免疫不全状態(+1点)
 R : Respiration…SpO₂ > 90%を維持するためにFiO₂ > 35%を要する(+1点)
 O : Orientation…意識レベルの低下(+1点)
 A : Age…男性 70 歳以上,女性 75 歳以上(+1点)
 D : Dehydration…乏尿または脱水(+1点)
```

↓(該当項目を計算し 2 点以下)

```
2. 肺炎重症度規定因子
 ① CRP ≧ 20 mg/dL
 ② 胸部 X 線写真陰影の拡がりが一側肺の 2/3 以上
```

(該当項目を計算し 3 点以上)

(該当なし)→ 軽症群
(該当あり)→ 中等症群
→ 重症群

```
3. MRSA 保有リスク(抗 MRSA 薬使用を考慮すべき条件:グラム染色も含めて)
 ①長期(2 週間程度)の抗菌薬使用, ②長期入院の既往, ③ MRSA 感染はコロニゼーション
 の既往
```

表❽ Clinical Pulmonary Infection Score (CPIS)

体温 (℃)	36.5℃〜38.4℃ 38.5℃〜38.9℃ 39.0℃以上か 36.0℃以下	0 点 1 点 2 点
末梢白血球数	4,000〜11,000 4,000 未満か 11,000 以上 桿状核白血球≧ 50%	1 点 1 点 さらに+1 点
気道分泌物	なし 非膿性分泌物あり 膿性分泌物あり	0 点 1 点 2 点
PaO₂/FiO₂	240 未満または ARDS 240 以上で ARDS なし	0 点 2 点
胸部 X 線	浸潤陰影なし まだら,あるいはびまん性 局所的浸潤陰影	0 点 1 点 2 点
浸潤影の進行	画像的に進行なし 進行あり(HF, ARDS を除外)	0 点 2 点
気道分泌物培養	病原菌陰性〜少量検出 病原菌中等量〜少量検出 病原菌中等量以上検出,かつグラム染色で同じ菌を確認	0 点 1 点 さらに+1 点

合計 6 点以上あれば VAP(人工呼吸器関連肺炎)の診断材料となりうる.
(Singh N et al: Am J Respir Crit Care Med 162: 505, 2000 より引用)

基本はβラクタム系薬剤であり，緑膿菌を想定するのであれば必ず抗緑膿菌活性のあるものを選択するが，そうでなければ一切手を出さない．キノロン系薬剤に関しては，キノロン系でなければならない理由がなければ温存する．*Legionella* などの非定型肺炎が否定できない場合にはマクロライド系を選択する（本当に必要な状況であればキノロン系を選択）．また，レスピラトリーキノロンと呼ばれるカテゴリーの注射薬は日本に存在せず，このカテゴリーに属さないシプロフロキサシンの注射薬が存在することに注意しておく必要がある（注意：2010年10月にレスピラトリーキノロンのレボフロキサシン点滴静注薬が販売になった）．非定型肺炎に対しては問題ないが，もし肺炎球菌もカバーするつもりであるのならレスピラトリーキノロン以外のキノロン単剤ではカバーしきれていない．何の起炎菌を標的に使うのかはっきりさせてから使用することが大切である．ガイドラインで紹介されているカルバペネム系のエルタペネム（緑膿菌には手を出さない）に関しても現時点で日本には存在しない薬剤であり注意が必要である．

また，くどいようだが，軽症であろうとなかろうと ESBL 産生菌や AmpC 産生菌が想定されるのであれば，カルバペネム系薬剤の選択が必要になり，MRSA が想定されるのであればバンコマイシンやリネゾリドの選択が必要になる．逆に，耐性菌がまったく想定されないなら一切手を出してはいけない．

日本の事情を踏まえた処方例

〔耐性菌などの各種リスクを考えない場合〕…異型肺炎は想定していない

Rp 1 セフトリアキソン（ロセフィン®：注射）1〜2g　24時間毎

〔耐性菌などの各種リスクを考えないが，誤嚥の要素が強く嫌気性菌もカバーしたい場合〕…異型肺炎は想定していない

Rp 1 アンピシリン・スルバクタム（ユナシンS®：注射）3g　6時間毎

〔βラクタムアレルギーがある場合〕

Rp 1 シプロフロキサシン（シプロキサシン®：静注）400 mg　12時間毎

Rp 2 レボフロキサシン（クラビット®：経口）500〜700 mg　分1

注意 シプロフロキサシンでは，肺炎球菌はカバーできない．また，日本にはレボフロキサシン，モキシフロキサシンの注射薬がない

Case 2 HAP，VAP，HCAP の late-onset，多剤耐性菌感染リスクあり，重篤な疾患あり，場合の処方例

上記設定における米国ガイドライン推奨薬剤例

Rp 1 下記①および②の薬剤グループからそれぞれ1剤ずつ選択し，2剤併用して治療を開始する．必要に応じて③を追加する．

①抗緑膿菌セファロスポリン系（セフタジジム，セフェピム），または抗緑膿菌カルバペネム系（イミペネム，メロペネム），または抗緑膿菌βラクタマーゼ阻害

薬入りの合剤（ピペラシリン・タゾバクタム）のなかから1剤.
　②抗緑膿菌キノロン系（シプロフロキサシン，レボフロキサシン），または抗緑膿菌アミノグリコシド系（アミカシン，ゲンタマイシン，トブラマイシン）のなかから1剤.
　③上記に加え，MRSAのリスクが高い場合には抗MRSA薬（バンコマイシン，リネゾリド）をさらに追加する.
　(1) *Klebsiella* や *Acinetobacter* などにおいて，ESBL産生菌やAmpC産生菌のリスクが高い場合には，ファーストチョイスのカルバペネム系を選択しておく.
　(2) *Legionella* などの異型肺炎のリスクが高い場合には，アミノグリコシド系より，マクロライド系（アジスロマイシン），またはキノロン系（シプロフロキサシン，レボフロキサシン）の組み合わせを選択しておく.

《日本の事情を踏まえた注意点》

　必ず喀痰培養，グラム染色，血液培養，尿中抗原検査など必要な検査を行ったうえで原因微生物を想定して抗菌薬選択を行う.

　基本はβラクタム系薬剤であり，緑膿菌を想定するのであれば必ず抗緑膿菌活性のあるものを選択する. *Legionella* などの非定型肺炎が否定できない場合にはマクロライド系やキノロン系が選択される. ただし，キノロン系薬剤に関しては本当にキノロン系でなければならない理由がなければ温存する. また，前述の通り注射薬が日本では存在しないものがあることも注意しておく.

　グラム陰性桿菌においてESBL産生菌やAmpC産生菌を積極的に疑うのであればカルバペネム系を第一選択とするが，そうでなければカルバペネム系は温存したい.

　アミノグリコシド系に関しては，肺への移行性は悪く，実際に第一選択薬として積極的に呼吸器疾患に使用されることはほとんどない.

　その他の耐性菌として，MRSAを強く疑うのであればバンコマイシンやリネゾリドの選択が必要になる他，緑膿菌を含むS.P.A.C.E.よりさらにもう一段階上の院内感染菌（*S. maltophilia* や *B. sepacia*）を想定するのであればST合剤などの追加選択が必要となる.

日本の事情を踏まえた処方例

〔耐性菌などの各種リスクを考える場合〕

　以下のβラクタム系±キノロン系の薬剤を組み合わせ（本当に必要な場合に），さらに必要に応じて抗MRSA薬を加える. 積極的にカルバペネム系（イミペネム，メロペネム）を選ぶ場合としては，ESBL産生菌やAmpC産生菌のリスクが高い場合があげられる. それ以外は必要ないならできるだけ使用は控える. アミノグリ

コシド系の併用はガイドライン上選択肢の一つではあるが，どうしてもアミノグリコシドでなければならない状況はまずない．

◎抗緑膿菌βラクタム系…以下のなかから1つ

Rp 1 セフタジジム（モダシン®：注射）2 g　8時間毎

注意 ただし，院内発症でも肺炎球菌を疑うのであれば，セフタジジムをエンピリックに用いてはいけない．

Rp 2 セフェピム（マキシピーム®：注射）2 g　8時間毎

Rp 3 ピペラシリン・タゾバクタム（ゾシン®：注射）4.5 g　6時間毎

Rp 4 イミペネム（チエナム®：注射）0.5 g　6時間毎，または1 g　8時間毎

Rp 5 メロペネム（メロペン®：注射）1 g　8時間毎

Rp 6 βラクタムアレルギーの場合，アズトレオナム（アザクタム®：注射）2 g　8時間毎

◎抗緑膿菌アミノグリコシド系…以下のなかから1つ（ガイドラインに記載されているが実際にはアミノグリコシド系を積極的に使用しなければならない場面はほとんどない）

Rp 1 ゲンタマイシン（ゲンタシン®：注射），またはトブラマイシン（トブラシン®：注射）5 mg/kg　24時間毎

Rp 2 アミカシン（アミカシン®：注射）15 mg/kg　24時間毎

◎抗緑膿菌キノロン系…以下のなかから1つ

Rp 1 シプロフロキサシン（シプロキサン®：注射）400 mg　12時間毎

Rp 2 レボフロキサシン（クラビット®：経口）1回500〜700 mg　分1…日本には注射薬がない

注意 シプロフロキサシンは肺炎球菌には活性がない．

◎抗MRSA薬…以下のなかから1つ

Rp 1 バンコマイシン（バンコマイシン®：注射）1 g　12時間毎

Rp 2 リネゾリド（ザイボックス®：注射）600 mg　12時間毎

9 | 心臓の感染症：感染性心内膜炎

● グラム染色を踏まえた起炎菌の想定（☞図❶）

● 臨床所見と治療

感染性心内膜炎（infective endocarditis：IE）は不明熱の代表疾患である（ただし，熱のない IE も 2 割ほどいるらしい）．以下のような非特異的な所見，各種不定愁訴などがあり，かつ，IE のリスクファクターが揃う場合には積極的に疑うしかない．見逃して治療しないと死に至る．また，持続的菌血症（特にグラム陽性球菌）であれば，否定できるまで感染性心内膜炎として徹底的に対応し続ける．

【診断基準】
表❶に IE の診断基準を示す．

図❶ 感染性心内膜炎…不明熱の代表疾患

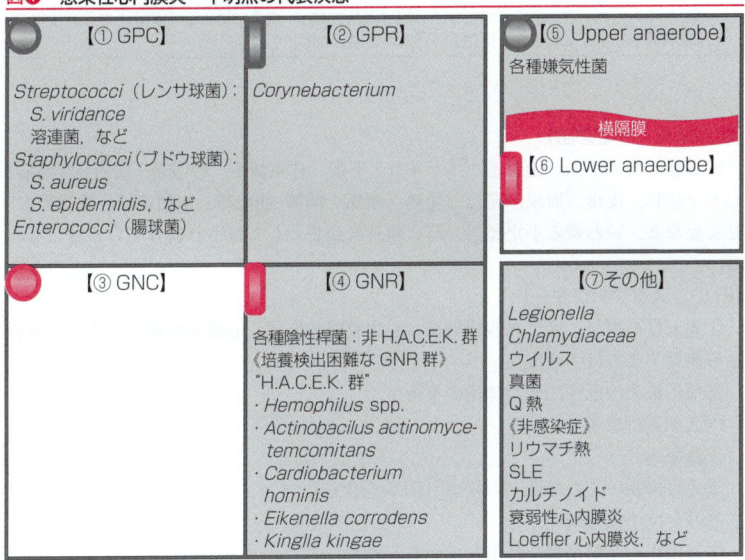

【① GPC】	【② GPR】	【⑤ Upper anaerobe】
Streptococci（レンサ球菌）： 　S. viridance 　溶連菌，など Staphylococci（ブドウ球菌）： 　S. aureus 　S. epidermidis，など Enterococci（腸球菌）	Corynebacterium	各種嫌気性菌 横隔膜 【⑥ Lower anaerobe】
【③ GNC】	【④ GNR】	【⑦その他】
	各種陰性桿菌：非 H.A.C.E.K. 群 《培養検出困難な GNR 群》 "H.A.C.E.K. 群" ・Hemophilus spp. ・Actinobacilus actinomyce- 　temcomitans ・Cardiobacterium 　hominis ・Eikenella corrodens ・Kinglla kingae	Legionella Chlamydiaceae ウイルス 真菌 Q 熱 《非感染症》 リウマチ熱 SLE カルチノイド 衰弱性心内膜炎 Loeffler 心内膜炎，など

①胸痛，動悸，呼吸困難，浮腫，心雑音，皮疹（爪下線上出血，結膜出血斑）などに注意．
②一般的にはグラム陽性球菌が多いが，血液培養検出困難な H.A.C.E.K. 群も頭に入れておくこと．
③非感染症でも弁に疣贅を生じることがある．

表❶　心内膜炎 IE の診断基準（Modified Duke Criteria）

◎ IE の確定診断：①大項目 2 個，または②大項目 1 個＋小項目 3 個，または③小項目 5 個を満たす
◎ IE の可能性が高い：①大項目 1 つ＋小項目 1 つ，または②小項目 3 つ

【大項目】
1. 血液培養所見：以下のいずれかを満たす
   ① 異なる 2 回の血液培養で陽性で，典型的な菌が検出される：*Viridans streptococci*, *S. bovis*, HACEK グループ, *S. aureus*, 市中発症の *Enterococci*
   ② IE に矛盾しない起炎菌が血液培養で持続的に陽性を示す（他に感染 focus なし）：12 時間以上あけて採取した血液培養が少なくとも 2 回陽性，あるいは，3 セットすべてもしくは 4 セットの大部分が陽性（最初と最後の検体は少なくとも 1 時間以上空けて採取する）
   ③ *Coxiella burnetii* が血液培養で一度でも検出されるか，anti-phase 1 IgGl 抗体価が 1：800 以上
2. 心内膜障害の証明：以下のいずれかを満たす
   ① 新しい心雑音（以前から存在する雑音の悪化などの変化だけでは不十分）
   ② 心エコーでの陽性所見（弁または弁支持組織に付着した心内膜瘤が逆流ジェット路で心臓の収縮に合わせて振動し，しかも，疣贅の可能性以外に説明が不可能である．または，膿瘍が存在する．または，新たな人工弁部分が外れかかっている．）

【小項目】
1. 素因：基礎心疾患がある．あるいは，静脈薬物を使用している
2. 体温：38℃以上の発熱
3. 血管病変：主要な動脈塞栓，敗血症性肺梗塞，感染性動脈瘤，頭蓋内出血，結膜出血，Janeway lesion
4. 免疫異常：糸球体腎炎，Osler 痛斑，Roth 斑，リウマチ因子
5. 微生物学的所見：血液培養陽性だが大項目は満たさない．あるいは，IE の原因となる微生物の活動性感染を示す血清学的証拠がある（抗体価検査など）

【臨床所見・不定愁訴】

　疲労感，食欲不振，倦怠感，イライラ・不眠，体重減少，呼吸苦・胸痛・背部痛，心不全症状，皮疹，血尿，発汗，発熱，頭痛，関節・筋肉痛，末梢塞栓，意識障害・せん妄など，いわゆる不定愁訴，時に精神科疾患として流され続けている場合もある．

【IE のリスクファクター】

　①先天性心疾患，人工弁置換術後，心内膜炎の既往，心臓弁膜症の既往，大血管系の異常・または手術既往．
　②最近抜歯の既往，または歯の不衛生．
　③人工透析患者．
　④糖尿病．
　⑤免疫抑制・または低下の状態（HIV も含む）．
　⑥リウマチ熱の既往．
　⑦普段から注射薬物を乱用している．
　⑧埋め込み器具の留置．
　⑨その他，各種手術・侵襲的な手技を行う際の予防不十分（歯科，呼吸器，消化

器，泌尿器系），など．

【治療上の重要事項】

治療期間は長い．血培陽性から陰性化を確認してからさらに原則として4～6週間の抗菌薬治療が必要である．治療は必ず血液培養で効果判定を行う．CRPや体温，白血球で判定するのではない！

①ガイドラインとしては原則として，相乗効果を狙ってアミノグリコシド系（ゲンタマイシンを使用）の併用治療が推奨されているが，エンピリック治療において必ずしもアミノグリコシドが必須というわけではない．また，一般論としてグラム陽性球菌は弁の破壊力が強力であるため一刻も早く血中から消し去る必要がある．

②異物（人工弁）のある場合には，さらに強い相乗効果を狙ってリファンピシンを追加併用するように推奨されているが，臨床効果に関しては議論が分かれている．また，薬物相互作用が起きやすく，副作用がでやすいので要注意である．

③H.A.C.E.K.群（☞第2章）またはその他の陰性桿菌などを視野に入れる場合には，セフトリアキソンまたはセフェピムといったセファロスポリン系を加えることがある．

④バンコマイシンの殺菌効果は基本的に迅速ではない．もしMSSAかMRSAかわからない状況下でのエンピリック治療ならセファゾリンを併用するほうがMSSAに対しては速やかな殺菌効果が期待できる．もし，起炎菌がはっきりしたらさらに絞ること．

⑤エンピリック治療は可能な限り中止し，特定した菌種に対してのde-escalation治療を行うこと．

⑥亜急性なら24時間以内に血液培養3セット．急性の場合には1～2時間以内に2～3セットの血液培養，治療開始．

● 培養結果が出る前のエンピリック治療：抗菌薬の選び方

Case 1 人工弁のない急性感染性心内膜炎を疑う場合の処方例…主に黄色ブドウ球菌．必要に応じて腸球菌，インフルエンザ桿菌，*Neisseria* 属も想定

Rp 1 バンコマイシン（バンコマイシン®：注射）15 mg/kg　12時間毎±ゲンタマイシン（ゲンタシン®：注射）1 mg/kg　8時間毎

Case 2 人工弁のない亜急性感染性心内膜炎を疑う場合の処方例…主に黄色ブドウ球菌，緑色レンサ球菌，腸球菌．必要に応じてH.A.C.E.K.群も想定

Rp 1 バンコマイシン（バンコマイシン®：注射）15 mg/kg　12時間毎±ゲンタマイシン（ゲンタシン®：注射）1 mg/kg　8時間毎

Rp 2 アンピシリン・スルバクタム（ユナシンS®：注射）3 g　6時間毎±ゲンタマイシン（ゲンタシン®：注射）1 mg/kg　8時間毎

注意 MRSAや耐性の強い腸球菌のリスクが高いならバンコマイシンから開始．

Case 3 人工弁の感染性心内膜炎（術後＜2ヵ月）を疑う場合の処方例…黄色ブドウ球菌，表皮ブドウ球菌，*Corynebacterium*，陰性桿菌群，状況に応じて緑膿菌，真菌も想定

Rp 1 バンコマイシン（バンコマイシン®：注射）15 mg/kg　12時間毎±ゲンタマイシン（ゲンタシン®：静注）1 mg/kg　8時間毎±リファンピシン（リファジンカプセル®：経口）600 mg　24時間毎内服±セフトリアキソン（ロセフィン®：注射）2 g　24時間毎（緑膿菌を意識するならセフトリアキソンの代わりに，セフェピム（マキシピーム®：注射）2 g　8時間毎など）

Case 4 人工弁の感染性心内膜炎（術後＞2ヵ月）を疑う場合の処方例…表皮ブドウ球菌，緑色レンサ球菌，黄色ブドウ球菌，状況に応じて陰性桿菌群，場合によっては緑膿菌なども想定

Rp 1 バンコマイシン（バンコマイシン®：注射）15 mg/kg　12時間毎±ゲンタマイシン（ゲンタシン®：注射）1 mg/kg　8時間毎±リファンピシン（リファジンカプセル®：経口）600 mg　24時間毎内服±セフトリアキソン（ロセフィン®：注射）2 g　24時間毎．緑膿菌を意識するならセフトリアキソンの代わりに，セフェピム（マキシピーム®：静注）2 g　8時間毎など

注意 術後1年を過ぎている場合には，陽性桿菌中心である．

【菌種が特定できた場合の，感染性心内膜炎の抗菌薬治療】 ☞表❷

Case 5 何らかの侵襲的処置を行う際の感染性心内膜炎予防用の抗菌薬処方例

表❸に記載されているようなハイリスク患者において抗菌薬投与を行う，または考慮する．抗菌薬の選択，量などに関しても以下に処方例を示しておく．

Rp 1 アモキシシリン（サワシリン®：経口）成人2 g，小児50 mg/kg，処置の1時間前に内服

Rp 2 点滴ならアンピシリン（ビクシリン®：注射）成人2 g，小児50 mg/kg，処置の30分以内に静注または筋注

Rp 3 セファレキシン（ケフレックス®：経口）成人2 g，小児50 mg/kg，処置の1時間前に内服．経口が困難なら，セファゾリン（セファメジン®：注射）成人1 g，小児50 mg/kg，処置の30分以内に静注または筋注

Rp 4 クリンダマイシン（ダラシン®：経口）成人600 mg，小児20 mg/kg，処置の1時間前に内服．経口が困難なら，成人600 mg，小児20 mg/kg，処置の30分以内に静注または筋注

Rp 5 アジスロマイシン（ジスロマック®：経口），またはクラリスロマイシン（クラリス®：経口）成人1 g，小児50 mg/kg，処置の1時間前に内服

注意 ペニシリンアレルギーがある場合は，上記Rp 3〜5を考慮する．

表❷ 菌種が特定できた場合の抗菌薬治療

菌　種	薬剤感受性	自然弁患者の治療	期間	人工弁患者の治療	期間
緑色レンサ球菌	ペニシリン高度感受性 MIC ≦ 0.12	ペニシリンG®1,200万～1,800万単位/dayを4時間毎に分割，またはセフトリアキソン2gを24時間毎 ゲンタマイシン1 mg/kgを8時間毎を追加した場合は治療は短期に（2週間）	4週間 2週間	ペニシリンG®2,400万単位/dayを4～6時間毎に分割，またはセフトリアキソン2gを24時間毎 ゲンタマイシン1 mg/kgを8時間毎を初めの2週間併用する	6週間
緑色レンサ球菌	ペニシリン中等度耐性 0.12＜MIC ≦ 0.5	ペニシリンG®1,800万単位/dayを4～6時間毎に分割，またはセフトリアキソン2gを24時間毎 ゲンタマイシン1 mg/kgを8時間毎に投与を初めの2週間併用する	4週間	ペニシリンG®2,400万単位/dayを4～6時間毎に分割，またはセフトリアキソン2gを24時間毎 ゲンタマイシン1 mg/kgを8時間毎も併用	6週間
緑色レンサ球菌	ペニシリン高度耐性 0.5＜MIC	ペニシリンG®1,800万～3,000万単位/dayを4～6時間毎に分割，またはアンピシリン2gを4時間毎，さらにゲンタマイシン1～1.5 mg/kgを8時間毎も併用	4～6週間		
腸球菌	βラクタマーゼ産生ペニシリン耐性・ゲンタマイシン感受性	アンピシリン・スルバクタム3gを6時間毎，さらにゲンタマイシン1～1.5 mg/kgを8時間毎	4～6週間	アンピシリン・スルバクタム 3gを6時間毎，さらにゲンタマイシン1～1.5 mg/kgを8時間毎	6週間
腸球菌	ペニシリン感受性・ゲンタマイシン感受性	ペニシリンG®1,800万～3,000万単位/dayを4時間毎に分割，またはアンピシリン2gを4時間毎，さらにゲンタマイシン1～1.5 mg/kgを8時間毎を併用	4～6週間	ペニシリンG®1,800万～3,000万単位/dayを4時間毎に分割，またはアンピシリン2gを4時間毎，さらにゲンタマイシン1～1.5 mg/kgを8時間毎併用	6週間
腸球菌	ペニシリン感受性・ゲンタマイシン耐性	アンピシリン2gを4時間毎，またはペニシリンG®1,800万～3,000万単位/dayを4時間毎に分割，さらにストレプトマイシン15 mg/kg/dayを12時間毎を静注または筋注	4～6週間	アンピシリン2gを4時間毎，またはペニシリンG®1,800万～3,000万単位/dayを4時間毎に分割，さらにストレプトマイシン15 mg/kg/dayを12時間毎に静注・筋注	6週間

9．心臓の感染症：感染性心内膜炎

表❷ つづき

菌　種	薬剤感受性	自然弁患者の治療	期間	人工弁患者の治療	期間
腸球菌	ペニシリン耐性・ゲンタマイシン感受性	バンコマイシン15 mg/kgを12時間毎，さらにゲンタマイシン1～1.5 kg/mgを8時間毎	6週間	バンコマイシン15 mg/kgを12時間毎，さらにゲンタマイシン1～1.5 kg/mgを8時間毎	6週間
	ペニシリン耐性・アミノグリコシド耐性・バンコマイシン耐性	リネゾリド600 mgを12時間毎に内服または静注	8週間以上	リネゾリド600 mgを12時間毎に内服または静注	8週間以上
ブドウ球菌	MSSA	[注1]セファゾリン2gを8時間毎±初めの3～5日間ゲンタマイシン1 mg/kgを8時間毎併用してもよい	6週間	[注2]セファゾリン2gを8時間毎±リファンピシン900 mg/dayを分3で内服，さらにゲンタマイシン1 mg/kgを8時間毎を初めの2週間加える	6週間以上
	MRSA	バンコマイシン1gを12時間毎	6週間	バンコマイシン1gを12時間毎±リファンピシン900 mg/dayを分3で内服，さらにゲンタマイシン1 mg/kgを8時間毎を初めの2週間加える	6週間以上
H.A.C.E.K.		セフトリアキソン2gを24時間毎	4週間	セフトリアキソン2gを24時間毎	4週間
		アンピシリン・スルバクタム3gを6時間毎	4～6週間	アンピシリン・スルバクタム3gを6時間毎	4～6週間
		シプロフロキサン400 mgを12時間毎	4週間	シプロフロキサン400 mgを12時間毎	4週間

注意1：黄色ブドウ球菌専用のペニシリン系薬剤：ナフシリン，オキサシリンは日本にはないので，代わりに第1世代セフェム系：セファゾリンを選択．
注意2：コアグラーゼ陰性ブドウ球菌（表皮ブドウ菌など）で，人工弁の場合MRSAと同様に，バンコマイシン＋リファンピシン±ゲンタマイシンの選択．

表❸ 心内膜炎のハイリスク心疾患患者

A. 心内膜炎のハイリスク心疾患患者リスト
①人工弁 ②感染性心内膜炎の既往歴 ③心臓移植後の弁膜症 ④先天性心疾患で以下の項目に該当する場合 　• 未治療でチアノーゼを伴うもの 　• 人工物を使用して完治させたもので，術後6ヵ月以内のもの 　• 治療をしたが，人工物を使用した修復部位かそれに近い部位に残存した欠損があるもの （先天性疾患において，上記の条件に該当する以外の場合は抗菌薬予防投与は推奨されない）
B. 心内膜炎のハイリスク心疾患患者に対する歯科領域での抗菌薬予防投与
歯肉，歯根周囲に対する処置，および口腔粘膜の穿孔などの処置をされるすべての患者に（ただし，以下の場合を除く） ①直接感染部位を通らないルーチンの麻酔注射（X線写真，乳歯の抜歯，歯科矯正器具の調整，取り付け，抜去） ②口唇あるいは口腔粘膜からの出血
C. 心内膜炎のハイリスク心疾患患者に対する呼吸器領域での抗菌薬予防投与
気管粘膜の切開，生検（例：扁桃摘出，アデノイド切除など）を行う場合に ①気管粘膜切除を伴わない気管支鏡検査に対する抗菌薬投与は推奨されない ②心内膜炎ハイリスク患者で，既存の感染フォーカス治療のための侵襲的処置（膿瘍や膿胸のドレナージなど）を行う場合は，viridance group *Strptococci* をカバーする抗菌薬選択をしておく ③ *S. aureus* による感染がわかっている，あるいは疑わしい場合には必ずカバーする（必要に応じてMRSAまでカバー）
D. 心内膜炎のハイリスク心疾患患者に対する消化管あるいは生殖器領域での抗菌薬予防投与
単に心内膜炎予防のためだけの抗菌薬投与は推奨されない（ただし，下記に示すアプローチは合理的かもしれない） ①心内膜炎ハイリスク患者で，既存の消化管・生殖器感染症がある場合，または消化管・生殖器系における侵襲的な手技に伴う創部感染や敗血症に対して抗菌薬予防投与を受けた患者に対して，腸球菌のカバーができる抗菌薬を選択する（ペニシリン，アンピシリン，ピペラシリン，バンコマイシンなど） ②心内膜炎ハイリスク患者で，腸球菌の感染または定着状態にあり，待期的膀胱鏡検査，またはその他の泌尿器領域処置を行う場合，これらの処置を行う前に腸球菌をカバーできる抗菌薬投与を行う．もし待機的でなければ，周術期に腸球菌カバーの抗菌薬を投与する
E. 心内膜炎のハイリスク心疾患患者に対する皮膚・軟部組織・筋骨格系領域での抗菌薬予防投与
心内膜炎ハイリスク患者で，既存の皮膚・軟部組織・筋骨格系の感染があり，同部位に侵襲的な処置を行う場合 　→ブドウ球菌やβ溶連菌カバーの抗菌薬を選択すること

(Wilson W et al: Circulation 116:1736-1754, 2007 より改変して引用)

10｜腹腔内感染症（1）：一般論として

● グラム染色を踏まえた起炎菌の想定（☞図❶）

　まず，おおざっぱな起炎菌のイメージをつかむこと．市中発症と院内発症とで，起炎菌が若干異なる．

　したがって，リスクに応じて，選ぶべき抗菌薬も変わってくる．詳細は，次のページ以降から説明していく．

　血液培養を忘れないように．

図❶　腹腔内感染（一般論として）

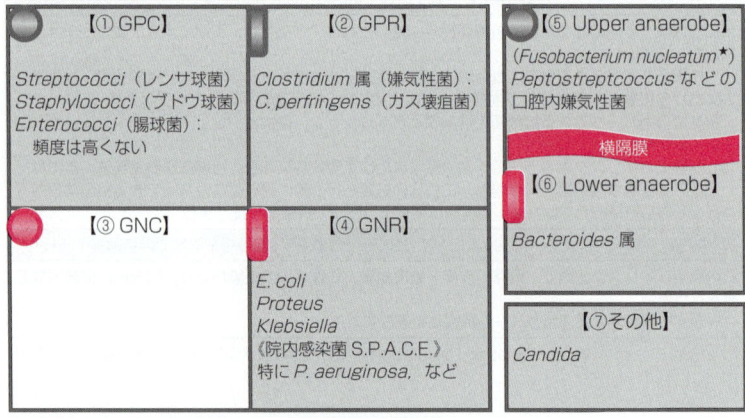

【① GPC】	【② GPR】	【⑤ Upper anaerobe】
Streptococci（レンサ球菌） *Staphylococci*（ブドウ球菌） *Enterococci*（腸球菌）： 　頻度は高くない	*Clostridium* 属（嫌気性菌）： *C. perfringens*（ガス壊疽菌）	(*Fusobacterium nucleatum*★) *Peptostreptcoccus* などの口腔内嫌気性菌
		横隔膜
		【⑥ Lower anaerobe】
【③ GNC】	【④ GNR】	*Bacteroides* 属
	E. coli *Proteus* *Klebsiella* 《院内感染菌 S.P.A.C.E.》 特に *P. aeruginosa*，など	
		【⑦その他】
		Candida

【一般論として，まず起炎菌のイメージを（詳細は各論で）】
①上部消化管穿孔由来であれば，口腔内嫌気性菌や *Candida* が関連する．
②下部消化管由来であれば各種腸内細菌や *Bacteroides* などの嫌気性菌が関連する．
③グラム陽性菌ではレンサ球菌，ブドウ球菌が関連するが，腸球菌は比較的少ない．
④入院治療歴や各種リスクがあれば，緑膿菌に代表される陰性桿菌を考慮する必要がある．
補足：横隔膜より上の嫌気性菌．★*Fusobacterium* は陰性桿菌．

11 | 腹腔内感染症（2）：腹膜透析患者の腹膜炎

● グラム染色を踏まえた起炎菌の想定（☞図❶）

★ 治療期間は 10 ～ 20 日間を目安に（腹水培養，血液培養忘れずに）！

　腎不全という易感染性（免疫低下）状態であることを頭に入れておくこと．グラム陽性球菌（特にブドウ球菌）が大半を占める．ジフテリア菌，*Candida* なども関連してくることもある．また，陰性桿菌は陽性球菌に比べれば頻度は少ないものの，緑膿菌など院内感染で問題となるものは念頭に置いておく必要がある．腹膜・透析膜での感染症であり，基本的には中等度までの感染症であれば，透析液のなかに抗菌薬を混入させて治療を行う．重症でない限り，必ずしも全身投与の必要はない．高度重症例であれば，静脈投与し治療を行う．いずれにせよ，治療にあたり必ず腹水のグラム染色と培養を行うこと（その際には，使用後透析液・数 100 mL を遠心分離にかけた濃縮液で行う）．

図❶ CAPD（腹膜透析）での腹膜炎

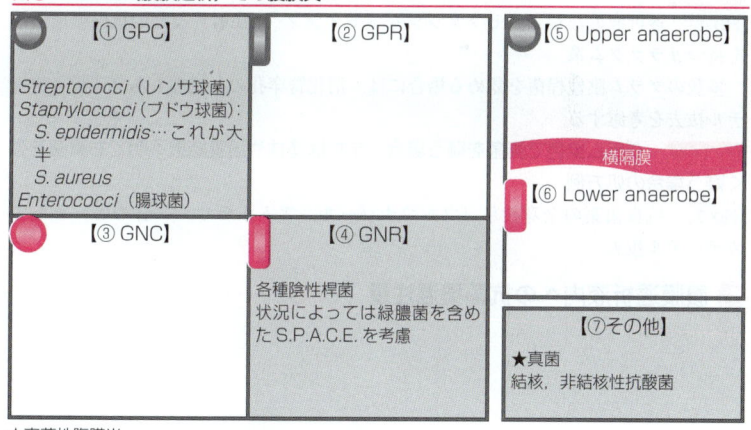

【① GPC】	【② GPR】	【⑤ Upper anaerobe】
Streptococci（レンサ球菌） *Staphylococci*（ブドウ球菌）： 　*S. epidermidis*…これが大半 　*S. aureus* *Enterococci*（腸球菌）		横隔膜 【⑥ Lower anaerobe】
【③ GNC】	【④ GNR】 各種陰性桿菌 状況によっては緑膿菌を含めた S.P.A.C.E. を考慮	【⑦その他】 ★真菌 結核，非結核性抗酸菌

★真菌性腹膜炎
①カテーテルを即時抜去し血液透析へ．
②洗浄液がクリアーになるまで腹腔内の洗浄を繰り返す．
③すぐに抗真菌薬を開始する．

● 培養結果が出る前のエンピリック治療：抗菌薬の選び方

Case 1　起炎菌が想定できない場合の処方例
Rp 1　透析液のなかに，セファゾリン（セファメジン®：注射）±アミノグリコシド系（ゲンタマイシン，トブラマイシン，またはアミカシン）
Rp 2　腸内細菌の他に MRSA も想定するのであれば，透析液のなかに Rp 1 に加えてバンコマイシン（バンコマイシン®：注射）±アミノグリコシド系（ゲンタマイシン，トブラマイシン，またはアミカシン）

　消化管穿孔からの腹膜炎を考える場合は，起炎菌の想定，抗菌薬選択，治療法は消化管穿孔による腹膜炎治療を参照のこと．また，その際には透析カテーテル抜去を考慮する．

Case 2　グラム染色で陽性球菌を認める場合の処方例
Rp 1　透析液のなかに，セファゾリン（セファメジン®：注射），または MRSA のリスクがある場合バンコマイシン（バンコマイシン®：注射）
Rp 2　もし腸球菌だとはっきりしているなら，透析液のなかにアンピシリン（ビクシリン®：注射）±ゲンタマイシン（ゲンタシン®：注射），もし耐性の強い腸球菌を想定するのであればバンコマイシン（バンコマイシン®：注射）を選択する．

　ただし，初期段階でグラム染色のみで腸球菌と断定するのは困難なこともある．はっきりしない場合はグラム陽性球菌という検鏡所見に留めて治療を開始すること．培養結果を待つ．

Case 3　グラム染色で陰性桿菌を認め，緑膿菌を考慮する場合の処方例
Rp 1　透析液のなかに，セフタジジム（モダシン®：注射）などの抗緑膿菌活性を持つβラクタム系

　多数のグラム陰性桿菌を認める場合には，消化管穿孔の可能性もあり透析カテーテル抜去を考慮する．

Case 4　グラム染色で真菌を疑う場合，または塗抹や培養結果不明でも真菌を強く疑う場合の処方例
Rp 1　抗真菌薬の全身投与（フルコナゾール，アムホテリシン B など）そしてカテーテル抜去

● 腹膜透析液内への抗菌薬混注量（☞表❶）

表❶ CAPD 関連腹膜炎の透析液混注抗菌薬の投与量

薬剤名（商品名）	間欠投与 （1日1回 透析液1回分）	持続投与 （mg/L 毎回の透析液に）	
◆アミノグリコシド系			
アミカシン（アミカシン®：静注）	2 mg/kg	LD：25	MD：12
ゲンタマイシン（ゲンタシン®：静注）	0.6 mg/kg	LD：8	MD：4
トブラマイシン（トブラシン®：静注）	0.6 mg/kg	LD：8	MD：4
◆セファロスポリン系			
セファゾリン（セファメジン®：静注）	15 mg/kg	LD：500	MD：125
セフェピム（マキシピーム®：静注）	1 g	LD：500	MD：125
セフタジジム（モダシン®：静注）	1,000〜1,500 mg	LD：500	MD：125
◆ペニシリン系			
アンピシリン（ビクシリン®：静注）	(no data)		MD：125
ベンジルペニシリン（ペニシリンG®：静注）	(no data)	LD：5万単位	MD：2.5万単位
◆キノロン系			
シプロフロキサシン（シプロキサン®：静注）	(no data)	LD：50	MD：25
◆その他			
バンコマイシン（バンコマイシン®：静注）	15〜30 mg/kgを5〜7日毎	LD：1,000	MD：25
アズトレオナム（アザクタム®：静注）	(no data)	LD：1,000	MD：250
アンピシリン・スルバクタム（ユナシンS®：静注）	2 gを12時間毎	LD：1,000	MD：100
イミペネム・シタスタチン（チエナム®：静注）	1 gを1日2回	LD：500	MD：200
アムホテリシン：抗真菌薬	(no data)	1.5	

LD：loading dose（初回投与量），MD：maintenance dose（維持投与量）．
尿量≧100 mL/day：投与量を25%増量して治療を行う．

（Piraino B et al: Perit Dial Int 25:107-131, 2005 より改変して引用）

12 | 腹腔内感染症（3）：特発性細菌性腹膜炎（SBP）

● グラム染色を踏まえた起炎菌の想定（☞図❶）
★ 治療期間は 10 〜 14 日間を目安にするが明確なものはない（腹水・血液培養忘れずに）！

特発性細菌性腹膜炎（spontaneous bacterial peritonitis：SBP）は肝硬変患者の腹水貯留が主なリスクとなるが，その原因菌としては，基本的には 1 種類である．通常は腸内細菌（約 60％），肺炎球菌（約 15％）が中心であるため，第 3 世代セファロスポリン系（緑膿菌までは通常カバーしない）で起炎菌はカバーできる．もし，腸管穿孔による二次性腹膜炎の可能性が否定できない場合には，腸内細菌に加えて横隔膜より下の嫌気性菌をしっかりカバーできる薬剤を選択する．30 〜 40％の患者では血液培養，腹水培養が陰性であることも忘れてはいけない．培養提出に関して，腹水培養は血液培養ボトルに入れて提出すること．48 時間毎に腹水培養を繰り返し提出することを推奨する報告もある．参考までに肝硬変と絡めて本疾患のリスクファクターなどを簡単に表❶に示しておく．

図❶ 特発性細菌性腹膜炎（SBP）

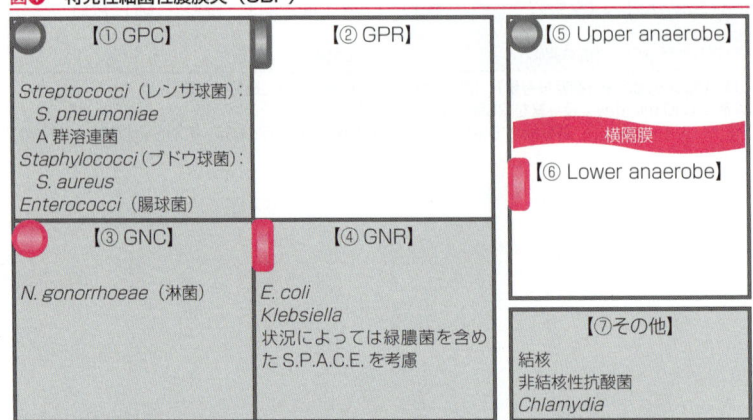

【① GPC】	【② GPR】	【⑤ Upper anaerobe】
Streptococci（レンサ球菌）： *S. pneumoniae* A 群溶連菌 *Staphylococci*（ブドウ球菌）： *S. aureus* *Enterococci*（腸球菌）		横隔膜 【⑥ Lower anaerobe】
【③ GNC】	【④ GNR】	【⑦その他】
N. gonorrhoeae（淋菌）	*E. coli* *Klebsiella* 状況によっては緑膿菌を含めた S.P.A.C.E. を考慮	結核 非結核性抗酸菌 *Chlamydia*

肝硬変，癌性腹膜炎，小児ネフローゼ患者などに多い．起炎菌は原則 1 種類で混合感染はない．
①小児：グラム陽性球菌が中心…肺炎球菌＞ A 群β溶連菌＞ *S. aureus*，グラム陰性桿菌
②成人：グラム陰性桿菌中心… *E. coli* ＞ *Klebsiella* ＞肺炎球菌＞ *S. aureus*
注意：培養陰性で，白血球増加の場合，淋菌，結核，*Chlamydia* も考慮することがある．

表❶ 特発性細菌性腹膜炎（SBP）の特徴，肝硬変との関連など

腹水中細胞数 起炎菌	・腹水中の顆粒球 ≧ 250 個 /mm³ ・ただし，グラム染色で細菌を必ずしも検出できない．また，培養でも必ずしも細菌を検出できないが，通常起炎菌は 1 種類
リスクファクター	・一般論として肝硬変患者の 19％に発症する．特に重症肝硬変の場合は 7 割に発症する ・腹水中総蛋白（AFTP）＜ 1 g/dL ・過去に SBP の既往歴あり ・既存する消化管出血
一般的な肝硬変患者の生存率 （SBP と関係なく一般論として）	・Child A：1 年生存率 100％，2 年生存率 85％ ・Child B：1 年生存率 80％，2 年生存率 60％ ・Child C：1 年生存率 45％，2 年生存率 35％
SBP の身体所見	・発熱，腹痛，腹部 rebound tenderness，意識レベルの変化など ・ただし，臨床所見に決まったものはないため，鑑別の閾値を低くして常に本疾患を疑うことが大切

🔴 培養結果が出る前のエンピリック治療：抗菌薬の選び方

Case 1 通常の SBP を想定している場合の処方例

Rp 1 セフォタキシム（クラフォラン®：注射）2 g　8 時間毎
Rp 2 セフトリアキソン（ロセフィン®：注射）1 ～ 2 g　24 時間毎
Rp 3 シプロフロキサシン（シプロキサン®：注射）400 mg　12 時間毎（グラム陽性球菌感染がはっきりしている時には控えること）

Case 2 腸管穿孔が否定できない場合の処方例

必ず嫌気性菌をカバーすること．

Rp 1 セフメタゾール（セフメタゾン®：注射）2 g　6 ～ 8 時間毎
Rp 2 アンピシリン・スルバクタム（ユナシン S®：注射）3 g　6 時間毎
Rp 3 Case 1 の抗菌薬に，クリンダマイシン*（ダラシン®：注射）600 ～ 900 mg　8 時間毎，を加えた処方でもよい

その他，緑膿菌の関与が否定できない場合はピペラシリン・タゾバクタムを選択や，ニューキノロン系＋クリンダマイシンの選択，つまり緑膿菌＋嫌気性菌カバーの抗菌薬選択などが必要になる．また，ESBL 産生菌や AmpC 産生菌のリスクが高い場合には，カルバペネム系の選択が必要となる．また，重症感が強く耐性菌が想定される場合，アミノグリコシド系の併用も考慮されることがある．

Case 3 SBP 予防の場合の処方例

肝硬変や腹水患者で上部消化管出血後の SBP を以下の処方で予防できるという報告がある．

Rp 1) ST合剤(バクタ®:経口,トリメトプリム換算で1錠剤中80 mg含有)4錠 分1 週5日内服,またはシプロフロキサシン(シプロキサン®:経口)750 mg 分1 週1回内服

※:横隔膜より下の代表的嫌気性菌 *Bacteroides* に関してはクリンダマイシン耐性の問題がある.十分な嫌気性菌カバーのためには,メトロニダゾールを用いたほうがよいかもしれない.しかしながら,日本では保険適応がないので注意が必要である.ちなみにメトロニダゾール内服なら500 mg 6時間毎,点滴なら500 mg 6時間毎,または1 g 12時間毎(ただし,日本には注射製剤はない)

13 | 腹腔内感染症（4）：虫垂炎・憩室炎

● グラム染色を踏まえた起炎菌の想定（☞図❶）

★ 治療期間は 7 ～ 10 日を目安に（腹膜炎を想定するなら血液培養忘れずに：最初の 1 時間で 3 セット，血液培養陽性なら培養結果を踏まえて 2 週間の治療）！

　虫垂炎は緊急手術の必要性が生じやすく，穿孔などによる二次性腹膜炎を生じることがある．基本的には混合感染であり腸内細菌，嫌気性菌を含めて，数種類以上の起炎菌が培養される．時に虫垂の炎症が尿路へ波及し結果的に膿尿を生じることがあるので，尿路感染症との鑑別を忘れないこと．治療としては，腸内の陰性桿菌と嫌気性菌をカバーすることが基本となる．

　採血データだけでなく，バイタルサインや，McBurney 点の圧痛・反跳痛，筋性防御，腸腰筋徴候（psoas sign），閉鎖筋徴候（obturator sign）などの身体所見もしっかりとることが大切である．この疾患は，基本的に外科疾患である．発症初期は心窩部痛（胃が痛いと言って来院）を主訴とし，時間経過と伴に右下腹部痛やその他の典型的な虫垂炎症状になることがあり，後医が名医となる（後から見た医者が診断を確定できる）ことが非常に多い．初期の非典型的な腹痛の訴えには注意が必要

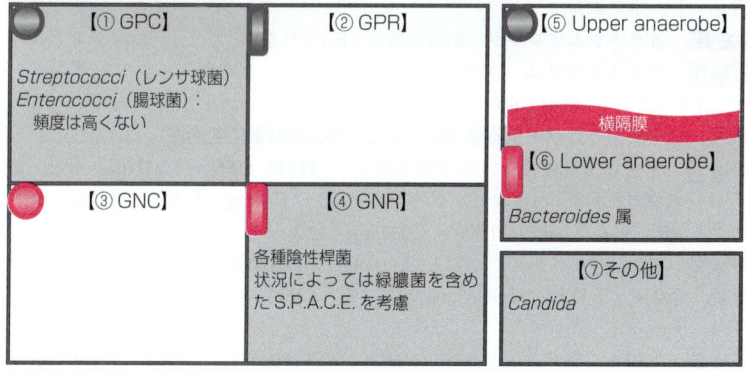

図❶　虫垂炎・憩室炎

【① GPC】 *Streptococci*（レンサ球菌） *Enterococci*（腸球菌）： 　頻度は高くない	【② GPR】	【⑤ Upper anaerobe】
		横隔膜
		【⑥ Lower anaerobe】 *Bacteroides* 属
【③ GNC】	【④ GNR】 各種陰性桿菌 状況によっては緑膿菌を含めた S.P.A.C.E. を考慮	【⑦その他】 *Candida*

①下部消化管穿孔・腹膜炎に進行した場合にも起炎菌の想定は同じである．
② *Proteus*, *E. coli*, *Klebsiella*（P.E.K.）などのグラム陰性の腸内細菌＋腸球菌・レンサ球菌に加え，*Bacteroides* などの嫌気性菌，状況によっては緑膿菌に代表される S.P.A.C.E. もカバー．

である．

　憩室炎の場合，欧米人は左側，アジア人は右側（日本人はどちらも多い）の腹部に発症しやすいと言われる．糞石による閉塞が炎症や微小穿孔を引き起こし腸管周辺で膿瘍形成や瘻孔形成などに至る．便潜血が全体の約25％で陽性と言われる．前者に対し，この疾患は基本的に内科疾患である．

● 培養結果が出る前のエンピリック治療：抗菌薬の選び方

Case 1　通常の虫垂炎，憩室炎の場合の処方例
Rp 1　セフメタゾール（セフメタゾン®：注射）2 g　6〜8時間毎
Rp 2　アンピシリン・スルバクタム（ユナシンS®：注射）3 g　6時間毎
Rp 3　セフトリアキソン（ロセフィン®：注射）1〜2 g　24時間毎＋クリンダマイシン*（ダラシン®：注射）600〜900 mg　8時間毎

Case 2　陰性桿菌に関して，緑膿菌まで想定する場合の処方例…βラクタム系は緑膿菌までカバーできるものに
Rp 1　ピペラシリン・タゾバクタム（ゾシン®：注射）4.5 g　6時間毎
Rp 2　セフタジジム（モダシン®：注射）2 g　8時間毎，またはセフェピム（マキシピーム®：注射）2 g　8時間毎，これに加えてクリンダマイシン*（ダラシン®：静注）600〜900 mg　8時間毎
Rp 3　シプロフロキサシン（シプロキサン®：注射）400 mg　12時間毎＋クリンダマイシン*（ダラシン®：注射）600〜900 mg　8時間毎
Rp 4　ESBL産生菌やAmpC産生菌を想定する場合など本当に必要な場合は，イミペネム（チエナム®：静注）500 mg　6時間毎，またはメロペネム（メロペン®：注射）1 g　8時間毎

注意　βラクタムアレルギーがある場合：Rp 5を参照
Rp 5　アズトレオナム（アザクタム®：注射）2 g　8時間毎＋クリンダマイシン*（ダラシン®：注射）600〜900 mg　8時間毎

Case 3　外来でカバーする憩室炎の場合（経口治療薬にて治療）
Rp 1　シプロフロキサン（シプロキサン®：経口）1,000〜1,500 mg　分2，またはレボフロキサシン（クラビット®：経口）500〜750 mg　分1＋メトロニダゾール*（フラジール®：経口）1,500〜2,000 mg　分3〜4
Rp 2　ST合剤（バクタ®：経口，トリメトプリム換算で1錠中に80 mg含有）2錠　分2＋メトロニダゾール*（フラジール®：経口）1,500 mg　分3〜2,000 mg　分4
Rp 3　アモキシシリン・クラブラン酸（オーグメンチン®：経口，アモキシシリン換算で1錠250 mg含有）3錠＋アモキシシリン（サワシリン®：経口）750 mg　分3

その他,ESBL産生菌やAmpC産生菌のリスクが高い場合には,カルバペネム系の選択が必要となる.

※:横隔膜より下の代表的嫌気性菌 *Bacteroides* に関してはクリンダマイシン耐性の問題がある.十分な嫌気性菌カバーのためには,メトロニダゾールを用いたほうがよいかもしれない.しかしながら,日本では保険適応がない.また注射製剤もない.

14 | 腹腔内感染症（5）：胆嚢炎・胆管炎

● グラム染色を踏まえた起炎菌の想定（☞図❶）

★ 血液培養を必ず取ること，敗血症，DIC に注意を！　必要に応じてドレナージなどの外科的処置の準備も！

胆嚢炎の約9割は，胆嚢管に胆石が嵌頓することによって起きる．したがって，単に胆嚢内に胆石があるだけでは炎症は起きない．まして，単に胆石があるだけで，抗菌薬治療の対象にはならない．また，胆嚢内圧が上昇しているだけの炎症でも必ずしも抗菌薬の治療対象とはならないこともある．急性胆嚢炎と診断した場合，治療の基本は，絶飲食，補液，鎮痛である．急性胆嚢炎は抗菌薬なしでも自然軽快する場合があるが，壊死性胆嚢炎や気腫性胆嚢炎の場合には，抗菌薬治療は絶対必要である．重篤な患者においては外科的処置が基本であり，抗菌薬治療はそれを補うものである．

胆管炎は，胆道と総胆管の炎症・感染によるものである．病態としては，総胆管

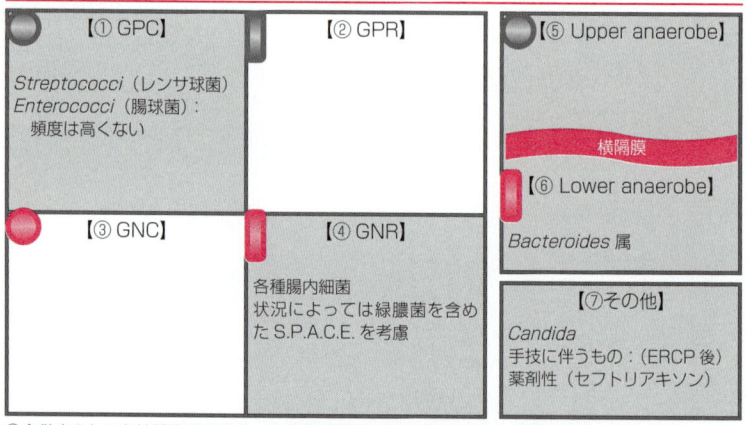

図❶　胆嚢炎・胆管炎

【① GPC】	【② GPR】	【⑤ Upper anaerobe】
Streptococci（レンサ球菌） *Enterococci*（腸球菌）： 　頻度は高くない		
		横隔膜
		【⑥ Lower anaerobe】
		Bacteroides 属
【③ GNC】	【④ GNR】	【⑦その他】
	各種腸内細菌 状況によっては緑膿菌を含めた S.P.A.C.E. を考慮	*Candida* 手技に伴うもの：（ERCP 後） 薬剤性（セフトリアキソン）

①合併症のない急性胆嚢炎の場合，抗菌薬が必要でない場合もあり，自然に軽快することがある．特に治療が必要な状況の場合（壊死性・気腫性）は，嫌気性菌＋腸内細菌などをカバーする．
②腸球菌は必ずしも起炎菌にはならない．よく検討して治療対象にする必要がある．
③胆管炎においても，胆嚢炎と抗菌薬の選択は同じである．悪性腫瘍患者の ERCP 後胆管炎は敗血症に至りやすいので注意．

の閉塞により胆道系うっ滞・壊死が起き，細菌増殖へとつながる．閉塞理由は，胆石，腫瘍，慢性膵炎，寄生虫，内視鏡的逆行性胆管膵管造影（ERCP）後合併症などがあげられ，起炎菌の想定は胆嚢炎と同じである．胆道の閉塞がある場合には，やはり外科的または経皮的な閉塞解除が必要となり，抗菌薬投与だけでは治療は成立しない．

次の点に留意すべきである．

①まずは，食事などによる胆嚢収縮に伴う痛みだけなのか，激しい炎症や感染を伴うのかしっかり鑑別すること．

②発熱，白血球増加，黄疸，右季肋部痛，長時間症状持続，Murphy徴候，超音波所見（胆嚢壁肥厚：4〜5 mm以上，腫大：長径9 cm×短径3.5 cm以上，壁の三層構造など）などを評価すること．

③絶飲食，補液，鎮痛をしっかりと．

● 急性胆嚢炎，急性胆管炎の診断基準・重症度分類（☞表❶，❷）

表❶ 急性胆嚢炎の診断基準・重症度分類

a. 診断基準

A：局所の感染徴候	Murphy sign，右季肋部痛，圧痛，筋性防御
B：全身的感染徴候	発熱，CRP上昇，白血球数増加
C：画像所見	急性胆嚢炎の特徴的画像所見あり
急性胆嚢炎疑診	Aのいずれか，ならびにBのいずれかを認める
急性胆嚢炎確診	上記疑診に加え，Cを確認したもの

ただし，急性肝炎や他の急性腹症，慢性胆嚢炎が除外できるものとする．

b. 重症度分類

重 症	急性胆嚢炎のうち，以下のいずれかを伴えば重症 ①黄疸 ②重篤な局所合併症：胆汁性腹膜炎，胆嚢周囲膿瘍，肝膿瘍 ③胆嚢捻転症，気腫性胆嚢炎，壊疽性胆嚢炎，化膿性胆嚢炎
中等度	急性胆嚢炎のうち，以下のいずれかを伴えば中等症 ①高度の炎症反応（白血球数＞14,000/mm³，またはCRP＞10 mg/dL） ②胆嚢周囲液体貯留 ③胆嚢壁の高度炎症性変か：胆嚢壁不整象，高度の胆嚢壁肥厚
軽 症	「重症」，「中等症」の基準を満たさないものを軽症とする

（急性胆道炎の診療ガイドライン作成出版委員会編集：科学的根拠に基づく急性胆管炎・急性胆嚢炎の診療ガイドライン，医学図書出版，2005より引用）

表❷　急性胆管炎の診断基準・重症度分類

a. 診断基準

A：身体所見	①発熱，②腹痛（右季肋部または上腹部），③黄疸
B：検査所見	① ALP，②γ GTP の上昇，③炎症反応（白血球数，CRP の上昇），④画像所見（胆管拡張，狭窄，結石）
急性胆管炎疑診	A のいずれか，＋ B の 2 項目を満たすもの
急性胆管炎確診	1．A のすべてを満たす　2．A のいずれか＋ B のすべてを満たす

ただし，急性肝炎や他の急性腹症が除外できるものとする．

b. 重症度分類

重　症	急性胆管炎のうち，以下のいずれかを伴えば重症 ①ショック ②菌血症 ③意識障害 ④急性腎不全
中等度	急性胆囊炎のうち，以下のいずれかを伴えば中等症 ①黄疸（Bil ＞ 2.0 mg/dL） ②低アルブミン血症（Alb ＜ 3.0 g/dL） ③腎機能障害（Cr ＞ 1.5 mg/dL，BUN ＞ 20 mg/dL） ④血小板減少（Plt ＜ 12 万/mm³） ⑤ 39℃以上の発熱
軽　症	「重症」，「中等症」の基準を満たさないものを軽症とする

肝硬変などの基礎疾患の有無で，血小板減少をきたしていることがあるので注意する．
（急性胆道炎の診療ガイドライン作成出版委員会編集：科学的根拠に基づく急性胆管炎・急性胆囊炎の診療ガイドライン，医学図書出版，2005 より引用）

● 培養結果が出る前のエンピリック治療：抗菌薬の選び方

Case 1　胆囊炎，胆管炎で抗菌薬治療が必要と判断する場合の処方例…必ず嫌気性菌もカバーすること

Rp 1　セフメタゾール（セフメタゾン®：注射）2 g　6 〜 8 時間毎

Rp 2　アンピシリン・スルバクタム（ユナシン S®：注射）3 g　6 時間毎

Rp 3　セフォタキシム（クラフォラン®：注射）2 g　8 時間毎＋クリンダマイシン※（ダラシン®：注射）600 〜 900 mg　8 時間毎

Case 2　院内感染ベースの胆囊炎・胆管炎，緑膿菌まで考慮する場合の処方例

Rp 1　ピペラシリン・タゾバクタム（ゾシン®：注射）4.5 g　6 時間毎

Rp 2　セフタジジム（モダシン®：注射）2 g　8 時間毎，またはセフェピム（マキシピーム®：注射）2 g　8 時間毎，これに加えて＋クリンダマイシン※（ダラシン®：注射）600 〜 900 mg　8 時間毎

Rp 3　セフォペラゾン・スルバクタム（スルペラゾン®：注射）2 g　12 時間毎

Rp 4 ESBL産生菌やAmpC産生菌を想定する場合，耐性菌も想定され重症で治療の失敗が許されない場合などはカルバペネム系を選択する（できるだけ温存）：イミペネム（チエナム®：注射）500 mg　6時間毎，またはメロペネム（メロペン®：注射）1 g　8時間毎

Rp 5 シプロフロキサシン（シプロキサン®：注射）400 mg　12時間毎＋クリンダマイシン※（ダラシン®：注射）600〜900 mg　8時間毎

Rp 6 アズトレオナム（アザクタム®：注射）2 g　8時間毎＋クリンダマイシン※（ダラシン®：注射）600〜900 mg　8時間毎

注意

①βラクタムアレルギーがある場合で，緑膿菌まで含めた陰性桿菌をカバーしたい時にはアズトレオナム（アザクタム®：注射）を用いることができる．

②セフトリアキソン（ロセフィン®：注射）は，胆汁増加により胆泥形成・胆石発作を誘発する可能性が報告されている．臨床的な関連性に関して不明な部分があるが，手術に至った例も報告されている．念のために，胆石患者には使わないほうが無難か．

③「胆道感染＝胆道移行性のよいもの」という公式はまだ証明されていない．移行性ばかりを最優先して不必要な広域スペクトラム（例えば緑膿菌カバーをするかどうかなど）を選択することは避けたいところである．

※：横隔膜より下の代表的嫌気性菌 *Bacteroides* に関してはクリンダマイシン耐性の問題がある．十分な嫌気性菌カバーのためには，メトロニダゾールを用いたほうがよいかもしれない．しかしながら，日本では保険適応がない．また，注射製剤もないので注意が必要．

15 | 腹腔内感染症（6）：急性膵炎

● グラム染色を踏まえた起炎菌の想定（☞図❶）

★ 血液培養を忘れずに！

　最も重症で危険な腹腔内感染症．炎症に伴う逸脱酵素のため，呼吸・循環動態が障害され，感染が加われば敗血症に至るため，集中治療室での管理が必須となる．急性アルコール性（壊死なし）や特発性膵炎の場合，抗菌薬の予防投与は無効とされる．壊死性膵炎に関しても，予防投与が支持する意見と，そうでないという意見とに分かれている．細菌感染の起炎菌がはっきりした場合には，それに合わせて抗菌薬を選ぶことになるが，ファーストチョイスに何を選ぶべきかは未だに議論が分かれている．膿瘍や偽嚢胞がある場合には，治療方針を立てるためにも穿刺吸引・培養提出する必要がある．急性膵炎の原因としては，図❶にもあるように細菌感染，結核，胆石，寄生虫，アルコール，薬剤（抗 HIV 治療薬，サイアザイド系利尿薬，

図❶　急性膵炎…最も怖い腹腔内感染症

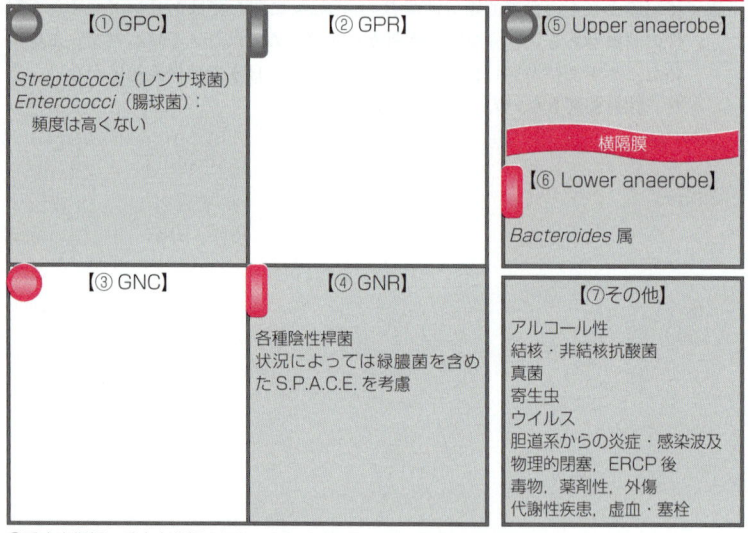

【① GPC】	【② GPR】	【⑤ Upper anaerobe】
Streptococci（レンサ球菌） *Enterococci*（腸球菌）； 　頻度は高くない		横隔膜 【⑥ Lower anaerobe】 *Bacteroides* 属
【③ GNC】	【④ GNR】 各種陰性桿菌 状況によっては緑膿菌を含めた S.P.A.C.E. を考慮	【⑦その他】 アルコール性 結核・非結核抗酸菌 真菌 寄生虫 ウイルス 胆道系からの炎症・感染波及 物理的閉塞，ERCP 後 毒物，薬剤性，外傷 代謝性疾患，虚血・塞栓

①重症度指標：重症度分類のほか，APACHE II score 8 点以上など．
②必要に応じて外科的切開，排膿，CT ガイド下ドレナージなどを加える．
③呼吸・循環などの全身管理が必須である．

ピル, など), ウイルス感染 (ムンプス, CMV, EBV, HIV, 肝炎ウイルス, など), 外傷 (事故, 手術, ERCP 後, など), 高トリグリセライド血症 (1,000 mg/dL 以上), 解剖学的異常などがトリガーと成りうる.

🔴 急性膵炎の診断基準・重症度分類（☞表❶〜❺）

診断基準や重症度判定基準は日本の基準を記載しているが, 参考までに海外の重症度判定基準を紹介しておく（ただし, 絶対的な基準ではない）.

🔴 APACH Ⅱ スコア（☞表❻）

重症患者における重症度を等級づけるためのスコアリングシステムのうちの代表的な APACHE Ⅱ スコアを掲載する.

🔴 培養結果が出る前のエンピリック治療：抗菌薬の選び方

治療の基本は, 絶食・安静, 大量輸液, 疼痛コントロール, 必要に応じて外科的処置, 呼吸・循環動態の管理である. 抗菌薬に関しては以下のような処方が妥当であるが, 絶対的な治療プロトコールはない.

Case 1 抗菌薬を開始する場合の処方例…必ず集中治療室での管理を前提とするべし！

Rp 1 イミペネム（チエナム®：注射）500 mg　6 時間毎, またはメロペネム（メロペン®：静注）1 g　8 時間毎

Rp 2 シプロフロキサシン（シプロキサン®：注射）400 mg　12 時間毎 + クリンダマイシン※（ダラシン®：注射）600〜900 mg　8 時間毎

注意 治療薬, 治療期間に関してコンセンサスが得られにくい. 一般的にはカルバペネム系の単独使用が選択される傾向にある.

※：横隔膜より下の代表的嫌気性菌 *Bacteroides* に関してはクリンダマイシン耐性の問題がある. 十分な嫌気性菌カバーのためには, メトロニダゾールを用いたほうがよいかもしれない. しかしながら, 日本では保険適応がない. 注射製剤もないので注意が必要.

表❶ 急性膵炎診断基準

1. 上腹部に急性腹痛発作と圧痛がある
2. 血中，尿中あるいは腹水中に膵酵素の上昇がある
3. 画像で膵に急性膵炎に伴う異常がある

- 上記 3 項目中 2 項目以上を満たし，他の膵疾患および急性腹症を除外したものを急性膵炎とする．ただし，慢性膵炎の急性発作は急性膵炎に含める
- 注意：膵酵素は膵特異性の高いもの（p-amylase, lipase など）を測定することが望ましい

（厚生労働省難治性膵疾患調査研究班：急性膵炎における初期診療のコンセンサス，改定第 2 版．2008 より引用）

表❷ 急性膵炎重症度判定基準 A：予後因子

- 原則として，発症後 48 時間以内に判定することとし，以下の項目を各 1 点として合計したものを予後因子の点数とする
- 予後因子が 3 点以上を重症，2 点以下を軽症とする

1. BE ≦ − 3 mEq/L，またはショック（収縮期圧 80 mmHg 以下）
2. PaO$_2$ ≦ 60 mmHg（room air），または呼吸不全（人呼吸器管理を必要とするもの）
3. BUN ≧ 40 mg/dL（または Cr ≧ 2.0 mg/dL），または乏尿（輸液後も 1 日尿量が 400 mL 以下であるもの）
4. LDH ≧基準値上限の 2 倍
5. 血小板数≦ 10 万 /mm³
6. 総 Ca ≦ 7.5 mg/dL
7. CRP ≧ 15 mg/dL
8. SIRS 診断基準における陽性項目≧ 3 個
9. 年齢≧ 70 歳

SIRS の診断基準項目：
①体温＞ 38℃あるいは＜ 36℃
②心拍数＞ 90 回 / 分
③呼吸数＞ 20 回 / 分あるいは PaCO$_2$ ＜ 32 Torr
④白血球数＞ 12,000/mm³ か＜ 4,000 mm³ または＞ 10％幼若球出現

（厚生労働省難治性膵疾患調査研究班：急性膵炎における初期診療のコンセンサス，改定第 2 版．2008 より引用）

表❸ 急性膵炎重症度判定基準 B：造影 CT Grade

- 原則として，発症後 48 時間以内に判定する
- 炎症の膵外進展度と，膵の造影不良のスコアが，合計 1 点以下を Grade 1，2 点を Grade 2，3 点を Grade 3 とする
- 造影 CT：Grade 2 以上を重症，Grade 1 以下を軽症とする
1. 炎症の膵外進展度
   (1) 前腎傍腔：0 点
   (2) 結腸間膜根部：1 点
   (3) 腎下極以遠：2 点
2. 膵の造影不良域：膵を便宜的に膵頭部，膵体部，膵尾部の 3 つの区域に分け，
   (1) 各区域に限局している場合，あるいは膵周囲のみの場合：0 点
   (2) 2 つの区域にかかる場合：1 点
   (3) 2 つの区域全体を占める，あるいはそれ以上の場合：2 点
- 造影 CT による CT　Grade 分類

膵造影不良域		炎症の膵外進展度		
		前腎傍腔	結腸間膜根部	腎下極以遠
膵造影不良域	＜1/3	Grade 1	Grade 1	Grade 2
	1/3〜1/2	Grade 1	Grade 2	Grade 3
	1/2＜	Grade 2	Grade 3	Grade 3

①浮腫性膵炎は造影不良域＜1/3 とする
②原則として発症後 48 時間以内に判定する
③造影 CT Grade ≧ 2 であれば，スコアにかかわらず重症とする

(厚生労働省難治性膵疾患調査研究班：急性膵炎における初期診療のコンセンサス，改定第 2 版，2008 より引用)

表❹ 急性膵炎重症度判定

- 重症急性膵炎：予後因子 3 点以上，または造影 CT…Grade 2 以上
- 軽症急性膵炎：予後因子 2 点以下，および造影 CT…Grade 1 以下
  (軽症でも 48 時間以内に重症化する場合がある)

(厚生労働省難治性膵疾患調査研究班：急性膵炎における初期診療のコンセンサス，改定第 2 版，2008 より引用)

表❺ Ranson's critereia（急性膵炎の重症度判定）

診断時点での評価項目	48 時間後の評価項目	合計点の評価（死亡率）
・年齢＞55 歳 ・白血球数＞16,000/μL ・血糖値＞200 mg/dL ・LDH＞350 IU/L ・AST＞250 IU/L	・Hct 低下率＞10% ・BUN 上昇＞5 mg/dL ・PaO_2＜60 mmHg ・Ca＜8 mg/dL ・base deficit＞4 mEq/L ・膵体液貯留＞6 L	0〜2 点：死亡率 3%未満 3〜5 点：死亡率 11〜15% 6 点以上：死亡率 40%以上

その他の予後不良因子としては，低栄養・低アルブミン，肥満，APACHE II スコア＞8 点，CT で壊死範囲 30%以上などもある．

表❻ APACHE II スコア（以下の評価項目 A・B・C の合計点を算出）

A. Total Acute Physiology Score（APS）〔12 の生理学的パラメータの点数合計〕

生理学的パラメータ	上方異常				0	下方異常			
	+4	+3	+2	+1	0	+1	+2	+3	+4
直腸温（℃） （腋窩温＋1℃）	≧41	40.9〜39		38.9〜38.5	38.4〜36	35.9〜34	33.9〜32	31.9〜30	<30
平均動脈血圧（mmHg） （拡張期血圧＋1/3×脈圧）	≧160	159〜130	129〜110		109〜70		69〜50		≦49
心拍数（/min）	≧180	179〜140	139〜110		109〜70		69〜55	54〜40	≦39
呼吸数（/min）	≧50	49〜35		34〜25	24〜12	11〜10	9〜6	≦5	
動脈血酸素化 a. $FiO_2 \geq 0.5$ で 　$A-aDO_2$ # b. $FiO_2 < 0.5$ で 　PaO_2（mmHg）	≧500	499〜350	349〜200		≦199 >70		70〜61		<55 60〜55
動脈血 pH	≧7.7	7.69〜7.6		7.59〜7.5	749〜7.33		7.32〜7.25	7.24〜7.15	<7.15
血清 HCO_3 濃度 （Venous-mmol/L） （動脈血ガス分析未施行時）	≧52	51.9〜41.0	—	40.9〜32.0	31.9〜22.0	—	21.9〜18.0	17.9〜15.0	<15.0
血清 Na 濃度（mEq/L）	≧180	179〜160	159〜155	154〜150	149〜130		129〜120	119〜111	≦110
血清 K 濃度（mEq/L）	≧7	6.9〜6.0		5.9〜5.5	5.4〜3.5	3.4〜3.0	2.9〜2.5		<2.5
血清クレアチニン（mg/dL） （急性腎不全では点数は2倍）	≧3.5	3.4〜2.0	1.9〜1.5		1.4〜0.6	<0.6			
Hct（%）	≧60		59.9〜50		49.9〜46	45.9〜30		29.9〜20	<20
WBC（×10^3/mm^3）	≧40		39.9〜20		19.9〜15	14.9〜3.0		2.9〜1.0	<1
Glasgow Coma Scale（GCS）* Score＝15－GCS									

\# ：通常は $FiO_2=1.0$ の場合の $PaCO_2$ と PaO_2 を求めて右の計算式で求める：$A\text{-}aDO_2 = 713 - PaCO_2 - PaO_2$.
$FiO_2 < 1.0$ の場合は右の簡略式を用いると便利である：$A\text{-}aDO_2 = \{FiO_2 \times 713 - (PaCO_2/0.8)\} - PaO_2$.
＊：次項の Glasgow Coma Scale より算出する．

B. 年齢ポイント

年齢（歳）	≦ 44	45〜54	55〜64	65〜74	≧ 75
ポイント	0	2	3	5	6

C. 慢性併存病態ポイント

重篤な臓器不全（肝・循環器・呼吸器・腎）あるいは免疫能低下があるときは
a. 非手術あるいは救急手術患者：5 ポイント
b. 予定手術患者：2 ポイント

● Glasgow Coma Scale ＝ a ＋ b ＋ c

Point	1	2	3	4	5	6
a. 開眼	開眼しない	痛み刺激で開眼	呼びかけで開眼	自発的に開眼		
b. 発語	発語なし	理解不能な発語（言葉にならない音）	不適当な言葉（言語混乱）	錯乱状態（会話混乱）	見当識あり（正常応答）	
c. 運動機能	反応なし	四肢伸展反応	異常な屈曲運動	痛み刺激からの逃避運動	痛み刺激の部位に手足を動かす	指示に従う

挿管および処置による鎮静によってスコアーの判定がむずかしい場合は，その要因がない場合を想定しスコアーを判定する．

16 | 腹腔内感染症（7）：二次性腹膜炎（市中, 院内）

● グラム染色を踏まえた起炎菌の想定（☞図❶）

もともとの炎症フォーカス由来の起炎菌を想定すればよい（各種腹腔内疾患も参照のこと）．

基本ルールとしては，腸内細菌と嫌気性菌をカバーすることになる．緑膿菌までエンピリック治療の対象にするかどうかは，患者のリスクファクターを考慮して決定する．院内発症なのか，市中発症なにかも踏まえて，ある程度起炎菌をイメージしながら，それをカバーするための初期対応を行う．もちろん，培養結果がわかり次第それに合わせて de-escalation を．治療のポイントを以下に簡単に列挙してあるが，詳細は次項以降を参照のこと．

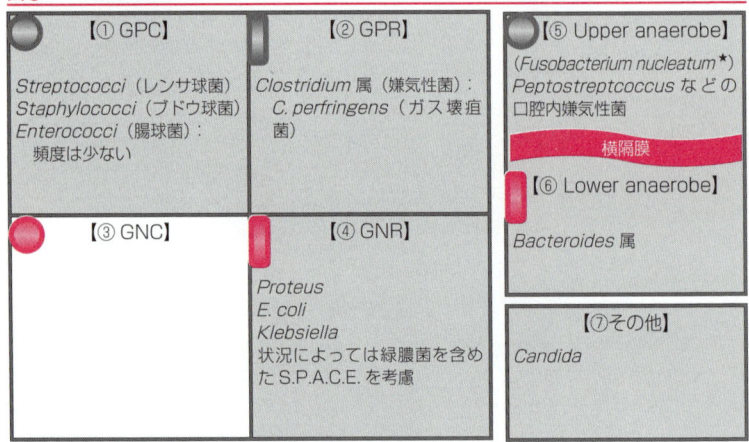

図❶ 二次性腹膜炎

【① GPC】	【② GPR】	【⑤ Upper anaerobe】
Streptococci（レンサ球菌） Staphylococci（ブドウ球菌） Enterococci（腸球菌）： 　頻度は少ない	Clostridium 属（嫌気性菌）： C. perfringens（ガス壊疽菌）	(Fusobacterium nucleatum★) Peptostreptcoccus などの口腔内嫌気性菌
		横隔膜
		【⑥ Lower anaerobe】
【③ GNC】	【④ GNR】	Bacteroides 属
	Proteus E. coli Klebsiella 状況によっては緑膿菌を含めた S.P.A.C.E. を考慮	【⑦その他】 Candida

【一般論として，まず起炎菌のイメージを（詳細は各論で）】
①上部消化管穿孔由来であれば，口腔内嫌気性菌や Candida が関連する．
②下部消化管由来であれば各種腸内細菌（P.E.K.）や Bacteroides などの嫌気性菌が関連する．
③グラム陽性菌ではレンサ球菌，ブドウ球菌が関連するが，腸球菌は比較的少ない．
④入院治療歴や各種リスクがあれば，緑膿菌に代表される陰性桿菌群（S.P.A.C.E.）を考慮する必要がある．
注意：横隔膜より上の嫌気性菌．★Fusobacterium は陰性桿菌．

①抗菌薬投与の前に絶対に血液培養3セット（時間をずらして1時間に3セット）！　その後で抗菌薬投与を開始．

②βラクタム系使用に際しては，各種リスク，患者背景を踏まえて，必要に応じて緑膿菌を含めたS.P.A.C.E.をカバー．

③嫌気性菌カバーするための抗菌薬を必ず加える（クリンダマイシン，メトロニダゾール）．

④βラクタマーゼ阻害薬入りの合剤，カルバペネム系などを用いた場合には，1剤で嫌気性菌までカバーできている．

⑤重症感が強い場合や耐性菌が想定されればアミノグリコシド系併用を考慮することもある．ただし，最近の流れとしては以前とは異なりアミノグリコシド系の併用による予後改善のデータがないことから，併用は基本的にはあまり行われなくなっている．併用が必要な特殊な状況などは必ず感染症専門医にコンサルトするべきである．

⑥キノロン系も腹腔内感染症に有用である．

⑦治療期間は7日前後を目安に（血液培養忘れずに：腹膜炎なら時間をずらして1時間に3セット！　ただし，血液培養が陽性なら基本的に2週間治療となる）．

⑧市中での虫垂炎，胆嚢炎，憩室炎などからの腹膜炎が大半を占める．最近までの入院治療歴のある患者や介護施設入居中の患者の場合には，院内発症の感染症として扱うほうが無難である．

● 培養結果が出る前のエンピリック治療：抗菌薬の選び方

Case 1　抗菌薬治療歴がない腹膜炎として考える場合の処方例…腸内細菌，および嫌気性菌をカバーする

Rp 1　セフメタゾール（セフメタゾン®：注射）2 g　6～8時間毎
Rp 2　アンピシリン・スルバクタム（ユナシンS®：注射）3 g　6時間毎
Rp 3　セフォタキシム（クラフォラン®：注射）2 g　8時間毎，またはセフトリアキソン（ロセフィン®：注射）1～2 g　24時間毎＋クリンダマイシン®（ダラシン®：注射）600～900 mg　8時間毎

Case 2　重症で後がない，または抗菌薬治療歴から緑膿菌，各種耐性菌リスクがある，または院内発症で各種耐性菌が予想される場合の処方例…緑膿菌と嫌気性菌をカバーする

Rp 1　ピペラシリン・タゾバクタム（ゾシン®：注射）4.5 g　6時間毎
Rp 2　イミペネム（チエナム®：注射）500 mg　6時間毎，またはメロペネム（メロペン®：注射）1 g　6～12時間毎
Rp 3　セフタジジム（モダシン®：注射）2 g　8時間毎，またはセフェピム（マキシピーム®：注射）2 g　8時間毎＋クリンダマイシン®（ダラシン®：注射）600

〜 900 mg　8 時間毎

Rp 4　シプロフロキサシン（シプロキサン®：注射）400 mg　12 時間毎＋クリンダマイシン※（ダラシン®：注射）600 〜 900 mg　8 時間毎

Rp 5　アズトレオナム（アザクタム®：注射）1 〜 2 g　6 〜 12 時間毎＋クリンダマイシン※（ダラシン®：注射）600 〜 900 mg　8 時間毎

Rp 6　セフォペラゾン・スルバクタム（スルペラゾン®：注射）2 g　12 時間毎

注意

①重症感が強い場合や耐性菌が想定される場合，βラクタム系に併用してさらにアミノグリコシド系の併用を考慮することもある：ゲンタマイシン（ゲンタシン®：注射）5 mg/kg　24 時間毎，など（ただし，特殊な状況を除き，最近の流れとしてあまりアミノグリコシドは併用されない）．

②βラクタムアレルギーがある場合には，アズトレオナムなどの選択を考慮する．

③陰性桿菌が ESBL 産生菌や AmpC 産生菌の可能性が非常に高い時にはカルバペネム系の第一選択を考慮する．

④ MRSA のリスクが高い場合には，バンコマイシン（バンコマイシン®：注射）15 mg/kg　12 時間毎を追加．

⑤緑膿菌がはっきりしている場合，アミノグリコシド系はトブラマイシンを選択し，5 mg/kg　24 時間毎を追加することもある（ただし，特殊な状況を除き，最近の流れとしてあまりアミノグリコシドは併用されない）．

⑥腸球菌がはっきりしている場合は，セファロスポリン系は選択してはいけない（無効）．

Case 3　腸球菌が確定した場合の処方例…セフェム系は絶対に使ってはイケない！　さらに嫌気性菌はカバーし続ける

Rp 1　アンピシリン（ビクシリン®：注射）1 〜 2 g　4 〜 6 時間毎±ゲンタマイシン（ゲンタシン®：注射）5 mg/kg　24 時間毎＋クリンダマイシン※（ダラシン®：注射）600 〜 900 mg　8 時間毎

Rp 2　アンピシリン・スルバクタム（ユナシンS®：注射）3 g　6 時間毎±ゲンタマイシン（ゲンタシン®：注射）5 mg/kg　24 時間毎

Rp 3　βラクタム系が使えない場合には，バンコマイシン（バンコマイシン®：注射）1 g　12 時間毎±ゲンタマイシン（ゲンタシン®：注射）5 mg/kg　24 時間毎＋クリンダマイシン※（ダラシン®：注射）600 〜 900 mg　8 時間毎

Case 4　*Candida* 感染を積極的に疑う場合の処方例

Rp 1　フルコナゾール（ジフルカン®：注射）300 〜 400 mg/day　分 1 〜 2 で 2 週間，アムホテリシン B（ファンギゾン®：注射）0.5 g/kg/day　2 週間程度など．早期に対応することが救命的である（真菌に関する詳細は成書に譲る）．

※：横隔膜より下の代表的嫌気性菌 *Bacteroides* に関してはクリンダマイシン耐性の問題がある．十分な嫌気性菌カバーのためには，メトロニダゾールを用

いたほうがよいかもしれない．しかしながら，日本では保険適応がないので注意が必要．ちなみに，メトロニダゾール内服なら500 mg　6時間毎，点滴なら(日本には注射製剤はない)500 mg　6時間毎，または1 g　12時間毎．

17 | 腹腔内感染症（8）：腹腔内膿瘍

● グラム染色を踏まえた起炎菌の想定（☞図❶）

★ 治療期間は，ドレナージ後に 7 〜 10 日間を目安に．膿瘍の培養と同時に，血液培養も忘れずに！

　基本はドレナージ．ドレナージされない腹腔内膿瘍が悪化した場合，死亡率は 45 〜 100% と言われる．不明熱の原因としても重要な病態である．

　ドレナージ終了後さらに 7 〜 10 日間の抗菌薬投与を行い，感染フォーカスの炎症所見が治まるまで治療することが多い．もともとの炎症フォーカス，腹膜炎を想定すればよい（各種腹腔内疾患参照）．基本ルールとしては，腸内細菌と嫌気性菌をカバーすることになる．緑膿菌までエンピリック治療の対象にするかどうかは，患者のリスクファクターを考慮して決定する．培養は嫌気性菌も含めた培養方法を選択すること．

図❶ 腹腔内膿瘍…不明熱の最多原因の一つ

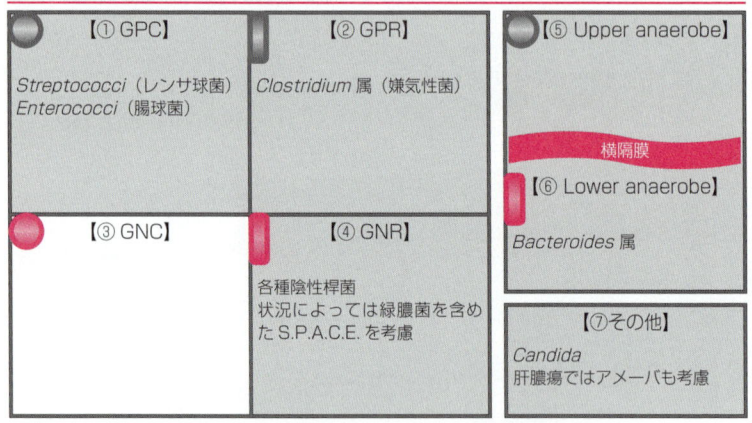

【① GPC】	【② GPR】	【⑤ Upper anaerobe】
Streptococci（レンサ球菌） Enterococci（腸球菌）	Clostridium 属（嫌気性菌）	横隔膜
		【⑥ Lower anaerobe】 Bacteroides 属
【③ GNC】	【④ GNR】 各種陰性桿菌 状況によっては緑膿菌を含めた S.P.A.C.E. を考慮	【⑦その他】 Candida 肝膿瘍ではアメーバも考慮

①腹膜炎と起炎菌の考え方は同じ．治療はまずドレナージ！　加えて抗菌薬．
②原因：外科手術後，腸管虚血病変，炎症性腸疾患，腸穿孔，既存の腹腔内臓器感染症からの波及（胆嚢炎，膵炎，憩室炎など）．

● 培養結果が出る前のエンピリック治療：抗菌薬の選び方

①βラクタム系（各種リスク，患者背景を踏まえて，必要に応じて緑膿菌カバーを）をまず基本選択とする．

②嫌気性菌カバーするための抗菌薬を必ず加える（クリンダマイシン，メトロニダゾール）．

③βラクタマーゼ阻害薬入り合剤，カルバペネム系などを用いた場合には，1剤で嫌気性菌までカバーできている．

④重症感が強い場合や耐性菌が想定される場合にアミノグリコシド系を追加されることもある（ただし，特殊な状況を除き，最近の流れとしてあまりアミノグリコシドは併用されない）．

⑤キノロン系も腹腔内感染症に有用である．

18 | 腹腔内感染症（9）：骨盤内炎症性疾患（PID）

● グラム染色を踏まえた起炎菌の想定（☞図❶）

★ 治療期間は2週間を目安に．性感染症（sexually transmitted disease：STD）が1つ見つかれば，HIV，梅毒，B型肝炎など他のSTDも必ず検索を！

骨盤内炎症性疾患（pelvic inflammatory disease：PID）は，子宮内膜，卵管，付属器，腹腔内が連続する下位側の子宮頸部や外陰部から侵入した微生物によって感染・炎症を起こすものである．10～20代の性的活動の盛んな女性に多い．また，性的既往以外にも手術歴（子宮内膜除去術，人工妊娠中絶）もリスクファクターとなる．治療対象となる微生物は，*Chlamydia*，淋菌，腸内細菌，腹腔内嫌気性菌である．したがって，腸内細菌と嫌気性菌をカバーする抗菌薬とそれ以外の微生物（非定型）カバーを得意とする抗菌薬との併用が基本となる．*Chlamydia*や淋菌を除けば，基本的には腹腔内感染のパターンと同じである．淋菌のグラム染色と培養，*Chlamydia*のPCR検査など忘れずに．

図❶ 骨盤内炎症性疾患（PID）

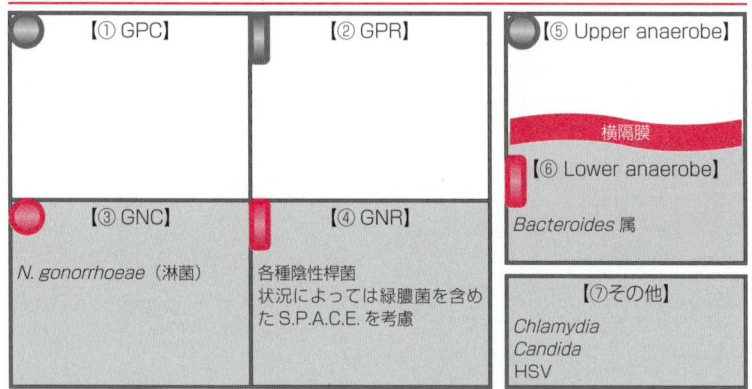

【① GPC】	【② GPR】	【⑤ Upper anaerobe】
		横隔膜
		【⑥ Lower anaerobe】
【③ GNC】	【④ GNR】	*Bacteroides* 属
N. gonorrhoeae（淋菌）	各種陰性桿菌 状況によっては緑膿菌を含めたS.P.A.C.E.を考慮	【⑦その他】 *Chlamydia* *Candida* HSV

①子宮頸部，外陰部を汚染した菌による子宮内膜，卵管，付属器，腹腔内感染症．
②基本的には，グラム陰性桿菌および *Bacteroides* に代表される嫌気性菌感染である：複数菌感染．
③淋菌，*Chlamydia* といった性感染がきっかけでも，グラム陰性桿菌，嫌気性菌二次感染を起こす．

バイタルサインなどが安定（体温＜38℃，白血球数＜1,1000/mm³，腸蠕動良好で経口摂取可能なら腹膜炎の可能性が最小と言われるが，これだけですべてが把握できるわけではない．）している場合には外来治療も可能となりうる．ただし，妊婦のPID，免疫低下患者のPID，骨盤膿瘍を疑う場合，診断がつかない場合，思春期のPID，状態が悪く経口摂取不可能な場合などには入院治療を行う．必ず血液培養も含めて，各種培養検査を忘れないように．

● 培養結果が出る前のエンピリック治療：抗菌薬の選び方

Case 1　PIDを疑う場合の処方例

Rp 1　セフメタゾール（セフメタゾン®：注射）2g　6～8時間毎＋ドキシサイクリン（ビブラマイシン®：経口）200 mg　分2．もし経口がむずかしい場合にはドキシサイクリンの代わりに，ミノサイクリン（ミノマイシン®：注射）100 mg　12時間毎

Rp 2　クリンダマイシン※（ダラシン®：注射）600～900 mg　8時間毎＋ゲンタマイシン（ゲンタシン®：注射）初回2 mg/kg，その後1.5 mg/kg　8時間毎，または4.5 mg/kg　24時間毎．さらにドキシサイクリン（ビブラマイシン®：経口）200 mg　分2　14日間．もし，経口がむずかしい場合にはドキシサイクリンの代わりに，ミノサイクリン（ミノマイシン®：注射）100 mg　12時間毎

Rp 3　アンピシリン・スルバクタム（ユナシンS®：注射）3g　6時間毎＋ドキシサイクリン（ビブラマイシン®：経口）200 mg　分2．もし経口がむずかしい場合にはドキシサイクリンの代わりに，ミノサイクリン（ミノマイシン®：注射）100 mg　12時間毎

外来通院可能であれば，以下のRp 4～6などを参考に．

Rp 4　セフトリアキソン（ロセフィン®：注射）250 mg　筋注（0.5%リドカイン2～3 mLに溶かして），または静注1回＋ドキシサイクリン（ビブラマイシン®：経口）200 mg　分2　14日間±メトロニダゾール（フラジール®：経口）1,000 mg　分2　14日間

Rp 5　セフトリアキソン（ロセフィン®：注射）250 mg　筋注（0.5%リドカイン2～3 mLに溶かして），または静注1回＋アジスロマイシン（ジスロマック®：経口）1g　分1で1回内服．さらに，メトロニダゾール（フラジール®：経口）1,000 mg　分2　14日間

Rp 6　オフロキサシン（タリビット®：経口）800 mg　分2　14日間，またはレボフロキサシン（クラビット®：経口）500 mg　分1　14日間．これに加えて，クリンダマイシン※（ダラシンカプセル®：経口）1,350～1,800 mg　分3～4　14日間，またはメトロニダゾール（フラジール®：経口）1,000 mg　分2　14日間

注意
① 耐性菌増加のため,ニューキノロン系の使用時には注意が必要.
② 必ずセックスパートナーも診察し治療を行うこと.また,治療期間中は性行為を中止するべきである.
③ 子宮内器具は取り除くべきである.
④ 外来でフォローする場合は,72時間以内に治療に反応しているかどうかの確認が必要である.

※:横隔膜より下の代表的嫌気性菌 *Bacteroides* に関してはクリンダマイシン耐性の問題がある.十分な嫌気性菌カバーのためには,メトロニダゾールを用いたほうがよいかもしれない.しかしながら,日本では保険適応がない.注射製剤もないので注意が必要.

19 | 腹腔内感染症（10）：肝・脾膿瘍

グラム染色を踏まえた起炎菌の想定（☞図❶）

★ 細菌性肝膿瘍の抗菌薬治療は4～6週間，脾膿瘍は2週間を目安に．ともに血液培養を忘れずに！

患者にリスクファクターがある場合肝膿瘍に罹患することが多く，糖尿病，肝硬変，心肺疾患，悪性腫瘍などがあげられる．感染の種類は大きく，アメーバ性と，細菌性に分類される．患者の半数以上に疼痛を伴う肝腫大があり，ALP上昇，トランスアミナーゼ軽度上昇，白血球上昇などを認めるが，広範囲に膿瘍が広がるか

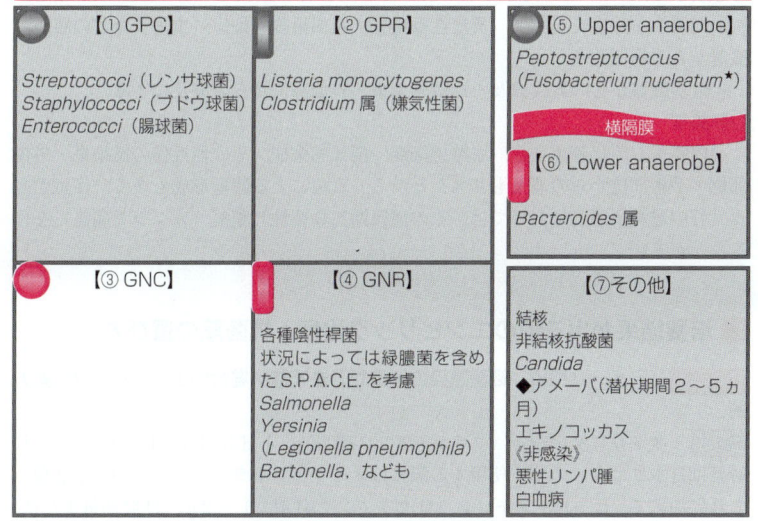

図❶ 肝・脾膿瘍

【① GPC】	【② GPR】	【⑤ Upper anaerobe】
Streptococci（レンサ球菌） Staphylococci（ブドウ球菌） Enterococci（腸球菌）	Listeria monocytogenes Clostridium 属（嫌気性菌）	Peptostreptcoccus (Fusobacterium nucleatum★) 横隔膜 【⑥ Lower anaerobe】 Bacteroides 属
【③ GNC】	【④ GNR】	【⑦その他】
	各種陰性桿菌 状況によっては緑膿菌を含めたS.P.A.C.E.を考慮 Salmonella Yersinia (Legionella pneumophila) Bartonella，なども	結核 非結核抗酸菌 Candida ◆アメーバ（潜伏期間2～5ヵ月） エキノコッカス 《非感染》 悪性リンパ腫 白血病

注意：横隔膜より上の嫌気性菌．★Fusobacterium は陰性桿菌．
①肝膿瘍は，（1）胆管系，（2）菌血症から飛んできたもの，（3）消化管から門脈経由で血行性感染，（4）近傍感染巣あるいは外傷からの直接波及，の4つが主なルートである．
②肝膿瘍は，細菌性とアメーバ性とに分けて考えてみる．
◆肝右葉，単一膿嚢胞・膿瘍，海外渡航，同性愛者…赤痢アメーバの可能性を示唆する．
③脾膿瘍：基本的には肝膿瘍と同様．グラム陽性球菌が多い．その他 Salmonella，大腸菌など免疫不全者の場合は各種真菌，結核，Rhodococcus equi も考慮．

もともと上行性の胆管炎が原因となっていない限り黄疸はみられない．血液培養は約50%で陽性となるので，必ず治療開始前に培養をとること．抗菌薬治療と，必要に応じてドレナージが基本となる．脾膿瘍に関しても，同様に免疫低下状態は大きなリスクファクターとなる．

◎アメーバ性肝膿瘍

流行地域で暴露され，帰国後3ヵ月前後で発症する．ステロイド使用，渡航歴，同性愛者に注意．腸管・門脈経由で感染が成立する．

アメーバ性大腸炎の数～10%ほどに合併する．細菌性との鑑別は困難である．下痢があっても発熱を認めないこともある．肝膿瘍の場合，7～10日ほどでほぼ100%に近い割合でアメーバ抗体陽性となる．

◎細菌性肝膿瘍

大腸菌，*Klebsiella*，嫌気性菌，黄色ブドウ球菌，レンサ球菌などが多い．

①胆管系：一番多い．結石による閉塞機転に由来するものが多く，嫌気性菌の関与は少ない．

②肝動脈系：肺炎やその他の疾患からの菌血症・敗血症は，肝動脈経由で肝膿瘍を形成する．

③門脈系：憩室炎，膵炎，炎症性腸疾患，腹部術後感染症，虫垂炎などの腹腔内臓器からの細菌波及．

④近傍臓器からの直接波及：近隣感染巣・外傷部位からの波及による．

◎脾膿瘍

心内膜炎，消化管感染症，尿路感染症，創部感染症，その他近傍の感染巣・外傷部位・手術部位からの波及もリスクとなる．真菌による膿瘍形成も多く，注意が必要．好中球減少患者においては，その回復期に真菌性の膿瘍（カンジダ膿瘍）を作ることが多い．

● 培養結果が出る前のエンピリック治療：抗菌薬の選び方

Case 1 アメーバ感染，細菌感染の確定ができてない場合のエンピリックな処方例

Rp 1 メトロニダゾール（フラジール®）750 mg　1日3回,注射または経口（注射薬は日本にはないので，使用する際にはオーファンドラッグとして申請が必要）．これに加えて，セフトリアキソン（ロセフィン®：注射）1～2 g　24時間毎または，アンピシリン・スルバクタム（ユナシンS®：注射）3 g　6時間毎

緑膿菌も含めて，陰性桿菌を広くカバーする必要があるなら，以下のRp 2～5＋メトロニダゾールでもよい．

Rp 2 シプロフロキサシン（シプロキサン®：注射）400 mg　12時間毎＋メトロニダゾール

Rp 3 セフォペラゾン・スルバクタム（スルペラゾン®：注射）2 g　12時間毎＋メトロニダゾール

Rp 4 イミペネム（チエナム®：注射）500 mg　6時間毎，またはメロペネム（メロペン®：注射）1 g　8時間毎（ただし，カルバペネム系はESBL産生菌やAmpC産生菌などが想定されない場合や本当に必要な状況以外ではできるだけ温存すること）＋メトロニダゾール

Rp 5 ピペラシリン・タゾバクタム（ゾシン®：注射）4.5 g　6時間毎＋メトロニダゾール

Case 2 アメーバ感染の場合の処方例…アメーバ赤痢の項を参照のこと

Rp 1 メトロニダゾール（フラジール®）750 mg　1日3回，10日間　注射または経口（注射薬は日本にはないので，使用する際にはオーファンドラッグとして申請する必要がある）

注意

①アメーバによる侵襲性直腸大腸炎があれば，メトロニダゾール（フラジール®）750 mg　1日3回　10日の治療を行うが，肝膿瘍の治療で同時にカバーできている．

②アメーバ性病変のドレナージは，出血，アメーバ性腹膜炎，二次性菌血症のリスクがあるとされる．極端に大きな膿瘍の場合には破裂を回避するためにドレナージが必要になることがある（破裂した場合の致死率：約1～3割）．

③アメーバ症に対して，すべての患者に血清学的検査を行うべきである．

(1) アメーバ陰性：外科的ドレナージ，または経皮的吸引，抗菌薬治療を．消化管，または胆道系基礎疾患も検索．

(2) アメーバ陽性：外科的処置なし．メトロニダゾール治療開始．

Case 3 細菌性肝膿瘍の場合の処方例…嫌気性菌もカバーしておくこと

ドレナージが行えれば理想的ではあるが，必ずしもドレナージが必要ではないこともある．ドレナージを行う場合には，7日間のドレナージ期間を目安にする．注射薬による抗菌薬投与2～3週間さらに経口抗菌薬投与2～3週間行い，合計4～6週間の抗菌薬治療期間を設定する．経皮的ドレナージで約2週間経っても発熱などが持続して効果が乏しい場合は，外科的ドレナージを考慮する．また，膿瘍が隔壁によって複数のパートに分かれている場合や，粘稠度の高い膿瘍の場合も経皮的ドレナージでは限界がある．

Rp 1 アンピシリン・スルバクタム（ユナシンS®：注射）3 g　6時間毎

Rp 2 セフトリアキソン（ロセフィン®：注射）1～2 g　24時間毎＋クリンダマイシン※（ダラシン®：注射）600～900 mg　8時間毎

Case 4 細菌性肝膿瘍に関して，緑膿菌まで意識する場合の処方例…上記Case 3のβラクタム系薬剤を緑膿菌までカバーできるものに変更

Rp 1 ピペラシリン・タゾバクタム（ゾシン®：注射）4.5 g　6時間毎

Rp 2 セフタジジム（モダシン®：注射）2 g　8時間毎，またはセフェピム（マ

キシビーム®：注射）2 g　8時間毎＋クリンダマイシン※（ダラシン®：静注）600〜900 mg　8時間毎

Rp 3　シプロフロキサシン（シプロキサン®：注射）400 mg　12時間毎＋クリンダマイシン※（ダラシン®：注射）600〜900 mg　8時間毎

Rp 4　セフォペラゾン・スルバクタム（スルペラゾン®：注射）2 g　12時間毎

Rp 5　イミペネム（チエナム®：注射）500 mg　6時間毎、またはメロペネム（メロペン®：注射）1 g　8時間毎（ただし、カルバペネム系は ESBL 産生菌や AmpC 産生菌などが想定されない場合や本当に必要な状況以外ではできるだけ温存すること）

Case 5　細菌性肝膿瘍に関して、経口治療薬にて治療する場合の処方例

Rp 1　シプロフロキサシン（シプロキサン®：経口）1,000 mg　分2、または、レボフロキサシン（クラビット®：経口）500 mg　分1＋メトロニダゾール※（フラジール®：経口）2,000 mg　分4

Rp 2　ST 合剤（バクタ®：経口、トリメトプリム換算で1錠中に80 mg含有）4錠　分2＋メトロニダゾール※（フラジール®：経口）2,000 mg　分4

Rp 3　アモキシシリン・クラブラン酸（オーグメンチン®：経口、アモキシシリン換算で1錠250 mg含有）3錠　＋アモキシシリン（サワシリン®：経口）750 mg　分3

Case 6　脾膿瘍の場合の処方例

　肝膿瘍の抗菌薬選びと考え方は同じである。嫌気性菌の関与が少ないとは言われるが、腹腔内の既存感染巣由来で複数菌の感染の場合がある。必要に応じてしっかりと嫌気性菌カバーしていく。また、好中球減少症からの「回復期」のカンジダ膿瘍には注意しておく必要がある。上記肝膿瘍と同じように考え抗菌薬を選択する。もちろん培養結果がわかれば菌に合わせて抗菌薬 de-escalation を。

　MRSA のリスクがあればバンコマイシンを、*Candida* の場合にはアムホテリシンBを追加する必要が出てくる。

※：横隔膜より下の代表的嫌気性菌 *Bacteroides* に関してはクリンダマイシン耐性の問題がある。十分な嫌気性菌カバーのためには、メトロニダゾールを用いたほうがよいかもしれない。しかしながら、日本では保険適応がない。注射製剤もないので注意が必要。

20 | 消化管感染症（1）：全体像

　下痢症は大雑把に，(1)小腸型，(2)大腸型，(3)混合型に分類される（☞表❶）．そのなかで，抗菌薬が必要になるのは，基本的には大腸型下痢症を起こす細菌性腸炎であり，①赤痢，②発症4日以内の*Campylobacter*，③合併症を伴う*Salmonella*（軽症，無症状には適応なし），④偽膜性腸炎，⑤中等度以上の渡航者下痢，⑥新生児・高齢者・免疫低下状態の患者・重症患者，などがあげられる．それ以外の細菌性腸炎に関しては，基本的には抗菌薬治療は行わない．いうまでもなく，ウイルス性の下痢には効くはずもなく，抗菌薬を出す意味はまったくない．一般的に下痢の対処として，抗菌薬以外の治療の基本は，(1)補液：脱水・電解質のコントロール，(2)制吐薬：必要に応じて嘔吐のコントロール，(3)止痢薬：必要なら下痢のコントロール（通常，下痢は止めない），である．大腸型細菌性腸炎，腸管出血性大腸炎（enterohemorrhagic *Escherichia coli*：EHEC），偽膜性腸炎の場合，下痢を止めることは菌を体内に閉じ込めることになり，禁忌であるので注意すること．菌種が特定できていない状況でのエンピリックは後で紹介していく．

【抗菌薬投与前に】

　市中の下痢症の場合は，下痢の種類にかかわらず，危険地域への渡航歴，または重症感の強い場合などは便培養をしたほうがよい．その際には，できるだけ具体的な菌名をあげたうえで培養を進める．一方，入院患者の便培養は基本的にほとんど意味がない．院内で病原性の強い起炎菌がアウトブレイクする可能性が皆無に近いからである．ただし，免疫力が低下している易感染性状態の患者は例外であり便培養を進める．また，*Clostridium difficile*による偽膜性腸炎の場合には，培養よりも毒素検査や内視鏡検査のほうがよい．また，状態の悪い患者に関しては，血液培養も忘れないように行う．グラム染色に関しては，*Campylobacter*のように独特の形をしている菌主に関しては有用である．また，顕微鏡所見で，便中白血球を検出できれば，大腸の障害を確認することができる（大腸型の消化管感染症の他，Crohn病や潰瘍性大腸炎などの炎症性腸疾患も）．

　ポイントをまとめると以下の4つである．

①抗菌薬治療の適応を見極めよう．

②便培養は基本的に市中感染性腸炎のアウトブレイクなどに対して行う．院内発症の下痢症の便培養は行わない．

③状態の悪い患者に関しては，血液培養も忘れずに．

④グラム染色などの顕微鏡所見も利用する．

表❶ 消化管感染症と起炎菌

A. 急性小腸型…大量の下痢，水様便，便中の白血球はない，発熱・腹痛は軽度
　①エンテロトキシン産生による：ETEC, *Vibrio cholerae*, *Clostridium perfringens*, *Salmonella typhi*
　②原虫による下痢：ランブル鞭毛虫，*Cryptosporidium*, *Cyclospora*
　③ウイルス性（水様下痢に加え悪心・嘔吐など上部消化管症状伴う）：ノロウイルス，ロタウイルス
　④すでに産生されているエンテロトキシンによる（潜伏時間短く，悪心・嘔吐の上部消化管症状が目立つ）：*S. aureus*, *B. cereus*
B. 急性大腸型…少量，頻回，粘血便，発熱，腹痛，便中白血球あり
　①サイトトキシン産生による：EHEC, *Vibrio parahemolyticus*, *C. difficile*
　②粘膜障害性：*Salmonella enteritidis*, *Shigella*, *Campylobacter*, 赤痢アメーバ, EIEC, *Aeromonas*, 淋菌, *Plesinomonas*, *Yersinia enterocolitica*, *Chlamydia*, *Listeria monocytogenes*, サイトメガロウイルス
　③同性愛者の直腸性交：ヘルペス，サイトメガロウイルス，淋菌，*Chlamydia*, 梅毒：直腸，赤痢アメーバ：結腸
C. 混合型…水様便，粘血便が混在し，炎症部位の区別がつきにくい
　Vibrio parahemolyticus, *Campylobacter jejuni*, *Aeromonas*, *Plesinomonas*, *Yersinia*（回盲部末端潰瘍，腸間膜リンパ節炎も起こす）
D. 消化器以外の全身症状も目立つもの
　①敗血症，皮膚・軟部組織病変，関節痛，発熱：*Salmonella typhi*, *Campylobacter fetus*, *Vibrio vulnificus*, *Vibrio alginolyticus*, *Yersinia*
　②その他：*C. botulimnum* の毒素は消化管症状に加え，神経症状を呈する．レジオネラ肺炎やSARSなどの呼吸器疾患でも下痢を伴う

ETEC：enterotoxigenic *Escherichia coli*（毒素原性大腸菌），EHEC：enterohemorrhagic *Escherichia coli*（腸管出血性大腸菌），EIEC：enteroinvasive *Escherichia coli*（腸管組織侵入性大腸菌）．

21 | 消化管感染症（2）：急性小腸型・大腸型・混合型

● グラム染色を踏まえた起炎菌の想定（☞図❶～❸）

　市中の下痢症の場合は下痢の種類にかかわらず，危険地域への渡航者，重症感の強い患者などは便培養をしたほうがよい．その際，できるだけ具体的な菌名をあげて培養を進める．一方，入院患者の便培養は基本的にほとんど意味がない．検査技師さんに迷惑をかけるだけで有益な情報が得られない．院内で病原性の強い起炎菌のアウトブレイクは皆無に近いからである．ただし，極端に免疫が低下している患者の場合は例外であり，具体的な菌名をあげたうえで，培養を進める．状態が悪ければ血液培養も忘れずに．また，*Clostridium difficile* による偽膜性腸炎の場合には，培養よりも毒素検査や内視鏡検査のほうがよい．

図❶　消化管感染症：急性小腸型

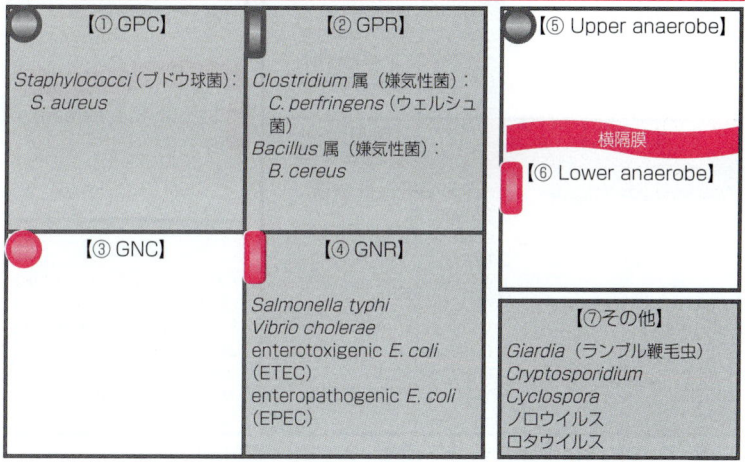

【① GPC】
Staphylococci（ブドウ球菌）：
S. aureus

【② GPR】
Clostridium 属（嫌気性菌）：
C. perfringens（ウェルシュ菌）
Bacillus 属（嫌気性菌）：
B. cereus

【⑤ Upper anaerobe】

横隔膜

【⑥ Lower anaerobe】

【③ GNC】

【④ GNR】
Salmonella typhi
Vibrio cholerae
enterotoxigenic *E. coli*（ETEC）
enteropathogenic *E. coli*（EPEC）

【⑦その他】
Giardia（ランブル鞭毛虫）
Cryptosporidium
Cyclospora
ノロウイルス
ロタウイルス

①急性小腸型の基本所見：大量水様便，発熱・腹痛は軽度，便中白血球も少ない．
②ウイルス性（ノロウイルス，ロタウイルス）：水様下痢に加え悪心・嘔吐など上部消化管症状伴う．
③既存のエンテロトキシンによるもの（*S. aureus*, *B. cereus*）：潜伏期間が短く，主に悪心・嘔吐の上部消化管症状が目立つ．

培養結果が出る前のエンピリック治療：抗菌薬の選び方

Case 1　侵襲性の大腸型下痢症が疑われる場合の処方例

Rp 1　セフォタキシム（クラフォラン®：注射）2 g　6時間毎，またはセフトリアキソン（ロセフィン®：静注）1～2 g　24時間毎

Rp 2　キノロン系：シプロフロキサシン（シプロキサン®：経口）1,000 mg　分2　3～5日間，まはたレボフロキサシン（クラビット®：経口）500 mg　分1　3～5日間

Rp 3　ST合剤（バクタ®：経口，トリメトプリム換算で1錠中に80 mg含有）4錠　分2　3～5日間

O-157に代表される腸管出血性大腸菌感染を疑う場合には，抗菌薬，止痢薬は控えること．

Case 2　中等度から重症の下痢症で，旅行と関係ある場合の処方例

Rp 1　キノロン系：シプロフロキサシン（シプロキサン®：経口）1,000 mg　分2　3～5日間，またはレボフロキサシン（クラビット®：経口）500 mg　分1　3

図❷　消化管感染症：急性大腸型

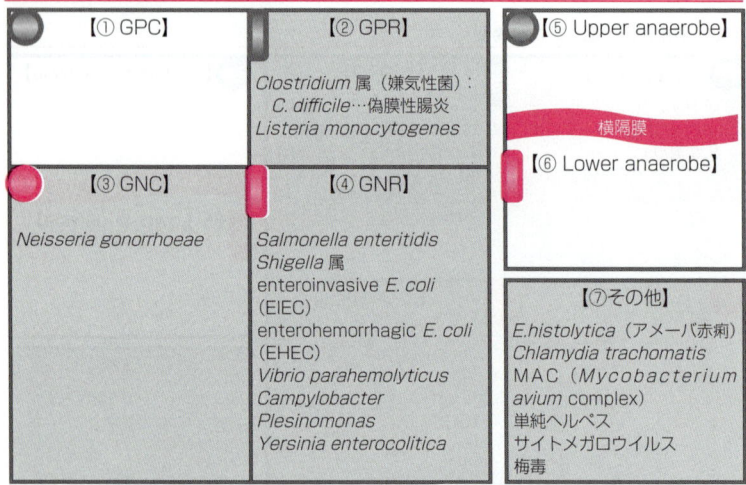

【① GPC】	【② GPR】	【⑤ Upper anaerobe】
	Clostridium 属（嫌気性菌）： 　*C. difficile*…偽膜性腸炎 *Listeria monocytogenes*	横隔膜 【⑥ Lower anaerobe】
【③ GNC】	【④ GNR】	
Neisseria gonorrhoeae	*Salmonella enteritidis* *Shigella* 属 enteroinvasive *E. coli* (EIEC) enterohemorrhagic *E. coli* (EHEC) *Vibrio parahemolyticus* *Campylobacter* *Plesinomonas* *Yersinia enterocolitica*	【⑦その他】 *E.histolytica*（アメーバ赤痢） *Chlamydia trachomatis* MAC（*Mycobacterium avium* complex） 単純ヘルペス サイトメガロウイルス 梅毒

①急性大腸型の基本的所見：粘血便，発熱，腹痛，便中白血球，頻回少量排便，など．
②サイトトキシン産生：EHEC，*Vibrio parahemolyticus*，*C. diffcile*．
③粘膜障害性：*Salmonella enteritidis*，*Shigella*，*Campylobacter*，赤痢アメーバ，EIEC，*Aeromonas*，淋菌，*Plesinomonas*，*Yersinia enterocolitica*，*Chlamydia*，*Listeria monocytogenes*，CMV．
④同性愛者の直腸性交：ヘルペス，CMV，淋菌，*Chlamydia*，梅毒（直腸），赤痢アメーバ（結腸）．

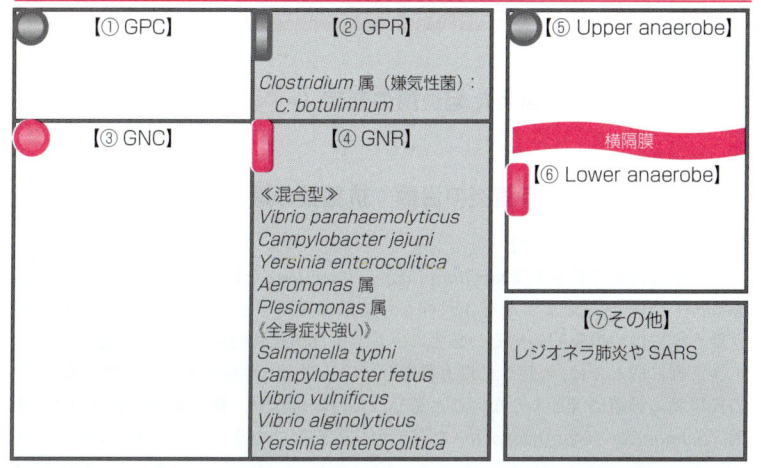

図❸ 消化管感染症：混合型および全身症状を出すもの

【① GPC】	【② GPR】 *Clostridium* 属（嫌気性菌）： *C. botulimnum*	【⑤ Upper anaerobe】
【③ GNC】	【④ GNR】 ≪混合型≫ *Vibrio parahaemolyticus* *Campylobacter jejuni* *Yersinia entorocolitica* *Aeromonas* 属 *Plesiomonas* 属 ≪全身症状強い≫ *Salmonella typhi* *Campylobacter fetus* *Vibrio vulnificus* *Vibrio alginolyticus* *Yersinia enterocolitica*	横隔膜 【⑥ Lower anaerobe】 【⑦その他】 レジオネラ肺炎や SARS

①混合型所見：水様便，粘血便が混在し，炎症部位の区別が困難で小腸型・大腸型で分類しにくい．
②全身症状型：消化器症状以外の所見が目立つ．
 (1) 敗血症，皮膚・軟部組織病変，関節痛，発熱：*Salmonella typhi*，*Campylobacter fetus*，*Vibrio vulnificus*，*Vibrio alginolyticus*，*Yersinia*．
 (2) その他：*C. botulimnum* の毒素は消化器症状のほか，各種神経症状も呈する（三大症状：① 熱なし，②意識清明，③対称性下降性麻痺：最終的には全身性運動麻痺），レジオネラ肺炎や SARS などの呼吸器疾患でも下痢を伴う．

～5日間，またはアジスロマイシン（ジスロマック®：経口）1 g　分1・1回のみ，または，500 mg　分1　3日間

　キノロン耐性 *Campylobacter* が東南アジアで問題となるので，免疫不全などのリスクのある患者には，マクロライド系内服（エリスロマイシンかアジスロマイシンを追加する）．

　O-157 に代表される腸管出血性大腸菌感染を疑う場合には，抗菌薬，止痢薬は控えること．

Case 3 偽膜性腸炎の可能性を強く疑い検査結果待ちの場合の処方例…詳細は薬剤使用による腸炎参照

Rp 1　メトロニダゾール（フラジール®：経口）1,500 mg　分3　10 ～ 14 日間

22 | 消化管感染症（3）：薬剤性腸炎

● グラム染色を踏まえた起炎菌の想定（☞図❶）

● 抗菌薬使用に伴う腸炎の治療：抗菌薬の選び方

【偽膜性腸炎対応の注意点】

①まずは偽膜性腸炎（*Clostridium difficile* infection）を疑うなら CD（*Clostridium difficile*）トキシンチェックを3回行う．結果に疑問を感じ，偽膜性腸炎を引き続き疑う際には治療を開始する．必要に応じて下部消化管内視鏡検査も考慮する．

②下痢に関しては，入院3日以上経過している患者（免疫抑制状態の患者を除く）の便培養の価値はほとんどないことを忘れてはいけない．便培養が必要なのは，赤痢・*Salmonella*・*Campylobacter* などの消化管感染であり，通常の入院診療のなか

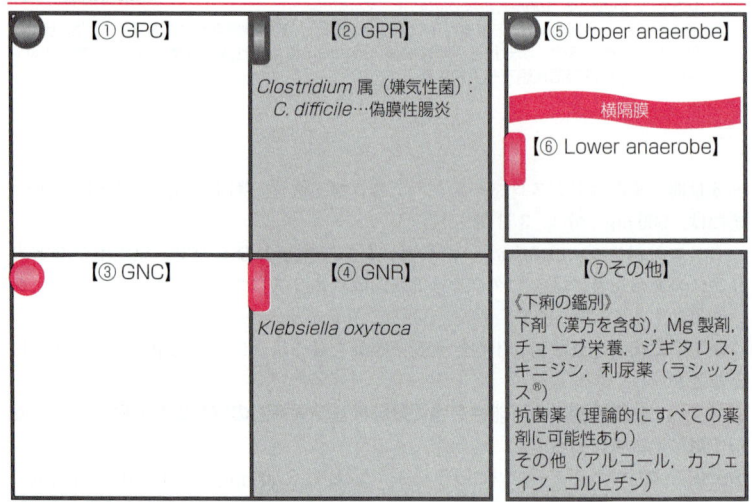

図❶　薬剤性腸炎

【① GPC】	【② GPR】 *Clostridium* 属（嫌気性菌）： *C. difficile*…偽膜性腸炎	【⑤ Upper anaerobe】 ――― 横隔膜 ――― 【⑥ Lower anaerobe】
【③ GNC】	【④ GNR】 *Klebsiella oxytoca*	【⑦その他】 《下痢の鑑別》 下剤（漢方を含む），Mg 製剤，チューブ栄養，ジギタリス，キニジン，利尿薬（ラシックス®） 抗菌薬（理論的にすべての薬剤に可能性あり） その他（アルコール，カフェイン，コルヒチン）

① *C. difficile*：セフェム系使用歴由来 40％と言われるが，すべての抗菌薬使用歴に注意．最低1ヵ月前の薬剤歴にさかのぼるべし．発症は緩徐だが難治で放置すれば死亡．薬剤の中止とメトロニダゾール経口投与で治療．直腸，S状結腸に好発．老人に多い印象あり．

② *K. oxytoca*：合成ペニシリン系使用歴由来が80％．急激な発症で，潜伏期間は数日前後．横行結腸中心．基本的に薬剤の中止で自然治癒．若者に多い印象あり．

V. 臓器別感染症の考え方

ではめったにない.

③偽膜性腸炎の治療の基本はまず原因抗菌薬を止めること．症状が改善しない場合や，原因抗菌薬を中止できない場合に治療を開始する．治療の基本選択薬はメトロニダゾール．ただし，2 回目以降の再発や長期治療に対しては使用を控える（薬剤の蓄積に伴う神経毒性に注意する）．

④偽膜性腸炎のリスクファクター：(1) 年齢（65 歳以上で 45〜64 歳に比べて 5 倍以上の罹患リスク），(2) 入院歴（入院期間が長ければリスクとなる），(3) 抗菌薬曝露歴（使用期間・回数を問わない），(4) 悪性腫瘍に対する化学療法，(5) HIV 患者，(6) 消化管手術，(7) 栄養チューブを含めた消化管に対する何かの処置，(8) H_2 ブロッカーや PPI などの制酸薬，など．

⑤感染波及予防に関して最も大切なのは医療従事者の手洗いとコンタクトプリコーションである．

⑥プロバイオティクス（*Lactobacillus* 属などを含む乳酸菌製品）の併用に関しては，推奨できるたけの確実なエビデンスはまだ得られていない．

⑦白血球数 15,000 μ/L 以上，血清 Cr が普段の基礎値の 1.5 倍以上に上昇した場合を重症と定義するが，血清乳酸値 5 mmol/L に達した場合や，白血球数 50,000/μL に達した場合にはきわめて予後が悪い（死亡率 75％以上）．また，メガコロン（巨大結腸症），腸穿孔，急性腹症，ショック状態などの場合には外科的対応も考慮する．

Case 1　無症状の CD トキシン陽性の場合の処方例
治療しない．

Case 2　偽膜性腸炎の初発の場合の処方例

Rp 1　軽症〜中等症の場合：メトロニダゾール（フラジール®：経口）1,500 mg 分 3　10〜14 日間

Rp 2　重症例（白血球数 15,000/μL 以上，血清 Cr が普段の基礎値の 1.5 倍以上に上昇）の場合：バンコマイシン（バンコマイシン散®：経口）500 mg　分 4　10〜14 日間

Rp 3　合併症を伴う重症例（血圧低下，ショック状態，イレウス，メガコロン，など）の場合：バンコマイシン（バンコマイシン散®：経口）2,000 mg　分 4（経口が無理なら NG チューブで投与）に加え，メトロニダゾール点滴（日本には経口薬しかない）500 mg　8 時間毎．もしイレウスの状態にある場合には，バンコマイシンの注腸投与（バンコマイシン 500 mg を生理食塩水 100 mL に溶解して 6 時間毎に）も考慮する．

Case 3　偽膜性腸炎再発（中等度以下の症状）の場合の処方例
初発の治療に準じて行う．

Case 4　偽膜性腸炎 2 度目の再発の場合
バンコマイシン（バンコマイシン散®：経口）をテーパーリングしていく．

①まず 10〜14 日間　500 mg　分 4

②次の1週間は　250 mg　分2
③さらに次の1週間は　125 mg　分1
④さらにその次の2〜8週間は　2〜3日毎に125 mg　分1

Case 5　再発例に対するその他のオプション…確実なエビデンスがあるとは言えないが……

①バンコマイシン（バンコマイシン散®：経口）治療終了後に引き続き，リファキシミン800 mg　分2　14日間．
②免疫グロブリン注150〜400 mg/kg　3週間毎に1度，合計2〜3回．
③漢方薬（患者の症状に応じて処方は異なるが，筆者は併用することが多い）．
④糞便移植（倫理的問題も含め，大きな障壁がある）．

注意　日本にリファキシミンはない．

Case 6　その他の抗菌薬使用による下痢症（*C. difficile* 以外）の場合の処方例

特に治療しない．原因薬剤の中止または変更をまず行う．*Klebsiella oxytoca* の場合も，原因薬剤中止により自然治癒する．プロバイオティクスを併用するのも悪くないが，絶対的なエビデンスがあるわけではない．

参考文献：下記の文献より一部改変して引用

Cohen SH et al: Infect Control Hosp Epidemiol 31(5): 431-455, 2010
Kelly CP et al: N Engl J Med 359: 1932-1940, 2008

23 | 消化管感染症（4）：渡航者下痢，非感染性胃腸炎

● グラム染色を踏まえた起炎菌の想定（☞図❶, ❷）

渡航者の下痢は，発展途上国を旅行中に起こる1日3回以上の非固形便と定義される．そのなかでも，中等度以上の渡航者下痢に対し，エンピリックに抗菌薬治療を行い，同時に便培養を提出し（グラム染色などの顕微鏡所見も利用する），状態に応じて血液培養も提出する（基本的には自然治癒する）．

抗菌薬以外の下痢治療の基本として，①補液（脱水・電解質のコントロール），②制吐薬（必要に応じて嘔吐のコントロール），③止痢薬（必要なら下痢のコントロール．通常，下痢は止めない），を行う．下痢止めに関しては，大腸型細菌性腸炎，腸管出血性大腸炎（EHEC），偽膜性腸炎の場合，菌を体内に閉じ込めることになるので禁忌である．後日，菌種・薬剤感受性が判明すればそれに合わせて治療方針を変える．毒素原性大腸炎（ETEC）が全体の約5割を占め，それ以外には *Salmonella*，赤痢，*Vibrio*，*Campylobacter*，赤痢アメーバなどがある．急性発症の渡航者下痢において，ウイルス性の下痢はまれである．

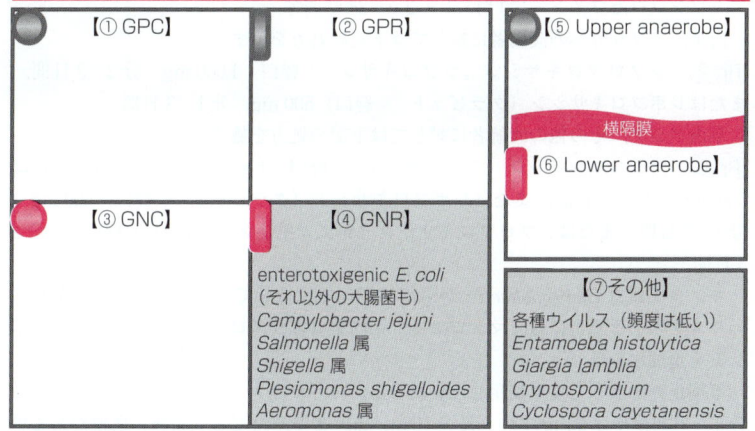

図❶ 渡航者下痢

【① GPC】	【② GPR】	【⑤ Upper anaerobe】
		横隔膜
		【⑥ Lower anaerobe】
【③ GNC】	【④ GNR】 enterotoxigenic *E. coli* （それ以外の大腸菌も） *Campylobacter jejuni* *Salmonella* 属 *Shigella* 属 *Plesiomonas shigelloides* *Aeromonas* 属	【⑦その他】 各種ウイルス（頻度は低い） *Entamoeba histolytica* *Giargia lamblia* *Cryptosporidium* *Cyclospora cayetanensis*

①渡航者下痢に一番多いのは，ETEC（enterotoxigenic *E. coli*）ではあるが，それ以外にも多くの微生物が関与する．
②混合感染も十分あり得る．

図❷ 非感染性胃腸炎

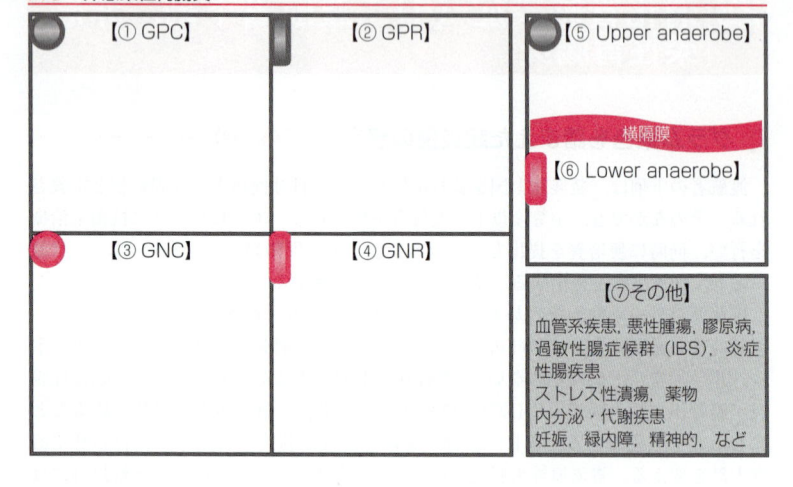

【① GPC】	【② GPR】	【⑤ Upper anaerobe】
		横隔膜
		【⑥ Lower anaerobe】
【③ GNC】	【④ GNR】	【⑦その他】 血管系疾患，悪性腫瘍，膠原病，過敏性腸症候群（IBS），炎症性腸疾患 ストレス性潰瘍，薬物 内分泌・代謝疾患 妊娠，緑内障，精神的，など

● 培養結果が出る前のエンピリック治療：抗菌薬の選び方

Case 1 中等度以上の渡航者下痢症の場合…地域毎の耐性菌に注意

Rp 1 セフォタキシム（クラフォラン®：注射）2 g　6時間毎，またはセフトリアキソン（ロセフィン®：注射）1～2 g　24時間毎

南米，アフリカへの渡航者に対しては下記の処方を施す．

Rp 2 シプロフロキサシン（シプロキサン®：経口）1,000 mg　分2　3日間，またはレボフロキサシン（クラビット®：経口）500 mg　分1　3日間

東南アジア，その他の渡航者に対しては下記の処方を施す．

Rp 3 アジスロマイシン（ジスロマック®：経口）1 g　分1・1回のみ，または500 mg　分1　3日間，またはレボフロキサシン（クラビット®：経口）500 mg　分1　3日間，またはシプロフロキサシン（シプロキサン®：経口）1,000 mg　分2　3日間

キノロン耐性 *Campylobacter* が東南アジアで流行しているので，免疫不全などのリスクのある患者には，マクロライド系内服（エリスロマイシンかアジスロマイシンを追加する）．

下痢止めをどうしても使用したい場合は，ロペラミド（ロペミン®：経口）4 mg 分1，追加投与は2 mgずつ．最大16 mg/dayまで．ただし，発熱・血便がある場合には使用しない．特にO-157に代表される腸管出血性大腸菌感染を疑う場合は，抗菌薬，止痢薬は使わない．

Case 2　非感染性胃腸炎の場合の処方例

いうまでもないが，抗菌薬の適応なし．原因疾患の治療を行う．

24 消化管感染症 (5)：起炎菌毎の抗菌薬の選び方

a. サルモネラ菌 (*Salmonella*)

【概　説】
①チフス性サルモネラ（臨床症状の強い腸チフスの原因）：*Salmonella typhi*, *S. paratyphi*.

②非チフス性サルモネラ（上記以外のいわゆる食中毒原因）：*S. choleraesuis*, *S. typhimurium*, *S. enteritidis*, *S. heidelberg*, *S. newport*.

【*Salmonella* 感染のリスク】
①胃酸分泌低下（制酸剤，胃切除：この菌は酸に弱い），②HIV 感染・悪性リンパ腫などの細胞性免疫低下，③胆道系・尿路系解剖異常→血中に移行しやすい菌なので，すぐに敗血症を起こす．腸管穿孔，骨髄炎，化膿性脊椎炎，細菌性動脈瘤（50歳以上で 10％），髄膜炎なども起こしやすい．血液培養も忘れないように．

【抗菌薬の選び方】

Case 1　チフス性サルモネラ（腸チフス）の場合の処方例
Rp 1　シプロフロキサシン（シプロキサン®：経口）1,000 mg　分 2　10 日間，またはセフトリアキソン（ロセフィン®：注射）1〜2 g　24 時間毎　14 日間＋ショック時には抗菌薬投与 2, 3 分前にデキサメタゾン初回 3 mg/kg，その後 6 時間毎に 1 mg/kg　8 回投与

Rp 2　アジスロマイシン（ジスロマック®：経口）初日に 1 g，以後 500 mg　分 1 で 6 日間，または 1 g　分 1　5 日間

注意
①感受性の検討時には，各キノロン系に加えて，ナリジクス酸の感受性も検討する．in vitro でナリジクス酸耐性の場合，シプロフロキサシン治療で失敗することが多い．特に，腸管外感染症の場合は治療が失敗する可能性が高い．
　(1) ナリジクス酸耐性・キノロン感受性の腸管内病変→シプロフロキサシン，またはレボフロキサシン
　(2) ナリジクス酸耐性・キノロン感受性の腸管外病変→第 3 世代セファロスポリン系（セフトリアキソン）かアジスロマイシン
　(3) ナリジクス酸耐性・キノロン耐性の腸管外病変→第 3 世代セファロスポリン系（セフトリアキソン）かアジスロマイシン

②重傷例にはステロイド（デキサメタゾン）を初回 3 mg/kg，その後 6 時間毎に 1 mg/kg を 8 回投与すると死亡率が下がる．

③小児，未成年の場合はセフトリアキソン（ロセフィン®：注射）のほうが再発

が多いという報告がある．

④合併症が起きれば治療期間は延びる：人工血管への感染（6週間），骨髄炎・細菌性動脈瘤，膿瘍（4〜6週間），心内膜炎（6〜8週間）など．

Case 2　非チフス性サルモネラ菌感染症の場合の処方例

Rp 1)　シプロフロキサシン（シプロキサン®：経口）1,000 mg　分2，またはレボフロキサシン（クラビット®：経口）500 mg　分1　3日間

Rp 2)　アジスロマイシン（ジスロマック®：経口）初日 500 mg　分1，翌日から 250 mg　分1　4日間，合計5日間

Rp 3)　ロセフィン（セフトリアキソン®：注射）1〜2 g　24時間毎

Rp 4)　ST合剤（バクタ®：経口，トリメトプリム換算で1錠剤中80 mg含有）4錠　分2　3日間

注意

①ST合剤，クロラムフェニコールの耐性が増えている．東南アジアでは，セフトリアキソンやキノロン系の耐性に注意．

②合併症のない非チフス性サルモネラ（無症状〜軽症）に抗菌薬の適応はない．治療により保菌期間の遷延，再発増加につながる．

③リスクの高い患者にはキノロン系や第3世代セファロスポリン系を使用．
　(1) 3歳以下，50歳以上の患者．特に高齢になると，動脈瘤，動脈硬化などの血管病変を守る必要がある：5日間治療．
　(2) 細胞性免疫低下：HIV感染，免疫抑制薬使用患者，悪性疾患，肝不全，腎不全，進行した糖尿病など：14日間治療．
　(3) 血管手術既往歴，人工骨頭，人工関節など関節内異物のある患者，心臓の弁膜症患者：5日間治療．

b. 赤　痢

【概　説】

赤痢とは疼痛を伴う粘血便の総称であり，アメーバ性と細菌性に分けられる．

①赤痢アメーバ：病原種 *Entamoeba histolytica* と，非病原 *E. dispar* がある．囊胞型（cyst）と栄養体（trophzoite）の2種類の生活環．経口感染である．まず囊胞型を経口摂取し，小腸で栄養体になり大腸に潰瘍を形成したり，門脈経由で肝膿瘍を形成する．そして，囊胞型として便中に排泄されていく．粘血便を伴う激しい大腸型炎症から，炎症が弱く小腸に小潰瘍をを作る慢性非赤痢型症候群，肛門周囲アメーバ症，肝膿瘍，脳病変などがある．ステロイド使用や男性同性愛者などもリスクの一つとなる．

②細菌性赤痢：*Shigella* 属．4つの血清型がある．

【赤痢菌の特徴】

①基本的には大腸型下痢（潰瘍性大腸炎に類似）だが，先に小腸にも影響を及ぼす二相性下痢．

②腸管外の合併症に注意：関節炎・Reiter 症候群，肺炎，角結膜炎，免疫複合体関連腎炎，溶血性尿毒症症候群など．

③*Salmonella* と違い血流にのることは少ない．

【抗菌薬の選び方】

Case 1 赤痢菌の場合の処方例

Rp 1 シプロフロキサシン（シプロキサン®：経口）1,000～1,500 mg　分 2，またはレボフロキサシン（クラビット®：経口）500～700 mg　分 1　3 日間

Rp 2 ST 合剤（バクタ®：経口，トリメトプリム換算で 1 錠剤中 80 mg 含有）4 錠　分 2　3 日間

Rp 3 アジスロマイシン（ジスロマック®：経口）初日 500 mg　分 1，翌日から 250 mg　分 1　4 日間，合計 5 日間

Rp 4 感受性があれば，ロセフィン（セフトリアキソン®：注射）1～2 g　24 時間毎

注意 免疫不全の小児や成人の場合，治療期間は 7～10 日間．

Case 2 アメーバ赤痢の場合の処方例…肝膿瘍のページも参照のこと

〔軽度～中等症で経口可能の場合〕

Rp 1 メトロニダゾール（フラジール®：経口）1,500～2,250 mg　分 3　10 日間，その後，腸内嚢子（シスト）を消すために Paromomycin　25～35 mg/kg/day　分 3　7 日間，または Iodoquinol　1,950 mg　分 3　20 日間

〔重症または肝膿瘍などの腸管外感染がある場合〕

Rp 2 メトロニダゾール（注射：日本にはない）/メトロニダゾール（フラジール®：経口）1,500～2,250 mg　分 3 で注射薬または内服薬　10 日間，またはチニダゾール（ハイシジン®：経口）2 g　分 1　5 日間，その後さらに，Paromomycin　25～35 mg/kg/day　分 3 で内服

〔無症候性嚢子（シスト）排泄の場合〕

Rp 3 Paromomycin　25～35 mg/kg/day　分 3　7 日間内服，または Iodoquinol　1,950 mg　分 3　20 日間内服，または Diloxanide furoate（Furamide）1,500 mg　分 3　10 日間内服

注意

①メトロニダゾールでは，嚢子（シスト）に効果がない．

② Paromomycin などの薬剤が必要な場合は，オーファンドラッグとして申請する必要あり．

③肝膿瘍の場合，7～10 日ほどでほぼ 100％に近い割合でアメーバ抗体陽性となる．

④無症候性の場合で，*E. dispar* は治療対象でない．

c. カンピロバクター（*Campylobacter*）

★ 便のグラム染色してみよう！

★ 便培養を出すなら，菌名（固有名詞）を検査室に伝えること！

【概　説】

①胃腸炎症状中心：*Campylobacter jejuni*.

特徴：基本的には大腸型の下痢で発熱・血便のパターン．ただし，大量水様便を呈したり，臨床的に分類できないことも少なくない．花見やバーベキューなど夜の暗い宴会の場で，半焼けの肉に当たってくるパターンもよくみられる．また，*Campylobacter* 感染後，Guillain-Barré 症候群の合併にも注意が必要（全症例の15％が関連すると言われる）．便培養に関しては，特殊な培養で検出するので，培養提出時に必ず固有名詞（*Campylobacter*）で検査室に連絡を入れること．

②菌血症・全身症状を呈するもの：Non-jejuni spp.：*C. fetus*，subspecies fetus

特徴：免疫低下患者（肝機能障害，アルコール依存，高齢，糖尿病，悪性腫瘍など）に多く感染する．血中に移行しやすく敗血症を起こしやすい．基本的に血管系が好き，細菌性動脈瘤，静脈炎，心内膜炎を引き起こす．また，中枢神経感染，化膿性関節炎なども引き起こす．

【抗菌薬の選び方】

Case 1　*C. jejuni* の場合の処方例

Rp 1　基本的には抗菌薬不要（例外：重症感の強い場合，高齢者，小児，免疫不全者などのリスクの高い患者には抗菌薬を）

Rp 2　エリスロマイシン（エリスロマイシン®：経口）2,000 mg　分4　5日間

Rp 3　シプロフロキサシン（シプロキサン®：経口）1,000 mg　分2　5日間，またはレボフロキサシン（クラビット®：経口）500〜700 mg　分1　5日間

Rp 4　アジスロマイシン（ジスロマック®：経口）500 mg　分1　3日間

Rp 5　その他の選択肢としては，クラリスロマイシン（クラリス®：経口），クリンダマイシン（ダラシンカプセル®：経口），ドキシサイクリン（ビブラマイシン®：経口）なども有効

注意　米国では1割，東南アジア，特にタイでは8割強がキノロン耐性株と言われる．エリスロマイシンの耐性報告は少ないとされる．

Case 2　Non-jejuni（*C. jejuni* 以外の *Campylobacter*）の血管内感染症の場合の処方例

Rp 1　ゲンタマイシン（ゲンタシン®：注射）5 mg/kg　24時間毎…特に血管内

感染症の場合4～6週間

[Rp 2] セフトリアキソン（ロセフィン®：注射）1～2g　24時間毎…髄膜炎などの中枢神経系症状には第3世代以上のセファロスポリン系を2～3週間（投与量・間隔注意）
[Rp 3] イミペネム（チエナム®：注射）0.5g　6時間毎，を用いてもよい
[Rp 4] その他には，アンピシリン，クロラムフェニコール，エリスロマイシンなども有効とされる

Case 3 Non-jejuni（*C. jejuni* 以外の *Campylobacter*）の腸管感染症の場合の処方例
[Rp 1] まれ．基本的には自然治癒
[Rp 2] 重症または7日以上持続する症状の場合は，エリスロマイシン（エリスロマイシン®：経口）1,600～2,000 mg　分4　7日間，またはアジスロマイシン（ジスロマック®：経口）500 mg　分1　7日間
[Rp 3] シプロフロキサシン（シプロキサン®：経口）1,000 mg　分2　7日間でもよい

d. エルシニア（*Yersinia*）

★ 状態が悪いなら，血液培養を忘れずに！

★ 便培養を出すなら，菌名（固有名詞）を検査室に伝えること！

【概　説】
　4℃でも成長可能なので，冷蔵庫でも冬でも繁殖する．*Yersinia* で問題となるのは，主に以下の3種．
　①いわゆるペストの原因菌（詳細には触れない）：*Yersinia pestis*.
　②腸管感染症を引き起こすもの：*Y. enterocolitica*，*Y. pseudotuberculosis*.

【*Y. enterocolitica*，*Y. pseudotuberculosis* の特徴】
　回腸末端に侵入，有痛性腸管膜リンパ節炎を生じる．右下腹部痛を呈するために虫垂炎とまぎらわしい．水様便から粘血便までいろいろな症状を呈するので，臨床所見のみでは判断できない．鉄過剰（輸血など）や鉄キレート剤（デフェロキサミン：デスフェラール®）使用，免疫低下状態（コントロールの悪い糖尿，慢性肝疾患，腎不全，悪性腫瘍，アルコール依存，低栄養，高齢，免疫抑制薬投与中患者など）などが感染のリスクを増大させる．結節性紅斑，多発性関節炎，Reiter 症候群（結膜炎，尿道炎，関節炎）などの免疫反応症状も引き起こす．通常の培養では検出しにくいので，便培養を行うつもりなら，培養提出時には必ず検査室に固有名詞（*Yersinia* 疑い）を伝える．

【抗菌薬の選び方】

Case 1　*Y. pestis* に関する処方例

Rp 1　ゲンタマイシン（ゲンタシン®：注射），またはトブラマイシン（トブラシン®：注射）5 mg/kg　24時間毎，またはストレプトマイシン（ストレプトマイシン®：注射）15 mg/kg　12時間毎

Rp 2　ドキシサイクリン（注射：日本にない剤形）200 mg　1回投与，その後100 mg内服または点滴静注，またはシプロフロキサシン（シプロキサン®：注射）1,000 mg　分2で内服，または400 mg点滴静注　12時間毎に

　治療開始から48時間は隔離する．曝露後予防としては，ドキシサイクリン（ビブラマイシン®：経口）100 mg，またはシプロフロキサシン（シプロキサン®：経口）1,000 mg　分2　7日間

Case 2　*Y. enterocolitica*，*Y. pseudotuberculosis* の単なる腸炎の場合の処方例

Rp 1　重症でなければ治療は不要．腸間膜リンパ節炎に対する抗菌薬治療もまだまだ議論が分かれる．基本的には自然軽快する．敗血症など腸管外症状を呈している場合には抗菌薬治療の必要がある．

Case 3　*Y. enterocolitica* 敗血症，重症の場合の処方例…キノロン系，ST合剤がまず選択される

Rp 1　ST合剤（バクトラミン®：注射）トリメトプリム換算で5 mg/kg　8時間毎

Rp 2　シプロフロキサシン（シプロキサン®：注射）500～700 mg　12時間毎

Rp 3　セフトリアキソン（ロセフィン®：注射）1～2 g　24時間毎（耐性菌に注意）

Rp 4　ドキシサイクリン（注射：日本にない剤形）100 mg　12時間毎

Rp 5　ゲンタマイシン（ゲンタシン®：注射）5 mg/kg　24時間毎（その他の抗緑膿菌活性のあるアミノグリコシド系，トブラマイシンやアミカシンなどでもよい）

Case 4　*Y. pseudotuberculosis* 敗血症，重症の場合の処方例

Rp 1　アンピシリン（ビクシリン®：注射）2 g　6時間毎またはゲンタマイシン（ゲンタシン®：注射）5 mg/kg　24時間毎，またはミノサイクリン（ミノマイシン®：注射）100 mg　12時間毎

e. ビブリオ（*Vibrio*）

【概　説】

①腸管感染を起こすもの：*Vibrio cholerae*（O抗原1，O抗原139：コレラ），*V. parahaemolyticus*（腸炎ビブリオ），*V. mimicus*，*V. fluvialis*．

②創傷感染症を起こすもの：*V. vulnificus*，*V. alginolyticus*．

【抗菌薬の選び方】

Case 1　V. cholerae（コレラ）の場合の処方例

小腸全体にわたる感染症状を呈し，激しい嘔吐，下痢（米のとぎ汁様白色水様便）で脱水．放置した重症例の致死率は高い．十分な水分補給を前提としたうえで以下の抗菌薬治療を行う．

Rp 1　シプロフロキサシン（シプロキサン®：経口）300 mg　分1　1〜3日間
Rp 2　アジスロマイシン（ジスロマック®：経口）1 g　分1　1〜3日間
Rp 3　ドキシサイクリン（ビブラマイシン®：経口）200 mg　分2　1〜3日間
Rp 4　ST合剤（バクタ®：経口，トリメトプリム換算で1錠中に80 mg含有）4錠　分2　1〜3日間

　基本的に初期治療はまず水分補給．軽度脱水には体重の5％，中等度脱水には体重の7％量の水分を与える（理想的な経口飲料は：水1Lに2.6 gのNaCl，2.9 gのクエン酸ナトリウム，1.5 gの塩化カリウム，13.5 gのグルコース．家庭などでは，水1Lに食塩ティースプーン1杯＋砂糖ティースプーン4杯に加えてバナナ2本またはオレンジジュース）．アジスロマイシン1 g単回内服や，シプロフロキサン1 g単回内服という方法もあるが，治療失敗例が増えてきているようである．

Case 2　V. parahaemolyticus（腸炎ビブリオ）の場合の処方例

菌の成長に塩分が必須．したがって海産物による感染が中心．軽度の水様便から赤痢様粘血便まで幅広いが，特に侵襲性の強い状態となる．

Rp 1　抗菌薬治療では進行を抑制できない．効果なし．輸液のみで対応する．

Case 3　V. vulnificusの場合の処方例…V. alginolyticusも抗菌薬選択は同じ

　海水がキーワードとなる．コレラ以外で最も毒性が強く，生命を脅かす感染症なので早急に対応．内科の緊急疾患である．肝硬変に代表される免疫低下者で腸管外症状（敗血症）を呈することが多い．海産物からの食中毒として，または軟部組織感染症として発症する．臨床症状としては，①敗血症パターン，②創部感染パターンに分けられる．

　①敗血症パターン：突然の悪寒戦慄，発熱，ショック，DICを起こし，続いて軟部組織に病変を作る．致死率が非常に高く，予後不良．

　②創傷感染症を起こすもの：海水曝露が必須．小さな傷からでも発症し，蜂巣炎，壊死を伴う水疱病変．進行すれば敗血症．

Rp 1　ドキシサイクリン（ビブラマイシン®：注射…日本にない剤形）100 mg　12時間毎＋セフタジジム（モダシン®：注射）2 g　8時間毎
Rp 2　ミノサイクリン（ミノマイシン®：注射）100 mg　12時間毎＋セフタジジム（モダシン®：注射）2 g　8時間毎

　上記Rp 1，2で，テトラサイクリン系の代わりに，シプロフロキサシン（シプロキサン®：注射）400 mg　12時間毎を用いてもよい．

Rp 3　セフォタキシム（クラフォラン®：注射）2 g　8時間毎，またはシプロフ

ロキサシン（シプロキサン®：注射）400 mg　12時間毎（シプロフロキサシンを経口投与するなら 1,500 mg　分2）

注意　感染者のほとんどが慢性肝疾患を有する．死亡率は約50％である．

f. エロモナス (*Aeromonas*), プレジオモナス (*Plesiomonas shigelloides*) (その他，水に関連する菌をまとめて)

【概　説】
　海水・淡水に関連した感染症の一つ（『WAVE ME！』の一つ）であり，*Vibrio* とともに消化管感染症，創部感染症を免疫低下患者に引き起こす．易感染者の敗血症の原因となる（☞下記の参考）．

【抗菌薬の選び方】
Case 1　*Aeromonas* と *Plesiomonas* で免疫低下患者などリスクが高い場合の処方例
Rp 1　健常者では特に抗菌薬は必要でない．自然に治癒する
Rp 2　シプロフロキサシン（シプロキサン®：経口）1,000 mg　分2　3〜5日間，レボフロキサシン（クラビット®：経口）500 mg　分1　3〜5日間
Rp 3　ST合剤（バクタ®：経口，トリメトプリム換算で1錠中に 80 mg 含有）4錠　分2　3日間

　絶対的な証拠はないが，近年下痢の原因ではないかという証拠が増えつつある．肝不全などの基礎疾患がある場合で「水」に関係する可能性が示唆される場合には注意しておく．状態が悪ければ，必ず血液培養を忘れずにとっておくこと．

【参考：水（淡水・海水）に関連した軟部組織感染症】
　肝不全，腎不全を始め，免疫低下患者が，水辺で遊んだ，魚介類を食べたなどの場合で，『水』をキーワードに感染症を疑う際には，『WAVE ME！』とつぶやいて普段とは違う起炎菌も想定してみる．
　W：water 関連，A：*Aeromonas* spp., V：*Vibrio vulnificus*, E：*Edwardsiella tarda*, M：*Mycobacterium marinum*, E：*Erysipelothrix rhusiopapathiae*.

g. 病原性大腸菌（外来性の各種 *E. coli*）

【概　説】
　名前が多くてややこしいが，臨床的にまず押さえるべきは②と④．
　①腸管病原性大腸菌（enteropathogenic *E. coli*：EPEC）：乳幼児の水様性下痢（主に発展途上国）．
　②毒素原性大腸菌（enterotoxigenic *E. coli*：ETEC）：旅行者下痢（Travel で

Trouble 起こす Toxigenic E. coli).

③腸管組織侵入性大腸菌（enteroinvasive E. coli：EIEC）：毒素産生ないが赤痢と区別がつかないような大腸炎．

④腸管出血性大腸菌（enterohemorrhagic E. coli：EHEC）：ご存知ベロ毒素産生の O-157（家畜の腸管から）．

⑤腸管付着性大腸菌（enteroadherent E. coli：EAEC）：乳幼児の水様性下痢（主に発展途上国）．

【抗菌薬の選び方】

Case 1　腸管出血性大腸菌（enterohemorrhagic E. coli：EHEC）の場合の処方例

対症療法のみ．O-157 という名称が世間では有名になったが，このグループには抗菌薬は症状改善につながらず，溶血性尿毒症症候群 HUS のリスクを増す．5～10％の患者が HUS をきたし，そのうちさらに1割程度の患者が死亡，または永久的な腎不全に，5 割程度が何らかの腎障害になると言われる．NSAIDs も腎血流を落とし，腎障害を悪化させる可能性がある．下痢止めは菌を体内に閉じ込めるので使うべきではない．

Case 2　毒素原性大腸菌（enterotoxigenic E. coli：ETEC）の場合の処方例

Rp 1　各種キノロン系：シプロフロキサシン（シプロキサン®：経口）1,000 mg　分2　3日間，レボフロキサシン（クラビット®：経口）500 mg　分1　3日間

Rp 2　ST 合剤（バクタ®：経口，トリメトプリム換算で1錠中に80 mg 含有）4錠　分2　3日間

注意　妊婦には，アジスロマイシン（ジスロマック®：経口）500 mg　分1　3日間

h. ランブル鞭毛虫（*Giardia lamblia*）

【概　説】

囊胞型（cyst）は塩素消毒にも耐性で汚染された水源からも感染する．男性同性愛者間で感染が広がることもある．生活環は，まず囊胞型を経口摂取し十二指腸に入る．そして，栄養体が消化管壁に付着し（侵入まではしない）粘膜の炎症・蛋白と脂肪の吸収不良に至り，下痢便として再び囊胞型が環境に排泄される．経口摂取して1～2週間で発症し，小腸下痢が長期間続く．海外渡航歴がある長期持続の小腸下痢はランブル鞭毛虫が鑑別に上がる．新鮮便の検鏡で9割近くは診断可能である．症状は無症状から劇症型まで幅広い．

【抗菌薬の選び方】

Case 1　ランブル鞭毛虫による下痢の場合の処方例

Rp 1　メトロニダゾール（フラジール®：経口）750 mg　分3　5日間

[Rp 2] チニダゾール（ハイシジン®：経口）2g 分1 3日間
[Rp 3] 妊婦は Paromomycin（オーファンドラッグである）2,000 mg 分4 7日間（妊娠初期は避ける）
[Rp 4] 難治性の場合，メトロニダゾール（フラジール®：経口）750 mg 分3に加え，Quinacrine（オーファンドラッグである）300 mg 分3 3週間

i. クリプトスポリジウム（*Cryptosporidium*）

【概 説】

人畜共通感染症の一つ（zoonosis）．水系汚染による集団感染，男性同性愛者間感染なども問題となる．*Cryptosporidium*，*Isospora belli*，*Blastocytis hominis* などの原虫は HIV 感染者など免疫低下患者の難治性下痢として注意が必要となる．オーシスト（oocyst）として腸管に侵入し，スポロゾイドになる．空腸上皮に侵入し，上皮内で生息，毒素産生し分泌性の下痢を引き起こす．オーシストは塩素処理にも抵抗性である．エイズ患者では，胆道系に侵入し乳頭部狭窄や胆管炎・胆嚢炎を引き起こす．確認としては，抗酸菌染色にて便中の *Cryptosporidium* を検出する．

【抗菌薬の選び方】

Case 1 クリプトスポリジウム下痢の場合

十分な治療効果を発揮する抗菌薬はない．健常人では自然治癒．免疫低下者は免疫を上げる工夫しかない．ただし，近年 Nitazoxanide が有効であると報告されている．

〔免疫正常者に対して〕

[Rp 1] Nitazoxanide 1,000 mg 分2 3日間

〔免疫低下を伴う HIV 患者に対して〕

[Rp 1] まず HIV コントロール．加えて Nitazoxanide 1,000〜2,000 mg 分2 14日間

j. 各種ウイルス

【抗菌薬の選び方】

Case 1 ウイルス感染の下痢の場合

いうまでもないが，抗菌薬は無効．対症療法を行う．

k. ピロリ菌（*Helicobacter pylori*）

【概 説】

らせん状グラム陰性桿菌（尿素産生菌）で経口感染し，胃潰瘍・十二指腸潰瘍の

リスクファクターとなる．またMALTリンパ腫のリスクファクターでもある．検査としては，内視鏡的生検，迅速ウレアーゼ検査，培養，呼気尿素検査，血清抗体価などがある．治療は必ず複数薬剤を用い，単剤治療は行わない．マクロライド系やキノロン系は耐性になりやすいことは注意しておく．複数の薬剤を7～14日間内服するため，患者の服薬コンプライアンスが大きく絡む．タバコは治療効果を下げるので禁煙させること．除菌後逆流性食道炎のリスクが高まることも注意しておく．治療薬はプロトンポンプ阻害薬（PPI）＋マクロライド系＋ペニシリン系が基本となる（ただし，マクロライド耐性率が高まりつつあるので注意が必要）．

【抗菌薬の選び方】

Case 1　ピロリ除菌目的の場合

Rp 1　オメプラゾール（オメプラール®：経口）40 mg　分2＋クラリスロマイシン（クラリス®：経口）1,000 mg　分2～1,500 mg　分3＋アモキシシリン（サワシリン®：経口）2 g　分2　10日間，それに加えて禁煙指導

Rp 2　ランソプラゾール（タケプロン®：経口）60 mg　分2＋クラリスロマイシン（クラリス®：経口）1,000 mg　分2～1,500 mg　分3＋アモキシシリン（サワシリン®：経口）2 g　分2　10～14日間，それに加えて禁煙指導

Case 2　過去にピロリ除菌に失敗し，再チャレンジの場合

Rp 1　オメプラゾール（オメプラール®：経口）40 mg　分2，またはランソプラゾール（タケプロン®：経口）60 mg　分2＋メトロニダゾール（フラジール®：経口）1,000 mg　分2＋アモキシシリン（サワシリン®：経口）2 g　分2　14日間，それに加えて禁煙指導

注意

①メトロニダゾール内服中，飲酒は控える．ジスルフィラム様作用がでるので，悪酔い状態となる．

②クラリスロマイシンへの耐性率が上昇してきているため必ずしも上記治療で除菌しきれないことがある．

【参考】以下のような治療方法もある．

●連続治療：ラベプラゾール（パリエット®：経口）40 mg　分2＋アモキシシリン（サワシリン®：経口）2 g　分2　5日間，その後さらに，ラベプラゾール（パリエット®：経口）40 mg　分2＋クラリスロマイシン（クラリス®：経口）1,000 mg　分2＋チニダゾール（ハイシジン®：経口）1,000 mg　分2　5日間

注意　上記処方（連続治療）および本項目のすべての治療量は，William D et al: American College of Gastroenterology Guideline on the Management of *Helicobacter pylori* Infection. Am J Gastroenrerol 102: 1808-1825, 2007 より改変して引用．日本の治療内容とは異なるため，実際の臨床現場では各自の判断で抗菌薬の種類，使用量を考えていただきたい．

25 | 消化管感染症（6）：起炎菌毎の臨床症状のまとめ

代表的な感染性腸炎に関して，簡単に下記の表にまとめて示しておく（☞**表❶**）．ただし，臨床所見・潜伏期は宿主の免疫応答，感染の状態により個人差があると思われる．発熱に関しても注意しておくこと．免疫低下などリスクの高い患者ではすぐにショック状態になることもある．基本的に抗菌薬が必要になるのは，大腸型下痢症を起こす細菌性腸炎であり，①赤痢，②発症4日以内の*Campylobacter*，③合併症を伴う*Salmonella*（軽症，無症状には適応なし），④偽膜性腸炎，⑤中等度以上の渡航者下痢，⑥新生児・高齢者・免疫低下状態の患者・重症患者，などである．治療に関しては各論参照のこと．

表❶　急性感染性腸炎（下痢症）と食中毒のまとめ

微生物名	潜伏期	嘔吐	下痢	発熱	関連食材	季節	時間経緯など
S. aureus（毒素）	1〜8時間	⊕⊕⊕	±	±	菌量・毒素量の増えた肉製品，スープ，卵サラダなど	夏	嘔吐・嘔気から始まる．24〜48時間で通常寛解に向かう．サンプルからの毒素で確認
B. cereus（毒素）	1〜8時間	⊕⊕⊕	±	⊖	チャーハン（嘔吐型）	通年	激しい嘔気・嘔吐が約24時間持続．サンプルからの毒素で確認
B. cereus（毒素）	10〜16時間	±	⊕⊕⊕	⊖	汚染された肉・野菜（下痢型）	通年	水様便，嘔気などが24〜48時間持続．サンプルからの毒素で確認
C. perfringens	8〜16時間	±	⊕⊕⊕	⊖	牛肉，鶏肉，メキシコ料理など	秋・冬・春	通常24〜48時間以内に寛解する．毒素検出，便培養で確認
C. botulinum	12〜72時間	±	⊖	⊖	野菜，フルーツ，魚，はちみつ	夏・秋	神経症状あり．三大症状：①熱なし，②意識清明，③対称性下降性麻痺：最終的には全身性運動麻痺．数週間から数ヵ月続くことがある．便培養，毒素検査などで確認
C. difficile（偽膜性腸炎）	抗菌薬使用後平均7〜10日	±	⊕⊕⊕	⊕⊕	クリンダマイシン，セフェム系が多いが理論上すべての薬剤がリスク	通年	抗菌薬使用後平均して7〜10日で発症するといわれるが，使用したすべての薬剤歴を最低1ヵ月さかのぼって検索すること．*Clostridium difficile*毒素にて確認．時に膿性〜粘血便

表❶ つづき

微生物名	潜伏期	嘔吐	下痢	発熱	関連食材	季節	時間経緯など
E. coli (EHEC, STEC)	1～8日	⊕	⊕⊕⊕	⊖	牛乳，牛肉，汚染された生もの	夏・秋	粘血便・下痢，腹痛など5～10日間持続．溶血性尿毒症症候群，腎不全に注意．抗菌薬・下痢止め禁忌．便培養で確認
E. coli (ETEC)	1～3日	±	⊕⊕⊕	±	水，汚染された食材	旅行	途上国への渡航者下痢の代表，水様便・腹痛，時に血便などが3～7日持続．毒素の検出，および便培養で確認
V. parahaemolyticus (腸炎ビブリオ)	2～48時間	⊕	⊕	±	魚介類，特にカキ	春・夏秋	水様便，腹痛，嘔吐など，粘血便の場合もある．2～5日で寛解．便培養で確認
V. cholerae (コレラ)	24～72時間	⊕	⊕⊕⊕	⊖	水，魚介類，汚染された路上販売品	通年	米のとぎ汁様水様便，水分補給と抗菌薬治療．便培養で確認
Campylobacter jujuni	2～5日	±	⊕⊕⊕	⊕	生焼けの鳥・牛肉，殺菌不足の牛乳	春・夏	発熱，粘血便・下痢，腹痛など，2～10日で寛解．4日以内なら抗菌薬治療．感染後Guillain-Barré症候群に注意を．特殊培地で培養確認
Shigella 属 (軽症例)	24～48時間	±	⊕	⊕	卵，汚染されたサラダ・水	夏	腹痛，粘血便，しぶり腹．便培養で確認
Salmonella 属 (チフス以外)	1～3日	⊖	⊕⊕	⊕	肉，卵，殺菌不足の乳製品，汚染されたジュース，フルーツ，生野菜，その他，ミドリガメなどの爬虫類	夏・秋	緩徐な発症，急性発症の両方あり，悪心・嘔吐，下痢，血便など．リスクの高い患者，全身状態が悪い患者以外には，基本的には抗菌薬は使わない（キャリアー化する）．便培養で確認．緑色便
Yersinia enterocolitica	24～48時間	±	⊕	⊕	ミルク，豚肉，水	冬	虫垂炎に似た強い腹痛，粘血便・下痢，発熱，関節痛，腸間膜リンパ節炎などもある．通常1～3週間で寛解．特殊培地で培養確認
ロタウイルス	1～3日	⊕⊕	⊕⊕⊕	⊕	糞便，汚染された食材	冬・春	急性発症の嘔吐，白色水様便．4～8日持続．糞便の抗原検査で確認
ノロウイルス	12～48時間	⊕⊕	⊕⊕⊕	⊕	魚介類，汚染されたサラダ	冬・春	嘔気，嘔吐（特に小児），下痢（特に成人），発熱，腹痛，筋肉痛，12～60時間持続．糞便中のウイルス検査で確認

EHEC：enterohemorrhagic *Escherichia coli*（腸管出血性大腸菌），STEC：Shiga toxin-producing *Escherichia coli*（志賀毒素産生大腸菌），ETEC：enterotoxigenic *Escherichia coli*（毒素原性大腸菌）．
(McPhee SJ et al: Current Medical Diagnosis Treatment, McGraw-Hill, p.1143-1144, 2009 より改変して引用)

26 | 消化管感染症（7）：免疫低下者の消化管に感染しやすい各種微生物の整理（細菌，真菌，ウイルス，原虫）

HIV患者をはじめ，各種免疫低下状態にある患者に関しては，通常の消化管感染よりもう少し原因微生物の想定範囲を広げる必要がある．当然ながら微生物毎に臨床症状が違うが，詳細は成書に譲る．参考までに簡単に原因微生物名の一覧表のみを紹介しておく（☞表❶）．

表❶ HIVなどの免疫低下患者における消化管感染症の原因微生物

A. 食道（嚥下痛，食道潰瘍など）
◆真菌 • *Candida albicans*
◆ウイルス • herpes simplex • cytomegalovirus
B. 腸炎（下痢，腹痛，発熱，嘔吐，腹部膨満感など）
◆細菌 • *Campylobacter jejuni* およびその他の *Campulobacter* 属 • *Salmonella* 属 • *Shigella flexneri* • *Aeromonas hydrophila* • *Plesiomonas shigelloides* • *Yersinia enterocolitica* • *Vibrio* 属 • *Mycobacterium avium complex* • *Mycobacterium tuberculosis* • *E. coli* （enterotoxigenic, enteroadherent） • *Chlamydia trachomatis* （クラミジア性リンパ肉芽腫：LGV） • *C. difficile* • その他，腸内細菌叢の乱れ，細菌の異常繁殖
◆寄生虫・原虫 • *Cryptospordium parvum* • *Mycrosporida* （*Enterocytozoon bieneusi*, *Septata intestinalis*） • *Isospora belli* • *Giardia lamblia* • *Cyclospora cayetanensis* • *Entamoeba histolytica*
◆ウイルス • cytomegalovirus • adenovirus • calicivirus • astrovirus • picobirnavirus • human immunodeficiency virus

表❶ つづき

◆真菌 • *Histoplasma capsulatum*
C. 直腸・肛門周囲（膿粘性分泌物，肛門周囲痛など）
◆細菌 • *Chlamydia trachomatis*（non-LGV） • *Neisseria gonorrhoeae* • *Trponema pallidum*
◆ウイルス • herpes simplex • cytomegalovirus • condylomata acuminata（Human papillomavirus）

(Mandell L et al: Mandell, Douglas, and Bennett's Principles and Practice of Infectious Diseases, 6th ed, Churchill Livingston, p.1680, 2004 より改変して引用)

27 | 尿路感染症（1）：市中・院内の全体像

● グラム染色を踏まえた起炎菌の想定 （☞図❶, ❷）

★ **尿培養に加え，必要に応じて血液培養も忘れずに（敗血症が多い）．グラム染色も必須！**

★ **尿路感染症は除外診断のつもりで対応すること！**

　尿路感染に関しては，必ず最低でも以下の5項目をまず評価する．同時に，尿培養，血液培養（必要に応じて），尿グラム染色を行い，起炎菌マップを参考にしながら起炎菌を想定したうえで治療を開始する．また，高齢者などは元々，細菌尿，膿尿が慢性的に存在することがあるので，発熱などの急変時には他の熱源が本当に存在しないのかを慎重に対応すべきである．安易に尿路感染と決めつけてはいけない．

①症状：膀胱刺激症状，背部痛，排尿時痛，発熱，など．
②部位：下部尿路系（尿道・膀胱），上部尿路系（腎盂，腎実質），それ以外（腎周囲）．
③閉塞の有無：前立腺肥大，腫瘍，結石，医原性留置物（カテーテルなど），神経因性膀胱による機能的閉塞，など．
④感染源：市中発症か院内発症か．
⑤患者の体力：悪性腫瘍，好中球減少，糖尿病，ステロイド，高齢，など．

　通常尿路感染の菌量指標としては，10^5 CFU/mL が用いられるが，多くの尿路感染ケースでは菌量はさらに少ないことが多い．米国感染症学会の基準では，膀胱炎で 10^2 CFU/mL，腎盂腎炎では 10^4 CFU/mL が採用されている．

　グラム染色に関しては，遠心分離をかけない尿を1滴スライドグラスにたらし，そのまま乾燥させてグラム染色を行った場合，1,000倍鏡検にて1 CFU/視野の細菌および白血球が観察されれば，尿路感染と推測できる．もともとのサンプル中の菌量が 10^5 個/mL 以下の濃度ではグラム染色で確認できない場合もあるので注意すること．また，10^5 CFU/mL 以上の細菌尿に対して尿路感染を示唆する定性検査としては，白血球エラスターゼ試験（感度69％，特異度90％）や亜硝酸試験（感度71％，特異度85％）がある．

【女性の尿路感染に関するポイント】

　まず，女性の言うこと（自己診断）は正しい．①排尿時痛，②頻尿，③血尿，（腎盂腎炎まで進行すれば，④背部痛・発熱）などの訴えがあればほぼ確定である．しかしながら，⑤腟部不快感，⑥腟分泌物増加，が伴う場合には尿路系感染症の確率が一気に下がり，逆に婦人科系疾患の確率が高くなる（両方の場合もある）．自覚症状は大切である．尿路感染のリスクファクターとしては，①性行為，②殺精子剤

の使用，③尿路感染の既往歴，④母親の尿路感染既往歴，⑤幼少期尿路感染発症歴，⑥現時点での細菌性腟炎の存在，などがある．単純な膀胱炎の場合，治療の基本は内服薬3日間（妊婦の薬剤選択には注意を．妊婦にST合剤，キノロン系は使えない）．腎盂腎炎の場合は，基本治療期間は14日間である．また，妊婦のGBS（group B Streptococcus：B群レンサ球菌）細菌尿があった場合には分娩時に必ず治療を行うこと．

【男性の尿路感染に関するポイント】

通常，カテーテルなどの異物が存在しない限り，男性で尿路感染は解剖学的に考えてまず起こり得ない．もし一見何もなさそうな男性が尿路感染を起こしている場合，絶対にその原因および起炎菌をはっきりさせる義務がある．①解剖学的異常：腫瘍やその他の理由による狭搾・閉塞，②機能的異常：糖尿・肝不全・腎不全・神経学的問題などのバックグラウンド，③異物：石など，④その他：耐性菌の保菌，またはリスクなど，を何が何でもはっきりさせること．

● 培養結果が出る前のエンピリック治療：抗菌薬の選び方

Case 1 若い女性の膀胱炎の場合の処方例…基本的には3日間の治療

Rp 1 ST合剤（バクタ®：経口，トリメトプリム換算で1錠中に80 mg含有）4錠　分2　3日間…ST合剤は妊婦には避ける

図❶　尿路感染症（市中）

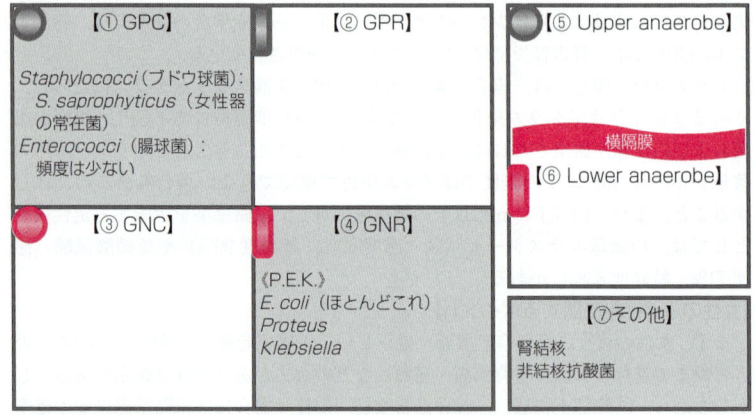

【① GPC】	【② GPR】	【⑤ Upper anaerobe】
Staphylococci（ブドウ球菌）： 　S. saprophyticus（女性器の常在菌） Enterococci（腸球菌）： 　頻度は少ない		横隔膜
		【⑥ Lower anaerobe】
【③ GNC】	【④ GNR】	
	《P.E.K.》 E. coli（ほとんどこれ） Proteus Klebsiella	【⑦その他】 腎結核 非結核抗酸菌

①ほとんど上行性感染：GNRが多く市中のほとんどはE. coli.
②注意：結核菌は形のうえでGPRに入れてもよいが，本来グラム染色では染まりにくく，臨床的にはその他のグループとして覚えるほうが自然かもしれない．

図❷　尿路感染症（院内）

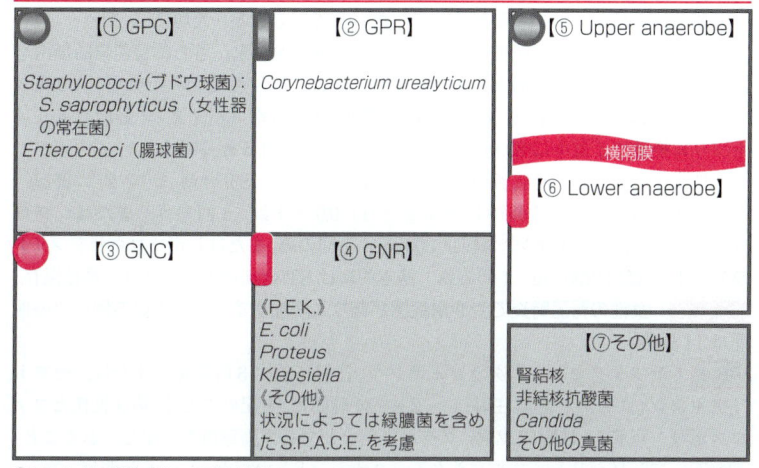

【① GPC】	【② GPR】	【⑤ Upper anaerobe】
Staphylococci（ブドウ球菌）： 　*S. saprophyticus*（女性器の常在菌） *Enterococci*（腸球菌）	*Corynebacterium urealyticum*	横隔膜 【⑥ Lower anaerobe】
【③ GNC】	【④ GNR】	【⑦その他】
	《P.E.K.》 *E. coli* *Proteus* *Klebsiella* 《その他》 状況によっては緑膿菌を含めた S.P.A.C.E. を考慮	腎結核 非結核抗酸菌 *Candida* その他の真菌

①ほとんど上行性感染：GNR が多い．
②血行感染の場合要注意：*Candida*，ブドウ球菌，*Salmonella* なども腎臓へ波及．
③陰性桿菌は患者背景を踏まえて，緑膿菌を含め，S.P.A.C.E. の評価を忘れてはいけない．
注意：結核菌は形のうえで GPR に入れてもよいが，本来グラム染色では染まりにくく，臨床的にはその他のグループとして覚えるほうが自然かもしれない．

Rp 2　アモキシシリン・クラブラン酸（オーグメンチン®：経口，アモキシシリン換算で 1 錠 250 mg 含有）3 錠　分 2 ＋アモキシシリン（サワシリン®：経口）750 mg　分 3　3 日間
Rp 3　セファクロル（ケフラール®：経口）750 ～ 1,500 mg　分 3　3 日間
Rp 4　ホスホマイシン（ホスミシン®：経口）3 g　分 1　単回投与…妊婦の安全性は確立していない
Rp 5　各種キノロン系：シプロフロキサシン（シプロキサン®：経口）500 mg　分 2　3 日間，またはレボフロキサシン（クラビット®：経口）250 mg　分 1　3 日間…キノロン系は妊婦には避ける

注 意

①女性単純性膀胱炎の場合，尿培養は不要である（ただし，耐性菌のリスクが高い場合やローカルファクターの把握が必要な場合は別である）．
②妊婦の場合，セファレキシンやアモキシシリンなどの β ラクタム系を使用し，治療期間は 7 日間．
③糖尿，高齢者も治療期間はやや長く，7 日間の治療期間．
④女性の場合，時に起炎菌が *Staphylococcus saprophyticus* であることがある．

その場合も 7 日間治療.

⑤基本的にはキノロン系薬剤は温存したいところである. 大切に.

⑥2週間以内に再発膀胱炎の場合, 尿培養で感染源特定, さらに解剖学的理由も再検討. 治療期間を 3 日間から 2〜6 週間と延長. 年 3 回以上頻回のペースで繰り返す場合には, 通常の治療後に予防内服開始:ST 合剤(バクタ®:経口, トリメトプリム換算で 1 錠中に 80 mg 含有) 0.5〜1 錠を毎日 6 ヵ月間.

⑦性交後に繰り返す膀胱炎の場合, 性交後予防投与, ST 合剤(バクタ®:経口, トリメトプリム換算で 1 錠中に 80 mg 含有) 0.5〜1 錠 1 回のみ, またはシプロフロキサシン(シプロキサン®:経口) 200 mg 1 回のみ, またはレボフロキサシン(クラビット®:経口) 200 mg 1 回のみ. 基本的には ST 合剤選択. キノロン系は温存.

Case 2 女性の腎盂腎炎でやや重症感があり入院加療する場合の処方例…治療期間は 14 日間

Rp 1 セフォタキシム(クラフォラン®:注射) 2 g 8 時間毎, または, セフトリアキソン(ロセフィン®:注射) 1〜2 g 24 時間毎, 上記のごとく, 第 3 世代セファロスポリン点滴 14 日間(この際, グラム染色などで必ず腸球菌を否定しておくこと)

Rp 2 アンピシリン・スルバクタム(ユナシン S®:注射) 3 g 6 時間毎

Rp 3 シプロフロキサシン(シプロキサン®:注射) 400 mg 12 時間毎 14 日間…キノロン系は基本的に温存を!

Case 3 女性の腎盂腎炎で緑膿菌や複数菌の混合感染を想定する場合の処方例…治療期間は 14 日間

Rp 1 ピペラシリン・タゾバクタム(ゾシン®:注射) 4.5 g 6 時間毎 14 日間

Rp 2 メロペネム(メロペン®:注射) 2 g 8 時間毎, イミペネム(チエナム®:注射) 500 mg 6 時間毎 14 日間, ただしカルバペネム系は ESBL 産生菌や AmpC 産生菌を想定しない限りできるだけ温存すること

Rp 3 アズトレオナム(アザクタム®:注射) 2 g 8 時間毎 14 日間(上記 1, 2 と違いもっぱら陰性桿菌が標的なので注意)

Rp 4 シプロフロキサシン(シプロキサン®:注射) 400 mg 12 時間毎 14 日間

Rp 5 セフェピム(マキシピーム®:注射) 2 g 8 時間毎 14 日間(セフェム系は腸球菌には無効なので注意を)

注意

①必ずグラム染色を行うこと. 菌種を絞ってからエンピリック治療を開始. 絶対にグラム染色をするべし. 尿培養, 状態が悪ければ必ず血液培養も提出. 治療期間は 2 週間. 3 日以内に解熱せず臨床所見が改善しない場合は, 必ず膿瘍およびその他の閉塞起点の検索を(ただし根拠なく抗菌薬を変えてはいけない).

②重症感が強く, 耐性菌も想定される場合に β ラクタム系に加えて, エンピリックにアミノグリコシド系を併用されることもある(適宜中止する)が, 通常のケー

スでは必須ではない．ゲンタマイシン（ゲンタシン®：注射）5 mg/kg　24時間毎，またはトブラマイシン（トブラシン®：注射）5 mg/kg　24時間毎，またはアミカシン（アミカシン®：注射）15 mg/kg　24時間毎．

③腸球菌が想定される場合には，絶対にセフェム系を選択してはイケない（効果がない）．ペニシリン系を選択すること．

④ブドウ球菌が疑われれば，第1世代セフェム系，もしも MRSA を疑うのであればバンコマイシンを検討．

⑤よほどの理由がない限り，基本的にはβラクタム系で治療が済む．基本的にはキノロン系薬剤は温存しておきたいところである．

⑥培養結果が判明次第抗菌薬を変更する．また，状態がよく感受性が合えば内服薬へ変更可能である．もともと状態のよい腎盂腎炎の場合でも，最初から経口治療も可能である（下記処方例参照）．治療期間はトータルで14日が基本．状態がよく合併症のない腎盂腎炎でキノロン治療の場合は7日間治療が可能．

⑦ローカルファクターとして，感受性良好な腸内細菌がすでにわかっている場合は，第2世代のセフェム系を初めから使用してよい（筆者はそうしている）．

【内服薬処方例】

Rp 1　ST 合剤（バクタ®：経口，トリメトプリム換算で1錠中に80 mg 含有）4錠　分2

Rp 2　シプロフロキサシン（シプロキサン®：経口）500 mg　分2，またはレボフロキサシン（クラビット®：経口）250 mg　分1

Rp 3　アモキシシリン・クラブラン酸（オーグメンチン®：経口，アモキシシリン換算で1錠250 mg 含有）3錠　分3 ＋アモキシシリン（サワシリン®：経口）750 mg　分3

Rp 4　セファレキシン（ケフレックス®：経口）1,500 mg　分3

Case 4　複雑性尿路感染の場合の処方例

次の点に注意して原因検索を必ず行う必要がある．

①解剖学的異常：腫瘍・狭窄・閉塞．
②機能的異常：糖尿・肝不全・腎不全・神経学的問題などのバックグラウンド．
③異物：カテーテル，石など．
④その他：耐性菌の保菌，またはリスクなど．

注意

①基本的には起炎菌の想定による．前述の Case と基本的な考え方は同じ．必ず尿グラム染色・培養を．そして，原因因子の除去を．

②男性の尿路感染成立時には，必ず閉塞起点を検索する．腫瘍，前立腺肥大，結石，神経因性膀胱とその背景にある疾患など．

③治療を開始して，3日以内に解熱せず臨床所見が改善しない場合は，必ず膿瘍およびその他の閉塞起点の検索を．

④カテーテル感染予防効果のあるもの：(1) カテーテル挿入時の清潔操作，および回路の閉鎖性保持，(2) 不要になればすぐ抜去（1日で数％の確率で感染が成立すると言われる），(3) コンドームカテーテルの使用，などがあげられる．蓄尿バッグを患者の高さより低い位置に置くことや，蓄尿バッグ内に防腐剤などの薬剤を入れることは議論が分かれている．

⑤カテーテル感染予防効果のないもの：(1) 無症候性細菌尿患者への抗菌薬投与，その他の患者への長期間予防的抗菌薬投与，(2) 膀胱洗浄，尿道口の定期的消毒，(3) カテーテルの定期的交換，などがあげられる．

Case 5 菌交代の結果として生じる菌の検出が考えられる場合の処方例…グラム染色で青い玉には注意を

次の3つの菌，①ブドウ球菌（MRSA），②腸球菌，③ *Candida*，に関しては抗菌薬治療の結果として生じる菌交代・定着の可能性があるが，培養結果だけを見ると思わず起炎菌として攻撃したくなる．本当に感染源なのか，必ずグラム染色も踏まえてよく検討する必要がある．持続性の菌血症からの二次的なものでないか慎重に対応する．グラム陽性球菌や真菌の持続感染が否定できるまで，膿瘍，感染性心内膜炎などがあるものとして対応する．

①単なる定着なら経過観察．
②カテーテル抜去可能ならすぐ抜去．
③やはり起炎菌なら治療開始．同時に尿路以外の感染源を必ず探すこと．

(1) MRSA 感染成立を想定：バンコマイシンなどの抗 MRSA 治療薬を．

(2) 腸球菌感染成立を想定：ペニシリン系を．絶対にセファロスポリン系はダメ．耐性強いならバンコマイシンを．尿路感染に関して言えば，ホスホマイシンも腸球菌治療に有益である．他の臓器と違い，基本的に単剤治療可能とされる．

(3) *Candida* 感染成立を想定：まずカテーテル抜去で4割ほどは消失する．尿路感染症状，免疫低下状態などのリスク，泌尿器科的処置施行中などの条件が揃えば，抗真菌薬の適応となる．カテーテル抜去で効果なければ，フルコナゾール（ジフルカン®：経口）200 mg/day 内服または注射薬 7～14日間，またはアムホテリシンB（ファンギゾン®：静注）0.5 mg/kg/day 7～14日間．アムホテリシンBでの膀胱洗浄は推奨されない．持続性真菌血症がある場合には，眼内炎と感染性心内膜炎を必ず精査すること．

Case 6 男性膀胱炎の場合の処方例…基本的には，治療薬は女性の場合の同じであるが治療期間は少し長い：7日間

注意 性的活動性の高い年齢の場合，性感染症の尿道炎も考慮してマクロライド系を追加しておく．

Rp 1 ST 合剤（バクタ®：経口，トリメトプリム換算で1錠中に80 mg 含有）4

錠　分 2　7 日間＋アジスロマイシン（ジスロマック®：経口）1 g　1 回のみ

Rp 2　シプロフロキサシン（シプロキサン®：経口）500 mg　分 2　7 日間＋アジスロマイシン（ジスロマック®：経口）1 g　1 回のみ

ただし，男性が尿路感染を起こす場合には，女性と違い必ず原因検索と菌種特定にこだわる必要がある（下記に注意点を示す）．検尿，尿培養は絶対行う．

①解剖学的異常：前立腺肥大，腫瘍などによる狭搾・閉塞．
②機能的異常：糖尿・肝不全・腎不全・神経学的問題などのバックグラウンド．
③異物：カテーテル，石など．
④その他：性交により女性の腟定着菌（大腸菌など）の直接侵入も原因となる．

Case 7　男性の腎盂腎炎の場合の処方例

女性の腎盂腎炎と抗菌薬の考え方は同じである．ただし，前述のように原因と菌種の特定にはこだわる必要がある．

28 | 尿路感染症（2）：無菌性膿尿

● グラム染色を踏まえた起炎菌の想定（☞図❶）

【無菌性膿尿と無症候性細菌尿】
　①無菌性膿尿：腎結核，*Chlamydia*，腎囊胞の感染，腎周囲からの炎症波及，抗菌薬治療後など．尿中に白血球を認めるが，菌体を確認できない状態．
　②無症候性細菌尿：症状がないが 10^5 CFU/mL 以上細菌を認める尿．原則，治療対象とならない．特に高齢者に多い．
　例外としては，妊婦，小児，泌尿器術前で，これらは治療対象とする．

● 培養結果が出る前のエンピリック治療：抗菌薬の選び方

Case 1　無症候性細菌尿の場合の処方例
女性：10^5 CFU/mL 以上の菌量検出，かつ 2 回連続同じ菌種を検出，そして無症状．
男性：10^5 CFU/mL 以上の菌量検出を 1 回でも認め，そして無症状．

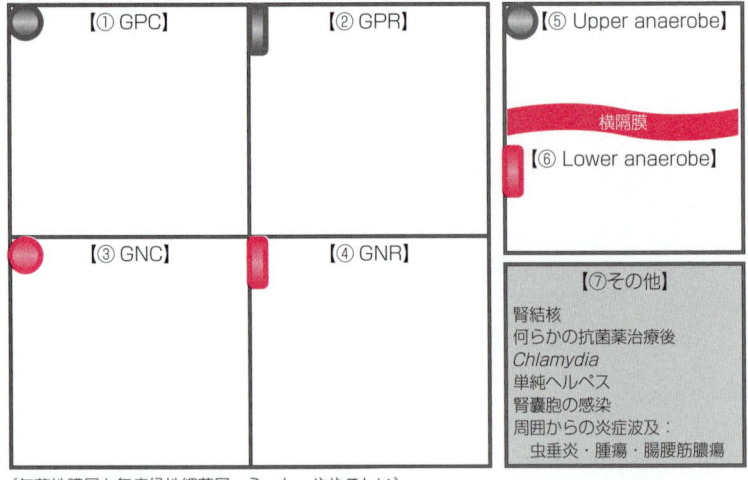

図❶　無菌性膿尿

【① GPC】	【② GPR】	【⑤ Upper anaerobe】
		横隔膜
		【⑥ Lower anaerobe】
【③ GNC】	【④ GNR】	【⑦その他】 腎結核 何らかの抗菌薬治療後 *Chlamydia* 単純ヘルペス 腎囊胞の感染 周囲からの炎症波及： 　虫垂炎・腫瘍・腸腰筋膿瘍

《無菌性膿尿と無症候性細菌尿…うーん，ややこしい》
①無菌性膿尿：腎結核，*Chlamydia*，腎囊胞の感染，腎周囲からの炎症波及，抗菌薬治療後など．
②無症候性細菌尿：症状がないが 10^5 CFU/mL 以上細菌を認める尿．原則，治療対象とならない．
例外としては，(1) 妊婦，(2) 小児，(3) 泌尿器術前，これらは治療対象とする．

①抗菌薬不要．高齢であっても原則経過観察，自然治癒する．
②例外：妊婦，先天性奇形に由来する小児，泌尿器手術術前患者は治療対象となる．妊婦，小児への抗菌薬は禁忌薬に注意．

治療薬は先述してきたケースと同じ考え方である．起炎菌想定し，必要に応じた抗菌薬を選択し，治療は3～7日間．

Case 2　腎膿瘍の場合の処方例…無菌性膿尿にも注意

菌血症，敗血症として，別の感染フォーカスから飛んできた菌に由来することも多い．閉塞に伴う尿路感染の延長にある場合もあり，その場合には泌尿器科に必ずコンサルトする．前述の尿路感染治療の考え方に加えて，敗血症の由来をしっかり考える．もし，グラム陽性球菌の持続菌血症が背景にあると疑ったら，感染性心内膜炎の有無をしっかり評価しなくてはならない．

〔腸内細菌科を考慮する場合〕

Rp 1　セフォタキシム（クラフォラン®：注射）2g　8時間毎，またはセフトリアキソン（ロセフィン®：注射）1～2g　24時間毎

Rp 2　アンピシリン・スルバクタム（ユナシンS®：注射）3g　6時間毎，など

Rp 3　ST合剤（バクタ®：注射）トリメトプリム換算で2mg/kg　6時間毎

〔緑膿菌まで考慮する場合〕

Rp 1　シプロフロキサシン（シプロキサン®：注射）400mg　12時間毎，またはピペラシリン・タゾバクタム（ゾシン®：注射）4.5g　6時間毎，など

その他，抗緑膿菌活性のあるセフェム系，カルバペネム系なども．

〔ブドウ球菌を考慮する場合〕

Rp 1　セファゾリン（セファメジン®：注射）2g　8時間毎，またはMRSAに伴うものやβラクタムアレルギーがある場合は，バンコマイシン（バンコマイシン®：注射）1g　12時間毎

基本的な考え方は，腎盂腎炎の際の抗菌薬選択と同じであるが，治療に反応しない場合には外科的な処置を考慮する必要がある．

囊胞が感染した場合には，無菌性の濃尿となりうる（基本的に尿路と直接交通がないため尿培養，尿グラム染色があてにならない）．また，虫垂炎など腎周囲からの炎症波及でも無菌性膿尿となることがある．

Case 3　腎周囲膿瘍の場合の処方例

尿路系閉塞に起因することが多い．腎膿瘍と治療方針と同じだが，排膿のための外科的，または画像ガイド下吸引によるドレナージ処置が必要．

29 尿路感染症（3）：性感染症も踏まえて（前立腺炎，精巣上体炎，尿道炎，腟炎）

● グラム染色を踏まえた起炎菌の想定（☞図❶）

● 培養結果が出る前のエンピリック治療：抗菌薬の選び方

Case 1　急性前立腺炎の場合の処方例

男性の尿路感染は原因と菌種特定にこだわる（前述）．治療期間は4週間を目安にして長めの治療．泌尿器科コンサルトも．ST合剤やキノロン系は尿路系の移行もよい．ただし，βラクタム系が必ずしも使えないわけではなく炎症部位へは有効性を発揮する．ガイドライン上は，性感染症のリスクを35歳で線引きしているが，実際には現実的ではないのでしっかり病歴をとること．

〔35歳以下の若い男性の場合〕…性感染症も考慮し，淋病およびChlamydiaをカバーしておく

Rp 1）0.5％リドカイン2〜3 mLにセフトリアキソン（ロセフィン®：注射）250 mgを溶かし筋注1回＋その後，ドキシサイクリン（ビブラマイシン®：経口）

図❶　尿路感染症：性感染症も踏まえて

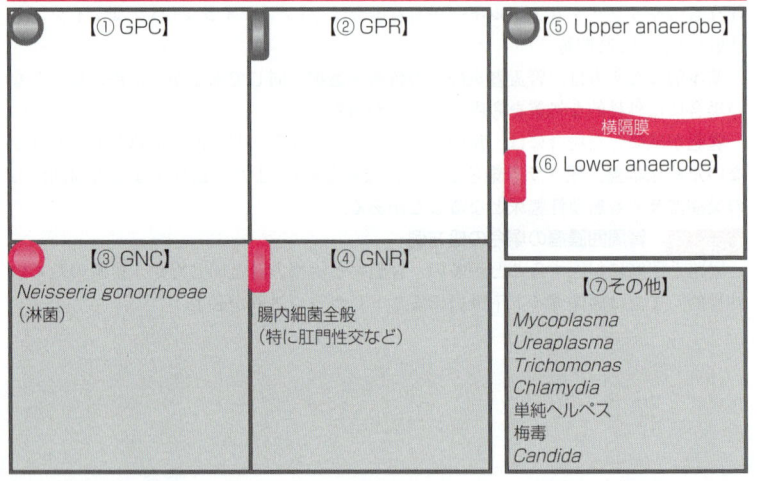

【① GPC】	【② GPR】	【⑤ Upper anaerobe】
		横隔膜
		【⑥ Lower anaerobe】
【③ GNC】 Neisseria gonorrhoeae（淋菌）	【④ GNR】 腸内細菌全般 （特に肛門性交など）	【⑦その他】 Mycoplasma Ureaplasma Trichomonas Chlamydia 単純ヘルペス 梅毒 Candida

200 mg　分 2　10 日間

注意　キノロン系は淋病治療に推奨されない．

〔35 歳以上の中年以上の男性の場合〕…主に腸内細菌をカバーする

Rp 1　シプロフロキサシン（シプロキサン®：経口）1,000 mg　分 2，またはレボフロキサシン（クラビット®：経口）750 mg　分 1　10 〜 14 日間

Rp 2　ST 合剤（バクタ®：経口）4 錠　分 2　10 〜 14 日間

Rp 3　経口薬内服がむずかしい場合，セフトリアキソン（ロセフィン®：注射）1 〜 2 g　24 時間毎，またはシプロフロキサシン（シプロキサン®：注射）400 mg　12 時間毎，なども使用可能

Rp 4　腸球菌を疑うならアンピシリン（ビクシリン®：注射）2 g　6 時間毎，またはアンピシリン・スルバクタム（ユナシン S®：注射）3 g　6 時間毎．ただし，耐性の強い腸球菌を想定するならバンコマイシンを選択

Rp 5　緑膿菌を疑う場合は尿路移行のよいキノロン系，なかでも緑膿菌活性の強いシプロフロキサシン（シプロキサン®：注射）500 mg　12 時間毎

　実際にはガイドラインに即して 35 歳という年齢で性感染症を線引きするのは不可能であり，現実的ではない．病歴聴取も重要視するべきである．不確実な要素が多い場合 *Chlamydia*，淋病の尿検査を進める．

Case 2　慢性前立腺炎の場合の処方例

　男性の尿路感染は，原因と菌種特定にこだわる（前述）．治療期間はさらに長い．泌尿器科コンサルトも．キノロン系がファーストチョイス．基本的にはメジャーな腸内細菌の感染であるが，長期治療歴の有無によっては起炎菌が緑膿菌のこともありうる．

Rp 1　シプロフロキサシン（シプロキサン®：経口）1,000 mg　分 2，またはレボフロキサシン（クラビット®：経口）750 mg　分 1　4 週間

Rp 2　ST 合剤（バクタ®：経口）4 錠　分 2　1 〜 3 ヵ月間

注意　治療が上手くいかない場合には，前立腺結石も考える．

Case 3　精巣上体炎の場合の処方例

　若い男性の場合，グラム陰性桿菌感染の他，*Chlamydia*，淋菌による可能性も否定できず，尿道炎・前立腺炎も同時に起きているかもしれない．中年以上の年齢の場合は，メジャーな陰性桿菌によるものが多い．「発熱，ドプラーエコーで陰囊動脈に血流確認，陰囊挙上で疼痛軽減」が精巣上体炎の特徴とは言われるが，精巣捻転などの泌尿器系緊急疾患との鑑別も重要となり，熟れていない限り診断は簡単ではないと思われる．泌尿器科コンサルトを．年齢により性感染症を考慮する必要があり，ガイドライン上はその目安としては 35 歳とされているが，現実的には 35 歳で線引きできるとも思えない．病歴聴取を大切に．

〔35 歳以下の若い男性の場合〕…性感染症も考慮：淋病，*Chlamydia* をカバー．

Rp 1　0.5 ％ リドカイン 2 〜 3 mL にセフトリアキソン（ロセフィン®：注射）

250 mg を溶かし筋注 1 回＋アジスロマイシン（ジスロマック®：経口）1 g　1 回のみ

Rp 2　0.5％リドカイン 2〜3 mL にセフトリアキソン（ロセフィン®：注射）250 mg を溶かし筋注 1 回＋その後，ドキシサイクリン（ビブラマイシン®：経口）200 mg　分 2　10 日間

Rp 3　シプロフロキサシン（シプロキサン®：経口）1,000 mg　分 2，またはレボフロキサシン（クラビット®：経口）750 mg　分 1　10〜14 日間

注意　キノロン系は淋病治療に推奨されない．抗菌薬治療とともに，安静臥床，陰嚢挙上，鎮痛薬を．

〔35 歳以上の中年以上の男性の場合〕…主に腸内細菌をカバー

Rp 1　シプロフロキサシン（シプロキサン®：経口）1,000 mg　分 2，またはレボフロキサシン（クラビット®：経口）750 mg　分 1　10〜14 日間

Rp 2　ST 合剤（バクタ®：経口）4 錠　分 2　10〜14 日間

Rp 3　アンピシリン・スルバクタム（ユナシン S®：注射）3 g　6 時間毎

Rp 4　セフォタキシム（クラフォラン®：注射）2 g　8 時間毎，セフトリアキソン（ロセフィン®：注射）1〜2 g　24 時間毎

注意

①前述の如く実際には年齢で性感染症リスクを線引きするのは不可能である．不確実な要素が多い場合 *Chlamydia*，淋病の尿検査を進める．

②緑膿菌まで意識する際には，キノロン系またはピペラシリン・タゾバクタム，または第 3〜4 世代の抗緑膿菌活性のあるセファロスポリン系などを選択する．

③同性愛者で肛門性交をする場合にも，腸内細菌による精巣上体炎を想定する．

④排尿中期の膿尿，陰嚢痛，浮腫などの所見あり．抗菌薬治療とともに，安静臥床，陰嚢挙上，鎮痛薬を．

Case 4　性感染症を想定した男性の尿道炎の場合の処方例

陰茎から分泌物を搾り出してグラム染色＆培養する．エンピリックには淋菌と *Chlamydia* の混合感染として治療開始．①淋菌を狙った治療と，②*Chlamydia* を狙った治療を組み合わせて，同時に治療を行う．必ずエンピリックに両方同時に治療を開始する（〔淋菌を狙った治療の場合〕の Rp 1〜3 と〔*Chlamydia* を狙った治療の場合〕の Rp 1〜3 の組み合わせで）．

〔淋菌を狙った治療の場合〕

Rp 1　0.5％リドカイン 2〜3 mL にセフトリアキソン（ロセフィン®：注射）250 mg を溶かし筋注 1 回のみ

Rp 2　シプロフロキサシン（シプロキサン®：経口）500 mg　1 回のみ，またはオフロキサシン（タリビット®：経口）400 mg　1 回のみ

Rp 3　セフィキシム（セフスパン®：経口）400 mg　1 回のみ

〔*Chlamydia* を狙った治療の場合〕

Rp 1 アジスロマイシン（ジスロマック®：経口）1 g　1回のみ
Rp 2 ドキシサイクリン（ビブラマイシン®：経口）200 mg　分2　7日間
Rp 3 エリスロマイシン（クラリス®：経口）2,000 mg　分4　7日間…消化器症状の副作用が強いかもしれない

注意

①キノロン耐性の淋菌が多い地域では注意が必要．

②再発，あるいは持続する場合，潜在性トリコモナス，テトラサイクリン耐性 *Ureaplasma urealyticum* などを考える．男性の非淋菌性尿道炎患者の約2割がトリコモナス感染と言われる．その際に，以下の処方を考慮する．

Rp 1 メトロニダゾール（フラジール®：経口）2 g　1回のみ，これに加えて，エリスロマイシン（エリスロシン®：経口）2,000 mg　分4　7日間
Rp 2 メトロニダゾール（フラジール®：経口）2 g　1回のみ，これに加えて，アジスロマイシン（ジスロマック®：経口）1 g　1回のみ

Case 5 性感染症を想定した女性の尿道炎の場合の処方例

注意 尿道炎なら淋菌，*Chlamydia* を対象にする．Case 4の処方を参照．

膀胱炎，尿道炎，外陰部・腟炎の鑑別を**表❶**，**❷**に示す．

Case 6 腟炎（カンジダ症）の場合の処方例

Rp 1 フルコナゾール（ジフルカン®：経口）150 mg　1回のみ，またはイトラコナゾール（イトリゾール®：経口）400 mg　分2　1日間
Rp 2 クロトリマゾール（エンペシド®：腟錠）100 mg　1日1回　腟深部に挿入　7日間
Rp 3 ミコナゾール（フロリード®：腟座薬）100 mg　1日1回　腟深部に挿入　7日間
Rp 4 チニダゾール（ハイシジン®：腟錠）200 mg　1日1回　腟深部に挿入　7日間

Case 7 腟炎（トリコモナス症）の場合の処方例

Rp 1 メトロニダゾール（フラジール®：経口）2 g　1回のみ，または1,000 mg　分2　7日間
Rp 2 チニダゾール（ハイシジン®：経口）2 g　1回のみ
Rp 3 治療無効例に，メトロニダゾール（フラジール®：経口）1,000 mg　分2，それでもダメなら，メトロニダゾール（フラジール®：経口）2 g　分1　3〜5日間
Rp 4 メトロニダゾール耐性時は，チニダゾール（ハイシジン®：経口，腟錠）2,000 mg　分4　内服＋腟錠500 mg　1日2回　14日間

注意 男性のセックスパートナーを治療すること．

Rp 1 メトロニダゾール（フラジール®：経口）2 g　1回のみ

表❶ 膀胱炎，尿道炎，外陰部・腟炎の鑑別

	膀胱炎（尿路感染）	尿道炎	腟炎★
原因微生物	腸内細菌	淋菌，*Chlamydia*，HSV（淋菌，*Chlamydia* の合併が多い）	*Candida*，トリコモナス，嫌気性菌異常増殖
病歴・主訴・身体所見	発症は急性で2〜3日の経過．過去に同様の既往があることが大きな目安にもなる．頻尿，排尿時痛（排尿前・排尿中の痛み），血尿，背部痛などの所見があれば尿路感染の可能性が高い．しかし，腟部不快感，腟分泌分増量などの所見が加わると尿路感染単独の可能性はかなり下がるので腟炎の精査を	排尿時不快感，頻尿，血尿など．排尿前・排尿中の痛みあり．発症は緩徐で1週間以上の経過．外陰部は尿道口の発赤・分泌物など．子宮頸管炎の合併も多い．非淋菌性尿道炎の場合，次の3つが代表的所見．(1) 分泌物増加に伴う排尿時痛，(2) 尿道から膿性分泌物，(3) グラム染色にて白血球確認	排尿時不快感，排尿後の痛みを伴うことがある．性交時痛あり．尿路感染との区別がつきにくいが，腟不快感・分泌物増加があれば腟炎の可能性が高くなる詳細は，**表❷**を参照
検尿・鏡検	細菌尿，半数で血尿も．グラム染色で炎症像を確認するが，膀胱炎などで菌量が少ない場合には検鏡所見がはっきりしないことがある．既往歴，本人の訴えが重要	膿尿．細菌尿はない．グラム染色でグラム陰性双球菌が見えれば淋菌であるが，それ以外はグラム染色では確認できない	膿尿なし．グラム染色で細菌叢の乱れや *Candida* などを確認できるが，きちんとスコアリングしなければ誤診のもとになる
尿，腟分泌物	尿培養で，単一細菌が 10^5 以上培養される．それ以外は通常異常所見なし	淋菌はグラム染色や培養，*Chlamydia* は PCR 増幅検査，HSV は臨床的に確認	尿培養では通常所見なし腟分泌物などの確認をする

表❷ 腟炎の臨床像

	カンジダ症	トリコモナス症	細菌性腟症
原因微生物	*Candida*，その他の酵母	腟トリコモナス	常在する *Lactobacillus* の代わりに *Gardnella vaginalis* などが増殖．複数の菌が絡むことが多い
身体所見	月経前に不快感・掻痒感あり．局所の発赤・痛みあり	月経後に不快感あり．強いかゆみ．局所の発赤・痛みあり	月経に伴う不快感は特になし．排尿時痛もない．局所の発赤・痛みあり
腟分泌物	酒粕様，カッテージチーズ様，無臭，pH＜4.5	大量，淡膿性，泡沫状，無臭，pH＞4.5	灰色，時に泡沫状，10% KOH 添加で魚臭（Whiff テスト），pH＞4.5
顕微鏡像	グラム染色で白血球，酵母，菌糸確認．10% KOH でそのまま鏡検しても真菌を確認できる	生標本で白血球，および動くトリコモナス原虫を確認	グラム染色で，clue cell の存在．白血球のみでは感染判定できないので，きちんと BV（nugent）score による判定も必要
パートナーの治療	通常は不要．ただし，再発例では時に治療が必要	セックスパートナーは特定の相手なら治療．レギュラーパートナーでなければ状況次第	通常，男性の治療は不要だが亀頭炎があれば治療する．ただし，一般の STD 検索を行うよい機会ではある．治療中は，本人はセックスを中止するか，コンドームを使用すれば治療効果が高くなる

Case 8　腟炎（細菌性腟症）の場合の処方例

Rp 1　メトロニダゾール（フラジール®：経口）1,000 mg　分2　7日間

Rp 2　チニダゾール（ハイシジン®：経口）2 g　分1　2日間，または1 g　分1　5日間

Rp 3　クリンダマイシン（ダラシンカプセル®：経口）600 mg　分2　7日間

Rp 4　メトロニダゾール（フラジール腟錠®：腟錠）250 mg　1日1回　腟内に挿入　5日間

注意

①日本にはないが，メトロニダゾール腟ゲル剤，クリンダマイシン腟クリーム剤，クリンダマイシン腟座薬などが海外にはある．

②日本の場合，クロラムフェニコール（クロマイ腟錠®：腟錠）が頻用されているが，クロラムフェニコールでなければならない理由は不明．

③治療中はセックスをしないよう指導．またはするとしてもコンドームを使用するように指導する．そうしなければ治療効果が下がる．セックスパートナーの治療は必須ではないが，亀頭炎がある場合には，経口アゾール系薬剤を腟炎と同様に処方する．

30 | 中枢神経の感染症（1）: 急性髄膜炎

● 髄膜炎を疑う場合の検査項目

★ 急性細菌性髄膜炎は内科的緊急疾患である．所見を取って，各種サンプルを採取して，すぐに治療に移ろう！

★ 髄膜炎を疑う時の検査項目：とりあえず説明のつかない発熱，頭痛は髄膜炎．除外できるまで髄膜炎！

①身体所見：悪心，嘔吐，頭痛，発熱，stiff neck, jolt accentuation, Kernig 徴候，Brudzinski 徴候など．咽頭痛，や呼吸器症状が先行し，後から髄膜炎へ移行することも少なくないので時間経過には注意しておく．脳神経学的所見以外には，皮膚所見（結節，膿瘍，皮疹など）も忘れずチェックし，必要に応じて生検なども行う．

②頭部CT：場合によっては腰椎穿刺より先に行う．以下の項目があれば先にCTを：(1) 60歳以上，(2) 免疫不全状態，(3) 中枢神経疾患の既往，(4) 1週間以内の痙攣既往，(5) 神経学的の異常所見，(6) ショック状態，(7) 脈・循環・呼吸状態不安定，(8) 紫斑・穿刺部位の感染．

③腰椎穿刺（禁忌に注意：頭蓋内圧亢進，穿刺部位の感染，凝固障害）．

〔方法〕髄液を4本のサンプルチューブに，それぞれ2mLくらいずつ入れてすぐに検査へ提出（ただし，後から検査追加項目が生じることがあるので採取量は多いにこしたことはない）．

- 1本目：細胞数…赤血球数，白血球数（分画も）．
- 2本目：生化学…蛋白，糖（同じ採取時間の血糖との比較も）．
- 3本目：培養・PCR（ウイルス，一般細菌，真菌，結核菌を含む抗酸菌），塗抹（グラム染色，抗酸菌染色，墨汁染色）．
- (4本目)：細胞数…赤血球，白血球（分画も）← 1本目と同じ．Trauma tap とクモ膜下出血との区別をするため．Trauma tap なら4本目の赤血球数は減るが，クモ膜下出血なら変化しない．提出する必要がない場合は予備として保存しておく（後日，培養やPCRに関して追加検体が必要になることがある）．

④採血：CBC，生化，凝固，血糖，血液ガスなど．

⑤血液培養2セット（絶対に提出）．抗菌薬投与前に培養サンプル採取を心がける．

⑥喀痰，咽頭ぬぐい液など必要に応じて抗菌薬投与前に施行，同時にグラム染色などの塗抹検査も．

⑦年齢,患者背景で起炎菌が異なるので抗菌薬の選択は間違えないように.
⑧細菌性髄膜炎,特に肺炎球菌の場合にはステロイド投与の準備.

🔴 髄液所見(☞表❶)

🔴 年齢および基礎疾患と原因微生物(☞表❷,❸)

年齢や,患者の基礎疾患などのバックグラウンドで起炎菌の想定が変わってくる.当然,それに合わせてエンピリック治療で開始する抗菌薬も違ってくる.原因菌は下記表を参考に,治療薬は後述するのでそちらを参考に.

🔴 グラム染色を踏まえた起炎菌の想定(新生児,乳児・幼児・学童,若年・青年・壮年,高齢者,院内,リスクファクター別に整理)
(☞図❶~❻)

表❶ 感染微生物と髄液所見との関連(絶対的ではないが,目安となる数値を以下に示す)

髄液	細胞数(cells/mm³)	髄液糖(mg/dL)	蛋白(mg/dL)	初圧(mmH₂O)
正常髄液:透明	0~5 リンパ球	50~75(血清糖の約60%)	15~45	70~180
細菌感染:軽度混濁~膿性	100~5,000 多核球	低下,多くは20未満(血清糖の約40%未満)	100~500	上昇
結核,真菌などの感染:透明~軽度混濁	50~300 リンパ球	低下,20~40くらい	50~300	上昇することが多い
無菌性,ウイルス性:透明~軽度混濁	10~1,000 リンパ球 初期は多核球多い	正常(血清糖の約40%以上)	ほぼ正常~若干増加	正常~やや上昇
くも膜下出血(参考):血性,キサントクロミー	白血球/赤血球比が末梢血とほぼ同じ	正常	増加	上昇

表❶はあくまでも目安であるため,絶対的な指標にはならない.実際には6,7個の多核球があれば細菌性髄膜炎を疑うこともある.必ず身体所見とその経時的変化も大切にすること.

表❷ 年齢毎の原因微生物の目安

年齢区分	主な原因微生物の目安						
新生児				*Listeria*	大腸菌	HSV type 2	B群溶連菌
乳児	インフルエンザ桿菌	肺炎球菌	髄膜炎菌	*Listeria*			
幼児・学童	インフルエンザ桿菌	肺炎球菌	髄膜炎菌			各種ウイルス	
若年〜青壮年		肺炎球菌	髄膜炎菌			各種ウイルス	
高齢者50歳以上		肺炎球菌		*Listeria*	各種グラム陰性菌		

表❸ 患者の疾患と髄膜炎との関連の目安

疾患	主な原因微生物の目安					
上気道炎	インフルエンザ桿菌	肺炎球菌	髄膜炎菌			
肺炎	インフルエンザ桿菌	肺炎球菌	髄膜炎菌			
副鼻腔炎・外傷		肺炎球菌			嫌気性菌	
中耳炎・非開放性頭部外傷	インフルエンザ桿菌	ブドウ球菌 レンサ球菌 肺炎球菌			嫌気性菌・各種グラム陰性菌	
軟部組織感染症・外傷		ブドウ球菌・レンサ球菌				
アルコール依存		肺炎球菌			各種グラム陰性菌	
免疫不全	インフルエンザ桿菌	肺炎球菌		*Listeria*	各種グラム陰性菌	真菌

● 髄膜炎治療の基本

髄液のグラム染色をするなどして,さらに患者のリスクファクターも踏まえて大雑把に菌種が絞れるなら,それに合わせて抗菌薬のエンピリック治療を開始する.後日,各種培養結果が返却され菌種名,薬剤感受性が判明すれば,それに合わせた薬剤変更を行う(de-escalation).

薬剤の髄液移行性が大切になるので注意しておくこと.それを踏まえると,通常の感染症治療の薬剤選択と若干異なる(☞表❹).

図❶ 髄膜炎（新生児）

【① GPC】	【② GPR】	【⑤ Upper anaerobe】
S. agalactiae （GBS：B群レンサ球菌）	Listeria	横隔膜
【③ GNC】	【④ GNR】 E. coli	【⑥ Lower anaerobe】
		【⑦その他】 Herpes simplex type 2

図❷ 髄膜炎（乳児・幼児・学童）

【① GPC】	【② GPR】	【⑤ Upper anaerobe】
S. pneumoniae	(Listeria)	横隔膜
【③ GNC】 N. meningitidis	【④ GNR】 H. influenzae	【⑥ Lower anaerobe】
		【⑦その他】 各種ウイルス

図❸ 髄膜炎（若年～青壮年）

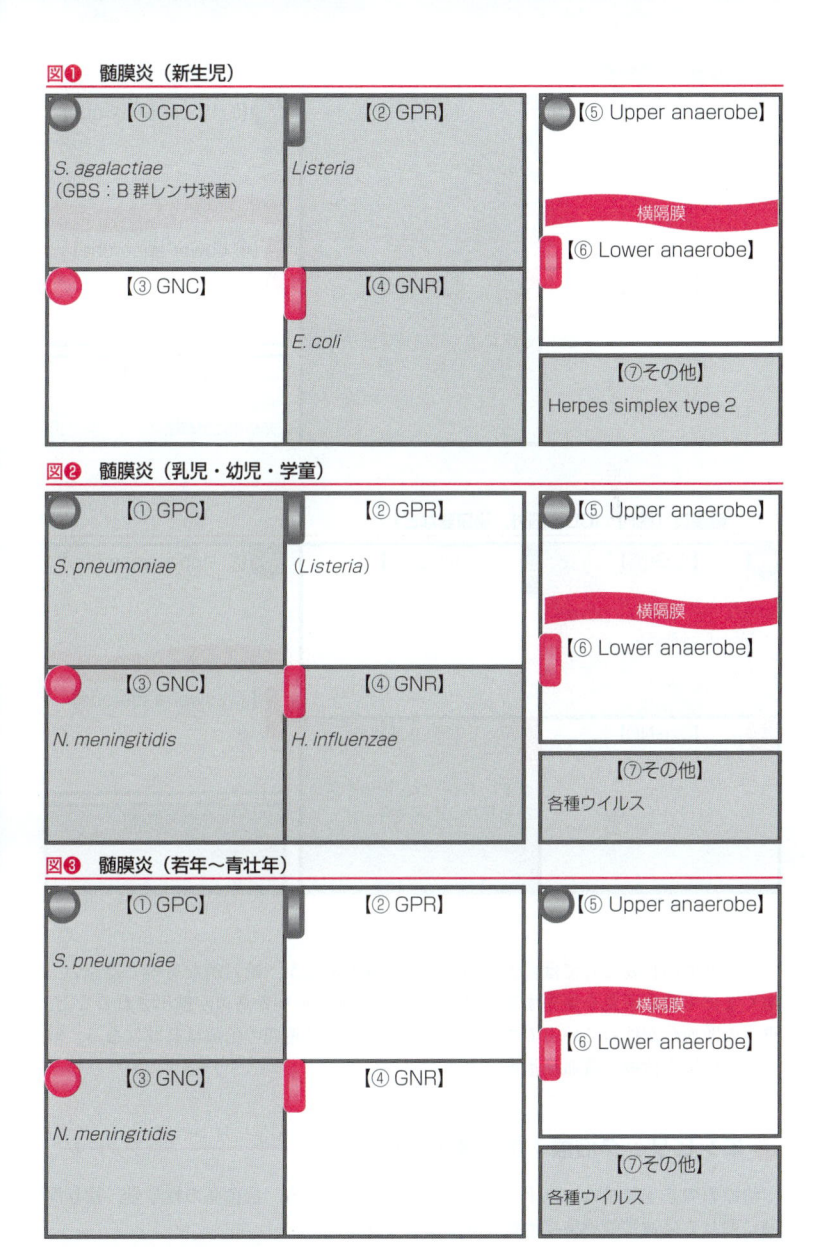

【① GPC】	【② GPR】	【⑤ Upper anaerobe】
S. pneumoniae		横隔膜
【③ GNC】 N. meningitidis	【④ GNR】	【⑥ Lower anaerobe】
		【⑦その他】 各種ウイルス

30. 中枢神経の感染症（1）：急性髄膜炎

図❹ 髄膜炎（高齢者）

【① GPC】	【② GPR】	【⑤ Upper anaerobe】
S. pneumoniae	Listeria	

横隔膜

【⑥ Lower anaerobe】

【③ GNC】	【④ GNR】
	状況によっては緑膿菌を含めたS.P.A.C.E.を考慮

【⑦その他】
結核
非結核性抗酸菌

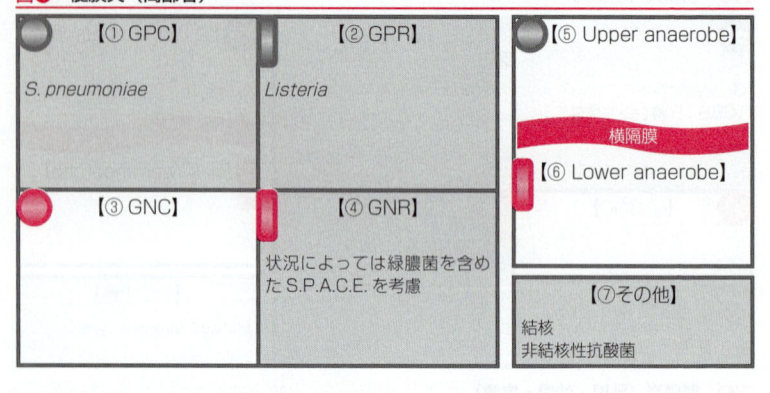

図❺ 髄膜炎（院内：ICU，脳外，泌尿器など）

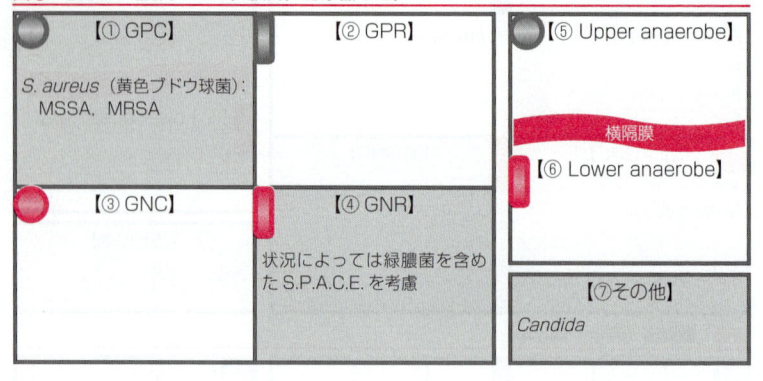

【① GPC】	【② GPR】	【⑤ Upper anaerobe】
S. aureus（黄色ブドウ球菌）：MSSA, MRSA		

横隔膜

【⑥ Lower anaerobe】

【③ GNC】	【④ GNR】
	状況によっては緑膿菌を含めたS.P.A.C.E.を考慮

【⑦その他】
Candida

　治療期間の目安としては，表❺のような目安があるが，絶対的なものではない．あくまでも臨床所見を優先する．また，一般的に血液培養から菌が検出されるなど，重症の敗血症が伴っているのであれば，少なくとも2週間の治療は必要になる．詳細は菌種毎の治療，敗血症治療などを参照のこと．

● エンピリック治療：抗菌薬の選び方

　治療薬の基本骨格は，以下のような組み合わせになる．抗菌薬の投与量，投与間隔に関しては通常の感染症治療と異なるので注意．

図❻ 髄膜炎（起炎菌と患者背景との関係と踏まえて）

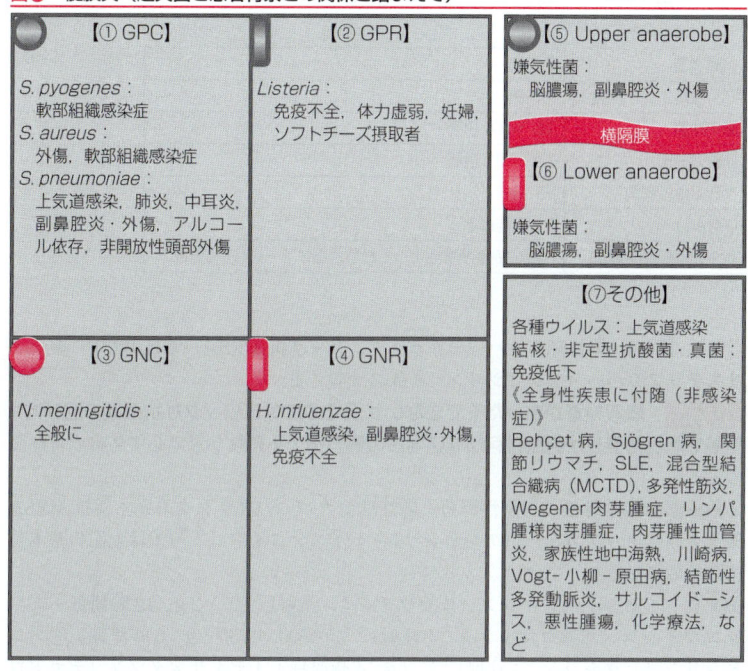

【① GPC】

S. pyogenes：
　軟部組織感染症
S. aureus：
　外傷，軟部組織感染症
S. pneumoniae：
　上気道感染，肺炎，中耳炎，副鼻腔炎・外傷，アルコール依存，非開放性頭部外傷

【② GPR】

Listeria：
　免疫不全，体力虚弱，妊婦，ソフトチーズ摂取者

【③ GNC】

N. meningitidis：
　全般に

【④ GNR】

H. influenzae：
　上気道感染，副鼻腔炎・外傷，免疫不全

【⑤ Upper anaerobe】

嫌気性菌：
　脳膿瘍，副鼻腔炎・外傷

――― 横隔膜 ―――

【⑥ Lower anaerobe】

嫌気性菌：
　脳膿瘍，副鼻腔炎・外傷

【⑦その他】

各種ウイルス：上気道感染
結核・非定型抗酸菌・真菌：免疫低下
《全身性疾患に付随（非感染症）》
Behçet病，Sjögren病，関節リウマチ，SLE，混合型結合織病（MCTD），多発性筋炎，Wegener肉芽腫症，リンパ腫様肉芽腫症，肉芽腫性血管炎，家族性地中海熱，川崎病，Vogt-小柳-原田病，結節性多発動脈炎，サルコイドーシス，悪性腫瘍，化学療法，など

表❹ 薬剤の髄液移行性

髄液薬剤移行性：良好	髄液薬剤移行性：不良
・リファンピシン ・メトロニダゾール ・クロラムフェニコール ・テトラサイクリン系 ・ST合剤 ★以下の薬剤は炎症時には移行性がよい ・第3世代以上のセファロスポリン系 ・アンピシリン，ペニシリン ・バンコマイシン ・カルバペネム系 ・アズトレオナム ・ニューキノロン系	・第1，2世代セファロスポリン系 ・セフォペラゾン ・アミノグリコシド系 ・クリンダマイシン ・マクロライド系 ・βラクタマーゼ阻害薬 　（合剤の場合は気を付ける）

表❺　細菌性髄膜炎の治療期間の目安（起炎菌毎）

起炎菌	治療期間
髄膜炎菌	7日間
インフルエンザ桿菌	7日間
肺炎球菌	10〜14日間
B群溶連菌	14〜21日間
グラム陰性桿菌	21日間
Listeria	21日間以上
新生児髄膜炎全般に	髄液の細菌が陰性化してからさらに2〜3週間治療

　①陰性桿菌，陽性球菌カバーのβラクタム系＋②抗MRSA（兼抗PRSP）薬±③リステリアカバー（アンピシリン）±④ステロイド．

Case 1　髄液検査がまったくできない状況でのエンピリックな抗菌薬の選び方：年齢や患者背景しか判断材料がない場合の処方例…小児投与量は必ず各自成書参照のこと

　治療薬の基本骨格：①陰性桿菌，陽性球菌カバーのβラクタム系＋②抗MRSA薬±③リステリアカバー（アンピシリン）±④ステロイド（①〜④は上記の基本骨格の番号に対応）．

Rp 1　①セフトリアキソン（ロセフィン®：注射）[※1〜3]　2g　12時間毎＋②バンコマイシン（バンコマイシン®：注射）[※4, 7]　500〜750mg　6時間毎±③アンピシリン（ビクシリン®：注射）[※5]　2g　4時間毎±④デキサメタゾン（デカドロン®：注射）[※6, 7]

※1：セフトリアキソン以外にも第3世代セフェム系のセフォタキシム（クラフォラン®：注射）2g　6時間毎でもよい．また，陰性桿菌を緑膿菌までカバーする必要がある場合，βラクタム系はセフタジジム（モダシン®：注射）2g　8時間毎や，セフェピム（マキシピーム®：注射）2g　8時間毎などを選択．必ずしもカルバペネム系は絶対的に必要ではない（温存できるなら温存する）．

※2：重篤なβラクタムアレルギーがある場合には，クロラムフェニコール（注射薬）12.5mg/kg　6時間毎・最大4g/day（髄膜炎菌に対して），ST合剤をトリメトプリム（注射薬）として5mg/kg　6〜8時間毎（免疫不全の場合*Listeria*に対して）を考慮．

※3：慢性の副鼻腔炎，中耳炎やその他嫌気性菌もカバーする必要のある場合には，セフェム系の代わりにカルバペネム系を選択する．メロペネム（メロペン®：注射）1g　6時間毎，など．すべてのケースにおいて最初からカルバペネム系を使っても間違いではないが，乱用のもとになるので避けた

いところである.

※4：MRSAまたはPRSPでないとはっきりするまで，MRSAまたはPRSPとして治療する．バンコマイシンの髄液移行性は低いので十分量を.

※5：新生児，乳児，高齢，免疫低下患者（抗癌剤，免疫抑制薬，ステロイド使用中など）などで，*Listeria* 感染のリスクが高い場合にはアンピシリンを上記の如く追加処方しておく．

※6：肺炎球菌の場合，抗菌薬投与前にステロイドを使用することで死亡率・合併症を低下させる．それ以外の細菌に関しては議論が分かれている．デキサメタゾン 0.15 mg/kg を 6 時間毎，2〜4 日間投与する．抗菌薬投与後やウイルス性などには使用しない．

※7：ステロイド使用により，抗菌薬，特にバンコマイシンの中枢移行性が落ちる可能性ある（影響しないという報告もある）．治療効果が上がらない場合には髄液を再検する．高度耐性肺炎球菌を想定し，ステロイド使用する場合には，さらにリファンピシン（リファジン®：経口）600 mg　24 時間毎追加投与を考慮する（リファンピシンの注射製剤は現在日本にはない）．

Case 2　髄液グラム染色ができた場合のエンピリックな抗菌薬の選び方（1）：グラム陽性球菌が見えた（肺炎球菌やブドウ球菌が疑わしい）場合の処方例

Rp 1　セフトリアキソン（ロセフィン®：注射）2 g　12 時間毎，またはセフォタキシム（クラフォラン®：注射）2 g　4〜6 時間毎，これに加えて，バンコマイシン（バンコマイシン®：注射）500〜750 mg　6 時間毎，さらにデキサメタゾン（デカドロン®：注射）0.15 mg/kg　6 時間毎，2〜4 日間投与±必要に応じてリファンピシン（リファジン®：経口）600 mg　24 時間毎追加

注意

①カルバペネム系は温存したいが，本当に必要なら β ラクタム系としてメロペネム（メロペン®：注射）2 g　8 時間毎．

②肺炎球菌のローカルファクターとして，セフトリアキソン感受性ならリファンピシンは中止．

③リファンピシンは日本には経口薬しかない．注射用製剤は現在日本にはない．

β ラクタムアレルギーの場合，またはセフェム系やペニシリン耐性の肺炎球菌が想定される場合には Rp 2．

Rp 2　バンコマイシン（バンコマイシン®：注射）500〜750 mg　6 時間毎＋デキサメタゾン（デカドロン®：注射）0.15 mg/kg　6 時間毎，2〜4 日＋リファンピシン（リファジン®：経口）600 mg　24 時間毎

注意　リファンピシンは日本には経口薬しかない．注射用製剤は現在日本にはない．

Case 3　髄液グラム染色ができた場合のエンピリックな抗菌薬の選び方（2）：グラム陽性桿菌，陽性球桿菌が見えた（*Listeria* が疑わしい）場合の処方例

Rp 1　アンピシリン（ビクシリン®：注射）*　2 g　4 時間毎±必要に応じてゲン

タマイシン（ゲンタシン®：注射）初回 2 mg/kg，その後 1.7 mg/kg　8 時間毎をアンピシリンに追加する．

> ※：ペニシリンアレルギーがあれば，代わりに ST 合剤（バクトラミン®：注射）をトリメトプリム計算で 5 mg/kg　8 時間毎，またはメロペネム（ペロペン®：注射）2 g 8 時間毎，またはバンコマイシン（バンコマイシン®：注射）500〜750 mg　6 時間毎

Case 4　髄液グラム染色ができた場合のエンピリックな抗菌薬の選び方（3）：グラム陰性双球菌が見えた（髄膜炎菌が疑わしい）場合の処方例

Rp 1　使えるならベンジルペニシリン（ペニシリン G®：注射）400 万単位　4 時間毎，またはアンピシリン（ビクシリン®：注射）2 g　4 時間毎，そうでなければセフトリアキソン（ロセフィン®：注射）2 g　12 時間毎，またはセフォタキシム（クラフォラン®：注射）2 g　4〜6 時間毎

Rp 2　βラクタムアレルギー歴あれば，シプロフロキサシン（シプロキサン®：注射）400 mg　8〜12 時間毎，またはクロラムフェニコール（クロマイセチンサクシネート®：注射）1 g　6 時間毎

患者に濃厚な接触をした者に対しては，リファンピシン，シプロフロキサシン，セフトリアキソンなどの予防内服を考慮する．

Case 5　髄液グラム染色ができた場合のエンピリックな抗菌薬の選び方（4）：グラム陰性（小）桿菌が見えた（インフルエンザ桿菌が疑わしい）場合の処方例

Rp 1　セフトリアキソン（ロセフィン®：注射）2 g　12 時間毎

Rp 2　βラクタム系が使えない場合は，ST 合剤（バクトラミン®：注射）をトリメトプリム計算で 5 mg/kg　8 時間毎，またはシプロフロキサシン（シプロキサン®：注射）400 mg　8〜12 時間毎

Rp 3　ST 合剤，キノロン系が使えない妊婦などには，アズトレオナム（アザクタム®：注射）2 g　6 時間毎

Case 6　髄液グラム染色ができた場合のエンピリックな抗菌薬の選び方（5）：グラム陰性桿菌が見えた（大腸菌や *Klebsiella* などの腸内細菌および緑膿菌など）場合の処方例

Rp 1　セフタジジム（モダシン®：注射）※　2 g　8 時間毎，またはセフェピム（マキシピーム®：注射）2 g　8 時間毎 ± ゲンタマイシン（ゲンタシン®：注射），またはトブラマイシン（トブラシン®：注射）初回 2 mg/kg，以後 1.7 mg/kg　8 時間毎

抗緑膿菌活性のあるβラクタム系 ± アミノグリコシド系の組み合わせとなる．緑膿菌のリスクがないならセフトリアキソンを使用する．

> ※：もし，ESBL 産生菌や AmpC 産生菌が問題となり，そのリスクが高いのであれば，代わりにメロペネム（ペロペン®：注射）2 g　8 時間毎，などのカルバペネム系を第一選択に用いる必要がある．それ以外の場合，温存できる

ならカルバペネム系は温存したい.

Case 7 髄液グラム染色ができた場合のエンピリックな抗菌薬の選び方（6）：患者と濃厚接触があった者に対する予防投与の処方例

〔髄膜炎菌の場合〕

Rp 1 ①シプロフロキサシン（シプロキサン®：経口）500 mg 単回投与，または②セフトリアキソン（ロセフィン®：注射）250 mg 0.5％を 2～3 mL のリドカイン（キシロカイン®：注射）に溶かして単回筋注（15 歳未満なら 125 mg），または，③リファンピシン（リファジンカプセル®：経口）1,200 mg 分 2　2 日間（1ヵ月以上の小児なら 10 mg/kg, 1ヵ月以下なら 5 mg/kg），または，④スピラマイシン（アセチルスピラマイシン®：経口）2,000 mg 分 4　5 日間内服（小児は 10 mg/kg）

注意

①家庭またはデイケア，その他の介護施設で，患者と一緒に暮らしているか，4 時間以上の接触があった場合，予防投与の対象.

②デイケアの場合，対象患者が発症する 5～7 日前から同じ施設にいた場合，予防投与の対象.

〔インフルエンザ桿菌（特に B 型）の場合〕

Rp 1 成人の場合，リファンピシン（リファジンカプセル®：経口）600 mg 24 時間毎　4 日間（小児など 20 mg/kg で 600 mg を超えない

注意

①家庭内で 4 歳以下のワクチン未接種者が患者と接触したら，妊娠女性以外すべての家庭内接触者に対して予防投与が望ましい.

②小児が集まる施設において，1 例の患者が発生し施設内に 2 歳以下のワクチン未接種小児がいた場合，予防投与とワクチン接種を考慮．接触者が全員 2 歳以上なら予防投与の必要はない．60 日以内に 2 例以上の患者が発生し，ワクチン未接種の小児が施設内にいる場合，小児と職員に予防投与を行うことが望ましい（Red Book: 2006 Report of the Committee on Infectious Diseases, p.313）.

Case 8 髄液グラム染色ができた場合のエンピリックな抗菌薬の選び方（7）：グラム染色で真菌を確認する場合の処方例

Rp 1 アムホテリシン B（ファンギゾン®：注射）を，投与量調節しながら慎重に投与（抗真菌薬に関する詳細は各成書を参照のこと）

Case 9 髄液グラム染色ができた場合のエンピリックな抗菌薬の選び方（8）：グラム染色で何も見えず，髄液糖/血糖比が約 2/3 から半分以下の場合の処方例

前述のごとく，まずはエンピリックに細菌性髄膜炎の治療開始（結核，単純ヘルペス，抗菌薬の入った細菌性髄膜炎の区別ができない）．これに加えて，アシクロビルなどの抗ウイルス薬，状況によってはすぐに結核菌治療薬も組み合わせる（抗真菌薬，抗ウイルス薬に関する詳細は各成書を参照のこと）.

Case 10 髄液グラム染色ができた場合のエンピリックな抗菌薬の選び方（9）：グ

ラム染色で何も見えず,髄液糖/血糖比が約2/3以上の場合の処方例

　真菌,細菌をしっかり除外できれば,基本的にはウイルス性,または薬剤性,その他の全身性疾患由来によるものが考えられる.全身状態良好なウイルス性髄膜炎なら対症療法を行う.

　白黒はっきりしない髄液所見は,結核,単純ヘルペスウイルス,または中途半端に治療された細菌感染なのか鑑別の必要あり.結核,ウイルス性の場合採血上炎症反応に乏しいことが多いことも参考になることがある.無菌性髄膜炎で,髄液糖が低下している場合,原因がはっきりするまでは結核性髄膜炎を疑い続けたほうがよい.

　治療開始前に必要に応じて検査はしっかり行うこと！：①髄液グラム染色,②結核菌・非定型抗酸菌の検索（抗酸菌染色,ADA,培養,PCRなど),③クリプトコッカス検索（墨汁染色,抗原,ラテックス凝集反応など),④その他の菌に対するラテックス凝集反応（肺炎球菌,髄膜炎菌,B群溶連菌,B型インフルエンザ桿菌など),⑤髄液の細胞診,培養（一般細菌,結核,真菌),⑥梅毒検査（VDRL,FTA-ABS),⑦単純ヘルペス,その他のウイルスの検索（PCR),⑧非感染症の髄膜炎,例えば膠原病・血管炎の検索（抗核抗体をはじめとする各種抗体,補体価,尿,その他腎障害を含めた各種臓器障害のスクリーニングなど),⑨血液培養2セットなど.

31 | 中枢神経の感染症（2）：慢性髄膜炎

● グラム染色を踏まえた起炎菌の想定（☞図❶）

慢性髄膜炎の定義は，「髄膜脳炎の徴候と症状，髄膜の炎症が4週間継続」ということになる．治療が失敗に終わった細菌感染を除き，基本的に，通常は細菌感染によるものは少ない．非感染性の髄膜炎や，抗酸菌，結核菌，真菌などによるものが多い．結核の流行地であれば，結核菌を積極的に疑う．慢性髄膜炎特有の症状というものは定義しにくく，神経学的な所見も正常なものから異常（歩行障害，失調，傾眠，記憶障害，言語障害，頭蓋内圧亢進，など）なものまでばらつくが，大切な

図❶ 慢性髄膜炎

【① GPC】
不十分な細菌性髄膜炎治療による

【② GPR】
不十分な細菌性髄膜炎治療による

【⑤ Upper anaerobe】
不十分な細菌性髄膜炎治療による

横隔膜

【⑥ Lower anaerobe】
不十分な細菌性髄膜炎治療による

【③ GNC】
不十分な細菌性髄膜炎治療による

【④ GNR】
不十分な細菌性髄膜炎治療による

【⑦その他】
原虫（トキソプラズマ，エキノコッカス），真菌（*Cryptococcus*, *Candida*, *Histoplasma*），*Leptospira*, Lyme病，梅毒，結核・非定型抗酸菌，アカントアメーバ，寄生虫，各種ウイルス感染
《全身性疾患に付随（非感染症）》
Behçet病，Sjögren病，関節リウマチ，SLE，混合型結合織病（MCTD），多発性筋炎，Wegener肉芽腫症，リンパ腫様肉芽腫症，肉芽腫性血管炎，Vogt-小柳-原田病，結節性多発動脈炎，サルコイドーシス，悪性腫瘍，化学療法およびその他の薬剤（薬剤性），など

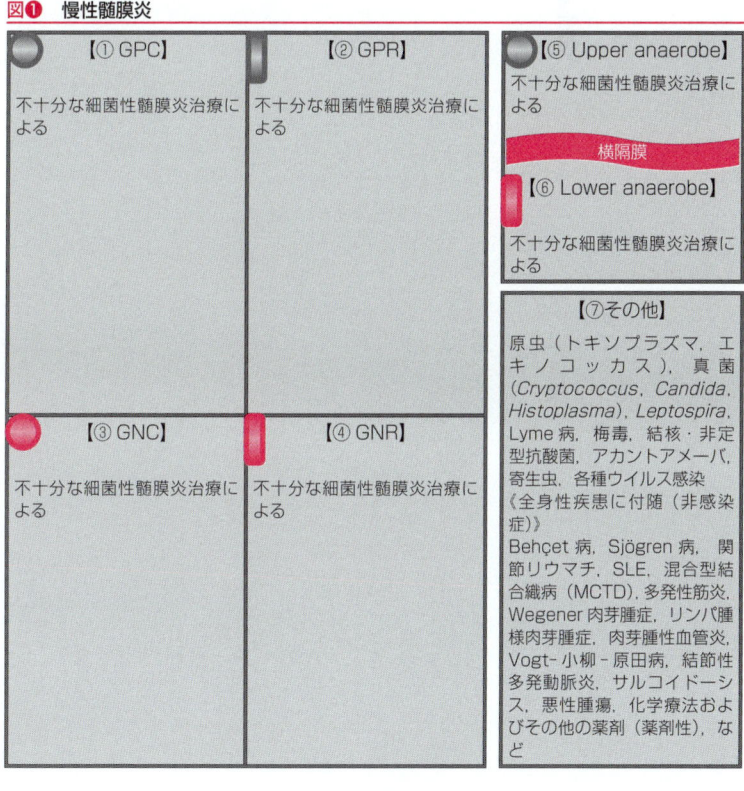

所見はもれなく探る．脳神経学的所見以外には，皮膚所見（結節，膿瘍，皮疹）も忘れずチェックし，必要に応じて生検なども行う．完全治癒はむずかしく何らかの後遺症を残す可能性が高い．

● 培養結果が出る前のエンピリック治療：抗菌薬の選び方

Case 1 慢性髄膜炎を疑った時のエンピリックな抗菌薬の選び方：慢性髄膜炎の処方例

原因を追究し，その対応で治療が決まる．結核流行地域の場合，結核を積極的に疑う．

32 | 軟部組織の感染症（1）：蜂窩織炎・丹毒，壊死性筋膜炎，糖尿病性足疾患，動物・人咬傷

● グラム染色を踏まえた起炎菌の想定（軟部組織感染症の全体像）
（☞図❶）

● 蜂窩織炎・丹毒

皮膚軟部組織感染の代表的なものに丹毒，蜂窩織炎がある．大雑把には以下のような分類になる．

①丹毒：基本的に，化膿レンサ球菌（時に黄色ブドウ球菌）…表皮・真皮の感染で，光沢のある発赤，硬結腫脹，膨隆・境界明瞭．

②蜂窩織炎：化膿レンサ球菌，黄色ブドウ球菌…皮下組織までの感染で水疱，潰

図❶ 軟部組織感染症

【① GPC】	【② GPR】	【⑤ Upper anaerobe】
Streptococci（レンサ球菌）：特に S. pyogenes Staphylococci（ブドウ球菌）：特に S. aureus (MSSA, MRSA)	Clostridium 属	Peptostreptcoccus ━━━横隔膜━━━ 【⑥ Lower anaerobe】 Bacteroides 属
【③ GNC】	【④ GNR】 Bartonella henselae（ネコひっかき病） Pasturella multocida（イヌ・ネコ咬傷） Capnocytophaga canimorsus（イヌ咬傷） 《易感染者》 ◆緑膿菌を含めた陰性桿菌全般 ⇒特に S.P.A.C.E. に注意 ◆海に関連して Vibrio も注意 ⇒ WAVE ME！と覚える	【⑦その他】 単純ヘルペス，水痘・帯状疱疹 Lyme 病，リケッチア その他各種ウイルス Candida 《非感染症で鑑別すべきもの》 虫さされ，薬物・毒物の皮疹・紅斑，急性痛風，偽痛風，深部静脈血栓症，川崎病，Sweet 症候群，丹毒様癌，血管炎，静脈炎，膠原病に伴う皮膚病変

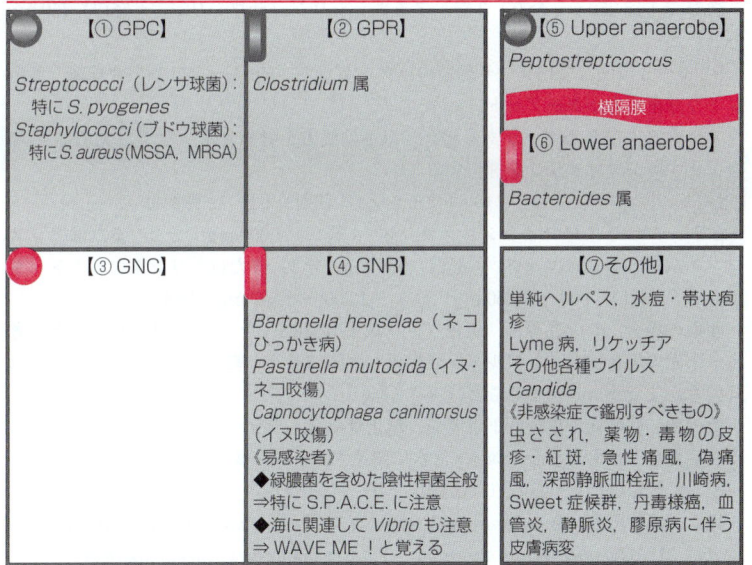

瘍，膿瘍などを合併することがある．境界は不明瞭．

軟部組織感染症に関しても，他の感染症と同様に，採取できるような液体貯留があれば必ず穿刺しグラム染色，培養提出を行う．潰瘍・瘻孔などは必要に応じて生検も加える．一般に，糖尿病患者やその他免疫力の低下している患者のほか，下肢静脈のうっ滞やリンパ浮腫がある患者，およびアルコール依存者もリスクが高いので注意をしておく．また，起炎菌の入り口となった創をがんばって探し出すこと（顔面の場合は耳のなかも），白癬症などで生じた小さな創もチェックしておくことを忘れてはいけない．治療期間に関しては，熱感，発赤，腫脹などの臨床所見が消失してからさらにもう3日間が一つの目安となる．

| 培養結果が出る前のエンピリック治療：抗菌薬の選び方 |

Case 1　通常の，四肢の蜂窩織炎・丹毒の場合の処方例（ブドウ球菌，レンサ球菌をターゲットに）

- **Rp 1**　ベンジルペニシリン（ペニシリンG®：注射）100～200万単位　6時間毎
- **Rp 2**　アンピシリン（ビクシリン®：注射）2g　6時間毎
- **Rp 3**　アモキシシリン（サワシリン®：経口）1,500 mg　分3
- **Rp 4**　セファゾリン（セファメジン®：注射）2g　8時間毎
- **Rp 5**　アンピシリン・スルバクタム（ユナシンS®：注射）3g　6時間毎
- **Rp 6**　セファレキシン（ケフレックス®：経口）2,000 mg　分4
- **Rp 7**　アモキシシリン・クラブラン酸（オーグメンチン®：経口，アモキシシリン換算で1錠250 mg含有）3錠＋アモキシシリン（サワシリン®：経口）750 mg　分3

Rp 1～3に関してはレンサ球菌のみターゲット．Rp 4～7はレンサ球菌，黄色ブドウ球菌両方がターゲット．

βラクタムアレルギーがある場合，以下の処方を考慮する．ただしMRSAの場合はまずバンコマイシンを選択する．

- **Rp 1**　バンコマイシン（バンコマイシン®：注射）1g　12時間毎
- **Rp 2**　クラリスロマイシン（クラリス®：経口）1,000 mg　分2，またはアジスロマイシン（ジスロマック®：経口）500 mg　分1，またはクリンダマイシン（ダラシン®：経口）900～1,350 mg　分3～1,200～1,800 mg　分4

顔面の場合，レンサ球菌，黄色ブドウ球菌（MRSAを含む），肺炎球菌などを考え，小児の場合にはインフルエンザ桿菌も念頭に置く．細菌のエントリーとしては耳のなかまでチェックすること．

その他，肝硬変や免疫低下患者で，消化管症状，ショック状態，急速に進行する皮膚病変などがある場合で淡水・海水に関連するものが疑われる場合には『WAVE ME！』と思いだしてみる（☞表❶）．

W：water関連，A：*Aeromonas* spp.，V：*Vibrio vulnificus*，E：*Edwardsiella tarda*，M：*Mycobacterium marinum*，E：*Erysipelothrix rhusiopapathiae*.

表❶ 蜂窩織炎・丹毒の選択薬

菌　名	第一選択薬	その他の選択薬
Aeromonas 属	ニューキノロン系	ST合剤，第3・4世代セファロスポリン系，アミノグリコシド系，エルタペネム，イミペネム，メロペネムなど
Vibrio vulnificus	ドキシサイクリン＋セフタジジム	セフォタキシム，ニューキノロン系，その他にはセフタジジム＋アミノグリコシド系の併用など
Edwardsiella tarda	感受性を踏まえて，アンピシリン，セファロスポリン系，アミノグリコシド，ニューキノロン系，ST合剤などを選択	
Mycobacterium marinum	テトラサイクリン系，ST合剤，クラリスロマイシン，またはリファンピシン＋エタンブトールなど	
Erysipelothrix rhusiopathiae	ペニシリンG®，アンピシリン	第3世代セファロスポリン系，ニューキノロン系，その他にはイミペネム，抗緑膿菌活性のあるペニシリン系を使用．バンコマイシン・アミノグリコシド・ST合剤に耐性

Case 2 免疫低下患者でグラム陽性球菌に加え，グラム陰性桿菌（緑膿菌含む）も想定する場合の処方例

Rp 1 バンコマイシン（バンコマイシン®：注射）1g 12時間毎＋セフタジジム（モダシン®：注射）2g 8時間毎，またはセフェピム（マキシピーム®：注射）2g 8時間毎

Rp 2 バンコマイシン（バンコマイシン®：注射）1g 12時間毎＋メロペネム（メロペン®：注射）1〜2g 8時間毎…陰部など嫌気性菌の関与が否定できない場合

Rp 3 バンコマイシン（バンコマイシン®：注射）1g 12時間毎＋ピペラシリン・タゾバクタム（ゾシン®：注射）4.5g 6時間毎…嫌気性菌もカバー

Rp 4 バンコマイシン（バンコマイシン®：注射）1g 12時間毎＋シプロフロキサシン（シプロキサン®：注射）400mg 12時間毎

褥瘡性，静脈うっ血性，動脈不全性潰瘍，または陰部などの病変は，上記Rp 2〜4などで嫌気性菌もカバーしたほうがよい．嫌気性菌をカバーする場合，カルバペネム系，βラクタマーゼ阻害薬入り合剤はすでに問題ないが，他のβラクタム系の場合は嫌気性菌カバーのために，クリンダマイシン（ダラシン®：注射）600〜900mg 8時間毎，を加えておく．ただし，カルバペネム系に関してはESBL産生菌やAmpC産生菌など，よほどの理由がない限り使う理由はなく，基本的に温存するべきである．

シプロフロキサシン以外にも，他のキノロン系（レボフロキサシンやモキシフロキサシン）でもよいが日本には注射薬が存在しない（注意：2010年10月にレスピラトリーキノロンのレボフロキサシン点滴静注薬が販売になった）．また，クリンダマイシンの代わりに，メトロニダゾールも有効だが，同じく日本には注射薬が存在しない（内服に切り替える場合には可能である）．

🔴 壊死性筋膜炎

緊急疾患である．重症で急速かつ侵襲的に進行する病態であり，すぐにショック状態となり，死亡率は2〜5割程度．3 cm/hrの速度で進行するとも言われる．抗菌薬治療と同時に外科的処置が必要となる．患者の背景から起炎菌を大雑把に予測すると以下のようなものが挙げられる．また，参考までにガス産生の有無による起炎菌の考え方と，起炎菌による壊死性筋肉膜炎の型分類についても合わせて記載しておく．

①基礎疾患の有無を問わず，外傷などの細菌侵入契機をきっかけに感染する場合（健人でも十分起きうる）：レンサ球菌，ブドウ球菌，そして嫌気性菌として*Clostridium*属．

②糖尿，肝硬変などの基礎疾患，またはそれ以外の免疫低下状態（高齢者，アルコール依存者，栄養不良状態，がん患者，ステロイドまたはその他の免疫抑制薬使用患者など）をベースに感染が広がる場合，上記①に加えて以下の設定が必要：腸内細菌，各種陰性桿菌，嫌気性菌としては非*Clostridium*属で*Bacteroides*, *Peptostreptococcus*など．特殊型として①頸部，②陰部（フルニエ壊疽）が有名．

〔ガス産生の有無による起炎菌分類〕

①ガスを発生するもの：嫌気性菌（*Peptostreptococcus*, *Bacteroides*, *Clostridium*属），腸内細菌（大腸菌，*Klebsiella*など）．

②ガスを発生しないもの：β溶連菌（A・B・G群），黄色ブドウ球菌．

〔起炎菌による壊死性筋肉膜炎の型分類〕

①1型壊死性筋膜炎：少なくとも1つの嫌気性菌と他の菌の組み合わせによるもの．

②2型壊死性筋膜炎：A群β溶連菌単独あるいはその他（*Staphylococcus aures*が多い）の組み合わせによるもの．

〔臨床像〕

①痛みが強い，②皮膚が湿潤，③急速な進行，④色調が紫色，青銅色，bulla形成，出血，⑤見た目以上の内部組織の壊死進行（一見正常に見える皮膚がすでに感覚異常あり），⑥ガス産生による握雪感，⑦ショックバイタル，⑧進行するアシドーシスなど．

注意 必ず，試験切開・生検，培養，グラム染色，血液培養などを行い，すぐに外科コンサルト！ 確定ならすぐにデブリドマン（場合によっては四肢切断も）！試験切開した際に溶連菌迅速検査が役に立つこともある．

培養結果が出る前のエンピリック治療：抗菌薬の選び方

Case 1 とりあえず，起炎菌が想定できない場合の処方例…外科的処置と同時に抗菌薬投与開始

Rp 1 メロペネム（メロペン®:注射）※1 1 g 8時間毎＋クリンダマイシン（ダ

ラシン®：注射）※2　600〜900 mg　8時間毎

※1：ピペラシリン・タゾバクタム（ゾシン®：注射）4.5 g　6時間毎や他のカルバペネム系も可．免疫低下などリスクがある患者に関して陰性桿菌は，緑膿菌までカバーするβラクタム系を選択しておく．緑膿菌まで手を出さず腸内細菌＋嫌気性菌をカバーするのであればアンピシリン・スルバクタム（ユナシンS®：注射）3 g　6時間毎でもよい．また，ESBL産生菌やAmpC産生菌リスクの高い場合，必ずカルバペネム系を選択しておくことが必要である．健常者でリスクがなく，レンサ球菌と確信できる場合，ペニシリンG＋クリンダマイシンでもよい．

※2：クリンダマイシンは嫌気性菌を狙うためではない．レンサ球菌の毒素産生阻害，白血球貪食促進作用などを狙ってのことである．

注意

①もしMRSAの可能性が高いのであれば，上記にバンコマイシン（バンコマイシン®：注射）1 g　12時間毎を加える．
②患者は接触隔離する．
③ためらわず広域抗菌薬で開始し，血液培養，病変の培養結果を見てからde-escalationを．

〔参考〕イーグル効果：大量のペニシリン系を使用した際に，殺菌効果が落ちると言われている．詳細な機序は不明だが，ペニシリン系は細胞分裂の盛んな状況で殺菌効果を発揮するため，大量の抗菌薬に暴露された最近が分裂速度を落とすと，殺菌効果が落ちるものと考えられている．壊死性筋膜炎（A群溶連菌による）で大量のペニシリンを使うと臨床効果が落ちるということが言われており，これがイーグル効果に該当する．壊死性筋膜炎治療にクリンダマイシンを併用する（この場合，グラム陽性球菌を標的にしている．決して嫌気性菌をカバーしたいからではない．）というのは，ペニシリン系のイーグル効果を踏まえたうえでも理にかなっている．もちろん，カルバペネム系を用いる場合にも，グラム陽性球菌への治療効果（毒素産生阻害など）を高める意味でクリンダマイシンを併用する（決して嫌気性菌を強くカバーしたいからではない）．

● 糖尿病性足疾患

糖尿病性足疾患（diabetic foot）は糖尿病患者の軟部組織感染症である．起炎菌は通常の軟部組織感染と同じく，ブドウ球菌，レンサ球菌が関与するが，それ以外に嫌気性菌全般，大腸菌などの腸内細菌全般に加え，院内感染で問題となる緑膿菌など幅広い．末梢神経障害があるため，所見の割には重篤感を訴えないことも少なくない．また，瘻孔形成している場合には，ゾンデを挿入し深さを確かめてみる．骨まで到達する場合には骨髄炎として対応を始める必要がある．起炎菌想定のため

表❷ 潰瘍のグレード

Grade 0	潰瘍形成なし
Grade 1	表在性の潰瘍で深達度は皮膚のみ
Grade 2	深達度は，筋層，靱帯までの潰瘍
Grade 3	深部潰瘍で蜂窩織炎・膿瘍形成あり，しかしながら骨髄炎はない
Grade 4	局所的に壊疽
Grade 5	広範囲の壊疽

①まず，血糖コントロール．炎症のない潰瘍の場合，常在菌の定着のみと考え抗菌薬治療は不要．創部のケアは続けること．
②＜2 cm の表皮炎症を伴う潰瘍の場合，黄色ブドウ球菌，レンサ球菌感染が関与する可能性が高い．
③＞2 cm の筋膜に達する炎症を伴う潰瘍の場合，黄色ブドウ球菌，レンサ球菌，および大腸菌などの陰性桿菌感染の可能性が高い．

に，瘻孔のスワブを培養に出す時にはコンタミが避けられないので，グラム染色所見と合わせて判断する必要がある．糖尿病患者の場合，ニューロパシー，変形，加重による外傷所見が揃っている患者が6～7割存在する．また，足白癬が存在すると細菌の二次感染のきっかけとなることが多いので，足白癬には日ごろから注意を払い，もし存在すれば治療を開始しておく．

抗菌薬治療が必要な場合の治療期間は，軽いもので1～2週間，重症で3～4週間が一つの目安である．骨髄炎まで進行した場合は，治療期間は6～8週間である．

潰瘍のグレードを表❷に示す．

| 培養結果が出る前のエンピリック治療：抗菌薬の選び方 |

Case 1 とりあえず，軽度の炎症があり通常の軟部組織感染症として対応可能なものとして治療したい場合で，かつMRSA関与が否定的な場合の処方例…ただ潰瘍などがあるだけで炎症所見に乏しいものに関しては，単なるコロナイゼーションであるため治療対象にならないので注意すること

Rp 1 セファゾリン（セファメジン®：注射）2 g 8時間毎
Rp 2 アンピシリン・スルバクタム（ユナシンS®：注射）3 g 6時間毎
Rp 3 クリンダマイシン（ダラシン®：注射）600～900 mg 8時間毎
Rp 4 セファレキシン（ケフレックス®：経口）2,000 mg 分4
Rp 5 クリンダマイシン（ダラシン®：経口）900～1,350 mg 分3～1,200～1,800 mg 分4
Rp 6 アモキシシリン・クラブラン酸（オーグメンチン®：経口，アモキシシリン換算で1錠250 mg含有）3錠 分3 ＋アモキシシリン（サワシリン®：経口）750 mg 分3

外来で，軽症であるが市中MRSA（CA-MRSA）も否定しきれない場合の経口薬としては以下のものを考慮する：

①2 cm 以下の表皮炎症を伴う潰瘍所見の場合：(ST 合剤またはミノマイシン)＋(第 2～3 世代のセファロスポリン系またはニューキノロン系) の組み合わせ

[Rp 1] ST 合剤 (バクタ®：経口，トリメトプリム換算で 1 錠中に 80 mg 含有) 8 錠 分 2，またはミノサイクリン (ミノマイシン®：経口) 200 mg 分 2，これらのどちらかに加えて，セファロスポリン系のセフロキシム (オラセフ®：経口) 1,000 mg 分 2，セフジニル (セフゾン®：経口) 600 mg 分 2，または 600 mg 分 1，あるいはその他の第 2～3 世代薬剤，またはキノロン系でシプロフロキサシン (シプロキサン®：経口) 1,500 mg 分 2，レボフロキサシン (クラビット®：経口) 750 mg 分 1，モキシフロキサシン (アベロックス®：経口) 400 mg 分 1 のうちどれかを併用

②2 cm 以上の筋膜に達する炎症を伴う潰瘍の場合：(アモキシシリン・クラブラン酸＋ST 合剤) または，(ニューキノロン系＋リネゾリド) の組み合わせ．

[Rp 1] アモキシシリン・クラブラン酸 (オーグメンチン®：経口，アモキシシリン換算で 1 錠 250 mg 含有) 3 錠 分 3＋アモキシシリン (サワシリン®：経口) 750 mg 分 3＋ST 合剤 (バクタ®：経口，トリメトプリム換算で 1 錠中に 80 mg 含有) 8 錠 分 2 の組み合わせ，またはキノロン系 (上記参照)＋リネゾリド (ザイボックス®：経口) 1,200 mg 分 2 の組み合わせを考慮

③早期軽症の丹毒の場合：ST 合剤＋リファンピシンの組み合わせ．

[Rp 1] ST 合剤 (バクタ®：経口，トリメトプリム換算で 1 錠中に 80 mg 含有) 8 錠 分 2＋リファンピシン (リファジン®：経口) 600 mg 分 2 の組み合わせを考慮

Case 2 症状が重くリスクが高い場合，または状況によっては四肢切断の可能性もある場合の処方例…*Bacteroides* や *Clostridium* などの嫌気性菌や緑膿菌を広くカバー

[Rp 1] イミペネム (チエナム®：注射) 500 mg 6 時間毎，またはメロペネム (メロペン®：注射) 1 g 8 時間毎

[Rp 2] ピペラシリン・タゾバクタム (ゾシン®：注射) 4.5 g 6 時間毎

[Rp 3] セフタジジム (モダシン®：注射) 2 g 8 時間毎，またはセフェピム (マキシピーム®：注射) 2 g 8 時間毎＋クリンダマイシン ((ダラシン®：注射) 600～900 mg 8 時間毎

注意

①上記の抗菌薬に加えて，必要に応じてドレナージやデブリドマンを行う．

②MRSA のリスクが高ければ，バンコマイシン (バンコマイシン®：注射) 1 g 12 時間毎，を上記に追加．

③内服薬で行けそうなら，シプロフロキサシン，またはレボフロキサシンと，クリンダマイシン，またはメトロニダゾールの併用を考える．

● 動物・人咬傷

基本的に，口のなかは汚い．動物のみならずヒトの口も（どんなイケメンでもどんな美人でも）かなり汚いと認識しておかなければならない．好気性菌，嫌気性菌が入り乱れ混合感染を引き起こす．基本的には嫌気性菌をカバーした抗菌薬選択を予防的に3～5日ほど投与．感染がすでに成立していれば10日以上の投与期間を必要とする．基本はペニシリン系でβラクタマーゼ阻害薬との合剤が選択薬としてふさわしい（☞表❸）．

培養結果が出る前のエンピリック治療：抗菌薬の選び方

Case 1　咬まれて外来に来た場合の処方例

まずは，しっかり洗浄，とにかく洗浄，必要に応じてデブリドマン．そのうえで抗菌薬投与．外来通院なら内服．重症なら点滴で．抗菌薬に加えて破傷風トキソイド，および必要に応じて破傷風免疫グロブリンも加えて投与する．

Rp 1　アンピシリン・スルバクタム（ユナシンS®：注射）3g　6時間毎

Rp 2　シプロフロキサシン（シプロキサン®：注射）400mg　12時間毎＋クリンダマイシン（ダラシン®：注射）600～900mg　8時間毎

Rp 3　アモキシシリン・クラブラン酸（オーグメンチン®：経口，アモキシシリン換算で1錠250mg含有）3錠　分3＋アモキシシリン（サワシリン®：経口）

表❸　咬傷の起炎菌と選択薬

a. 咬傷の起炎菌

咬んできた相手	咬傷創部の感染源となる代表的な起炎菌					
ネコ	Pasteurella multocida			レンサ球菌	黄色ブドウ球菌	嫌気性菌全般
イヌ	Pasteurella multocida	Capnocytophaga canimorsus		レンサ球菌	黄色ブドウ球菌	嫌気性菌全般
ヒト			Eikenella corrodens	レンサ球菌	黄色ブドウ球菌	嫌気性菌全般

b. 咬傷の選択薬

咬んできた相手	第一選択	その他の選択
ネコ	アモキシシリン・クラブラン酸（オーグメンチン®）	ドキシサイクリン（ビブラマイシン®），セフロキシム（オラセフ®）
イヌ	アモキシシリン・クラブラン酸（オーグメンチン®）	クリンダマイシン（ダラシン®），キノロン系，ST合剤（バクタ®）
ヒト	アモキシシリン・クラブラン酸（オーグメンチン®）	キノロン系，ST合剤（バクタ®），〔クリンダマイシン（ダラシン®）要注意〕

750 mg　分3

Rp 4　クリンダマイシン（ダラシンカプセル®：経口）1,200 mg　分4 + レボフロキサシン（クラビット®：経口）500〜750 mg　分1，またはシプロフロキサシン（シプロキサン®：経口）1,000〜1,500 mg　分2　などのキノロン系の組み合わせ，あるいはキノロン系の代わりにST合剤（バクタ®：経口，トリメトプリム換算で1錠中に80 mg含有）8錠　分2の組み合わせ

Rp 5　ドキシサイクリン（ビブラマイシン®：経口）200 mg　分2

注意

①Rp 2，4に関してはβラクタムアレルギーのある場合などに使いやすい．特にクリンダマイシン + ST なら小児にも使いやすい．

②ネコ咬傷の場合，第一選択はRp 1または3を．第二選択としてはRp 5またはセフロキシム（オラセフ®：経口）1,000 mg　分2．注意点として主な原因菌の*Pasteurella multocida*の場合，セファレキシン，クリンダマイシン，エリスロマイシンに耐性であることである．

③ヒト咬傷の場合，噛んだ相手の保菌内容にもよるが基本的にはRp 1または3．βラクタムアレルギーがあればRp 2またはRp 4（クリンダマイシン + キノロン，またはクリンダマイシン + ST合剤の組み合わせ）．注意点としては原因菌が*Eikenella corrodens*の場合，クリンダマイシン，メトロニダゾール，第1世代セフェム系，エリスロマイシンに耐性．

④イヌ咬傷の場合，第一選択はRp 1または3．第二選択としてはRp 4（クリンダマイシン + キノロン，またはクリンダマイシン + ST合剤の組み合わせ）．注意点として，主たる原因菌の*Pasteurella multocida*の場合，セファレキシン，クリンダマイシン，エリスロマイシンに耐性．地域によって狂犬病予防を考慮するなら，狂犬病免疫グロブリン + ワクチン．脾摘患者，免疫低下患者に関しては，*Capnocytophaga canimorsus*による局所所見から敗血症に移行しうるので注意しておく．

● 熱　傷

培養結果が出る前のエンピリック治療：抗菌薬の選び方

Case 1　熱傷の場合の処方例

軽度なもので感染のないものに関しては，抗菌薬投与の投与は不要．抗菌薬入りの外用薬の役割も不明である．熱傷が重症で，創部感染を起こし敗血症に至った場合，起炎菌の想定として，グラム陽性球菌は黄色ブドウ球菌（状況に応じてMRSAも），陰性桿菌は緑膿菌まで考慮する．黄色ブドウ球菌毒素によるトキシックショック症候群にも注意しておく．

Rp 1　ピペラシリン・タゾバクタム（ゾシン®：注射）4.5 g　6時間毎，または

ピペラシリン（ペントシリン®：注射）3〜4g　4〜6時間毎，これに加えて，バンコマイシン（バンコマイシン®：注射）1g　12時間毎，さらに必要に応じてアミカシン（アミカシン®：注射）初回10 mg/kg　以後7.5 mg/kg　12時間毎を追加してもよい（必ずしもアミノグリコシドの併用は必須ではない）

● リケッチア感染症

　地域によってはなかなか遭遇することがない感染症かもしれないが，臨床的には非常に重要な感染症である．リケッチア感染症の分類に関しては大雑把に第Ⅱ章の「臨床的に重要な普通の細菌以外の微生物」のなかで触れているが，日本で特に頭に入れておくべきものは，ツツガムシ病（*Orientia tsutsugamushi*）日本紅斑熱（*Rickettsia japonica*）の2つである．春や秋に感染症例数が多く報告されており，原因のよくわからない熱と皮疹を見たら必ず本疾患を鑑別に挙げることを忘れてはいけない．疑わない限り絶対に見つけることができず，治療しなければ重症化して死に至ることもある．表❹に特徴をまとめておく．

確定検査結果が出る前のエンピリック治療：抗菌薬の選び方

Case 1　リケッチア感染症を疑った際の処方例
　病歴を踏まえたうえで皮疹と痂皮を探しにいくこと．血清学的な証明が必要になるのでその場で確定診断ができないため，疑えば同時に治療を行う．治療期間に絶対的基準は存在しないが，症状安定するまで点滴で，症状が落ち着けば内服薬に変更し合計10〜14日間というのが一般的であろう．

Rp 1　ミノサイクリン（ミノマイシンS®：注射）100 mg　12時間毎，症状が落ち着けば，ドキシサイクリン（ビブラマイシンS®：経口）200 mg　分2．さらに，日本紅斑熱の重症例ではニューキノロン系の併用を考慮する（ツツガムシには無効）：シプロフロキサシン（シプロキサン®：注射）400 mg　12時間毎．小児や妊婦の場合には，リスク・ベネフィットのバランスを考慮して上記薬剤を使用せざるを得ないか，ファーストチョイスの薬剤ではないが，アジスロマイシンなどのマクロライド系使用を考慮する．

● 破傷風予防

　創部の土・泥汚れ，動物の唾液・糞便，動物咬傷，交通外傷，火傷，凍傷，汚れた金属類による外傷など破傷風のリスクが高い場合には，抗菌薬投与も行うが，同時に破傷風予防も行う必要がある．感染が成立し全身痙攣を起こせば2〜5割の死亡率になると言われる（☞表❺）．

表❹ リケッチア症の整理

三 徴	①発熱：非常に倦怠感の強い高熱 ②皮疹：淡い紅斑で日本紅斑熱は四肢優位で手掌・足底にも出る．ツツガムシは体幹優位な紅斑ができる傾向にある（絶対的ではない）．ただし，時に出血斑を呈していることもある．紅斑には疼痛や搔痒感は伴わない．熱と皮疹出現に時間差が生じることがあるので注意が必要である．また，ステロイドなどの免疫抑制薬使用時には皮疹や臨床的所見がマスクされる可能性があるので注意が必要である ③痂皮（eschar）：黒っぽい痂皮の回りに発赤を伴う噛み口である．ツツガムシ病のほうがやや大きい傾向にある．本疾患を疑ったら全身の皮膚をくまなく観察し，何が何でも eschar を見つけにいかなくてはならない．診察を躊躇してはならない
リスク	山や草むら，田畑での作業など．また，家のなかにいたとしても，生活圏がリケッチア症好発地域であれば必然的にリスクが高まる．患者の生活地域がハイリスクな地域なのかどうか把握しておく必要がある
その他の特徴	病歴，三徴を満たしたうえで以下のような特徴を呈してくる（全部が揃うわけではない） ① AST/ALT や CK，LDH などの上昇 ②尿潜血や尿蛋白，BUN や Cr の上昇などの腎機能障害 ③白血球上昇または減少や CPR などの上昇 ④血小板減少 ⑤低ナトリウム血症 ⑥所属または全身のリンパ節腫脹 ⑦異型リンパ球の出現 ⑧重症化すると意識障害，ショック，DIC，無菌性髄膜炎症状なども起こす
確定診断	ペア血清を調べる．抗菌薬投与直前，および治療開始から約 2 週間後に採血を．IgM 40 倍以上か IgG が最初の 4 倍以上上昇していれば確定する．
鑑別診断	皮疹と eschar が同時に見つかればほぼ臨床的に確定に近づくが，実際には困難な場合が多く，単に皮疹だけでは他疾患と区別がつきにくく鑑別が重要になる ①伝染性単核球症（EBV，CMV，HIV やその他の微生物感染による） ②何らかの感染から起きた敗血症，またはそこに薬疹が合併した状態 ③各種ウイルス感染＋無菌性髄膜炎 ④ウイルス感染に伴う発疹 ⑤成人発症 Still 病やその他の膠原病など

表❺ 創部の分類：破傷風の予防と破傷風ワクチンスケジュール

a. 創部の分類：破傷風の危険度

臨床像	破傷風感染リスク大 (tetanus-prone wounds)	破傷風感染リスク小 (nontetanus-prone wounds)
重症からの時間経過	＞6時間	＜6時間
創部の状態	星状または裂けた傷	直線形
深さ	＞1 cm	＜1 cm
受傷機転	挫滅，熱傷，凍傷	鋭利な創面（ナイフやガラスなど）
感染徴候	あり	なし
壊死組織	あり	なし
創部汚染（唾液，糞便，唾液，草など）	あり	なし
神経 and/or 血管損傷	あり	なし

b. 破傷風ワクチンスケジュール

破傷風予防接種歴	破傷風感染リスク大 (tetanus-prone wounds)		破傷風感染リスク小 (nontetanus-prone wounds)	
	破傷風トキソイド	破傷風免疫グロブリン	破傷風トキソイド	破傷風免疫グロブリン
不明，または3回未満の接種	必要	必要	必要	不要
規定の3回以上接種	不要（最後の接種が5年以上前なら再接種が必要）	不要	不要（最後の接種が10年以上前なら再接種が必要）	不要

7歳以下なら破傷風トキソイドではなく，DTP（破傷風，ジフテリア，百日咳）を使用する．
(Ross SE et al: Prophylaxis against tetanus, Wound Management, American College of Surgeons Committee on Trauma, 1995 より改変して引用)

33 | 軟部組織の感染症（2）：手術部位感染症（SSI）

● SSIの定義，リスクファクター

侵襲的な処置に関連した手術部位感染症（surgical site infection：SSI）は，図❶のように部位別（深さ応じて）に大雑把な分類がなされている．

感染創の深さとは別に，患者背景や手術部位，または感染が成立しやすいタイミングなどを考慮してリスクファクターを整理しておく必要がある（☞表❶）．

● グラム染色を踏まえた起炎菌の想定（軟部組織感染症の全体像）（☞図❷）

図❶ 手術部位感染症（SSI）の定義

定義：術後30日以内（人工物を挿入した場合には1年以内）に手術部位に生じた感染症

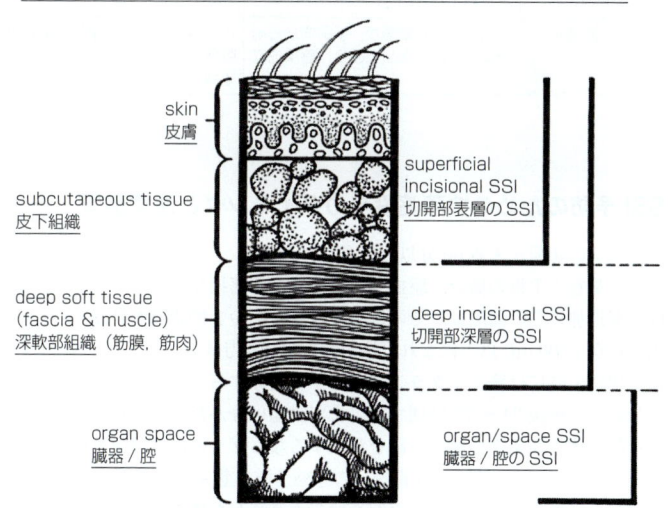

- skin 皮膚
- subcutaneous tissue 皮下組織
- deep soft tissue (fascia & muscle) 深軟部組織（筋膜，筋肉）
- organ space 臓器/腔
- superficial incisional SSI 切開部表層のSSI
- deep incisional SSI 切開部深層のSSI
- organ/space SSI 臓器/腔のSSI

(Mangram AJ et al: Guideline for Prevention of Surgical Site Ingection, The Hospital Infection Control Practices Advisory Committee, 1999 より改変して引用)

表❶ SSIのリスクファクター

a. 術前のSSIのリスクファクター

喫煙（術前1ヵ月は絶対に禁煙），肥満，皮膚の不潔，栄養不良，糖尿病（高血糖，HbA1c高値），術前剃毛，大腸術前腸管洗浄（縫合不全のリスクが増す），ステロイド使用，緊急手術，心不全・慢性呼吸器疾患，緊急手術，など

b. 術中のSSIのリスクファクター

不適切な周術期抗菌薬選択（タイミングと種類），皮膚の不十分な消毒，術者の手・操作の清潔度不十分，長時間の手袋交換なし，長い手術時間，手術室の清潔度不十分，外部環境から手術室への出入り，ドレーンチューブの数と位置，縫合部位の死腔・壊死組織・血腫，低体温（深部体温36℃以下），など

c. 術後のSSIのリスクファクター

貧血，輸血，高血糖，経腸栄養の未使用（36時間以内の経腸栄養はSSIリスクを下げる），不十分な酸素投与（高濃度酸素がSSIリスクを下げるといわれるがまだ議論が分かれている），長時間のドレーン留置，各種カテーテルの長期留置，回診時の担当者の手（不適切な操作による）など

参考：手術創の汚染度分類		
clean（清潔）	感染していない手術創で，炎症がまったくない非汚染手術	脳，骨・関節，心臓など．呼吸器，消化管，生殖器，感染していない尿路はここには入れない
clean/contaminated（準清潔）	よく管理された状態で，異常な汚染がない手術創，通常は感染がない	感染のない呼吸器，消化管，生殖器，尿路，など
contaminated（汚染）	開放性の，新鮮な，偶発的な傷．病原体に曝露されてはいるが，感染はまだ起こしていない	外傷，消化管からの大きな漏出，急性の膿を持たない炎症，など
dirty（汚染−感染）	感染を起こす細菌が，手術前から術野にすでに存在しており，感染成立	古い外傷性の傷で壊死組織が残存，臨床的に感染が存在，消化管穿孔，膿胸，など

● SSI予防のための抗菌薬投与のタイミングと注意事項

①手術部位に切開が入る60分以内．
②駆血帯を巻く手術の場合，駆血帯使用前に抗菌薬投与完了．
③抗菌薬追加投与の間隔は，その抗菌薬の半減期の2倍時間が目安．
④出血量が1,500 mL以上になれば抗菌薬を追加投与する．
⑤帝王切開の時には臍帯をクランプしてから投与する．
⑥投与期間は術後24〜72時間まで（まだ議論は分かれている）．
⑦基本的に体表切開創の感染予防を意識するならグラム陽性球菌を標的とする．
⑧体表切開創に加え，深部（各臓器）の感染予防を想定するなら，必要に応じて，それぞれの手術操作部位にちなんだ起炎菌をカバーした処方になる．

図❷ 手術部位感染症（SSI）

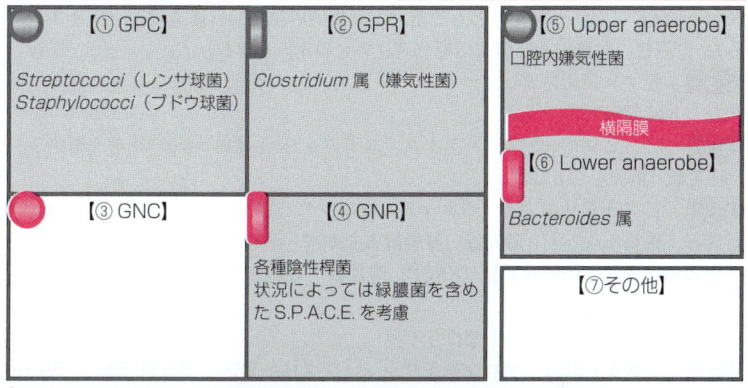

【① GPC】	【② GPR】	【⑤ Upper anaerobe】
Streptococci（レンサ球菌） *Staphylococci*（ブドウ球菌）	*Clostridium* 属（嫌気性菌）	口腔内嫌気性菌
		横隔膜
		【⑥ Lower anaerobe】
【③ GNC】	【④ GNR】 各種陰性桿菌 状況によっては緑膿菌を含めたS.P.A.C.E.を考慮	*Bacteroides* 属
		【⑦その他】

【SSIに関連する起炎菌と手術部位との関連，大雑把なイメージ】
注意：体表面や横隔膜より上だと陽性球菌，横隔膜より下だと陰性桿菌が増える．
①ブドウ球菌・レンサ球菌：血管内，人工異物留置，整形領域，頭頸部，皮膚軟部組織，胸部．
②各種陰性桿菌：上部消化管，胆道・下部消化管，胸部，婦人科領域．
③各種嫌気性菌：頭頸部（口腔内嫌気性菌），上部消化管（口腔内嫌気性菌），胆道・下部消化管，婦人科領域．

● SSI予防のためのエンピリック治療：抗菌薬の選び方

Case 1 心臓血管外科手術の場合の予防投与処方例…ブドウ球菌，レンサ球菌，*Corynebacterium* などを想定

①腹部大動脈の再建，②鼠径部の切開を含む下肢手術，③人工物または異物を挿入する血管手技，④虚血による下肢の切断，⑤心臓手術，⑥永久ペースメーカーなどの手術を含む．

Rp 1 セファゾリン（セファメジン®：注射）2g 術前〜術中2〜5時間毎，術後なら8時間毎

Rp 2 バンコマイシン（バンコマイシン®：注射）1g 術前〜術中6〜12時間毎，術後なら12時間毎

注意

①βラクタムアレルギー，*Corynebacterium*，MRSAが問題となる場合にRp 2を考慮する．

②鼻汁培養で *S. aureus* が陽性の場合には，ムピロシン経鼻投与，手術前夜，手術当日，手術後5日まで1日2回を考慮する．

Case 2 食道・胃・十二指腸・胆管手術の場合の予防投与処方例…体表の切開創のみを意識する場合には主にグラム陽性球菌を，PPI使用者も含め下部消化管から

の微生物を意識するなら腸管内グラム陰性桿菌，グラム陽性球菌，口腔内嫌気性菌，*Bacteroides*，*Clostridium* なども想定（①経皮的内視鏡的胃瘻造設術（高リスクのみ），②胆管，腹腔鏡的胆嚢摘出術（高リスクのみ）を含む）

[Rp 1] セファゾリン（セファメジン®：注射）2g　術前～術中2～5時間毎，術後なら8時間毎

[Rp 2] アンピシリン・スルバクタム（ユナシンS®：注射）3g　術前～術中2～3時間毎，術後なら6時間毎

[Rp 3] ピペラシリン・タゾバクタム（ゾシン®：注射）4.5g　術前～術中2～4時間毎，術後なら6～8時間毎…緑膿菌までカバーする際に選択

内視鏡的逆行性胆膵管造影（ERCP）時は以下の処方を考慮（まだ議論の余地あり）．

[Rp 1] 閉塞がなければ抗菌薬投与不要

[Rp 2] 閉塞があればシプロフロキサシン（シプロキサン®：経口）500～750mg 手技の2時間前に内服，またはピペラシリン・タゾバクタム（ゾシン®：注射）4.5g，手技の1時間前に投与を推奨する報告もあるが，緑膿菌を含めた広域カバーの必要がない場合に，この処方がどこまで必要なのか不明である．また，一般的に「胆道感染＝胆道移行性のよい薬剤を選択」という公式はまだ証明されていない．胆道移行性ばかりを最優先して不必要な広域スペクトラムを選択する場面が多々見受けられるが，本当に必要な場面を除き，無意味な広域スペクトラムの乱用は避けたいところである．

Case 3　下部消化管手術の場合の予防投与処方例…腸管内グラム陰性桿菌，*Bacteroides* などの嫌気性菌，*Clostridium*，時に腸球菌などを想定

[Rp 1] セフメタゾール（セフメタゾン®：注射）2g　術前～術中2～3時間毎，術後なら8時間毎，またはアンピシリン・スルバクタム（ユナシンS®：注射）3g，術前～術中2～3時間毎，術後なら6時間毎

[Rp 2] 特に，結腸・直腸の場合は，セファゾリン（セファメジン®：注射）2g術前～術中2～5時間毎，術後なら8時間毎＋メトロニダゾール（®：注射：日本にはない）0.5g術前～術中6～8時間毎，術後なら6～12時間毎，メトロニダゾールの代わりに，クリンダマイシン（®：注射）600～900mg　術前～術中3～6時間毎，術後なら8時間毎でもよい

内臓破裂・腹膜炎などの場合以下の処方を考慮する．

[Rp 1] セフメタゾール（セフメタゾン®：注射）2g　術前～術中2～3時間毎，術後なら8時間毎±ゲンタマイシン（ゲンタシン®：注射）1.5mg/kg　術前～術中3～6時間毎，術後なら1.7mg/kg　8時間毎～5mg/kg　24時間毎を加えることもあるが基本的にアミノグリコシドの併用は必須ではない．

[Rp 2] 上記セフメタゾールの代わりに，アンピシリン・スルバクタム（ユナシンS®：注射）3g　術前～術中2～3時間毎，術後なら6時間毎，または緑膿菌カバー

など必要に応じて，ピペラシリン・タゾバクタム（ゾシン®：注射）4.5 g　術前〜術中2〜4時間毎，術後なら6〜8時間毎でもよい．もちろん，嫌気性菌および緑膿菌をカバーする他のβラクタム系薬剤の組み合わせでもよい．

Case 4　頭部・頸部手術の場合の予防投与処方例…口腔内嫌気性菌，ブドウ球菌，レンサ球菌，必要に応じて腸管内グラム陰性桿菌などを想定

Rp 1　セファゾリン（セファメジン®：注射）2 g　術前〜術中2〜5時間毎，術後なら8時間毎

Rp 2　クリンダマイシン（ダラシン®：注射）600〜900 mg 術前〜術中3〜6時間毎，術後なら8時間毎

βラクタムアレルギー，またはMRSAが問題となる場合はバンコマイシン（バンコマイシン®：注射）1 g　術前〜術中6〜12時間毎，術後なら12時間毎…脳外科手術の場合の予防投与処方例（黄色ブドウ球菌，レンサ球菌，必要に応じて口腔内嫌気性菌などを想定）

〔清潔，埋め込み術なし（例：開頭術）を想定，髄液シャント術の場合〕

Rp 1　セファゾリン（セファメジン®：注射）2 g　術前〜術中2〜5時間毎，術後なら8時間毎

Rp 2　バンコマイシン（バンコマイシン®：注射）1 g　術前〜術中6〜12時間毎，術後なら12時間毎

βラクタムアレルギー，またはMRSAが問題となる場合上記Rp 2を考慮．

〔汚染されている部位（例：経副鼻腔，鼻・口腔咽喉）を想定する場合〕

Rp 1　クリンダマイシン（ダラシン®：注射）600〜900 mg 術前〜術中3〜6時間毎，術後なら8時間毎

Rp 2　アンピシリン・スルバクタム（ユナシンS®：注射）3 g　術前〜術中2〜3時間毎，術後なら6時間毎

βラクタムアレルギー，またはMRSAが問題となる場合はバンコマイシン（バンコマイシン®：注射）1 g　術前〜術中6〜12時間毎，術後なら12時間毎，をRp 1に加えることを考慮する．

Case 5　婦人科系手術の場合の予防投与処方例…体表の切開創のみを意識すなら基本はグラム陽性球菌．腹腔内や腟周囲まで考えるなら腸管内グラム陰性桿菌，各種嫌気性菌，B群レンサ球菌，腸球菌なども想定

〔経腟または経腹子宮摘出術の場合〕

Rp 1　セファゾリン（セファメジン®：注射））2 g　術前〜術中2〜5時間毎，術後なら8時間毎

Rp 2　セフメタゾール（セフメタゾン®：注射）2 g　術前〜術中2〜3時間毎，術後なら8時間毎

Rp 3　アンピシリン・スルバクタム（ユナシンS®：注射）3 g　術前〜術中2〜3時間毎，術後なら6時間毎

上記状況において基本的にはRp 1でよいとされているが，Rp 2, 3のように嫌気性菌をしっかりカバーする処方のほうがよいという報告もある．

〔早期破水または積極的分娩における帝王切開の場合〕

Rp 1　セファゾリン（セファメジン®：注射）2 g　2〜5時間毎　臍帯クランプ直後に開始，術後なら8時間毎．ただし，クランプ前からしっかり血中濃度を上げておくほうが，予防効果が高いという報告もある．

〔流産（人工妊娠中絶）の場合〕

　①1st trimester：水性ペニシリンG　200万単位（注射薬），またはドキシサイクリン（ビブラマイシン®：経口）300 mg　内服．

　②2nd trimester：セファゾリン（セファメジン®：注射）2 g．

Case 6　整形外科手術の場合の予防投与処方例…ブドウ球菌，レンサ球菌，必要に応じて腸管内グラム陰性桿菌などを想定

Rp 1　セファゾリン（セファメジン®：注射）2 g　術前〜術中2〜5時間毎，術後なら8時間毎

Rp 2　バンコマイシン（バンコマイシン®：注射）1 g　術前〜術中6〜12時間毎，術後なら12時間毎

注意　βラクタムアレルギー，またはMRSAが問題となる場合，上記Rp 2を考慮．

内固定を含む閉鎖骨折の開放的整復では以下の抗菌薬投与方法も記載されている（参考：サンフォード感染症治療ガイド2009より）．

Rp 1　セフトリアキソン（ロセフィン®：注射）2 g　単回投与

Case 7　泌尿器科手術の場合の予防投与処方例〜腸管内グラム陰性桿菌，腸球菌などを想定

〔術前に細菌尿がある場合〕

Rp 1　セファゾリン（セファメジン®：注射））2 g　術前〜術中2〜5時間毎，術後なら8時間毎，合計1〜3回投与，続いて経口内服薬に切り替えて，シプロフロキサシン（シプロキサン®：経口）500 mg　分2，またはST合剤（バクタ®：経口）4錠　分2で内服　10日間，または尿道カテーテルが抜去されるまで抗菌薬投与．ただし，単純膀胱鏡または膀胱造影においては，尿が無菌の場合には，抗菌薬投与は勧められない．

〔経直腸前前立腺生検の場合〕

Rp 1　シプロフロキサシン（シプロキサン®：経口）500 mg　経口を生検の12時間前と，初回投与後12時間後に

Case 8　侵襲的な歯科手技の場合の予防投与処方例

〔心内膜炎のリスクが高い患者で抜歯，歯肉・歯根周囲に対する処置，口腔粘膜の穿孔などの場合〕

Rp 1　アモキシシリン（サワシリン®：経口）成人2 g，小児50 mg/kg，処置の

表❷　心内膜炎のハイリスク心疾患患者リスト

1. 人工弁
2. 感染性心内膜炎の既往歴
3. 心臓移植後の弁膜症
4. 先天性心疾患で以下の項目に該当する場合
   - 未治療でチアノーゼを伴うもの
   - 人工物を使用して完治させたもので，術後6ヵ月以内のもの
   - 治療をしたが，人工物を使用した修復部位かそれに近い部位に残存した欠損があるもの

(先天性疾患において，上記の条件に該当する以外の場合は抗菌薬予防投与は推奨されない)

(Wilson W et al: Circulation 116: 1736-1754, 2007 より改変して引用)

1時間前に内服

Rp 2　点滴ならアンピシリン（ビクシリン®：注射）成人2g，小児50 mg/kg，処置の30分以内に静注または筋注

Rp 3　セファレキシン（ケフレックス®：経口）成人2g，小児50 mg/kg，処置の1時間前に内服，経口が困難なら，セファゾリン（セファメジン®：注射）成人1g，小児50 mg/kg，処置の30分以内に静注または筋注

Rp 4　クリンダマイシン（ダラシン®：経口）成人600 mg，小児20 mg/kg，処置の1時間前に内服，経口が困難なら，成人600 mg，小児20 mg/kg，処置の30分以内に静注または筋注

Rp 5　アジスロマイシン（ジスロマック®：経口），またはクラリスロマイシン（クラリス®：経口）成人500 mg，小児15 mg/kg，処置の1時間前に内服

注意　ペニシリンアレルギーがある場合は，上記 Rp 3〜5を考慮する．

心内膜炎のハイリスク患者を表❷に示す．

● SSI が起きてしまったら

もしも，手術後に発熱があり，SSI が起きてしまったと思ったら…．下記に示す診断基準も参考に，まずは基本に帰って本当に感染症なのか考えてみる（本書の最初に示してある5つの基本ルールを思い出してみる）．特に手術後の熱源精査としては，次の『5Ws（5つのW）に注意』と言われている．

① Wind：無気肺と肺炎．
② Water：尿路感染．
③ Wound：創部感染．
④ Walking：深部静脈血栓症．
⑤ Wonder drug：薬剤熱．

創部の感染と確定すれば，次の点を考慮にいれて感染症として治療を進める．

①術後24時間以内の発熱は一般的に感染症由来の熱とは考えにくい．無気肺や，

輸血後発熱，内分泌系の異常，手術そのものによる（侵襲的処置に対する生体反応）熱などを考えてみる．

②24〜48時間以内の発熱に関しても術後手術部位感染症の可能性は低いが，創部から分泌物が出ていれば，グラム染色を行い，培養も提出し，必ずレンサ球菌と*Clostridium*感染による急速な創感染進行(壊死性筋膜炎を含む)を除外しておく．また，術前から入っている器具（CVC，尿道バルンカテーテルなど）からの感染が成立している可能性も否定できないので同じく必要に応じて，グラム染色，各種培養を提出するなど適切な対応をとる．

③術後3〜5日，特に5日以上経過し始めたころの発熱は何らかの感染症の可能性が高い．その際，(1)体表の縫合部位感染なのか，(2)縫合不全など，手術操作を行った深部の感染で全身症状を呈しているのか，(3)手術部位に関係ないもの：カテーテルなどの器具から感染した全身症状（CVC，尿道バルンカテーテルなど）や，無気肺などからの肺炎や，経鼻胃管からの耳鼻科領域感染や，または感染症と関係ない発熱（深部静脈血栓症など）なのか，詳しく精査する．

④局所の発赤などであれば，洗浄，ドレッシング交換だけで抗菌薬投与の必要はないが，それ以外の場合は，病歴（手術内容なども），患者背景，さらにグラム染色などの顕微鏡所見も踏まえて，必要なすべての培養を提出した後で，具体的に菌名を想定して抗菌薬をエンピリックに開始する．培養結果が戻り次第，感受性に合わせた抗菌薬へ変更する（de-escalatinon）．

● 診断基準（表層切開部，深部切開部，体腔）（表❸〜❺）

表❸　表層切開部位のSSI診断基準

◎手術後30日以内起きた感染症で，切開部の皮膚または皮下組織のみ，さらに以下の項目のうち少なくとも1つを満たす 1．切開部表面から，検査上確信の有無を問わず，排膿がある 2．切開部表層から無菌的に採取された液体，または組織の培養から病原菌が分離検出される 3．以下の感染の症状や愁訴のうち少なくとも1つが存在する 　・疼痛，または圧痛 　・限局性腫脹 　・発赤，発熱 　・切開部の培養が陰性の場合を除き，外科医が意図的に皮膚浅層の縫合を開けた場合 4．外科医または主治医が浅部切開部位SSIと診断した
◎ただし，以下の状態はSSIとはしない 1．縫合糸膿瘍（縫合糸の穿通した穴に限局した最小単位の炎症または滲出） 2．会陰切開部や新生児の包皮切開層の感染 3．熱傷の感染 4．筋膜や筋層に波及した切開部SSI（深部SSIを参照）

注意：感染した会陰切開，環状切開部および熱傷には別の診断基準がある．

表❹ 深部切開部位の SSI 診断基準

◎人工物を入れなかった場合には術後 30 日以内，人工物が入れられた場合には術後 1 年以内に手術部位に関連して感染が起こり，さらに感染は手術部位の深部組織（例えば，筋膜や筋層）に及んでいる．さらに以下の項目を少なくとも 1 つ認める
1. 手術部位の臓器・体腔からではなく，切開深部からの排膿
2. 深部切開創が自然に離解したか，切開創の培養は陰性であっても次の感染の症状や徴候が少なくともいずれか 1 つあり，外科医が創を意図的に開放した場合
  → 38℃以上の発熱，限局した疼痛，圧痛
3. 深部切開創の膿瘍や他の感染の証拠が，直接的あるいは再手術や組織病理学，放射線医学検査で発見される
4. 外科医または主治医が深部 SSI と診断した

注意 1：浅部深部の両方に感染が及ぶ場合には，深部 SSI として報告．
注意 2：切開創からのドレーンされる臓器・体腔 SSI は深部 SSI として報告．

表❺ 体腔の SSI 診断基準

◎人工物*¹ が入っていない場合には術後 30 日以内，人工物が残された場合には術後 1 年以内に手術と関連した感染や切開部以外に術中解放され操作された（例えば臓器や体腔など）身体のいずれかの部位に感染が生じた場合．さらに次の項目を少なくとも 1 つを認める
1. 臓器／体腔に入っている刺創*² からのドレーンから排膿がある
2. 臓器／体腔から無菌的に採取された液，または組織から病原菌が分離検出された
3. 臓器／体腔から膿瘍，またはほかの感染の証拠が，直接的な検査や再手術，組織病理学，または放射線医学検査で認められる
4. 臓器／体腔感染が外科医，または主治医によって診断される

*1：NNIS 定義：ヒト由来でない埋め込み可能な異物（例えば，心臓人工弁，ヒト由来でない移植血管，人工心臓，人工股関節など）で手術により永久的に患者に埋め込まれるもの．
*2：その穿通創の周りに感染が起こったら，SSI としない．それは深さにもよるが，皮膚もしくは軟部組織の感染と考えられる．

🔴 培養結果が出る前のエンピリック治療：抗菌薬の選び方

　大雑把な処方例を以下に示すが，詳細なものは各臓器のページを参照のこと．当然のことではあるが，グラム染色を行い，絶対に必要な培養を提出し，エンピリックに抗菌薬をスタートし，後日培養・感受性結果を見て抗菌薬変更（de-escalation）を行う．

Case 1　腸管内のグラム陰性桿菌を意識しない場合の処方例…レンサ球菌，ブドウ球菌が主なターゲット
〔皮膚・軟部組織，体内異物植え込み，整形外科領域，血管外科領域などの場合〕
Rp 1　セファゾリン（セファメジン®：注射）2 g　8 時間毎
Rp 2　アンピシリン・スルバクタム（ユナシン S®：注射）3 g　6 時間毎
Rp 3　クリンダマイシン（ダラシン®：注射）600〜900 mg　8 時間毎…β ラクタムアレルギーが問題となる場合（またはバンコマイシン）

もし，MRSA 感染の要素が強い場合には次の処方を考慮する．

Rp 4　バンコマイシン（バンコマイシン®：注射）1 g　12 時間毎，またはテイコプラニン（タゴシッド®：注射）6 mg/kg　最初の 3 回投与は 12 時間毎，その後 24 時間毎投与，またはリネゾリド（ザイボックス®：注射）600 mg　12 時間毎

Case 2　腸管内のグラム陰性桿菌，嫌気性菌を意識する場合の処方例…腹腔内，消化管，肝・胆道系，婦人科領域など

Rp 1　アンピシリン・スルバクタム（ユナシン S®：注射）3 g　6 時間毎
Rp 2　セフメタゾール（セフメタゾン®：注射）2 g　8 時間毎
Rp 3　ピペラシリン・タゾバクタム（ゾシン®：注射）4.5 g　6 時間毎
Rp 4　セフォペラゾン・スルバクタム（スルペラゾン®：注射）2 g　12 時間毎
Rp 5　イミペネム（チエナム®：注射）500 mg　6 時間毎，またはメロペネム（メロペン®：注射）1 g　8 時間毎

もし，院内感染を意識し，緑膿菌をはじめとする陰性桿菌および嫌気性菌の両方をカバーする必要がある場合には，上記 Rp 3 ～ 4 を参考に処方を考えてみる（実際には他にもいろいろな薬剤選択が可能である：抗緑膿菌活性セフェム系＋クリンダマイシン，またはキノロン系＋クリンダマイシンの組み合わせなど）．Rp 5 に関しては基本的には ESBL 産生菌や AmpC 産生菌などが想定される状況でない限り温存したい．また，臓器毎のページの処方例も参考にすること．ショック状態などの場合は，上記処方にアミノグリコシド系の併用も考慮される場合もあるが，基本的には最近の流れとしてアミノグリコシドの併用は必須ではない．

34 | 骨の感染症（1）：骨髄感染症

● グラム染色を踏まえた起炎菌の想定（骨感染症の全体像）（☞図❶）

● 骨髄炎

★ 治療期間の目安は6～8週間，病変組織・血液培養を忘れずに！

　悪寒，発熱，倦怠感，骨症状で発症する．骨破壊が進行し，虚血，壊疽，骨付着などを引き起こし，患部の発赤，腫脹，可動域制限，疼痛がみられる．骨に感染が波及するのは大きく分けて，①他の感染フォーカスから血流に乗って血行性に原因菌が飛んできた場合，②局所の感染フォーカスから直接深部へ波及した場合，の2つのパターンが考えられる．起炎菌としては，主としてブドウ球菌，レンサ球菌であり状況に応じて各種グラム陰性桿菌の可能性も高くなってくるが，腹腔内病変などをベースに広がった感染，咬傷，外傷なら初めから各種陰性桿菌，嫌気性菌も考慮しなくてはならない．陰性桿菌に関しては，院内感染菌・各種耐性菌のリスクが高ければ，緑膿菌に代表されるS.P.A.C.E.をまず疑う必要が出てくる．持続性菌血

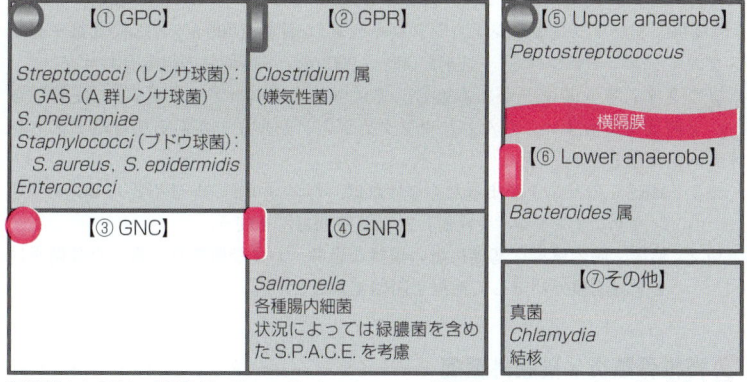

図❶　骨髄感染症

【① GPC】 *Streptococci*（レンサ球菌）： 　GAS（A群レンサ球菌） *S. pneumoniae* *Staphylococci*（ブドウ球菌）： 　*S. aureus*, *S. epidermidis* *Enterococci*	【② GPR】 *Clostridium* 属 （嫌気性菌）	【⑤ Upper anaerobe】 *Peptostreptococcus* 横隔膜 【⑥ Lower anaerobe】 *Bacteroides* 属
【③ GNC】	【④ GNR】 *Salmonella* 各種腸内細菌 状況によっては緑膿菌を含めたS.P.A.C.E.を考慮	【⑦その他】 真菌 *Chlamydia* 結核

　起炎菌としては，『①乳児：Group B streptcoccus（GBS），*S. aureus*, *E. coli*』，『②小児：Group A streptcoccus（GAS），*S. aureus*』，『③成人：*S. aureus*，グラム陰性桿菌全般』が多いが，特に経静脈薬物使用者は緑膿菌，好中球減少症が長時間持続する場合や中心静脈カテーテル使用者には真菌，鎌状赤血球患者には*Salmonella*や*Proteus*が原因となるリスクが高い．また，糖尿病患者やその他免疫低下患者もあらゆる菌種のリスクが高くなる．

症（特にグラム陽性球菌によるもの）が背景にある場合には，必ず感染性心内膜炎を評価すること．また，抗酸菌や真菌が原因となることもあるので注意しておく．治療に当たって，必ず培養にて菌種を具体的に特定し，培養結果をもって適切な抗菌薬に de-escalation する．治療期間は 6〜8 週間．病変の評価に当たって CT，MRI，骨シンチなどの画像所見も利用する．

培養結果が出る前のエンピリック治療：抗菌薬の選び方

Case 1 骨病変を見つけた場合の処方例（MRSA＋陰性桿菌（主に腸内細菌科）を想定）

Rp 1　バンコマイシン[※1]（バンコマイシン®：注射）1 g　12 時間毎＋セフトリアキソン（ロセフィン®：注射）1〜2 g　24 時間毎

Case 2 骨病変を見つけた場合の処方例（MRSA＋陰性桿菌（緑膿菌[※2]まで）を想定）

Rp 1　バンコマイシン[※1]（バンコマイシン®：注射）1 g　12 時間毎，これに加えて，セフタジジム（モダシン®：注射）2 g　8 時間毎，またはセフェピム（マキシピーム®：注射）2 g　8 時間毎，またはシプロフロキサシン（シプロキサン®：注射）400 mg　12 時間毎

Case 3 骨病変を見つけた場合の処方例（MRSA＋陰性桿菌（主に腸内細菌科）＋嫌気性菌を想定）

Rp 1　バンコマイシン[※1]（バンコマイシン®：注射）1 g　12 時間毎＋アンピシリン・スルバクタム（ユナシン S®：注射）3 g　6 時間毎．

もし，陰性桿菌を緑膿菌まで想定するのであれば，上記処方例のアンピシリン・スルバクタムの代わりに，ピペラシリン・タゾバクタム（ゾシン®：注射）4.5 g 6 時間毎，シプロフロキサシン（シプロキサン®：注射）400 mg　12 時間毎＋クリンダマイシン（ダラシン S®：注射）600〜900 mg　8 時間毎の組み合わせ

βラクタムアレルギーがある場合，アズトレオナム（アザクタム®：注射）を 2 g　8 時間毎でもよい．ただし，セフタジジムアレルギーがある場合はアズトレオナムも使用しない．

※1：MRSA のリスクがまったくなければ，バンコマイシンは不要．セファゾリン（セファメジン®：注射）2 g　8 時間毎，を使う．

※2：糖尿，院内感染，基礎疾患の複雑な患者，および靴を釘で貫いた骨髄炎は必ず緑膿菌カバーして治療を開始すること．

● 脊椎骨髄炎・硬膜外膿瘍

★ 治療期間の目安は 6〜8 週間，病変組織の採取・血液培養も絶対に忘れずに！

基本的にはどこかの感染巣から血行性に菌が飛んできたもの．ベッド上で完全に安静にする必要はないが，治療期間は基本的には6〜8週間必要である．骨の治癒には1〜2年かかる．やはり，ドレナージなり生検なり必ず起炎菌を捕まえるために培養を行わなければならない．感染組織の培養，血液培養を．具体的な菌種名がわかれば抗菌薬を de-escalation する．病変の評価に当たって CT，MRI，骨シンチなどの画像所見も利用する．なお，前述のごとく持続性菌血症を伴う骨病変の場合には，否定できるまで感染性心内膜炎が存在するものとして対応を続ける．

 培養結果が出る前のエンピリック治療：抗菌薬の選び方

Case 1　骨病変を見つけた場合の処方例

　以下の項目に気をつけながら，抗菌薬選択を行う．抗菌薬に関しては，骨髄炎と考え方は同じである．

　①脊椎の安定性確保（コルセットなども使用）．
　②疼痛や発熱の管理（NSAIDs 使用時には，上部・下部消化管出血には十分注意）．
　③下肢の虚弱など，様々な神経症状の頻回検査およびそのケア．
　④感染・炎症のコントロール（赤沈が1ヵ月半くらいで，半減すれば治療は上手くいっている）．
　⑤早期から積極的にリハビリを導入しておく．

● 骨髄炎・脊椎骨髄炎における起炎菌毎の抗菌薬の選び方，処方例（☞表❶）

表❶　骨髄炎・脊椎骨髄炎の起炎菌がわかった後の抗菌薬の選択

S. aureus (MSSA)	1. セファゾリン（セファメジン®：注射）2g　6〜8時間毎 2. セフトリアキソン（ロセフィン®：注射）2g　24時間毎 3. シプロフロキサシン（シプロキサン®：注射）400mg　12時間毎 4. クリンダマイシン（ダラシンS®：注射）600〜900mg　8時間毎 　注意：エリスロマイシン耐性時の誘導耐性に注意　D-testで確認を 5. バンコマイシン（バンコマイシン®：注射）1g　12時間毎 6. シプロフロキサシン（シプロキサン®：注射）400mg　12時間毎 7. クリンダマイシン（ダラシンカプセル®：経口）300〜450mg　6〜8時間毎に内服 8. レボフロキサシン（クラビット®：経口）750mg　1日1回内服 9. シプロフロキサシン（シプロ®：経口）750mg　1日2回内服 10. ST合剤（バクタ®：経口）4錠　6〜8時間毎に内服 ◆βラクタムアレルギーの際には，Rp 3〜10を考慮する	±リファンピシン（リファジンカプセル®：経口）300mg 1日2回内服を併用
S. aureus (MRSA)	1. バンコマイシン（バンコマイシン®：注射）1g　12時間毎 2. テイコプラニン（タゴシッド®：注射）400mg　初日は12時間毎，翌日より24時間毎 3. リネゾリド（ザイボックス®：注射，経口）600mg　12時間毎に静注または経口	
レンサ球菌	1. ベンジルペニシリン（ペニシリンG®：注射）200〜400万単位　4〜6時間毎 2. アンピシリン（ビクシリン®：注射）2g　6時間毎 3. アンピシリン・スルバクタム（ユナシンS®：注射）3g　6〜8時間毎 4. アモキシシリン（サワシリン®：経口）500mg　8時間毎内服 5. アモキシシリン・クラブラン酸（オーグメンチン®：経口1錠にアモキシシリン250mgを追加して）1回1錠　1日3回内服 ◆腸球菌の場合は，さらにゲンタマイシン（ゲンタシン®：注射）1mg/kg　8時間毎を追加することがある．耐性が強ければバンコマイシンを選択する	

表❶ つづき

腸内細菌	1. セフトリアキソン（ロセフィン®：注射）2g　24時間毎，または，セフォタキシム（クラフォラン®：注射）2g　6〜8時間毎 嫌気性菌を同時にカバーする場合には，さらにクリンダマイシン（ダラシンS®：静注）600〜900 mg　8時間毎追加 2. アンピシリン・スルバクタム（ユナシンS®：注射）3g　6時間毎 嫌気性菌は1剤で十分カバーできている（ユナシン®＋ダラシン®：<u>ユナ・ダラはやめましょう！　無意味！</u>） 3. シプロフロキサシン（シプロキサン®：注射）400 mg　12時間毎 嫌気性菌を同時にカバーする場合には，さらにクリンダマイシン（ダラシンS®：静注）600〜900 mg　8時間毎追加 4. レボフロキサシン（クラビット®：経口）750 mg　1日1回内服，または，シプロフロキサシン（シプロ®：経口）750 mg　1日2回内服 嫌気性菌を同時にカバーする場合には，さらにクリンダマイシン（ダラシンカプセル®：経口）300〜450 mg　6〜8時間毎に内服 ◆嫌気性菌カバーはメトロニダゾール（注射）のほうが理想的かもしれないが，日本にはその製剤がない
緑膿菌	1. セフェピム（マキシピーム®：注射）2g　12時間毎，または，セフタジジム（モダシン®：注射）2g　8時間毎 嫌気性菌を同時にカバーする場合には，さらにクリンダマイシン（ダラシンS®：注射）600〜900 mg　8時間毎追加 2. ピペラシリン・タゾバクタム（ゾシン®：注射）4.5g　6時間毎 嫌気性菌は1剤で十分カバーできている（ゾシン＋ダラシン：<u>この組み合わせは止めること！　無意味！</u>） 3. シプロフロキサシン（シプロキサン®：注射）400 mg　12時間毎 嫌気性菌を同時にカバーする場合には，さらにクリンダマイシン（ダラシンS®：静注）600〜900 mg　8時間毎追加 4. レボフロキサシン（クラビット®：経口）750 mg　1日1回内服，またはシプロフロキサシン（シプロ®：経口）750 mg　1日2回内服 嫌気性菌を同時にカバーする場合には，さらにクリンダマイシン（ダラシンカプセル®：経口）300〜450 mg　6〜8時間毎に内服 ◆嫌気性菌カバーはメトロニダゾール（注射）のほうが理想的かもしれないが，日本にはその製剤がない

35 | 骨の感染症（2）：化膿性関節炎・反応性関節炎

● グラム染色を踏まえた起炎菌の想定（☞図❶）

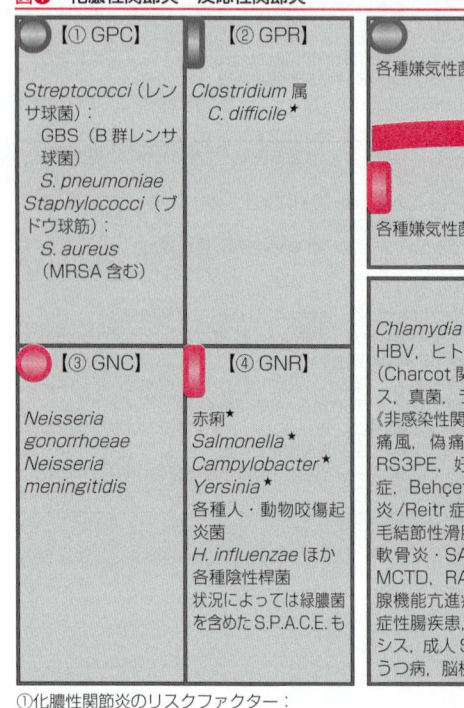

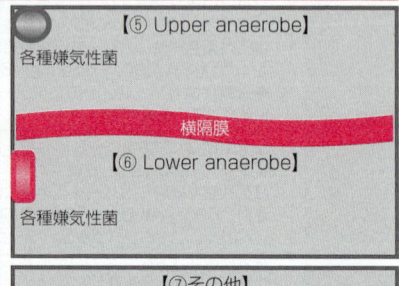

図❶　化膿性関節炎・反応性関節炎

【① GPC】	【② GPR】
Streptococci（レンサ球菌）： 　GBS（B群レンサ球菌） 　S. pneumoniae Staphylococci（ブドウ球菌）： 　S. aureus 　（MRSA含む）	Clostridium属 C. difficile★

【⑤ Upper anaerobe】
各種嫌気性菌

横隔膜

【⑥ Lower anaerobe】
各種嫌気性菌

【③ GNC】	【④ GNR】
Neisseria gonorrhoeae Neisseria meningitidis	赤痢★ Salmonella★ Campylobacter★ Yersinia★ 各種人・動物咬傷起炎菌 H. influenzaeほか各種陰性桿菌 状況によっては緑膿菌を含めたS.P.A.C.E.も

【⑦その他】
Chlamydia★，結核，風疹，ムンプス，HCV，HBV，ヒトパルボウイルス，アデノウイルス梅毒（Charcot関節），エンテロウイルス，単純ヘルペス，真菌，ライム病，など 《非感染性関節炎：感染症との区別》 痛風，偽痛風，リウマチ熱，回帰性リウマチ，RS3PE，好酸球性滑膜炎，リウマチ性多発筋痛症，Behçet病，サルコイドーシス，反応性関節炎/Reitr症候群，再発性多発性軟骨炎，色素性絨毛結節性滑膜炎，変形性関節炎，掌蹠嚢胞症性骨軟骨炎・SAPHO症候群，SLE，筋炎，強皮症，MCTD，RA，JRA，高カルシウム血症，副甲状腺機能亢進症，乾癬性関節炎，強直性脊椎炎，炎症性腸疾患，外傷，腫瘍，白血病，アミロイドーシス，成人Still病，ステロイドによる無菌性壊死，うつ病，脳梗塞・出血後後遺症，など

①化膿性関節炎のリスクファクター：
　（1）関節疾患（関節リウマチ，変形性関節炎，痛風，偽痛風など）
　（2）免疫低下：糖尿，腎不全，肝不全，悪性腫瘍，HIV感染，膠原病，免疫抑制薬・ステロイド使用など
　（3）関節への外的侵襲（外傷，関節穿刺，関節鏡，など）
②淋菌性関節炎：淋菌感染の全身症状として確認され，典型的には発熱，遊走性多関節痛，腱鞘炎，皮膚病変（丘疹・水疱・壊疽など）などを伴う．関節炎は膝，肘，手首，中手指節関節に非対称性に現れることが多い．
③反応性関節炎として以下の起炎菌★にも注意しておく：（1）尿道炎から：Chlamydia，（2）下痢から：赤痢，Salmonella，Campylobacter，Yersinia，C. difficile．

★ 治療期間の目安は，臨床所見改善後，さらに2週間以上（トータルで3〜4週間となることが多い），人工関節なら4〜6週間（いずれにせよ必ず整形外科コンサルトを）！

　緊急疾患である．最も罹患しやすい部位は，膝関節，股関節で，たいていの場合は単関節炎である．関節液を穿刺採取し，グラム染色し，関節液培養に加え，絶対に血液培養提出も忘れてはならない．培養検体採取と同時にしっかりドレナージを行い，すぐに抗菌薬治療を開始する（関節内に抗菌薬を直接入れる必要はない）．また，まれではあるが化膿性関節炎と壊死性筋膜炎が同時に起きている場合もあり，感染部位の臨床所見やバイタルサインを慎重にモニターし続ける必要ある．治療期間の目安としては臨床所見の改善を確認してから，さらに2週間以上続ける．起炎菌としては，グラム陽性球菌（特に黄色ブドウ球菌，レンサ球菌）や淋菌が重要で，病態としては，まず大きく①淋菌性，②非淋菌性，の2つに分けて考えることができる．

　非淋菌性の細菌感染の場合，血行性に飛んできた細菌が関節で感染・炎症を引き起こす．医療従事者が行う関節内への侵襲的手技よっても医原性に作り出すことがある（関節穿刺後発症率：0.002〜0.007％，関節鏡検査後：0.04〜0.4％）．典型的には，急性に単関節炎として発症し（膝や股関節に多い），発熱・関節可動域制限・疼痛を伴い関節には浸出液が貯留している．また，化膿性関節炎は，リウマチ，変形性関節症，痛風，偽痛風などの関節炎症・関節破壊部位に発症しやすいので，これらの疾患と化膿性関節炎の混在も理論上起こりうる（ステロイドなどの免疫抑制薬を使用していればなおさらリスクは高い）．ちなみに，典型的関節リウマチは対称性多関節炎である．

　淋菌性の場合，培養も陽性になりにくいので（関節液で2〜3割程度の陽性率，血液培養で数％程度の陽性率），播種性の淋菌を考えるなら，子宮頸部，尿・尿道，直腸，咽頭などから得られる検体の培養やDNA検査が重要になる．できるだけ具体的に菌種を想定してエンピリックに抗菌薬治療を開始し，菌名・感受性がわかればそれに合わせて抗菌薬変更を(de-escalation)．起炎菌毎の処方例は前項の骨髄炎・脊椎骨髄炎の表を参照のこと．

● 関節液中の細胞数の分画（☞表❶）

● 化膿性関節炎における培養結果が出る前のエンピリック治療：抗菌薬の選び方

★ 治療は抗菌薬投与と頻回ドレナージ．起炎菌判明後の処方例は前項の骨髄炎・脊椎骨髄炎の表を参照！

Case 1 グラム染色で情報が得られず，性感染のリスクがない場合の処方例

Rp 1 バンコマイシン（バンコマイシン®：注射）1 g　12 時間毎，加えて，セフトリアキソン（ロセフィン®：注射）1 ～ 2 g　24 時間毎，またはシプロフロキサシン（シプロキサン®：注射）400 mg　12 時間毎

Case 2 グラム染色でグラム陰性双球菌を認めた場合，または何も見えないが淋菌感染を疑う場合の処方例

Rp 1 セフトリアキソン（ロセフィン®：注射）1 ～ 2 g　24 時間毎，またはセフォタキシム（クラフォラン®：注射）2 g　8 時間毎，症状改善してから 24 ～ 48 時間継続，さらに，セフィキシム（セフスパン®：経口）800 mg　分 2 へ変更．また，Chlamydia 感染を合併しているものと初めから想定して，アジスロマイシン（ジスロマック®：経口）1 g　単回投与，またはドキシサイクリン（ビブラマイシン®：経口）200 mg　分 2　7 日間内服も治療開始時に併用しておく．

注意 淋菌と Chlamydia は同時に治療対象とする．キノロン耐性の淋菌に注意が必要．

Case 3 グラム染色でグラム陽性球菌を認めた場合の処方例

Rp 1 セファゾリン（セファメジン®：注射）2 g　8 時間毎，もし MRSA を考えるなら，バンコマイシン（バンコマイシン®：注射）1 g　12 時間毎

Rp 2 はっきりとレンサ球菌とわかる場合なら，ベンジルペニシリン（ペニシリン G®：注射）200 ～ 300 万単位，4 ～ 6 時間毎，またはアンピシリン（ビクシリン®：注射）2 g　4 時間毎，またはアンピシリン・スルバクタム（ユナシン S®：注射）3 g　6 時間毎（特に咬傷関連なら β ラクタマーゼ阻害薬入りの合剤を選択）

Case 4 グラム染色でグラム陰性桿菌を認めた場合の処方例…緑膿菌まで想定

Rp 1 セフェピム（マキシピーム®：注射）2 g　8 時間毎，またはセフタジジム（モダシン®：注射）2 g　8 時間毎，またはシプロフロキサシン（シプロキサン®：注射）400 mg　12 時間毎

上記の処方にゲンタマイシン（ゲンタシン®：注射），またはトブラマイシン（トブラシン®：注射）5 mg/kg　24 時間毎，を併用される場合もかつては多かったようではあるが，最近の流れとしてはアミノグリコシド系の併用は必須ではない．

● 反応性関節炎の場合の薬物選択

Case 1　Reiter 症候群の場合の処方例…関節炎，無菌性尿道炎，結膜炎が三徴，他にもいろいろ

Rp 1　NSAIDs で対応

　反応性関節炎は，①尿道炎から：*Chlamydia*，②下痢から：赤痢，*Salmonella*，*Campylobacter*，*Yersinia*，*C. difficile* 感染の 1 ～ 6 週間後に，膝，手足首，四肢末端の非対称な関節炎を起こし，指ではソーセージ様になる．他には仙腸骨関節炎，亀頭炎，ぶどう膜炎，脂性角化症（手掌，足底，四肢，体幹），無痛性口内炎などの所見も呈することがある．無菌性なので抗菌薬は無効である．

Case 2　*Streptococcus* 咽頭炎後の反応性関節炎の処方例

Rp 1　*Streptococcus* 治療後に発症，基本的には NSAIDs で対応

　レンサ球菌感染後反応性関節炎（post streptococcal reactive arthritis：PSRA）は，以下の特徴がある：① 10 日以内に発症（潜伏期間が短い），②数ヵ月続く非遊走性多関節炎，③ NSAIDs 治療への反応が悪いことが多い，④成人において中年女性に多い，⑤急性リウマチ熱 Jones の診断基準を満たさない，⑥罹患関節は膝＞足＞手＞股＞肩＞肘の順に多い，⑦多くは A 群溶連菌が関与する．

表❶　関節液中の細胞数の分画

1. 関節液に関して血性，骨髄・脂肪成分，白血球成分，結晶成分に注意して観察する
2. 白血球がごまんといたら（50,000）細菌性とはいうが，炎症性と区別がつきにくいこともある
3. 骨髄成分：関節内骨折（血性も加わるが脂肪滴が浮いている）
4. 血性：凝固障害，偽痛風，腫瘍，外傷，Charcot 関節，など
5. 関節液で結晶を確認：尿酸ナトリウムなら痛風，ピロリン酸カルシウムなら偽痛風
6. 多発性関節痛炎症状が 6 週間以上の場合，リウマチ疾患の可能性を疑う（CBC, ESR, RF, 抗核抗体，腎障害などの検査も）

	正　常	非炎症性	炎症性	細菌性
白血球数	200/mm³ 以下	200 ～ 2,000/mm³	2,000 ～ 50,000/mm³	50,000/mm³ 以上
多核白血球分画	25%以下	25%以下	50%以上	75%以上？
主な疾患名		外傷，変形性関節症，骨軟骨炎，神経性関節炎	関節リウマチ，痛風，偽痛風，強直性脊椎炎，乾癬，SLE，反応性関節炎，炎症性腸疾患に関連した関節炎，リウマチ熱，全身性強皮症，など	

36 | 血管・血液の感染：ライン感染

● グラム染色を踏まえた起炎菌の想定（☞図❶）

　文字通り血管内に挿入しているカテーテルに関連する感染症．およそ7日以内であれば，刺入部軟部組織が感染フォーカスとなることが多いが，それ以上長期留置している場合には，カテーテルの連結部分やハブなどが汚染され刺入部軟部組織はもちろん，血流に乗って全身感染症となりうる．また，カテーテルを挿入する場合，頸部や鎖骨下に比べ，鼠径部はカテーテル感染のリスクが高い．カテーテル刺入部の発赤，腫脹，滲出液，排膿などがあり，他の感染フォーカスが考えにくい場合にはカテーテル感染を疑い，基本的にはブドウ球菌感染を疑っていく．しかしながら，状況によってはブドウ球菌に加えて陰性桿菌感染も考える必要がある．ただし，陰性桿菌感染の場合はブドウ球菌感染に比べてカテーテル刺入部の所見に乏しいことが多い．

　カテーテル感染を疑ったら必ず血液培養2セット採取（基本的には1セット目は末梢から採血，2セット目は感染を疑うカテーテルから採取し，採血量は必ず統一する）．感染源カテーテルから採取した血液には菌量が多く，さらに全身を循環する菌は同じはずなので，末梢から採血した血液からも遅れて同じ菌が生えるはずであり，このときカテーテル感染と判断できる．また，カテーテルを抜去する場合には，血液培養と同時に抜去したカテーテル先端5 cmも培養に提出する．以下の臨床的定義を参照．また，グラム陽性球菌や真菌の持続血流感染（血液培養の持続的な陽性）の状態にある場合は，必ず感染性心内膜炎の評価を行うこと．

図❶　ライン感染

【① GPC】	【② GPR】	【⑤ Upper anaerobe】
Staphylococci（ブドウ球菌）： S. aureus（MSSA，MRSA） S. epidermidis	Bacillus 属 Corynebacterium 属	
		横隔膜
		【⑥ Lower anaerobe】
【③ GNC】	【④ GNR】	
	各種陰性桿菌 状況によっては緑膿菌を含めたS.P.A.C.E. を考慮 場合によってはS. maltophilia, B. cepacia も	【⑦その他】 Candida

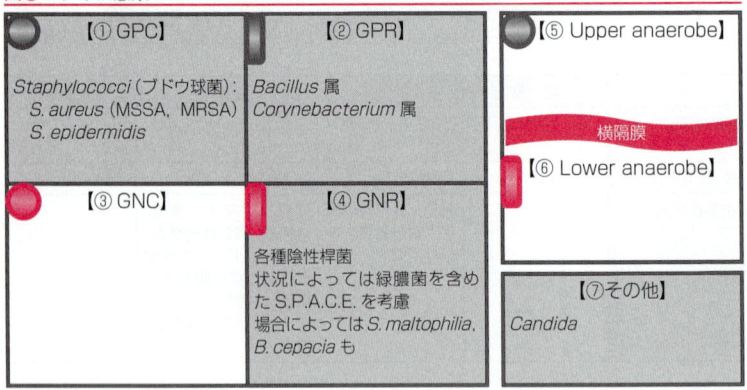

表❶ カテーテル関連血流感染(catheter related blood stream infection:CRBSI)の臨床的定義

1. 血管内留置物を有する患者に菌血症があり,末梢の静脈採血から血液培養が1set以上陽性である
2. 臨床的に感染所見を認める(発熱,悪寒戦慄,血圧低下など)
3. カテーテル以外にはっきりとした感染源がない
4. 半定量培養(roll-plate)で15 CFU以上の菌量,または,定量培養(sonicaion)で10^2 CFU以上の菌量があり,末梢からの採血とカテーテルからの採血から得られた微生物が同じである
5. 定量培養で得られた2つのサンプルの菌量差が3倍以上ある(末梢静脈からの採血サンプル:汚染カテーテルからの採血サンプル=1:3以上).または,両者の培養陽性検出速度に少なくとも2時間以上の差がある(汚染カテーテルからの採血サンプルの方が先に培養陽性となる.ただし,採取する血液サンプル量は統一すること)

(Mermel LA et al: Clin Infec Dis 49(1):1-45, 2009より改変して引用)

● カテーテル感染症の臨床的定義(☞表❶)

● 培養結果が出る前のエンピリック治療:抗菌薬の選び方

Case 1 中心静脈カテーテル感染を疑った場合

まず陽性球菌に関してMRSAまでカバー.次に免疫低下・リスクの高い患者は,陰性桿菌は緑膿菌までカバー.培養結果が帰ってきたら,抗菌薬変更(de-escalation)を.また,一般的に敗血症治療期間は10日〜14日となるが,後述する各状況に応じて治療は異なる.エンピリック治療のアルゴリズムは図❷〜❺を参照のこと.培養結果が出ればその感受性結果に応じて抗菌薬を de-escalation していく.

Rp 1 バンコマイシン(バンコマイシン®:注射)1g 12時間毎が第一選択.どうしてもバンコマイシンが使用できない場合,テイコプラニン(タゴシッド®:注射)6 mg/kg 最初の3回投与は12時間毎,その後24時間毎投与

注意 リネゾリド(ザイボックス®:注射)600 mg 12時間毎はエンピリック治療としての選択は推奨されない.温存しておくべし.

上記のRp 1に加え,リスクに応じて下記のRp 2〜4のような薬剤を併用してしっかり陰性桿菌(緑膿菌まで)をカバーする.

Rp 2 セフタジジム(モダシン®:注射)2g 8時間毎,またはセフェピム(マキシピーム®:注射)2g 8時間毎

Rp 3 ピペラシリン・タゾバクタム(ゾシン®:注射)4.5g 6時間毎

Rp 4 イミペネム(チエナム®:注射)500 mg 6時間毎などのカルバペネム系 ESBL産生菌やAmpC産生菌を想定したエンピリックな陰性桿菌治療の場合にはカルバペネム系を選択する.逆に言えば,これらの耐性菌を意識しないなら温存する.

図❷ 短期カテーテル使用に伴う感染に起因する急性発症の発熱が疑われる患者へのアプローチ（中心静脈カテーテルや動脈カテーテルなど）

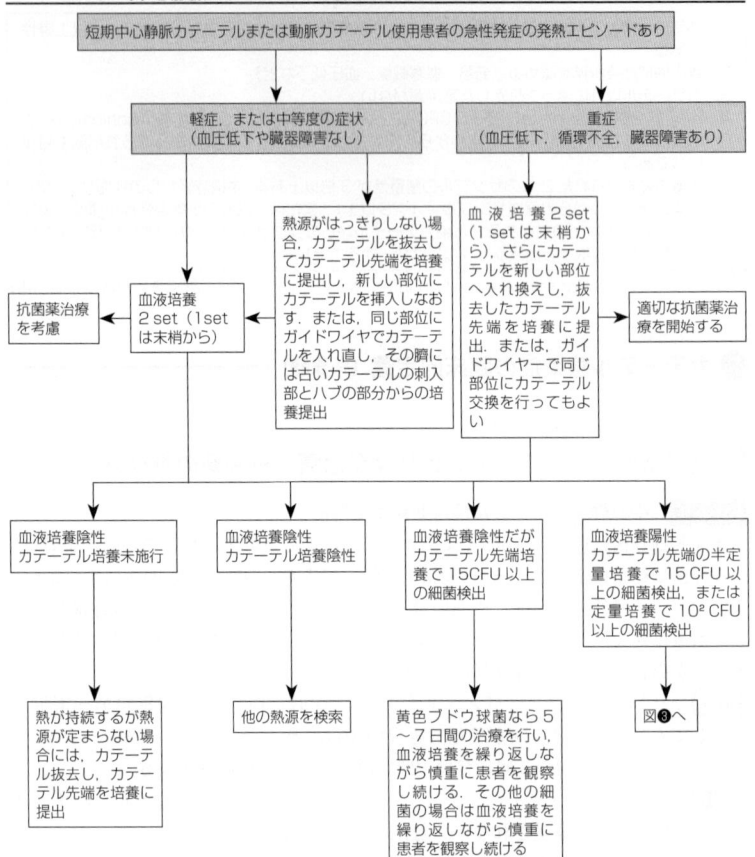

```
短期中心静脈カテーテルまたは動脈カテーテル使用患者の急性発症の発熱エピソードあり
                    │
        ┌───────────┴───────────┐
        ▼                       ▼
  軽症，または中等度の症状          重症
  （血圧低下や臓器障害なし）    （血圧低下，循環不全，臓器障害あり）
```

【軽症または中等度】
- 抗菌薬治療を考慮
- 血液培養 2 set（1setは末梢から）
- 熱源がはっきりしない場合，カテーテルを抜去してカテーテル先端を培養に提出し，新しい部位にカテーテルを挿入しなおす．または，同じ部位にガイドワイヤでカテーテルを入れ直し，その臍には古いカテーテルの刺入部とハブの部分からの培養提出

【重症】
- 血液培養 2 set（1 set は末梢から），さらにカテーテルを新しい部位へ入れ換えし，抜去したカテーテル先端を培養に提出．または，ガイドワイヤーで同じ部位にカテーテル交換を行ってもよい
- 適切な抗菌薬治療を開始する

結果別対応：

血液培養陰性 カテーテル培養未施行	血液培養陰性 カテーテル培養陰性	血液培養陰性だがカテーテル先端培養で15CFU以上の細菌検出	血液培養陽性 カテーテル先端の半定量培養で15 CFU以上の細菌検出，または定量培養で10^2 CFU以上の細菌検出
熱が持続するが熱源が定まらない場合には，カテーテル抜去し，カテーテル先端を培養に提出	他の熱源を検索	黄色ブドウ球菌なら5〜7日間の治療を行い，血液培養を繰り返しながら慎重に患者を観察し続ける．その他の細菌の場合は血液培養を繰り返しながら慎重に患者を観察し続ける	図❸へ

(Mermel LA et al: Clin Infec Dis 49(1): 1-45, 2009 より改変して引用)

図❸ 短期カテーテル使用に伴う感染に対するアプローチ（中心静脈カテーテルや動脈カテーテルなど）

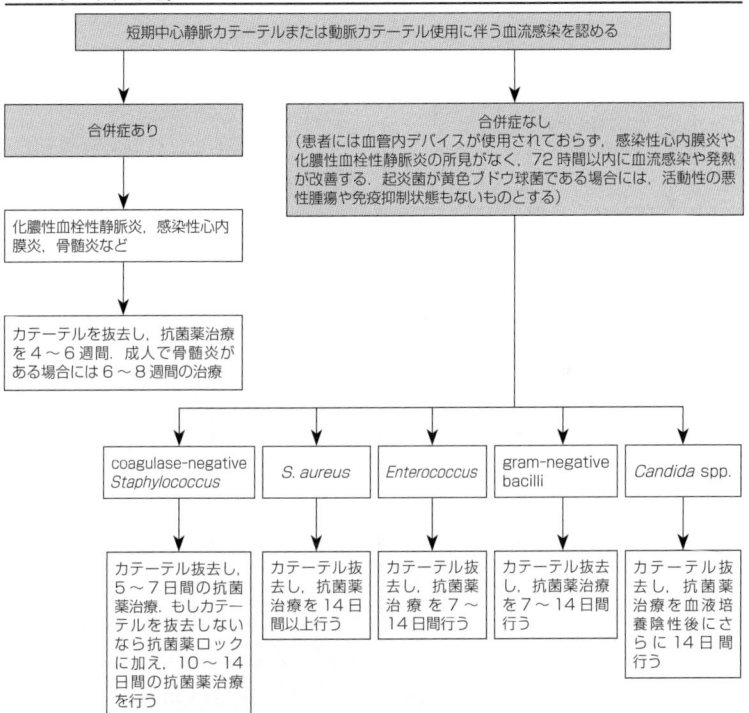

```
┌─────────────────────────────────────────────────┐
│ 短期中心静脈カテーテルまたは動脈カテーテル使用に伴う血流感染を認める │
└─────────────────────────────────────────────────┘
        │                           │
        ▼                           ▼
    合併症あり              合併症なし
                        （患者には血管内デバイスが使用されておらず，感染性心内膜炎や
                          化膿性血栓性静脈炎の所見がなく，72時間以内に血流感染や発熱
                          が改善する．起炎菌が黄色ブドウ球菌である場合には，活動性の悪
                          性腫瘍や免疫抑制状態もないものとする）
        │
        ▼
  化膿性血栓性静脈炎，感染性心内
  膜炎，骨髄炎など
        │
        ▼
  カテーテルを抜去し，抗菌薬治療
  を4～6週間．成人で骨髄炎が
  ある場合には6～8週間の治療
```

合併症なしの分岐：

coagulase-negative *Staphylococcus*	*S. aureus*	*Enterococcus*	gram-negative bacilli	*Candida* spp.
カテーテル抜去し，5～7日間の抗菌薬治療．もしカテーテルを抜去しないなら抗菌薬ロックに加え，10～14日間の抗菌薬治療を行う	カテーテル抜去し，抗菌薬治療を14日間以上行う	カテーテル抜去し，抗菌薬治療を7～14日間行う	カテーテル抜去し，抗菌薬治療を7～14日間行う	カテーテル抜去し，抗菌薬治療を血液培養陰性後にさらに14日間行う

(Mermel LA et al: Clin Infec Dis 49(1): 1-45, 2009 より改変して引用)

図❹ 長期カテーテル使用に伴う感染に対するアプローチ（外科的に留置する埋め込み式のポートなどの各種カテーテル）

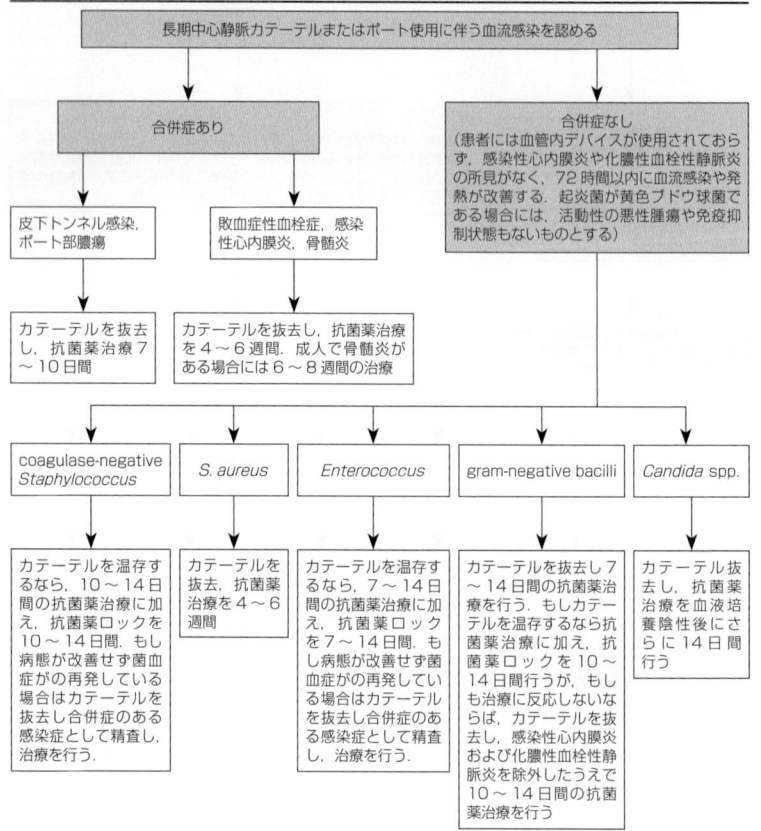

```
┌─────────────────────────────────────────────┐
│ 長期中心静脈カテーテルまたはポート使用に伴う血流感染を認める │
└─────────────────────────────────────────────┘
        ↓                              ↓
   ┌─────────┐              ┌──────────────────────┐
   │ 合併症あり │              │      合併症なし          │
   └─────────┘              │ （患者には血管内デバイスが使用されておら │
                            │ ず，感染性心内膜炎や化膿性血栓性静脈炎 │
                            │ の所見がなく，72時間以内に血流感染や発 │
                            │ 熱が改善する．起炎菌が黄色ブドウ球菌で │
                            │ ある場合には，活動性の悪性腫瘍や免疫抑 │
                            │ 制状態もないものとする）              │
                            └──────────────────────┘
```

合併症あり
- 皮下トンネル感染，ポート部膿瘍 → カテーテルを抜去し，抗菌薬治療7〜10日間
- 敗血症性血栓症，感染性心内膜炎，骨髄炎 → カテーテルを抜去し，抗菌薬治療を4〜6週間．成人で骨髄炎がある場合には6〜8週間の治療

合併症なし

起炎菌	対応
coagulase-negative *Staphylococcus*	カテーテルを温存するなら，10〜14日間の抗菌薬治療に加え，抗菌薬ロックを10〜14日間．もし病態が改善せず菌血症がの再発している場合はカテーテルを抜去し合併症のある感染症として精査，治療を行う．
S. aureus	カテーテルを抜去，抗菌薬治療を4〜6週間
Enterococcus	カテーテルを温存するなら，7〜14日間の抗菌薬治療に加え，抗菌薬ロックを7〜14日間．もし病態が改善せず菌血症がの再発している場合はカテーテルを抜去し合併症のある感染症として精査，治療を行う．
gram-negative bacilli	カテーテルを抜去し7〜14日間の抗菌薬治療を行う．もしカテーテルを温存するなら抗菌薬治療に加え，抗菌薬ロックを10〜14日間行うが，もしも治療に反応しないならば，カテーテルを抜去し，感染性心内膜炎および化膿性血栓性静脈炎を除外したうえで10〜14日間の抗菌薬治療を行う
Candida spp.	カテーテル抜去，抗菌薬治療を血液培養陰性後にさらに14日間行う

(Mermel LA et al: Clin Infec Dis 49(1): 1-45, 2009 より改変して引用)

図❺ 透析（HD）患者における透析用カテーテル感染時のアプローチ

```
┌─────────────────────────────────────────┐
│ 透析患者におけるトンネル型カテーテル感染を疑う場合 │
└─────────────────────────────────────────┘
                    ↓
┌──────────────────────────────────────────────────────────────────────┐
│ 血液培養を2set採取．1setはカテーテルからの逆血にて，もう1setは末梢の静脈採血から行う．もし， │
│ 末梢からの採血が不可能なら他のラインから採血を行ってもよい．血液培養が採取できたら，エンピリックに │
│ 抗菌薬治療を開始し，同時に抗菌薬ロックも行う．                                  │
└──────────────────────────────────────────────────────────────────────┘
```

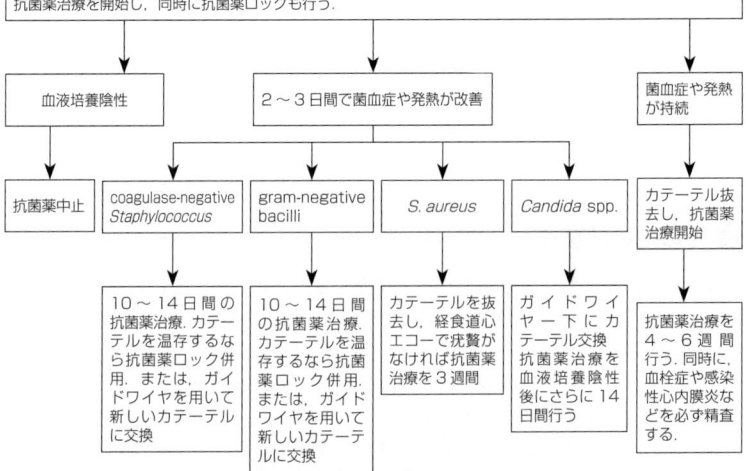

血液培養陰性	2〜3日間で菌血症や発熱が改善				菌血症や発熱が持続
抗菌薬中止	coagulase-negative *Staphylococcus*	gram-negative bacilli	*S. aureus*	*Candida* spp.	カテーテル抜去し，抗菌薬治療開始
	10〜14日間の抗菌薬治療．カテーテルを温存するなら抗菌薬ロック併用．または，ガイドワイヤを用いて新しいカテーテルに交換	10〜14日間の抗菌薬治療．カテーテルを温存するなら抗菌薬ロック併用．または，ガイドワイヤを用いて新しいカテーテルに交換	カテーテルを抜去し，経食道心エコーで疣贅がなければ抗菌薬治療を3週間	ガイドワイヤー下にカテーテル交換　抗菌薬治療を血液培養陰性後にさらに14日間行う	抗菌療法を4〜6週間行う．同時に，血栓症や感染性心内膜炎などを必ず精査する．

(Mermel LA et al: Clin Infec Dis 49(1): 1-45, 2009 より改変して引用)

[Rp 5] ゲンタマイシン（ゲンタシン®：注射）5 mg/kg　24時間毎

基本的にはアミノグリコシドの選択は必須ではない．各種耐性菌を意識する場合など必要に応じて選択することがある．

[Rp 6] ミカファンギン（ファンガード®：注射）100 mg　24時間毎，など

①高カロリー輸液使用時，②鼠径部からカテーテル感染を起こしている思われる場合，③広域抗菌薬を長期間使用している場合，④血液悪性腫瘍がある場合，⑤骨髄移植または固形臓器移植後の場合，⑥ *Candida* 属が多くの部位にすでに定着している場合のカテーテル感染を疑う場合．など．*Candida* のリスクが高い時には上述の抗菌薬に加えさらに抗真菌薬の追加したエンピリック治療を考慮する．フルコナゾールに関しては，*Candida krusei* や *Candida glabrata* のリスクがかなり低い場合で，過去3ヵ月にアゾール系の薬剤使用歴がない場合には使用可能である．

● その他の注意点

ここでは，重要な注意事項を絞って紹介する．詳細に関しては各種成書，各種論文および「カテーテル感染のガイドライン2009」も各自参照のこと（Mermel LA et al: Clinical Practice Guideline for the Diagnosis and Management of Intravascular Catheter-related Infection: 2009. Clin Infect Dis 49(1): 1-45, 2009)

【カテーテル管理に関しての注意点】

①長期カテーテル留置に伴う感染の場合，基本的に以下の病態ではカテーテルは抜去する：(1) 重症敗血症，(2) 化膿性血栓性静脈炎，(3) 感染性心内膜炎，(4) 72時間以内に治療に反応しない状況，(5) *S. aureus*, *P. aeruginosa*, 真菌，マイコバクテリアなどが感染源の場合．また，*Bacillus*, *Micorococcus*, *Propionibacteria* などの弱毒菌は感染源となると除菌に難渋する（コンタミかどうかしっかり判断すること）．ただし，合併症がなく，感染微生物が *S. aureus*, *P. aeruginosa*, *Bacillus*, *Micorococcus*, *Propionibacteria*, 真菌，マイコバクテリア以外の場合で，かつ生命維持のためにどうしてもカテーテルを抜去できない状況ある場合には，悩ましい部分も多いが抗菌薬ロック＋抗菌薬全身投与を行うという選択肢もある．

②短期カテーテル留置に伴う感染の場合，基本的に以下の起因菌の際にはカテーテルは抜去：グラム陰性桿菌，*S. aureus*, エンテロコッカス，真菌，マイコバクテリアなどが感染源の場合．また，*Bacillus*, *Micrococcus*, *Propionibacteria* などの弱毒菌は感染源となると除菌に難渋する（コンタミかどうかしっかり判断すること）．

③カテーテルを温存する際には追加の血液培養を採取し，72時間以上解熱しない場合には温存はあきらめカテーテルを抜去する．

④末梢の点滴ラインは3〜4日毎に交換．血液製剤や脂肪製剤を使用した場合には24時間以内に点滴キットを交換し，感染があれば即ラインを抜去する．

⑤CVカテーテル挿入は，ガウン，手袋，マスク，キャップ，覆い布を使用，術野をしっかり消毒し完全な清潔捜査で行い，刺入部をドレッシングする．ドレッシング交換は，7日毎（汚れがあればその都度交換），ガーゼで保護している場合は，2日毎にガーゼを交換する（汚れがあればその都度交換）．

⑥ラインの刺入部や連結部分，その他のアクセス部位に消毒のために軟膏やクリームなどを用いてはいけない．また，ラインにアクセスする場合，使用前に必ずエタノールまたはヨードフォアで消毒する．

⑦ドレッシングや各種ラインの挿入日，または交換日を必ず記載しておく．何日間留置されているのかはっきりさせておくこと．

⑧緊急事態で，不潔操作下に挿入したラインは，可能な限り48時間以内に交換する．

⑨CVカテーテルの定期的交換が有用であるかどうかは不明である．また，感染を強く疑う状況下でカテーテルをガイドワイヤーで交換する際，もし血液培養が陽性となりかつカテーテル先端培養でも著しい菌量の起炎菌を認めた場合には，カテーテルを抜去し新しい別の部位に入れ直すほうがよい．

【起炎菌に関する注意】

①*Candida*感染の場合：真菌血症のなかで最多は*Candida*である．眼内炎も必ずチェックすること．また真菌による感染性心内膜炎の場合，心臓の弁破壊は深刻で緊急性が高いため循環器内科と同時に，心臓血管外科にもコンサルトをかけておく．

②持続する血液培養陽性（特にブドウ球菌）は感染性心内膜炎が否定できるまで，感染性心内膜炎として対応していくほうが無難である．

③グラム陽性菌のなかでも*Corynebacterium*，*Bacillus*，*Micrococcus*などはコンタミ菌の可能性が高いため，採取した血液培養が少なくとも2set陽性でなければならない．また，コアグラーゼ陰性ブドウ球菌が生えた場合もコンタミである可能性が高いので血液培養をやり直す必要がある．

④通常のカテーテル刺入部からの浸出液・膿などの培養やグラム染色はエビデンスが低いとされる（個人的にはやる意味は大きいと考えるが…）．一方，埋め込み式のカテーテルの場合は感染徴候のある部位から得られる浸出液・膿は培養価値が高い．

⑤血液培養採取は皮膚からであろうと，既存のラインからであろうと必ずしっかりと消毒し（ポピドンヨードよりもアルコール，ヨードチンキ，またはアルコール性クロルヘキシジンを用いる），しっかり乾燥させてから行うこと．また，血液の採取部位を必ず記載すること．

【抗菌薬ロックに関しての注意点】

①基本的に感染が疑われる状況下で抗菌薬ロック療法のみ単独で行うべきではない．

②抗菌薬ロック液は48時間以上カテーテル内に滞留させるべきではない．24時

表❷ 抗菌薬ロック液における薬液濃度調整

抗菌薬の種類と濃度	ヘパリン最終濃度（IU/mL）
バンコマイシン　2.5 mg/mL	2,500 or 5,000
バンコマイシン　2.0 mg/mL	10
バンコマイシン　5.0 mg/mL	0 or 5,000
セフタジジム　0.5 mg/mL	100
セファゾリン　5.0 mg/mL	2,500〜5,000
シプロフロキサシン　0.2 mg/mL	5,000
ゲンタマイシン　1.0 mg/mL	2,500
アンピシリン　10.0 mg/mL	10 or 5,000
エタノール　70%	0

（注意点）
①上記表のような薬物濃度にするためにヘパリン液や生理食塩水を用いて調整するが，日本国内のヘパリン製剤では上記のようなヘパリン最終濃度には調整できない．薬剤の結晶が析出しない限り，国内で使用可能なヘパリン製剤を用いて薬液調整を行えばよいと思われる．
②上記の表は各種文献を参考にまとめられているものであり，絶対的なものとして統一されたものではない．
③バンコマイシンロック液に関しては，5.0 mg/mL が好ましい．
④薬剤の選択は，一般的に行う抗菌薬治療と同様に，想定される起炎菌に応じて選択される．
⑤70%エタノール液に関しては，グラム陰性桿菌，グラム陽性球菌の療法を同時に想定する場合に使用されることがある．

（Mermel LA et al: Clin Infec Dis 49(1): 1-45, 2009 より改変して引用）

間毎の交換がひとつの目安となる．透析患者の場合は透析毎に交換する．
　③抗菌薬ロック療法のロック液の薬液調整は表❷を参考に．

参考文献

1) 青木 眞ほか監修，Southwick FS：感染症診療スタンダードマニュアル，羊土社，2007
2) 青木 眞：レジデントのための感染症診療マニュアル，医学書院，第1版，2001，第2版，2008
3) 青木 眞ほか：臨床に直結する感染症診療のエビデンス―ベッドサイドですぐに役立つリファレンスブック，文光堂，2008
4) 青島正大ほか：「特集・感染症への正しいアプローチ」レジデントノート 6(9)：1126，2004
5) 医療用医薬品の添付文書情報；http://www.info.pmda.go.jp/psearch/html/menu_tenpu_base.html
6) 岩田健太郎ほか：抗菌薬の考え方，使い方，中外医学社，第1版，2004，第2版，2006
7) 岩田健太郎：感染症外来の事件簿，医学書院，2006 Ω
8) 岩田健太郎ほか訳，Starlin R et al ed：WM感染症科コンサルト，メディカル・サイエンス・インターナショナル，2006
9) 岩田健太郎：悪魔が来たりて感染症―その根拠でよいのか，中外医学社，2007
10) 岩田健太郎：思考としての感染症―思想としての感染症，中外医学社，2008
11) 岩田健太郎ほか：「感染症を克服する：基礎編」LiSA 15(9)：846，2008
12) 岩田健太郎ほか訳，Hauser AR ed：抗菌薬マスター戦略―非問題解決型アプローチ，メディカル・サイエンス・インターナショナル，2008
13) 大野博司：感染症入門レクチャーノーツ，医学書院，2006
14) 大野博司：「治療と予防のエビデンス―細菌性腸炎で抗菌薬が必要な場面とは？」EBMジャーナル 9(3)：300，2008
15) 大野竜三ほか監修：大日本住友製薬インターネット抗菌薬ブック：http://www.antibiptic-books.jp/main/drug_name
16) 大曲貴夫：感染症診療の手引き―正しい感染症診療と抗菌薬適正使用をめざして，Ver.11，静岡県立静岡がんセンター感染症科，2006
17) 大曲貴夫ほか：「特集・抗菌薬について内心疑問に思っていること」レジデントノート 8(11)：1501，2007
18) 大曲貴夫ほか編集：がん患者の感染症診療マニュアル，南山堂，2008

19) 小栗豊子:臨床微生物検査ハンドブック,第3版,三輪書店,2008
20) 岸本暢将編集:すぐに使えるリウマチ・膠原病診療マニュアル—目で見てわかる,関節痛・不明熱の鑑別,治療,専門科へのコンサルト,羊土社,2009
21) 木村利美:図解よくわかるTDM—基礎から実践まで学べるlesson 125,第2版,じほう,2007
22) 急性胆道炎の診療ガイドライン作成出版委員会:科学的根拠に基づく急性胆管炎・胆嚢炎の診療ガイドライン,医学図書出版,2005
23) 厚生労働省:健康:結核・感染症に関する情報感染症法に基づく医師及び獣医師の届け出について;http://www.mhlw.go.jp/bunya/kenkou/kekkaku-kansenshou11/01.html
24) 厚生労働省難治性疾患克服研究事業 難治性膵疾患に関する調査研究班編:急性膵炎における初期診療のコンセンサス,改訂第2版,アークメディア,2005
25) 河野 茂監修:米国感染症学会/米国胸部学会,成人市中肺炎管理ガイドライン2007,エイディスインターナショナルリミテッド,2007
26) 小熊恵二ほか編集:シンプル微生物学,改訂第2版,南江堂,2000
27) 高田寛治:薬物動態学—基礎と応用,薬業事報社,1987
28) 戸塚恭一ほか:「抗菌薬の併用療法の投与計画」臨床医 15(12):2000,1989
29) 戸塚恭一ほか:抗菌薬のPK/PDデータブック—投与レジメン選択の手引き:注射薬編,ユニオンエース,2007
30) 戸塚恭一ほか:抗菌薬サークル図データブック,じほう,2008
31) 戸塚恭一ほか監修,Gilbert DN et al ed:サンフォード感染症治療ガイド2008年,2009年(第38,39版),ライフサイエンス出版,2008,2009
32) 永井英明:抗菌薬ポケットマニュアル,改訂第3版,ヴァンメディカル,2010
33) 中嶋敏勝監修:表形式 薬物相互作用禁忌一覧—作用機序・対処法等の解説,じほう,2007
34) 日本呼吸器学会 呼吸器感染症に関するガイドライン作成委員会:成人院内肺炎診療ガイドライン,2008
35) 日本神経治療学会・日本神経学会・日本神経感染症学会監修,細菌性髄膜炎の診療ガイドライン作成委員会編集:細菌性髄膜炎の診療ガイドライン,医学書院,2007
36) 平田純生ほか:腎不全と薬の使い分けQ&A—腎不全時の薬物投与一覧,じほう,2005
37) 平松啓一ほか編集:標準微生物学,第10版,医学書院,2009
38) 藤田次郎ほか編集:肺炎の画像診断と最新の診療,医薬ジャーナル社,2008
39) 藤本卓司:感染症レジデントマニュアル,医学書院,2004
40) 藤本卓司ほか:「特集:感染症と抗菌薬の使い方基本ルール」臨床研修プラクティス11月号別冊,2006

41) 古川恵一ほか：そこが知りたい！ 感染症一刀両断！ 三輪書店，2006
42) 米国感染症学会編集：Red Book 2006 Report of the Committee on Infectious Disease 27th Ed．岡部信彦ほか監修，最新感染症ガイド，日本小児科医事出版社，2007
43) 堀美智子監修：医薬品相互作用ハンドブック，改訂第2版，じほう，2002
44) 松田治子ほか：「特集 透析患者における難治性感染症の対策．*P. carinii* 感染症の治療」臨床透析9(6)，1993
45) 松本哲哉ほか訳，Baron EJ et al：CUMITECH 血液培養検査ガイドライン，医歯薬出版，2007
46) 守殿貞夫監修：ひと目でわかる微生物検査アトラス，金原出版，2006
47) 八重樫牧人ほか：「内科の基本—肺炎をきわめる」．Medicina 45(10)，2008
48) 柳澤輝行ほか訳：カッツング・コア薬理学，原書7版，丸善，2006
49) Alvvarez-Elcoro S et al: The macrorides. Mayo Clin Proc 74: 613-634, 1999
50) Aronoff GR et al: Drug Prescribing in Renal Failure: Dosing Guidelines for Adults and Children, 5th Ed, American College of Physicians, 2007
51) American Academy of Pediatrics Committee on Infectious Diseases: Red Book: 2006 Report of the Committee on Infectious Diseases, 27th Ed, American Academy of Pediatrics, p313, 2006
52) Band JD et al: Prevention of intravascular catheter-related infections: UpToDate Last literature review for ver.16.3, last update Nov 7, 2007
53) Cohen SH et al: Clinical practice guidelines for Clostridium difficile infection in adults: 2010 update by the society for healthcare epidemiology of America (SHEA) and the infectious diseases society of America (IDSA). Infect Control Hosp Epidemiol 31(5):431-455, 2010
54) Craig WA: Pharmacokinetic/oharmacodynamic parameters: Rationale for antibacterial dosing of mice and men. Clin Infec Dis 26(1): 1, 1998
55) Fiumefreddo R et al: Clinical predictors for Legionella in patients presenting with community-acquired pneumonia to the emergency department. BMC Pulm Med 9(1): 19, 2009
56) Gibofsky A et al: Clinical manifestations and diagnosis of acute rheumatic fever; UpToDate Last literature review for ver.16.3, last up date August 27, 2008
57) Gladwin M et al: Clinical Microbiology Made Ridiculously Simple, Med Master, Inc, 4th ed, 2007
58) Guidelines for the Management of Adults with Hospital-acquired, Ventilator-associated, and Healthcare-associated Pneumonia :This official statement of the American Thoracic Society and the Infectious Diseases Society of

America was approved by the ATS Board of Directors, December 2004 and the IDSA Guideline Committee, October 2004

59) Jacoby GA et a: The new beta-lactamases. N Engl J 352: 380, 2005
60) James S et al: Tarascon Internal Medicine & Critical Care Pocketbook, 4th Ed, Tarascon Pub, 2008
61) John G: Dr. Barlett et The Johns Hopkins ABX Guide: Diagnosis & Treatment of Infectious Diseases, 2nd Ed, Jones & Bartlett Pub, 2010
62) Kelly CP et al: Clostridium difficile? More difficult than ever. N Engl J Med 359: 1932, 2008
63) Luna CM et al: Resolution of Ventilator-associated pneumonia:prospective evaluation of the clinical pulmonary infection score as an early clinical predictor of outcome. Crit Care Med 31: 676-682, 2003
64) Mackie SL et al: Poststreptococcal reactive arthritis. what is it and how do we know? Rheumatology 43: 849, 2004
65) Mandell GL et al: Mandell, Douglas, and Bennett's Principles and Practice of Infectious Diseases, 6th Ed, Mandell GL, Bennett JE, Dolin R ed, Churchill Livingstone, 2004
66) Mandell LA et al: Infectious Diseases Society of America/American Thoracic Society consensus guidelines on the management of community-acquired pneumonia in adults. Clin Infect Dis 44: 27, 2007
67) Mangram AJ et al: Guideline for Prevention of Surgical Site Infection, The Hospital Infection Control Practices Advisory Committee, 1999
68) Masler LM et al: Direct Smear Atlas : A monograph of gram-stained preparations of clinical speciments, Lippincott Wiliams Wilkins, 2000
69) Mcphee SJ et al: Current Medical Diagnosis & Treatment 2009, McGraw-Hill, p1143, 2009
70) Mermel LA et al: Guidlienes for the management of intravasucular catheter-related infections. Clin Infect Dis 32: 1249-1272, 2001
71) Mermel LA et al: Clinical Practice Guideline for the Diagnosis and Management of Intravascular Catheter-related Infection 2009. Clin Infect Dis 49: 1, 2009
72) O'Grady NP et al: Guidelines for the prevention of intravascular catheter-related infections. NMWR Recomm Rep 51: 1, 2002
73) Piraino B et al: Peritoneal dialysis-related infections. recommendations: 2005 update. Perit Dial Int 25: 107-131, 2005
74) Raad I et al: Optimal antimicrobial catheter lock solution, using different combinations of minocycline, EDTA, and 25% ethanol, Rapidly eradicates

organisms embedded in biofilm. Antimicrob Agents Chemother 51: 78:2007
75) Ross SE et al: Prophylaxis against tetanus. Wound Management, American College of Surgeons Committee on Trauma, 1995
76) Sabatine MS: Pocket Medicine: The Massachusetts General Hospital Handbook of Internal Medicine, 3rd Ed, Lippincott Williams & Wilkins, 2007
77) Schlossberg D et al: Clinical Infectious Disease, 1st Ed, Cambridge University Press, 2008
78) Simel DL et al: JAMA evidence,The rational clinical examnaiton evidence baced clinical diagnosis, Chapter 47, Figure 47-2, Mcsaac Modification of the Cemtor Strep Score
79) Singh N et al: Short-course empiric antibiotic therapy for patients with pulmonary infiltrates in the intensive care unit. Am J Respir Crit Care Med 162: 505, 2000
80) William D et al: American College of Gastroenterology Guideline on the Management of *Helicobacter pylori* Infection. Am J Gastroenrerol 102: 1808-1825, 2007
81) Wilson W et al: Prevention of infective endocarditis. Circulation 116: 1736-1754, 2007
82) Wilson JW et al: Mayo Clinic Antimicrobial Therapy: Quick Guide Informa Healthcare, Mayo Clinic Scientific Press, 1st Ed, 2008

おわりに

　本書は,「グラム染色」というキーワードを通して抗菌薬ならびに感染症治療について述べています.「グラム染色」の重要性については「はじめに」で述べていますが, 私とグラム染色との出会いをお話したいと思います. 私が医学部の5年生のころの話ですが, お恥ずかしながら当時の私ははっきり言って微生物学が大嫌いでした. 細菌の名前を見るだけで嘔気, 幻暈などを起こし蕁麻疹すら出そうなくらい身体が受け付けず, なぜグラム染色が重要なのかもサッパリ理解できませんでした. また, 抗菌薬のスペクトラムを覚える気力もまったくありませんでした（というより, 大嫌いな分野を整理する頭脳もありませんでした）. そんな時出会ったのが鈴木富雄先生（現名古屋大学医学部附属病院・総合診療部講師）で, とても熱心に, 劣等生の私にも理解できるようにわかりやすくグラム染色を通じて感染症診療の基礎を教えて頂きました. 先生からは『グラム染色と血液培養2setを施行しない奴は医者じゃない』と学生のうちから刷り込まれ, その後もその教えを守り続けるうちに, 大嫌いだったこの分野を比較的シンプルに整理することができ, 結果的には一番好きな分野になっておりました. そして現在, 喀痰グラム染色のGeckler & Gremillion分類でも有名なDr. David Gremillionの指導を受けることができているのも何かのご縁でしょう.

　現在に至るまでに多くの優秀な医師・コメディカルの先生方に出会い, レクチャーを受ける機会に恵まれてきましたが, やはり共通して言えることはグラム染色を通して感染症（細菌に関連した）を視覚的に整理することが, 回り道なようで一番確実で最短の勉強方法であるということです. かつて私がそうだったように, 現在感染症分野が大嫌い, または食わず嫌いな状況で悪戦苦闘している皆様が, 上手に知識整理ができるきっかけになればと思い, 今回筆をとってみました. 本書を通じて, 少しでも感染症診療の楽しさを感じて頂ければと思います. 苦しいのは基礎固めの時期だけです. それさえ乗りきれば嘘みたいに視界が開けて, 目の前で起きている感染症がクリアカットに整理されるでしょう.

　本書の原型は, 津山中央病院薬剤部の皆様（近藤祥代部長, 江草太郎氏, 杉山浩江氏, 長岡佑子氏, 近藤麻衣氏, 春木祐人氏, 関裕佳里氏）, 同院臨床検査部細菌検査室　村瀬智子細菌検査技師, 前麻生飯塚病院総合診療科・現米国ピッツバーグ大学Family Medicine Residency Program 西連寺智子医師のお力を借りて作り上げることができました. 特に津山中央病院・近藤祥代薬剤部長の強力なサポートがなければ, 本にするつもりなどまったく想像もしなかった私にこのようなチャン

は訪れることはなかったと思います．心より御礼申し上げます．また，同院北田信吾名誉院長，徳田直彦前院長，藤木茂篤現院長，森本直樹救命救急センター長，林同輔副院長におきましては，出来の悪い私が足踏み状態であっても温かい目で見守って頂き，自由に勉強できる非常に多くの期会も与えて頂きまして，どう感謝の気持ちを表現してよいかわかりません．同院の多くの先輩方，同期，後輩の皆様，コメディカルの皆様方にも日々多くのご指導を頂きました．この場を借りて津山中央病院の皆様に心より御礼申し上げます．さらに，現在の職場である亀田総合病院総合診療・感染症科の皆様（西野洋前部長・現安房地域医療センターメディカルディレクター，八重樫牧人部長，細川直登部長をはじめ，佐藤暁幸医長，山本舜悟医長，山藤栄一郎医長，馳亮太医師，栃谷健一郎医師，法月正太郎医師，三河貴裕医師，蛭子洋介医師，一ノ瀬英史医師，井本一也医師，稲角麻衣医師，曾木美佐医師，羽山ブライアン医師，的野多加志医師，山本たける医師，吉田真徳医師，石井和紗医師，相田雅司医師，木村武司医師，研修医の皆様），および当科がお世話になっているすべてのコメディカルの皆様のご指導のおかげで最終的な完成を迎えることができました．心より御礼申し上げます．また，ご繁忙にもかかわらず本書をご高閲頂き，過分な推薦の言葉をご執筆賜りました八重樫牧人部長に深謝申し上げます．そして，本書の上梓にあたってお世話になりました南江堂の前臨床企画部2課・増田良子様，臨床企画部3課猪狩奈央様，臨床編集部1課志田春陽様にこの場を借りて心より御礼申し上げます．

　最後に私事で大変恐縮ではありますが，本書作成期間に損得勘定抜きで私を支え続けてくれた妻，妹，家族，そして天国から見守ってくれている両親にも感謝したいと思います．

　2010年春　とある病院の最上階から地元の景色を眺めながら

亀田総合病院総合診療・感染症科

藤田浩二

索 引

和文索引

あ

悪性外耳道炎 231
アクチノミセス属 49
アクネ菌 49
アザクタム® 138
アジスロマイシン 159, 165
アズトレオナム 138
アフリカ発疹熱 53
アベロックス® 187
アミカシン® 147
アミカシン硫酸塩 147
アミノグリコシド系 141, 198
　―，TDM 146, 152, 201
アミノペニシリン 86
アメーバ性肝膿瘍 300
アメーバ性赤痢 315
アモキシシリン 86, 88
アモキシシリン・クラブラン酸 96
アルベカシン 150, 198
アンピシリン 86
アンピシリン・スルバクタム 93

い

イーグル効果 85, 361
1型壊死性筋膜炎 360
イミペネム 154
イミペネム・シラスタチン 154
医療関連肺炎 256
　―，診断基準 256
咽頭炎 233

院内感染 33
院内感染対策 42, 43
院内肺炎 256
　―，重症度評価 259
　―，診断基準 256
　―，治療 257
　―，評価 258
インフルエンザ桿菌 225

う

ウエルシュ菌 36
ウレイドペニシリン系 91

え

エールリヒア 53
壊死性筋膜炎 360
エリスロシン® 159
エリスロマイシン 159
エルシニア 318
エロモナス属 43, 321
エンテロバクター属 44
エンピリック治療 7, 9, 80

お

横隔膜 28
黄色ブドウ球菌 31
　―，セフェム系 105
黄色ブドウ球菌専用ペニシリン 102
オウム病 54
オーグメンチン® 96
オーシスト 323
オキサセフェム系 123, 126

オキサゾリジノン系　196
オフロキサシン　175, 176

か

外陰部　342
回帰熱ボレリア　54
外耳道炎　231, 232
潰瘍のグレード　362
喀痰採取　17
喀痰評価　18
ガチフロ®　186
ガチフロキサシン　182, 186
カテーテル感染　388
カテーテル管理　394
カテーテル関連血流感染　389
化膿性関節炎　384, 386
カルバペネム系　154
肝機能障害の指標　67
カンジダ症　341, 342
カンジダ膿瘍　300
関節液中の細胞数の分画　387
感染症　2
感染症法　25
肝・脾膿瘍　299
カンピロバクター属　42, 317

き

基質拡張型βラクタマーゼ　7
キノロン系，第1～4世代　174
キノロン系世代分類　174
偽膜性腸炎　303, 308
　―，起炎菌　36
急性感染性腸炎　325
急性喉頭蓋炎　239
急性細菌性髄膜炎　344
急性膵炎　284
　―，重症度判定基準　288
　―，診断基準　287
急性髄膜炎　344
急性前立腺炎　338
急性胆管炎　282
　―，重症度分類　282

　―，診断基準　282
急性胆囊炎　280
　―，重症度分類　281
　―，診断基準　281
菌交代　8

く

クラビット®　182
クラフォラン®　115
クラミドフィラ肺炎　54
クラミジア科　54
グラム陰性桿菌　28, 41, 44
　―，セフェム系　110
グラム陰性球菌　28, 39
グラム染色　16, 20, 28, 30
　―，細菌の形状パターン　29
　―，ピットフォール　22
グラム陽性桿菌　28, 35, 37
グラム陽性球菌　28, 31, 32
クラリス®　163
クラリスロマイシン　159, 163
グリコペプチド系　190
　―，TDM　194, 196
クリプトスポリジウム　323
クリンダマイシン　171
クレブシエラ属　41
クロキサシリン　102
クロストリジウム属　36
クロラムフェニコール　215
クロロマイセチン®　215
クロロマイセチンサクシネート®　215

け

憩室炎　277
血液培養　14
結核菌　36, 55
血清クレアチニン値　81
血中濃度曲線下面積　64
血中濃度測定　77
ケフラール®　113
ケフレックス®　108
下痢症　303, 325

嫌気性菌　49
　—，セフェム系　123
検査材料の採取と保存　12
検体採取　11
ゲンタシン®　141
ゲンタマイシン　141

こ

広域スペクトラム　7
抗MRSA薬　190
抗菌スペクトラムマップ　80
抗菌薬　6, 10, 62
　—，効かない場合　6
　—，血中濃度測定　77
　—，守備範囲　10
　—，種類　62
　—，小児　71
　—，相乗効果　76
　—，組織移行性　63
　—，多剤併用　76
　—，投与量調節　67
　—，妊婦・授乳婦　70
抗菌薬ロック　395
抗酸菌　55
抗酸菌染色　18
咬傷　364
合成ペニシリン　86
紅斑熱グループ　53
硬膜外膿瘍　381
骨髄炎　379
骨髄感染症　379
コリネバクテリウム属　35
コレラ　319
コンタミネーション　20

さ

細菌数の記載方法　17
細菌性肝膿瘍　299, 300
細菌性髄膜炎　350
細菌性赤痢　315
細菌性腟炎　342
細菌の形状パターン　30

細菌の分類　28, 29
最小発育阻止濃度　64
ザイボックス®　196
殺菌性　69
サルモネラ菌　314
サルモネラ属　42
サワシリン®　88

し

時間依存性薬物　64
自殺型阻害薬　96
糸状菌　57
ジスロマック®　165
市中肺炎　244
　—，重症度評価　245
シトロバクター属　44
シプロキサン®　179
シプロフロキサシン　175, 179
手術創の汚染度分類　370
手術部位感染症　369
消化管感染症　303, 305, 308, 311, 314
　—，起炎菌　304
　—，急性小腸型　305
　—，急性大腸型　306
　—，混合型　307
常在嫌気性菌　28
小児，抗菌薬投与量　71, 72
食中毒　325
腎盂腎炎　332, 335
腎機能低下時の投与量調節　81
真菌　57
人工呼吸器関連肺炎　256
腎周囲膿瘍　337
人獣感染症　43
心内膜炎のハイリスク心疾患患者　375
腎膿瘍　337
深部切開部位のSSI診断基準　377

す

水泳者　231
髄液グラム染色　346, 351
髄液所見　345

索　引　407

髄液薬剤移行性　349
推定クレアチニンクリアランス値　67
髄膜炎　344, 347
スピロヘータ　54
スルファメトキサゾール　210
スルペラゾン®　135

せ

性感染症　340, 341
静菌性　69
精巣上体炎　339
生物学的利用率　65
脊椎骨髄炎　381
赤痢　315
赤痢アメーバ　315
赤痢菌属　42
セファクロル　113
セファゾリン　105
セファマイシン系　123, 124
セファメジンα®　105
セファレキシン　108
セファロスポリン系　128, 135
セフェピム　131
セフェム系　103
　―, 一般的な分類　103
　―, 黄色ブドウ球菌　105
　―, グラム陰性桿菌　110
　―, 嫌気性菌　123
　―, 第2世代　111, 124
　―, 第3世代　111, 128
　―, 第4世代　128
　―, 販売時期による分類　104
　―, 緑膿菌　128
　―, レンサ球菌　105
セフォゾプラン　131, 133
セフォタキシム　115
セフォタックス®　115
セフォチアム　110
セフォペラゾン・スルバクタム　135
セフカペンピボキシル　120, 122
セフジトレンピボキシル　120
セフタジジム　128

セフトリアキソン　115, 118
セフメタゾール　123
セフメタゾン®　123
セラチア属　44
穿刺液　17
スルファメトキサゾール　210
全身性炎症反応症候群　4
前立腺炎　338

そ

創部の分類　368
組織移行性　63
ゾシン®　99

た

体腔のSSI診断基準　377
大腸型細菌性腸炎　303, 311
第2世代キノロン系　175
第3世代キノロン系　182, 183
第4世代キノロン系　186, 187
第1世代セフェム系　105
第4世代セフェム系　135
タゴシット®　193
多剤耐性菌　257
ダラシンS®　171
タリビッド®　176
丹毒　357, 359

ち

チエナム®　154
地中海紅斑熱　53
腟炎　341, 342, 343
腟分泌物　18
チフスグループ　53
チフス性サルモネラ　314
地方流行性ノミ媒介発疹　53
中耳炎　229, 230
虫垂炎　277
腸炎ビブリオ　319
腸管出血性　322
腸管出血性大腸炎　303, 311
腸管出血性大腸菌　322
腸管組織侵入性大腸菌　322

腸管病原性大腸菌　321
腸管付着性大腸菌　322
腸球菌属　31
腸チフス　314

つ, て

ツツガムシ病　53, 366

定型と非定形肺炎の鑑別　247
テイコプラニン　190, 193
テトラサイクリン系　202

と

痘瘡リケッチア　53
糖尿病性足疾患　361
動物・人咬傷　364
投与量調節表　81
ドキシサイクリン　202
毒素原性大腸炎　311
毒素原性大腸菌　321
特発性細菌性腹膜炎　274
トブラシン®　141
トブラマイシン　141
塗抹検査　19
トラコーマ　54
トリコモナス症　341, 342
トリメトプリム　210

な

ナイセリア属　39
ナフシリン　102
軟部組織感染症　357

に

2型壊死性筋膜炎　360
肉眼的喀痰評価　18
日本紅斑熱　53, 366
ニューキノロン系　174
ニューモシスチス　58
尿道炎　340, 341, 342
尿路感染症　329, 331, 336, 338
妊婦・授乳婦, 抗菌薬使用　70

ね, の

熱傷　365
熱の出る原因一覧　3

濃度依存性薬物　64
ノカルジア属　35

は

肺炎　243
肺炎桿菌　41
肺炎球菌　225
肺炎に関する臨床的安定の基準　248
肺炎の起炎菌毎の治療期間の目安　249
バイオアベイラビリティ　65
バイシリンG®　86
梅毒トレポネーマ　54
培養検査　11
培養サンプルの外観　16
培養のピットフォール　20
バクタ®　210
バクトラミン注®　210
ハシェック　43
破傷風菌　36
破傷風予防　366
破傷風ワクチンスケジュール　368
バシルス属　36
ハベカシン®　150, 198
ハロスポア®　110
バンコマイシン　190, 191
バンコマイシン®　191
バンコマイシン耐性腸球菌　33
パンスポリン®　110
反応性関節炎　384, 387

ひ

非感染性胃腸炎　311
ビクシリン®　86
微生物と薬剤との感受性の対応表　81
非チフス性サルモネラ　314
非定型抗酸菌　36
脾膿瘍　300

ビブラマイシン® 202
ビブリオ（属） 42, 319
ピペラシリン 90
ピペラシリン・タゾバクタム 99
百日咳 241
百日咳菌 41
表層切開部位のSSI診断基準 376
表皮ブドウ球菌 32
ピロリ菌 323

ふ

ファーストシン® 133
腹腔内感染 270
複雑性尿路感染 333
副鼻腔炎 224
腹膜透析患者の腹膜炎 271
腐性ブドウ球菌 32
ブドウ球菌属 31
不明熱 5
フラジール® 207
フルニエ壊疽 360
フルマリン® 125
プレジオモナス 321
プロテウス属 41
プロビデンシア属 41, 44
フロモキセフ 125
フロモックス® 122

へ

ペスト 318
ペニシリナーゼ産生インフルエンザ桿菌 225
ペニシリナーゼ非産生インフルエンザ桿菌 225
ペニシリン感受性肺炎球菌 225
ペニシリン系 83
ペニシリンGカリウム® 83
ペニシリン耐性肺炎球菌 225
ペプトストレプトコッカス属 49
ベンジルペニシリンカリウム 83
ベンジルペニシリンベンザチン 86
扁桃炎 233

ペントシリン® 90

ほ

蜂窩織炎 357, 359
膀胱炎 330, 334, 342
発疹チフス 53
ボツリヌス菌 36
骨の感染症 384

ま

マイコバクテリア属 35
マイコプラズマ 54
マイコプラズマ肺炎 54
マキシピーム® 131
マクロライド系 159
　―，選択 169
　―，特徴の比較 168
マクロライド耐性肺炎球菌 243, 249
慢性気管支炎 236
慢性髄膜炎 355
慢性前立腺炎 339
慢性閉塞性肺疾患 236

み，む

ミノサイクリン 202, 204
ミノマイシン® 204

無菌性膿尿 336
ムコール 57
無症候性細菌尿 336

め

メイアクト® 120
メチシリン 102
メチシリン耐性黄色ブドウ球菌 7
メトロニダゾール 207
メロペネム 154, 156
メロペン® 156
免疫低下患者における消化管感染症の原因微生物 327

も

モキシフロキサシン　187
モダシン®　128
モノバクタム系　138
モラキセラ属　39
モルガネラ属　44

や，ゆ

薬剤性腸炎　308
薬剤熱　66
薬物血中濃度モニタリング　77

ユナシンS®　93

ら

ライ菌　36
ライム熱ボレリア　54
ライン感染　388
ランブル鞭毛虫　322

り

リケッチア　53
リケッチア感染症　366
リステリア属　35
リネゾリド　196
リファジンカプセル®　218
リファマイシン系　218
リファンピシン　218
リマクタンカプセル®　218
緑膿菌　7, 9, 251, 254
　―，セフェム系　128
　―，ペニシリン系　99
リンコマイシン系　171
臨床的なセフェム系の分類　104

れ

レジオネラ肺炎予測因子　247
レプトスピラ　54
レボフロキサシン　182
レンサ球菌感染後反応性関節炎　387
レンサ球菌属　31

ろ

ロセフィン®　118
ロッキー山紅斑熱　53
ロドコッカス属　35

欧文索引

A

A-DROP　244, 246
ABK（arbekacin）　150, 198
ABPC（ampicillin）　86
ABPC（ampicillin）/SBT（sulbactam）　93
Acinetobacter 属　42
Actinobacillus actinomycetemcomitans　43
Actinomyces 属　49
ADME（アドメ）　64
Aeromonas 属　43, 321, 359
AMK（amikacin）　147
AmpC 産生菌　7, 44, 155, 251, 252, 254, 260, 275, 279, 283, 292, 352, 359, 378, 389
AMPC（amoxicillin）　88
AMPC（amoxicillin）/CVA（clavulanic acid）　96
Anthonisen のクライテリア　236
APACHE Ⅱ スコア　286
Aspergillus 属　57
atypical mycobacteria　36
AUC（area under the curve）　64
AUC/MIC　64
AZM（azithromycin）　165
AZT（aztreonam）　138

B

Bacillus 属　36
Bacillus anthracis　36
Bacillus cereus　36
Bacteroides 属　50
Bacteroides fragilis　52

Bartonella henselae 43
βラクタマーゼ産生菌 250
βラクタマーゼ阻害薬 93, 99, 135
βラクタマーゼ非産生アンピシリン耐性 226
BLNAR（β-lactamase-negative ampicillin-resistant） 226, 237, 239, 250
Bordetella pertussis 41
Borrelia burgdorferi 54
Borrelia recurrentis 54
Burkholderia cepacia 43
BV score 19

C

CAM（clarithromycin） 163
Campylobacter 属 42, 317
Campylobacter jejuni 317
Candida 属 57
 ─，薬剤感受性 57
CAPD 関連腹膜炎 271
 ─，透析液混注抗菌薬の投与量 273
Capnocytophaga canimorsus 43, 364
Cardiobacterium hominis 43
CAZ（ceftazidime） 128
CCL（cefaclor） 113
CD（*Clostridium difficile*） 308
CDTR-PI（cefditoren pivoxil） 120
Centor's score 234
CEX（cephalexin） 108
CEZ（cefazolin） 105
CFPM（cefepime） 131
CFPN-PI（cefcapene pivoxil） 122
Child-Pugh スコア 67
Chlamydia trachomatis 54
Chlamydiaceae 54
Chlamydophila pneumoniae 54
Chlamydophila psittaci 54
Citrobacter 属 42, 44
CLDM（clindamycin） 171
Clostridium 属 36
Clostridium botulinum 36
Clostridium difficile 36

Clostridium perfringens 36
Clostridium tetani 36
C_{max}/MIC 64
CMZ（cefmetazole） 123
Cockcroft-Gault の式 67, 81
COPD（chronic obstructive pulmonary disease） 236
Corynebacterium 属 35
Corynebacterium diphtheriae 35
Corynebacterium jeikeium 35
CP（chloramphenicol） 215
CPFX（ciprofloxacin） 179
CPIS（Clinical Pulmonary Infection Score） 259
CRBS（catheter related blood stream infection） 389
Cryptococcus neoformans 57
Cryptosporidium 属 323
CTM（cefotiam） 110
CTRX（ceftriaxone） 118
CTX（cefotaxime） 115
CURB-65 244, 246
CZOP（cefozopran） 133

D

DBECPCG（benzylpenicillin benzathine hydrate） 86
de-escalation 7, 10
diabetic foot 361
DOXY（doxycycline） 202
DRSP（drug resistant *Streptococcus pneumoniae*） 230

E

EAEC（enteroadherent *Escherichia coli*） 322
EB（Epstein-Barr）ウイルス 235
Edwardsiella tarda 43, 359
EHEC（enterohemorrhagic *Escherichia coli*） 303, 311, 322
EIEC（enteroinvasive *Escherichia coli*） 322

Eikenella corrodens 43, 50, 364
EM (erythromycin) 159
Entamoeba histolytica 315
Enterobacter 属 42, 44
Enterococcus 属 31
Enterococcus faecalis 31
Enterococcus faecium 31
EPEC (enteropathogenic *Escherichia coli*) 321
Erysipelothrix rhusiopathiae 43, 50, 359
ESBL (extended spectrum β-lactamase) 産生菌 7, 90, 93, 96, 99, 155, 251, 252, 254, 260, 275, 278, 283, 292, 352, 359, 378, 389
Escherichia coli 41, 42
ETEC (enterotoxigenic *Escherichia coli*) 311, 321

F

FMOX (flomoxef) 125
Fracisella tularensis 43
Fusobacterium 属 50

G

GBS (group B Streptococcus) 細菌尿 330
Geckler & Gremillion の分類 18
GFLX (gatifloxacin) 186
Giardia lamblia 322
GISA (glycopeptide intermediate *S. aureus*) 191
GM (gentamicin) 141
GNC (gram-negative coccus) 28
GNR (gram-negative rod) 28
GPC (gram-postive coccus) 28
GPR (gram-postive rod) 28
group A streptococci 31
group B streptococci 31
group D streptococci 31
Guillain-Barré 症候群 317

H

H.A.C.E.K. 43
Haemophilus influenzae 41
HAP (hospital-acquired pneumonia) 256
H.B. (L.) K. 41, 81
HCAP (health care-associated pneumoniae) 257
Helicobacter pylori 42, 163, 208, 323
H.E.N.P.E.K. 110, 132
Hemophilus 属 43

I

IE (infective endocarditis) 263
IPM/CS (imipenem/cilastatin) 154
IROAD 259

K

Kingella kingae 43
Klebsiella 属 41
Klebsiella pneumoniae 41

L

Legionella pneumophila 41
Leptospira interrogans 54
Listeria 属 8, 35
Listeria monocytogenes 35
LVFX (levofloxacin) 182
LZD (linezolid) 196

M

MAC (*Mycobacterium avium* complex) 55
MEPM (meropenem) 156
MFLX (moxifloxacin) 187
MIC (minimum inhibitory concentration) 64
Miller & Jones の分類 18
MINO (minocycline) 204
Modified Duke Criteria 264
Mold 57

Moraxella 属　39
Moraxella catarrhalis　39, 226
Morganella 属　44
Morganella morganii　41
MRSA（methicillin-resistant *Staphylococcus aureus*）　7, 33, 191, 251, 254, 260, 261, 272, 361, 363, 380, 389
MRSE（methicillin-resistant *Staphylococcus epidermidis*）　191
Mucorales　57
Mycobacterium 属　35, 176
Mycobacterium kansasii　55
Mycobacterium leprae　36
Mycobacterium marinum　43, 359
Mycobacterium tuberculosis　36, 55
Mycoplasma 属　54, 243
Mycoplasma hominis　54
Mycoplasma pneumoniae　54

N

Neisseria 属　39
Neisseria gonorrhoeae　39
Neisseria meningitidis　39
Nocardia 属　35
Nocardia asteroides　35
Nocardia brasiliensis　35
Non-jejuni　317
NTM（Non-tuberculous mycobacteria）　55
　—，による肺感染症の診断基準　56
nugent score　19

O

O-157　306, 307, 322
OFLX（ofloxacin）　176
Orientia tsutsugamushi　53, 366

P

PAE（post antibiotics effect）　64
Paromomycin　316
Pasteurella multocida　43, 364
PCG（benzylpenicillin）　83

PD（pharmacodynamics）　64
P.E.K.　41, 81
Peptostreptococcus 属　49
PID（pelvic inflammatory disease）　296
PIPC（piperacillin）　90
PIPC（piperacillin）/TAZ（tazobactam）　99
PK（pharmacokinetics）　64
PK/PD　65
Plesiomonas shigelloides　42, 321
Pneumocystis 属　58
Porphylomonas 属　50
PORT study　244, 245
Prevotella melaninogenica　50, 52
Propionibacterium acnes　49
Proteus 属　41
Providencia 属　41, 44
PRSP（penicillin-resistant *Streptococcus pneumoniae*）　225
P.S.C.H.E.V.Y.　42
Pseudomonas aeruginosa　42
PSI（Pneumonia Severity Index）　244, 245
PSRA（post streptococcal reactive arthritis）　387
PSSP（penicillin-sensitive *Streptococcus pneumoniae*）　225

Q, R

Q 熱　53

Ranson's critereia　285
Reiter 症候群　387
RFP（rifampicin）　218
Rhodococcus 属　35
Rhodococcus equi　35
Rickettsia 属　53
Rickettsia japonica　366

S

Salmonella 属　42
Salmonella choleraesuis　314

Salmonella enteritidis　314
Salmonella paratyphi　314
Salmonella typhi　314
Salmonella typhimurium　314
SBP（spontaneous bacterial peritonitis）　274
SBT/CPZ（cefoperazone/sulbactam）　135
Serratia 属　44
Serratia marcescens　42
Shigella 属　42
SIRS（sytemic inflammatory response syndrome）　4
S.P.A.C.E.　42, 81
Spirochete　54
SSI（surgical site infection）　369, 376, 377
ST（sulfamethoxazole-trimethoprim）　210
ST 合剤　210
Staphylococcus 属　31
Staphylococcus aureus　31
Staphylococcus epidermidis　32
Staphylococcus saprophyticus　32
STD（sexually transmitted disease）　296
Stenotrophomonas maltophilia　43
Streptococcus 属　31
Streptococcus agalactiae　31
Streptococcus bovis　31
Streptococcus pneumoniae　31
Streptococcus pyogenes　31
Streptococcus 咽頭炎後の反応性関節炎　387
suicide inhibitor　96

T, U

TDM（therapeutic drug monitoring）　77, 149
TEIC（teicoplanin）　193
TOB（tobramycin）　141
Treponema pallidum　54

Ureaplasma urealyticum　54

V

Van A　191
Van B　191
Van C　191
Van D　191
VAP（ventilator-associated pneumoniae）　256
VCM（vancomycin）　191
Veillonella 属　50
Vibrio　42, 319
Vibrio cholerae　319
Vibrio parahaemolyticus　319
Vibrio vulnificus　43, 319, 359
viridans group streptococci　31
VRE（vancomycin-resistant enterococcus）　33
VRE（vancomycin resistant *E. faecium*）　191

W

WAVE ME　43
Weil 症候群　54

Y, Z

Yeast　57
Yersinia 属　318
Yersinia enterocolitica　42, 318
Yersinia pestis　318, 319
Yersinia pseudotuberculosis　318

zoonosis　43

マップでわかる抗菌薬ポケットブック
―グラム染色による整理―

2010年11月15日　第1刷発行
2018年 4 月10日　第5刷発行

著　者　藤田浩二
発行者　小立鉦彦
発行所　株式会社 南江堂
〒113-8410 東京都文京区本郷三丁目42番6号
☎(出版)03-3811-7236 (営業)03-3811-7239
ホームページ　http://www.nankodo.co.jp/
振替口座　00120-1-149

印刷・製本 日経印刷
組版 学芸社

© Koji Fujita, 2010

Printed and Bound in Japan
ISBN978-4-524-25374-6

定価は表紙に表示してあります.
落丁・乱丁の場合はお取り替えいたします.
本書の無断複写を禁じます.

|JCOPY| 〈(社)出版者著作権管理機構 委託出版物〉

本書の無断複写は, 著作権法上での例外を除き, 禁じられています. 複写される場合は, そのつど事前に, (社)出版者著作権管理機構(TEL 03-3513-6969, FAX 03-3513-6979, e-mail: info@jcopy.or.jp)の許諾を得てください.

本書をスキャン, デジタルデータ化するなどの複製を無許諾で行う行為は, 著作権法上での限られた例外 (「私的使用のための複製」など) を除き禁じられています. 大学, 病院, 企業などにおいて, 内部的に業務上使用する目的で上記の行為を行うことは私的使用には該当せず違法です. また私的使用のためであっても, 代行業者等の第三者に依頼して上記の行為を行うことは違法です.